临床路径治疗药物释义
INTERPRETATION OF CLINICAL PATHWAY AND THERAPEUTIC DRUGS

感染性疾病分册

《临床路径治疗药物释义》编审专家委员会
国家卫生和计划生育委员会合理用药专家委员会　**组织编写**

徐英春　金有豫　王　辰　**主编**

U0255474

中国协和医科大学出版社

2014年版

图书在版编目（CIP）数据

临床路径治疗药物释义·感染性疾病分册/金有豫，徐英春，王辰编. —北京：中国协和医科大学出版社，2013.12
ISBN 978-7-81136-985-4

Ⅰ.①临…　Ⅱ.①金…②徐…③王…　Ⅲ.①感染–疾病–用药法　Ⅳ.①R452

中国版本图书馆 CIP 数据核字（2013）第 257441 号

临床路径治疗药物释义·感染性疾病分册

主　　　编：徐英春　金有豫　王　辰
责 任 编 辑：许进力
丛书总策划：林丽开
本 书 策 划：张晶晶　许进力

出 版 发 行：**中国协和医科大学出版社**
　　　　　　（北京东单三条九号　邮编100730　电话65260378）
网　　　址：www.pumcp.com
经　　　销：新华书店总店北京发行所
印　　　刷：北京佳艺恒彩印刷有限公司

开　　　本：850×1168　　1/32 开
印　　　张：18.75
字　　　数：700千字
版　　　次：2014 年 2 月第一版　　2014 年 6 月第二次印刷
定　　　价：68.00 元

ISBN 978-7-81136-985-4

临床路径治疗药物释义
感染性疾病分册

编写指导委员会委员：

王　羽	赵明钢	张淑芳	赵玉沛	金有豫
钟南山	郎景和	王　辰	陈香美	高润霖
邱蔚六	邱贵兴	樊代明	赫　捷	韩德民
徐英春	李大川	张文宝	刘晓琳	

名誉主编　钟南山　张淑芳

主　　编　徐英春　金有豫　王　辰

副 主 编　孙忠实　卓　超　郑　波　何礼贤　倪安平

编　　委（以姓氏笔画为序）

卜书红	邓　莉	王贵强	王任直	王汝龙
王咏梅	王育琴	王　辰	方建国	申昆玲
史丽敏	史录文	史亦丽	孙春华	孙宏莉
孙忠实	刘皋林	刘丽宏	刘丽萍	吕迁洲
朱　曼	朱　珠	乔　杰	李　静	李大魁
李玉珍	李若瑜	李雪宁	何礼贤	陈瑞玲
陈　孝	杜　光	贡联兵	陆瑶华	沈　素
吴　昊	吴建龙	张　健	张　渊	张学军
张相林	张艳华	张克坚	张力伟	林　阳
林江涛	杨会霞	杨莉萍	周　颖	金有豫
卓　超	郑　波	侯连兵	侯　宁	郭代红
胡　欣	屈　建	姚婉贞	俞光岩	俞云松
赵　珩	赵志刚	赵雁林	钱　渊	秦　炯
徐小薇	徐英春	倪安平	崔一民	章友康
韩德民	蔡　芸	翟所迪		

参编人员 （以姓氏笔画为序）

马凌悦	王华光	代　强	李　方	刘立颖	
刘　嵘	刘文静	朱汝南	许　青	陈兰兰	
陈冬梅	宋秦伟	汪　雯	张　丽	张　庆	
张　琪	张春雪	罗　晓	郭　英	侯凤琴	
赵林清	赵　颖	赵珊珊	贾立平	袁　艺	
徐志鹏	董慧瑾	程敬伟			

总　序

2009 年 3 月，《中共中央国务院关于深化医药卫生体制改革的意见》和国务院《医药卫生体制改革近期重点实施方案（2009～2011 年）》发布以来，医药卫生体制改革五项重点改革取得明显进展。

为了把医药卫生体制改革持续推向深入，"十二五"期间，要以建设符合我国国情的基本医疗卫生制度为核心，加快健全全民医保体系，巩固完善基本药物制度和基层医疗卫生机构运行新机制，积极推进公立医院改革，建立现代化医院管理制度，规范诊疗行为，调动医务人员积极性。

开展临床路径工作是用于医务保健优化、系统化、标准化和质量管理的重要工具之一。临床路径在医疗机构中的实施，可为医院管理提供标准和依据，是医院内涵建设的基础。

为更好地贯彻国务院办公厅关于开展医药卫生体制改革的有关精神，帮助各级医疗机构开展临床路径管理，保证临床路径试点工作顺利进行，受卫生部委托，中国医学科学院承担了组织编写《临床路径释义》的工作。其中《临床路径治疗药物释义》一书笔者深感尤其值得推荐。本书就临床路径及释义的"治疗方案选择"、"选择用药方案"中所涉及药物相关信息做了详尽阐述，既是临床路径标准化的参考依据，也是帮助临床医生了解药物知识的最佳平台。

本书由国内知名专家编写审定。在通读全书后，我认为本书有几个非常鲜明的特点：一是开创性。作为一本临床指导类图书，《临床路径治疗药物释义》在紧密结合临床用药实践指导合理用药和个体化给药，整合"医"和"药"方面作了开创性的工作。二是包容性。这本书既可为临床医生提供切实可行的指导，对药学工作者也颇具参考价值。书中对药品信息资料进行了系统整理，涵盖了药品的政策和学术来源。三是延伸性。《临床路径治疗药物释义》这本书对路径病种所对应的选择用药提供了拓展阅读，指出资料来源与出处，便于临床医师进一步查阅详细内容。

笔者相信，随着更多有关《临床路径释义》及《临床路径治疗药物释义》的图书不断问世，医护人员和卫生管理人员将能更准确地理解、把握和运用临床路径，从而结合本院实际情况合理配置医疗资源，规范医疗行为，提高医疗质量，保证医疗安全。

中国工程院　院　士
中国药学会　理事长

序　言

　　21世纪以来，感染性疾病发病率呈递增态势，特别是由呼吸道病毒引起的感染性疾病。在医药领域，抗感染药物与细菌耐药性，以及如何合理使用抗感染药物等问题，已经成为全球关注的热点。由于种种原因，导致抗感染药物使用不规范，细菌耐药的形势变得越来越严峻。因此，规范医疗行为、提高医疗质量、保障患者安全和降低医疗费用等问题至关重要。研究与实践证明，临床路径管理是通过循证医学建立医师共识，以共识规范医疗行为，从而达到整合优化资源、节省成本、避免不必要检查与药物应用、建立较好医疗组合、减少文书作业、减少人为疏失、提高医疗服务质量等诸多方面的目标。

　　自2009年以来，国家卫生与计划生育委员会医管局（原卫生部医政司）陆续发布各专业临床路径，其中也涉及了诸多的感染性疾病。为更好地贯彻国务院办公厅医药卫生体制改革的有关精神，帮助各级医疗机构开展临床路径管理，保证临床路径试点工作顺利进行，在医管局下发的感染性疾病临床路径的基础上，北京协和医院检验科徐英春主任、首都医科大学金有豫教授和国家卫计委科教司王辰副司长分别组织国内顶尖微生物学专家、临床药学专家和临床专家编写了这本《临床路径治疗药物释义·感染性疾病分册》，为各级医院感染科医务工作者执行临床路径提供了丰富、权威的参考内容。

　　当然，对绝大多数医院而言，临床路径试点工作是一项全新的、有挑战性的工作，不可避免地会遇到若干问题，既有临床方面的问题，也有管理方面的问题，尤其对临床路径的理解需要统一思想，并在实践中探索解决问题的最佳方案。希望这本书能够成为感染性疾病科医师的重要参考工具。同时，在感染性疾病领域中，疾病的治疗方案、给药方案、致病微生物的抗菌谱与耐药性等问题也不是一成不变的，我真诚希望《临床路径治疗药物释义·感染性疾病分册》在未来能够不断更新，与临床医师共同进步。

中国工程院　院士

前　　言

　　临床路径是由医院管理人员、医师、护师、药师、医技师等多学科专家共同参与，针对特定病种或病例组合的诊疗流程，整合检查、检验、诊断、治疗和护理等多种诊疗措施而制定的标准化诊疗规范。开展临床路径管理工作是实现医疗保健优化、系统化、标准化和全程质量管理的重要途径。

　　为更好地贯彻《中共中央国务院关于深化医药卫生体制改革的意见》和国务院《医药卫生体制改革近期重点实施方案（2009～2011年）》，帮助各级医疗机构开展临床路径管理工作，受国家卫生和计划生育委员会（原卫生部）委托，中国医学科学院承担组织编写《临床路径释义》工作。在此基础上，国家卫生和计生委合理用药专家委员会、中国医学科学院中国协和医科大学出版社组织国内临床、临床药学、药理学和微生物学等领域专家遴选已经发布431种临床路径中的感染性疾病共同编写《临床路径治疗药物释义·感染性疾病分册》。

　　全书共分为五个章节，前三个章节分别为感染性疾病临床路径、常见微生物抗感染治疗和临床路径抗感染治疗药物。参与本书编审专家大都亲身经历所在医院的临床路径试点工作，并从医学逻辑的角度出发，围绕感染性疾病的"疾病诊疗"、"病原体"、"抗菌药物"进行系统科学、简明扼要阐述，为医疗团队执行临床路径提供权威指导与参考依据。本书后两章则主要对抗感染药物临床处方管理、抗感染药物相互作用等内容进行阐述，帮助临床医务工作者全面了解并把握药物信息及临床合理规范用药。

　　在内容表现形式上，本书设计便于临床医师在诊疗过程中查阅的医嘱表单、药师表单、常见微生物抗感染治疗表单、抗感染治疗药物信息表单，为临床提供更为便捷的查阅参考。本书收录的疾病名称索引、微生物名称索引、药品名称索引、名词缩略语和参考文献，极大方便读者进行关联检索。

临床路径管理随着临床诊疗技术与方法的不断进步创新，将根据循证医学原则动态修正，我们将定期修订再版。不同地域、不同医疗机构应根据自身实际情况，合理制定适合本地区、本院的临床路径。因时间和条件限制，书中不足之处难免，欢迎同行诸君批评指正。

桑国卫与钟南山两位院士对临床路径系列出版物非常关心，百忙之中通读《临床路径治疗药物释义》，并亲自给本书作序。在此表示衷心感谢！

编　者

2013 年 12 月

名词缩略语

5-FC	5-氟胞嘧啶	CT	霍乱毒素/电子计算机 X 射线断层扫描技术
ADA	腺苷酸脱氨酶基因		
ADE	药品不良事件	DDI	去羟肌苷
ADR	药品不良反应	DI	药物相互作用
AFP	急性迟缓性麻痹	DIC	弥散性血管内凝血
AIDS	获得性免疫缺陷综合征	DID	药源性疾病
ALT	丙氨酸氨基转移酶	DNA	脱氧核糖核酸
AmpC	AmpCβ 内酰胺酶	DNAP	DNA 聚合酶
ANC	中性粒细胞绝对计数	EBV	EB 病毒
ART	抗病毒治疗	EBV-PK	蛋白激酶
ASO	动脉硬化闭塞	EEG	脑电图
AST	天冬氨酸转移酶	ELISA	酶联免疫吸附测定
ATA	结核抗体	ERCP	经内镜逆行胰胆管造影
AUC	药-时曲线下面积	ESBL	治疗方法超广谱 β 内酰胺酶
BNF	英国国家处方集		
BP	英国药典	ESBLs	超广谱 β-内酰胺酶
BUN	血尿素氮	ESR	红细胞沉降率
CAPD	连续腹膜透析	ETV	恩替卡韦
CCr	肌酐清除率	EVB	食管静脉曲张破裂出血
CDI	CDK 抑制因子	FDA	食品和药物管理局
CEA	肿瘤标志物检查	G-6PD	葡萄糖-6-磷酸脱氢酶
Chin. P.	中国药典	G-CSF	粒细胞集落刺激因子
CI	禁忌证	GM	半乳甘露聚糖
CIOMS	国际医学科学组织委员会	HAART	高效抗反转录病毒治疗
CK	肌酸激酶	HBV	乙型肝炎病毒
CK-MB	肌酸激酶同工酶	HIV	人类免疫缺陷病毒
CMV	巨细胞病毒	HMG-GoA	羟甲基戊二酰辅酶 A
CNF	中国国家处方集	HSV	单纯疱疹病毒
CNS	中枢神经系统	IA	抗胰岛素抗体
CRP	C 反应蛋白	ICD	国际代码标识符
CSF	粒细胞巨噬细胞集落刺激因子	ICU	重症加强护理病房
		IgM	免疫球蛋白

IMP	心功能综合指数	PISP	青霉素中度敏感的肺炎链球菌
Int. P.	国际药典		
iPTH	全段甲状旁腺激素	PK	药物代谢动力学
IVIG	免疫球蛋白	Pol. P.	波兰药典
Jpn P.	日本药典	PPD	结素的纯蛋白衍生物
NDM-1	产碳青霉烯水解酶	PPI	质子泵抑制药
MAC	补体激活后产生的膜攻击复合体	PRSP	青霉素耐药的肺炎链球菌
		PSSP	青霉素敏感的肺炎链球菌
MDR TB	耐多药结核	PTLD	器官移植后淋巴增殖紊乱性疾病
MDRSP	多药耐药的菌株		
MIC	最小抑制浓度	Q-T	心电图中从 QRS 波群的起点至 T 波的终点
MLSK	酮环内酯		
MRCNS	甲氧西林耐药的凝固酶阴性葡萄球菌	RNA	核糖核酸
		RSV	呼吸道合胞病毒
MRSA	甲氧西林耐药的金黄色葡萄球菌	SMZ	磺胺甲噁唑
		SMZ-TMP	复方磺胺甲噁唑
MSCNS	甲氧西林敏感的凝固酶阴性葡萄球菌	SRS	自愿报告系统
		$T_{1/2}$	半衰期
MSSA	甲氧西林敏感金黄色葡萄球菌	TB-DNA	噬菌体法
		TDF	替诺福韦酯
NAG	尿 N-乙酰-β 氨基葡萄糖苷酶	TMP	三甲氧苄氨
		USP	美国药典
NAT2	N-乙酰基转移酶 2	Viet. P.	越南药典
OXA	苯唑西林	VIM	波形蛋白
PD	药物效应动力学	VRE	耐万古霉素肠球菌
PEM	处方事件监测	VTM	病毒运输保护液
Ph. Eur.	欧洲药典	VZV	水痘-带状疱疹病毒
PI	患者教育信息	WHO	世界卫生组织

目　　录

第一章　感染性疾病临床路径

第一节　初治菌阳肺结核临床路径
（2012 年版）

一、初治菌阳肺结核临床路径标准住院流程

（一）适用对象

第一诊断为初治菌阳肺结核（ICD-10：A15.001）。

（二）诊断依据

根据《中华人民共和国卫生行业标准肺结核诊断标准（WS288-2008）》、《中国结核病防治规划实施工作指南（2008 年版）》、《临床诊疗指南·结核病分册》。

1. 临床症状　可出现发热（多为低热）、盗汗、咳嗽、咳痰、咯血或血痰、胸痛等。部分患者可无临床症状。

2. 体征　可出现呼吸频率增快、呼吸音减低或粗糙、肺部啰音等。轻者可无体征。

3. 影像学检查　显示活动性肺结核病变特征。

4. 痰液检查　痰抗酸杆菌涂片镜检或分枝杆菌培养阳性。

5. 既往未经抗结核治疗，或抗结核治疗时间少于 1 个月。

（三）治疗方案的选择

根据《中国结核病防治规划实施工作指南（2008 年版）》、《临床诊疗指南·结核病分册》。

1. 药物治疗

（1）推荐治疗方案：2HRZE/4HR 或 $2H_3R_3Z_3E_3/4H_3R_3$（H：异烟肼，R：利福平，Z：吡嗪酰胺，E：乙胺丁醇）。强化期使用 HRZE 方案治疗 2 个月，继续期使用 HR 方案治疗 4 个月。

（2）疗程一般 6 个月。对于病情严重或存在影响预后的并发症的患者，可适当延长疗程。

（3）特殊患者（如儿童、老年人、孕妇、使用免疫抑制以及发生药物不良反应等）可以在上述方案基础上调整药物剂量或药物。

2. 根据患者存在的并发症或合并症进行对症治疗。

（四）标准住院日 21~28天。

（五）进入路径标准

1. 第一诊断必须符合 ICD-10：A15.001 初治菌阳肺结核疾病编码。

2. 当患者合并其他疾病，但住院期间不需要特殊处理也不影响第一诊断的临床路径流程实施时，可以进入路径。

（六）住院期间检查项目

1. 必须的检查项目

（1）血常规、尿常规。

（2）感染性疾病筛查（乙肝、丙肝、艾滋病等）。

（3）肝肾功能、电解质、血糖、血沉（或 C-反应蛋白）、血尿酸。

（4）痰抗酸杆菌涂片及镜检、痰分枝杆菌培养。

（5）心电图、X 线胸片。

2. 根据患者病情可选择检查项目

（1）视力及视野检测、腹部超声检查。

（2）抗结核药物敏感试验及菌种鉴定（痰分枝杆菌培养阳性者选做）。

（3）支气管镜检查（怀疑存在支气管结核或肿瘤患者）。

（4）胸部 CT 检查（需与其他疾病鉴别诊断或胸片显示不良者）。

（5）胸部超声（怀疑胸腔积液、心包积液患者）。

（6）尿妊娠试验（育龄期妇女）。

（7）细胞免疫功能检查（怀疑免疫异常患者）。

（8）痰查癌细胞、血液肿瘤标志物（癌胚抗原等）（怀疑合并肿瘤患者）。

（七）出院标准

1. 临床症状好转。

2. 患者可耐受制定的抗结核治疗方案。

（八）变异及原因分析

1. 出现严重的抗结核药物不良反应。

2. 治疗过程中出现严重并发症或合并症，如肺外结核、咯血、气胸、呼吸衰竭等，需要进一步诊疗，或需要转入其他路径。

3. 进一步诊断为耐多药结核病，需要转入其他路径。

4. 原有病情明显加重，导致住院时间延长。

二、初治菌阳肺结核临床路径表单

适用对象：第一诊断为初治菌阳肺结核（ICD-10：A15.001）

患者姓名：_____ 性别：_____ 年龄：_____ 门诊号：_____ 住院号：_____

住院日期：____年__月__日 出院日期：____年__月__日 标准住院日：21~28天

时间	住院第1~3天	住院期间
主要诊疗工作	□ 询问病史及进行体格检查 □ 初步评估病情 □ 完成病历书写 □ 完善必要检查 □ 根据病情对症、支持治疗 □ 上级医师查房，制定诊疗计划 □ 确定抗结核治疗方案，签署药物治疗知情同意书，开始抗结核治疗	□ 全科病案讨论，上级医师定期查房，完善诊疗计划 □ 处理基础性疾病及对症治疗 □ 根据患者病情调整、制定合理治疗方案 □ 观察药物不良反应 □ 住院医师书写病程记录
重点医嘱	**长期医嘱** □ 肺结核护理常规 □ 二/三级护理 □ 普食 □ 抗结核药物治疗 **临时医嘱** □ 血常规、尿常规 □ 肝肾功能检查（含胆红素）、电解质、血糖、血尿酸、相关感染性疾病筛查、血沉（或C-反应蛋白） □ 痰抗酸杆菌涂片镜检，痰分枝杆菌培养 □ 心电图、X线胸片 □ 既往基础用药 □ 对症治疗 □ 进行其他相关检查	**长期医嘱** □ 肺结核护理常规 □ 二/三级护理 □ 普食 □ 抗结核药物治疗 **临时医嘱** □ 既往基础用药 □ 对症治疗 □ 抗结核治疗14天后复查血常规、肝肾功能（含胆红素） □ X线胸片检查（必要时） □ 异常指标复查
护理工作	□ 病房环境、医院制度及医护人员介绍 □ 入院护理评估 □ 告知各项检查注意事项并协助患者完成 □ 指导留痰 □ 静脉采血 □ 入院健康宣教 □ 心理护理 □ 通知营养科新患者饮食 □ 完成护理记录书写 □ 执行医嘱，用药指导	□ 观察患者一般情况及病情变化 □ 检验、检查前的宣教 □ 做好住院期间的健康宣教 □ 正确落实各项治疗性护理措施 □ 观察治疗效果及药物不良反应 □ 护理安全措施到位 □ 给予正确的饮食指导 □ 了解患者心理需求和变化，做好心理护理
病情变异记录	□ 无 □ 有，原因： 1. 2.	□ 无 □ 有，原因： 1. 2.
护士签名		
医师签名		

时间	出院前 1~3 天	出院日
主要诊疗工作	□ 上级医师查房 □ 评估患者病情及治疗效果 □ 确定出院日期及治疗方案 □ 出院前一天开具出院医嘱 □ 完成上级医师查房记录	□ 完成常规病程记录、上级医师查房记录、病历首页及出院小结 □ 和患者或家属协商出院后治疗管理机构（本院门诊或患者所在地结核病防治机构或医疗机构） □ 向患者或家属交代出院后服药方法及注意事项 □ 预约复诊日期
重点医嘱	**长期医嘱** □ 肺结核护理常规 □ 二/三级护理 □ 普食 □ 抗结核药物治疗 **临时医嘱** □ 复查肝肾功能、血尿常规（必要时） □ 痰抗酸杆菌涂片检查 □ X 线胸片（必要时） □ 根据需要，复查相关检查项目	**出院医嘱** □ 开具出院带药 □ 定期复查肝肾功能、血常规、尿常规、痰菌检查、X 线胸片等 □ 注意药品不良反应 □ 病情变化随时就诊
主要护理工作	□ 观察患者一般情况 □ 观察疗效及药品不良反应 □ 恢复期生活和心理护理 □ 出院准备指导	□ 协助患者办理出院手续 □ 出院指导
病情变异记录	□ 无 □ 有，原因： 1. 2.	□ 无 □ 有，原因： 1. 2.
护士签名		
医师签名		

三、初治菌阳肺结核临床药师表单

适用对象：第一诊断为初治菌阳肺结核（ICD-10：A15.001）

患者姓名：_____ 性别：_____ 年龄：_____ 门诊号：_____ 住院号：_____

住院日期：____年__月__日 出院日期：____年__月__日 标准住院日：21~28 天

时间	住院第 1~3 天	住院期间
主要药学监护活动	□ 了解病史，同时进行用药史采集 □ 了解患者的过敏史（抗结核药物、氟喹诺酮类抗菌药物等） □ 了解医师对疾病的初步评估 □ 参与评估特定病原体的危险因素，参与进行初始经验性药物治疗 □ 审核医嘱，评价用药合理性，提出用药建议（重点为抗结核药物） □ 建立药历	□ 参与上级医师查房 □ 查看各项检查结果和肝肾功能，分析与用药的相关性 □ 病情评估，及时提醒医师调整用药（维持原有治疗或调整药物） □ 提出药建议 □ 观察药物不良反应 □ 更新药历
重点医嘱（用药相关）	**长期医嘱** □ 推荐一线治疗方案：2HRZE/4HR 或 2H₃R₃Z₃E₃/4H₃R₃（H：异烟肼，R：利福平，Z：吡嗪酰胺，E：乙胺丁醇）。强化期使用 HRZE 治疗方案 2 个月，继续期使用 HR 治疗方案 4 个月。推荐每天总量或多日总量一次给药方法。所用药物的剂型、剂量、频次、途径的合理性 □ 考虑药物的 PK/PD 和患者特点 □ 有无药物相互作用 □ 微生物送检医嘱，如痰涂片、痰培养等	□ 评价治疗效果 □ 观察药物不良反应和药物相互作用，尤其老年、幼儿和孕妇 □ 使用抗结核药治疗 7~14 天后复查血常规和肝肾功能（含胆红素），分析与用药的相关性 □ 提出用药建议
主要药学监护工作	在了解临床的诊疗计划和护理的基础上 □ 建立临床用药监护计划 □ 与医师、护士沟通药物治疗信息 □ 提出合理用药建议 □ 患者安全用药宣教	□ 观察患者对药物治疗的反应，重点观察耐受性 □ 与医师、护士沟通药物治疗信息 □ 与用药相关的患者教育
调整用药	与入院前用药比较，□ 无 □ 有，原因： 1. 2.	与住院第 1~3 天用药比较，□ 无 □ 有，原因： 1. 2.
药师签名		

时间	出院前 1~3 天	住院第 21~28 天（出院日）
主要药学监护活动	□ 参与上级医师查房 □ 评价药物疗效 □ 参与确定出院后治疗方案 □ 更新药历	□ 审核患者出院用药医嘱 □ 完成药历
重点医嘱（用药相关）	□ 审核医嘱变化，评估治疗效果 □ 观察药物不良反应	**出院医嘱** □ 所用药物的剂型、剂量、频次、途径的合理性 □ 有无药物相互作用
主要药学监护工作	□ 观察药物疗效、不良反应和上报药物不良反应/事件报告 □ 与医师、护士沟通药物治疗信息 □ 出院用药教育准备	□ 患者教育 （1）出院用药指导 （2）戒烟、戒酒和饮食等生活方式指导 （3）重点为规律用药和疗程足够，维持6~8个月。严格按照要求服药，直至治疗或督导服药。定期复诊。关注药物不良反应，患者自我观察听力、视力、视野等改变应随诊
调整用药	与住院期间用药比较，□ 无 □ 有， 原因： 1. 2.	与住院期间用药比较，□ 无 □ 有， 原因： 1. 2.
药师签名		

第二节 复治肺结核临床路径
(2012 年版)

一、复治肺结核临床路径标准住院流程

(一) 适用对象

第一诊断为复治肺结核 (ICD-10：A16.2)。

(二) 诊断依据

根据《中华人民共和国卫生行业标准肺结核诊断标准 (WS288-2008)》、《中国结核病防治规划实施工作指南 (2008 年版)》、《临床诊疗指南·结核病分册》。

1. 临床症状 可出现发热 (多为低热)、盗汗、咳嗽、咳痰、咯血或血痰、胸痛等。部分患者可无临床症状。

2. 体征 可出现呼吸频率增快、呼吸音减低或粗糙、肺部啰音等。轻者可无体征。

3. 影像学检查 显示活动性肺结核病变特征。

4. 痰液检查 痰抗酸杆菌涂片镜检或分枝杆菌培养阳性。

5. 既往抗结核治疗时间大于 1 个月。

(三) 治疗方案的选择

根据《中国结核病防治规划实施工作指南 (2008 年版)》、《临床诊疗指南·结核病分册》、《耐药结核病化学治疗指南 (2010 年版)》。

1. 药物治疗方案

(1) 推荐治疗方案：2SHRZE/6HRE 或 $2H_3R_3Z_3E_3S_3/6H_3R_3E_3$ 或 3HRZE/6HRE (H：异烟肼，R：利福平，Z：吡嗪酰胺，E：乙胺丁醇，S：链霉素)。强化期使用 SHRZE 方案治疗 2 个月，继续期使用 HRE 方案治疗 6 个月；或强化期使用 HRZE 方案治疗 3 个月，继续期使用 HRE 方案治疗 6 个月。

(2) 若患者既往多次抗结核治疗或治疗失败，根据用药史选择二线抗结核药物制订经验性治疗方案。

(3) 获得患者抗结核药物敏感试验结果后，耐多药结核病患者应转为耐多药结核病临床路径进行治疗；其他耐药类型患者根据耐药谱以及既往治疗史选择合理治疗方案。

(4) 疗程一般 8 个月。对于病情严重或存在影响预后的合并症的患者，可适当延长疗程。

(5) 特殊患者 (如儿童、老年人、孕妇、使用免疫抑制以及发生药物不良反应等) 可以在上述方案基础上调整药物剂量或药物。

2. 根据患者存在的并发症或合并症进行对症治疗。

（四）标准住院日　28～35 天。

（五）进入路径标准

1．第一诊断必须符合 ICD-10：A16.2 复治肺结核疾病编码。

2．当患者合并其他疾病，但住院期间不需要特殊处理也不影响第一诊断的临床路径流程实施时，可以进入路径。

（六）住院期间检查项目

1．必须的检查项目

（1）血常规、尿常规、便常规。

（2）感染性疾病筛查（乙肝、丙肝、艾滋病等）。

（3）肝肾功能、电解质、血糖、血沉（或 C-反应蛋白）、血尿酸。

（4）痰抗酸杆菌涂片及镜检，痰分枝杆菌培养和菌种鉴定（培养阳性者进行药物敏感试验）。

（5）心电图、X 线胸片。

2．根据患者病情可选择检查项目

（1）听力、视力、视野检测，腹部超声检查。

（2）耐药结核病检查。

（3）支气管镜检查（怀疑存在支气管结核或肿瘤患者）。

（4）胸部 CT 检查（需与其他疾病鉴别诊断或 X 线胸片显示不良者）。

（5）胸部超声（怀疑胸腔胸积液、心包积液患者）。

（6）尿妊娠试验（育龄期妇女）。

（7）细胞免疫功能检查（怀疑免疫异常患者）。

（8）痰查癌细胞，血液肿瘤标志物（癌胚抗原等）（怀疑合并肿瘤患者）。

（七）出院标准

1．临床症状好转。

2．患者可耐受制定的抗结核治疗方案。

（八）变异及原因分析

1．出现严重的药物不良反应。

2．治疗过程中出现严重合并症或并发症，如肺外结核、咯血、气胸、呼吸衰竭等，需要进一步诊疗，或需转入其他路径。

3．进一步诊断为耐多药结核病，需要转入其他路径。

4．原有病情明显加重，导致住院时间延长。

二、复治肺结核路径表单

适用对象：第一诊断为复治肺结核（ICD-10：A16.2）

患者姓名：_____ 性别：_____ 年龄：_____ 门诊号：_____ 住院号：_____

住院日期：____年__月__日 出院日期：____年__月__日 标准住院日：28～35天

时间	住院第1~3天	住院期间
主要诊疗工作	□ 询问病史及进行体格检查 □ 完善必要检查，初步评估病情 □ 完成病历书写 □ 根据病情对症、支持治疗 □ 上级医师查房，制订诊疗计划 □ 确定抗结核治疗方案，签署药物治疗知情同意书，开始抗结核治疗	□ 全科病案讨论，上级医师定期查房，完善诊疗计划 □ 处理基础性疾病及对症治疗 □ 根据患者病情调整、制订合理治疗方案 □ 观察药物不良反应 □ 住院医师书写病程记录
重点医嘱	**长期医嘱** □ 肺结核护理常规 □ 二/三级护理 □ 普食 □ 抗结核药物治疗 **临时医嘱** □ 血常规、尿常规 □ 肝肾功能（含胆红素）、电解质、血糖、传染性疾病筛查、血沉（或C-反应蛋白） □ 痰抗酸杆菌涂片镜检，痰分枝杆菌培养和菌种鉴定（培养阳性者进行药物敏感试验） □ 心电图、X线胸片 □ 听力、视力、视野检查（有条件时） □ 既往基础用药 □ 对症治疗 □ 其他相关检查（必要时）	**长期医嘱** □ 肺结核护理常规 □ 二/三级护理 □ 普食 □ 抗结核药物治疗 **临时医嘱** □ 既往基础用药 □ 对症治疗 □ 抗结核治疗14天后复查血常规、肝肾功能（含胆红素） □ X线胸片检查（必要时） □ 异常指标复查
护理工作	□ 病房环境、医院制度及医护人员介绍 □ 入院护理评估（生命体征测量，病史询问及体格检查） □ 告知各项检查注意事项并协助患者完成 □ 指导留痰 □ 静脉采血 □ 入院健康宣教 □ 心理护理 □ 通知营养科新患者饮食 □ 完成护理病历书写 □ 执行医嘱，用药指导	□ 观察患者一般情况及病情变化 □ 检查检验前的宣教 □ 做好住院期间的健康宣教 □ 正确落实各项治疗性护理措施 □ 观察治疗效果及药品反应 □ 护理安全措施到位 □ 给予正确的饮食指导 □ 了解患者心理需求和变化，做好心理护理
病情变异记录	□ 无 □ 有，原因： 1. 2.	□ 无 □ 有，原因： 1. 2.
护士签名		
医师签名		

时间	出院前 1~3 天	出院日
主要诊疗工作	□ 上级医师查房 □ 评估患者病情及治疗效果 □ 确定出院日期及治疗方案 □ 出院前一天开具出院医嘱 □ 完成上级医师查房记录	□ 完成常规病程记录、上级医师查房记录、病历首页及出院小结 □ 和患者或家属确定出院后治疗管理机构（本院门诊或患者所在地结核病防治机构或医疗机构） □ 向患者或家属交待出院后服药方法及注意事项 □ 预约复诊日期
重点医嘱	**长期医嘱** □ 肺结核护理常规 □ 二/三级护理 □ 普食 □ 抗结核药物治疗 **临时医嘱** □ 复查肝肾功能、血常规、尿常规（必要时） □ X 线胸片（必要时） □ 复查痰抗酸杆菌涂片镜检 □ 根据需要，复查相关检查项目	**出院医嘱** □ 开具出院带药 □ 定期复查肝肾功能、血常规、尿常规、痰菌、X 线胸片等 □ 注意药物不良反应 □ 病情变化随时就诊
主要护理工作	□ 观察患者一般情况 □ 观察疗效、各种药物不良反应 □ 恢复期生活和心理护理 □ 出院准备指导	□ 协助患者办理出院手续 □ 出院指导
病情变异记录	□ 无　□ 有，原因： 1. 2.	□ 无　□ 有，原因： 1. 2.
护士签名		
医师签名		

三、复治肺结核临床药师表单

适用对象：第一诊断为复治肺结核（ICD-10：A16.2）

患者姓名：_____性别：_____年龄：_____门诊号：_____住院号：_____

住院日期：___年__月__日 出院日期：___年__月__日 标准住院日：28～35天

时间	住院第1～3天	住院期间
主要药学监护活动	□ 了解病史，同时进行用药史采集 □ 了解患者的过敏史（重点抗结核、氟喹诺酮类和氨基糖苷类抗菌药物等） □ 了解医师对疾病的初步评估 □ 参与评估特定病原体的危险因素，参与进行初始经验性药物治疗，首先使用一线治疗方案，若既往多次治疗或治疗失败，可选择二线抗结核药物经验性治疗 □ 审核医嘱，评价用药合理性，提出用药建议（重点为抗结核药物） □ 建立药历	□ 参与上级医师查房 □ 查看各项检查结果和肝肾功能，分析与用药的相关性 □ 病情评估，及时提醒医师调整用药（维持原有治疗或调整药物） □ 提出用药建议 □ 观察药物不良反应 □ 更新药历
重点医嘱（用药相关）	**长期医嘱** □ 推荐一线治疗方案：2SHRZE/6HRE 或 $2H_3R_2Z_3E_3S_3/6H_3R_3E_3$ 或 3HRZE/6HRE（S：链霉素，H：异烟肼，R：利福平，Z：吡嗪酰胺，E：乙胺丁醇）强化期使用 SHRZE 治疗方案2个月，继续期使用 HRE 治疗方案6个月；或强化期使用 HRZE 治疗方案3个月，继续期使用 HRE 治疗方案6个月。若既往多次治疗或治疗失败，可选择二线抗结核药物经验性治疗 推荐每天总量或多日总量一次给药方法 □ 药物的剂型、剂量、频次、途径的合理性及有无药物相互作用 □ 微生物送检医嘱，如痰涂片、痰培养和药敏等	□ 评价治疗效果 □ 观察药物不良反应和药物相互作用，尤其老年、幼儿、孕妇和使用免疫抑制剂的特殊患者 □ 使用抗结核药治疗14天后复查血常规和肝肾功能（含胆红素），分析与用药的相关性 □ 提出用药建议
主要药学监护工作	在了解临床的诊疗计划和护理的基础上 □ 建立临床用药监护计划 □ 与医师、护士沟通药物治疗信息 □ 提出合理用药建议 □ 患者安全用药宣教	□ 观察患者对药物治疗的反应，重点观察药物耐受性 □ 与医师、护士沟通药物治疗信息 □ 与用药相关的患者教育
调整用药	与入院前用药比较，□ 无 □ 有，原因： 1. 2.	与住院第1～3天用药比较，□ 无 □ 有，原因： 1. 2.
药师签名		

时间	出院前 1~3 天	住院第 28~35 天（出院日）
主要 药学 监护 活动	□ 参与上级医师查房 □ 评价药物疗效 □ 参与确定出院后治疗方案 □ 更新药历	□ 审核患者出院用药医嘱 □ 完成药历
重点 医嘱 （用药 相关）	□ 审核医嘱变化，评估治疗效果 □ 观察药物不良反应	**出院医嘱** □ 所用药物的剂型、剂量、频次、途径 　的合理性 □ 有无药物相互作用
主要 药学 监护 工作	□ 观察药物疗效、不良反应和上报药物 　不良反应/事件报告 □ 与医师、护士沟通药物治疗信息 □ 出院用药教育准备	□ 患者教育 （1）出院用药指导 （2）戒烟、戒酒和饮食等生活方式指导 （3）重点为规律用药和疗程足够，严格 　　按照要求服药，直观治疗或督导服 　　药。定期复诊。关注药物不良反 　　应，患者自我观察听力、视力、视 　　野等改变应随诊
调整 用药	与住院期间用药比较，□ 无　□ 有， 原因： 1. 2.	与住院期间用药比较，□ 无　□ 有， 原因： 1. 2.
药师 签名		

感染性疾病临床路径

第三节 肺脓肿临床路径
（2011 年版）

一、肺脓肿临床路径标准住院流程

（一）适用对象

第一诊断为肺脓肿（ICD-10：J85.2）。

（二）诊断依据

根据《临床诊疗指南－呼吸病学分册》（中华医学会，人民卫生出版社）。

1. 多有吸入史及口腔疾病。
2. 畏寒、发热、咳嗽和咳大量脓性痰或脓臭痰。
3. 血白细胞增多或正常（慢性患者）。
4. 胸部影像学肺脓肿改变。

（三）选择治疗方案的依据

根据《临床诊疗指南－呼吸病学分册》（中华医学会，人民卫生出版社）。

1. 积极控制感染，合理应用抗生素。
2. 痰液引流 体位引流，辅助以祛痰药、雾化吸入和支气管镜吸引。
3. 支持治疗 加强营养，纠正贫血。

（四）标准住院日 3~8 周。

（五）进入路径标准

1. 第一诊断必须符合 ICD-10：J85.2 肺脓肿疾病编码。
2. 当患者同时具有其他疾病诊断时，但在住院期间不需要特殊处理也不影响第一诊断的临床路径流程实施时，可以进入路径。

（六）住院期间的检查项目

1. 必须的检查项目
（1）血常规、尿常规、便常规。
（2）肝肾功能、电解质、血糖、血沉、C-反应蛋白（CRP）、凝血功能、感染性疾病筛查（乙肝、丙肝、梅毒、艾滋病等）、血气分析。
（3）痰病原学检查及药敏。
（4）胸部 X 线正侧位片、心电图。
2. 根据患者病情选择 血培养、其他方法的病原学检查、胸部 CT、有创性检查（支气管镜）等。

（七）治疗方案与药物选择

预防性抗菌药物按照《抗菌药物临床应用指导原则》（卫医发〔2004〕285号）执行，根据患者病情合理使用抗菌药物。

(八) 出院标准

1. 症状缓解,体温正常超过 72 小时。
2. 病情稳定。
3. 没有需要住院治疗的合并症和 (或) 并发症。

(九) 变异及原因分析

1. 治疗无效或者病情进展,需复查病原学检查并调整抗菌药物,导致住院时间延长。
2. 伴有影响本病治疗效果的合并症和 (或) 并发症,需要进行相关检查及治疗,导致住院时间延长。
3. 有手术治疗指征需外科治疗者,转入外科治疗路径。

二、肺脓肿临床路径表单

适用对象：第一诊断为肺脓肿（ICD-10：J85.2）

患者姓名：_____ 性别：_____ 年龄：_____ 门诊号：_____ 住院号：_____

住院日期：___年__月__日 出院日期：___年__月__日 标准住院日：3~8 周

日期	住院第 1~3 天	住院期间
主要诊疗工作	□ 询问病史及体格检查 □ 进行病情初步评估 □ 上级医师查房 □ 明确诊断，决定诊治方案 □ 开化验单 □ 完成病历书写	□ 上级医师查房 □ 评估辅助检查的结果 □ 注意观察咳嗽、痰量的变化 □ 病情评估，根据患者病情变化调整治疗方案 □ 观察药物不良反应 □ 住院医师书写病程记录
重点医嘱	**长期医嘱** □ 呼吸内科护理常规 □ 一/二/三级护理常规（根据病情） □ 抗菌药物 □ 祛痰剂 **临时医嘱** □ 血常规、尿常规、便常规 □ 肝肾功能、电解质、血糖、血沉、C-反应蛋白（CRP）、凝血功能、感染性疾病筛查、血气分析 □ 痰病原学检查及药敏 □ 胸部正侧位片、心电图 □ 血培养、其他方法病原学检查、胸部CT、有创性检查（必要时）	**长期医嘱** □ 呼吸内科护理常规 □ 一/二/三级护理常规（根据病情） □ 根据病情调整抗菌药物 □ 祛痰剂 **临时医嘱** □ 复查血常规 □ 复查 X 线胸片（必要时） □ 异常指标复查 □ 病原学检查（必要时） □ 有创性检查（必要时）
主要护理工作	□ 介绍病房环境、设施和设备 □ 入院护理评估、护理计划 □ 观察患者情况 □ 静脉采血，用药指导 □ 指导正确留取痰标本，协助患者完成实验室检查及辅助检查 □ 进行戒烟、戒酒的建议和教育	□ 观察患者一般情况及病情变化 □ 注意痰液变化，协助、指导体位引流 □ 观察药物不良反应 □ 疾病相关健康教育
病情变异记录	□ 无 □ 有，原因： 1. 2.	□ 无 □ 有，原因： 1. 2.
护士签名		
医师签名		

日期	出院前1~3天	住院第3~8周（出院日）
主要诊疗工作	□ 上级医师查房 □ 评价治疗效果 □ 确定出院后治疗方案 □ 完成上级医师查房记录	□ 完成出院小结 □ 向患者交代出院后注意事项 □ 预约复诊日期
重点医嘱	**长期医嘱** □ 呼吸内科护理常规 □ 二/三级护理常规（根据病情） □ 根据病情调整抗菌药物 □ 祛痰剂 □ 根据病情调整用药 **临时医嘱** □ 血常规、X线胸片检查（必要时） □ 根据需要，复查有关检查	**出院医嘱** □ 出院带药 □ 门诊随诊
主要护理工作	□ 观察患者一般情况 □ 注意痰液的色、质、量变化 □ 观察疗效、各种药物作用和不良反应 □ 恢复期生活和心理护理 □ 出院准备指导	□ 帮助患者办理出院手续 □ 出院指导
病情变异记录	□ 无 □ 有，原因： 1. 2.	□ 无 □ 有，原因： 1. 2.
护士签名		
医师签名		

三、肺脓肿临床路径药师表单

适用对象：第一诊断为肺脓肿（ICD-10：J85.2）

患者姓名：_____ 性别：_____ 年龄：_____ 门诊号：_____ 住院号：_____

住院日期：___年__月__日 出院日期：___年__月__日 标准住院日：3~8周

时间	住院第1~3天	住院期间
主要药学监护活动	□ 了解病史，同时进行用药史采集 □ 了解患者的过敏史（青霉素、磺胺类抗菌药物等） □ 了解医师对疾病的初步评估 □ 参与评估特定病原体的危险因素，参与进行初始经验性药物治疗 □ 审核医嘱，评价用药合理性，提出用药建议（重点为抗菌药物） □ 建立药历	□ 参与上级医师查房 □ 查看各项检查结果和肝肾功能，分析与用药的相关性 □ 病情评估，及时提醒医师调整用药（维持原有治疗或调整抗菌药物。初始治疗72小时后症状改善，可维持原有治疗或根据病原学进行针对性治疗） □ 提出用药建议 □ 观察药物不良反应 □ 更新药历
重点医嘱（用药相关）	**长期医嘱** □ 所用药物的剂型、剂量、频次、途径的合理性 □ 充分考虑药物的PK/PD和患者特点 □ 有无药物相互作用 □ 如用抗菌药物，有无微生物送检医嘱	□ 评价治疗效果，特别是抗菌药物的治疗效果 □ 观察药物不良反应和药物相互作用 □ 复查各项检查结果和肝肾功能，分析与用药的相关性 □ 提出用药建议 □ 疗程用至肺部病灶基本吸收
主要药学监护工作	在了解临床的诊疗计划和护理的基础上 □ 建立临床用药监护计划 □ 与医师、护士沟通药物治疗信息 □ 提出合理用药建议 □ 患者安全用药宣教	□ 观察患者对药物治疗的反应 □ 与医师、护士沟通药物治疗信息 □ 与用药相关的患者教育
调整用药	与入院前用药比较，□ 无 □ 有，原因： 1. 2.	与住院第1~3天用药比较，□ 无 □ 有，原因： 1. 2.
药师签名		

时间	出院前1~3天	住院第3~8周（出院日）
主要 药学 监护 活动	□ 参与上级医师查房 □ 评价药物疗效 □ 参与确定出院后治疗方案 □ 更新药历	□ 审核患者出院用药医嘱 □ 完成药历
重点 医嘱 （用药 相关）	□ 审核医嘱变化，评估治疗效果 □ 观察药物不良反应	**出院医嘱** □ 所用药物的剂型、剂量、频次、途径 　的合理性 □ 有无药物不良反应和相互作用
主要 药学 监护 工作	□ 观察药物疗效、不良反应和上报药物 　不良反应/事件报告 □ 与医师、护士沟通药物治疗信息 □ 出院用药教育准备	□ 患者教育 （1）出院用药指导 （2）戒烟、戒酒等生活方式指导
调整 用药	与住院期间用药比较，□ 无　□ 有， 原因： 1. 2.	与住院期间用药比较，□ 无　□ 有， 原因： 1. 2.
药师 签名		

第四节　结核性胸膜炎临床路径
（2011 年版）

一、结核性胸膜炎临床路径标准住院流程

（一）适用对象

第一诊断为结核性胸膜炎（ICD-10：A15.6，A16.5）。

（二）诊断依据

根据《临床诊疗指南–结核病分册》（中华医学会，人民卫生出版社）。

1. **临床症状**　可有发热、干咳、胸痛，可伴有呼吸困难。

2. **体征**　有胸腔积液体征。

3. **影像学检查**　X 线表现、超声波检查显示胸腔积液征象。

4. **胸腔积液检查**

（1）为渗出液，白细胞数增多，以淋巴细胞和单核细胞为主。

（2）腺苷脱氨酶（ADA）>45U/L，胸腔积液 ADA 与血清 ADA 比值>1。

（3）胸腔积液涂片和（或）培养结核分枝杆菌阳性可确诊。

5. 结核菌素试验呈阳性反应。

6. **胸膜活检**　胸膜组织有典型的结核性病理改变即可确诊。内科胸腔镜检查可直接观察病变部位，明显提高胸膜活检的阳性率。

7. 除外其他原因引起的胸腔积液，抗结核治疗有效可以诊断。

（三）选择治疗方案的依据

根据《临床诊疗指南–结核病分册》（中华医学会，人民卫生出版社）。

1. **抗结核治疗**，疗程一般为 6～12 个月。

2. **胸腔穿刺抽液**　应尽早积极抽液，每周 2～3 次，每次抽出胸液量一般不宜超过 1000ml。

3. **糖皮质激素的应用**　急性结核性渗出性胸膜炎者中毒症状较严重，胸腔积液较多，可在化疗和抽液治疗的同时应用泼尼松治疗，每日 15～30mg，每天 1 次口服，待体温正常，全身中毒症状消除，胸腔积液逐渐吸收后逐渐减量，一般疗程不超过 4 周。对胸膜炎已转为慢性者，不宜使用激素治疗。

4. **对症支持治疗**　退热、镇咳、吸氧等。

（四）标准住院日　10～14 天。

（五）进入路径标准

1. 第一诊断必须符合 ICD-10：A15.6，A16.5 结核性胸膜炎疾病编码。

2. 当患者合并其他疾病，但在住院期间不需特殊处理，也不影响第一诊断的临床路径实施时，可以进入路径。

（六）住院期间的检查项目

1. 必须的检查项目

（1）血常规、尿常规、便常规。

（2）肝肾功能、电解质、血沉、血糖、C-反应蛋白（CRP）、凝血功能、D-二聚体、结核抗体（ATA）、腺苷脱氨酶（ADA）、血气分析、血肿瘤标志物、感染性疾病筛查（乙肝、丙肝、梅毒、艾滋病等）。

（3）痰病原学检查　痰涂片找抗酸杆菌×3、痰培养分枝杆菌。

（4）PPD 皮试。

（5）胸部 X 线正侧位片、心电图、胸部 B 超。

（6）胸腔积液检查　常规、生化、结核抗体（ATA）、腺苷脱氨酶（ADA）、肿瘤标志物、乳糜试验、涂片找抗酸杆菌、培养分枝杆菌、普通致病菌培养+药敏、细胞学检查、TB-DNA 噬菌体法（血性胸液除外）。

2. 根据患者病情可选择　痰普通致病菌培养、痰找癌细胞、细胞免疫指标、风湿性疾病检查、肺功能、脏器超声。

（七）出院标准

1. 症状好转，体温正常。

2. 胸部 X 线提示胸腔积液明显吸收。

3. 胸部 B 超提示胸腔积液基本吸收或液性暗区<2cm，不能定位抽液。

4. 可耐受抗结核治疗，治疗后未观察到严重不良反应。

（八）变异及原因分析

1. 伴有影响本病治疗效果的并发症，需要进行相关诊断和治疗，导致住院时间延长。

2. 胸膜炎已成慢性者，胸膜增厚、或为包裹、分房分隔积液，或结核性脓胸、脓气胸并发支气管胸膜瘘等转入相关路径。

3. 抗结核治疗后出现严重不良反应。

二、结核性胸膜炎临床路径表单

适用对象：第一诊断为结核性胸膜炎（ICD-10：A15.6，A16.5）

患者姓名：_____性别：_____年龄：_____门诊号：_____住院号：_____

住院日期：___年__月__日 出院日期：___年__月__日 标准住院日：10~14 天

时间	住院第 1~3 天
主要诊疗工作	□ 询问病史及体格检查 □ 进行病情初步评估 □ 完成病历书写 □ 明确胸腔积液诊断：X 线、B 超等检查 □ 完善常规检查：血常规、尿常规、便常规、出凝血功能、生化、肝肾功能等 □ 胸腔穿刺抽液了解胸腔积液性质，有条件者胸膜活检，必要时胸腔穿刺抽液或置管引流 □ 明确结核相关检查：PPD 皮试、结核抗体检测 □ 根据病情选择其他检查以鉴别其他感染性疾病、肿瘤性疾病、风湿性疾病所致胸腔积液 □ 根据病情应用药物及对症、支持治疗
重点医嘱	**长期医嘱** □ 按结核性胸膜炎常规护理 □ 二/三级护理 □ 普食 **临时医嘱** □ X 线胸片、胸部 B 超 □ 血常规、尿常规、便常规、出凝血功能、生化、肝肾功能、术前传染病筛查等 □ 胸腔穿刺术 □ 胸腔积液检查：常规、生化、乳糜试验、ADA、肿瘤标志物常规 □ 结核抗体检测、PPD 皮试 □ 痰涂片找抗酸杆菌×3 □ 痰培养分枝杆菌 □ CRP □ 血气分析 □ 血肿瘤标志物
主要护理工作	□ 入院处理与护理评估 □ 卫生健康宣教 □ 评估患者各项资料：生理、心理、环境、社会关系、健康行为等，并做好记录 □ 按医嘱执行各项治疗 □ 预约检查并及时送送病人检查 □ 住院治疗过程及出院计划解说
病情变异记录	□ 无　□ 有，原因： 1. 2.
护士签名	
医师签名	

时间	住院第 4 天	住院第 5~7 天
主要诊疗工作	□ 归档和评估各项检查结果 □ 根据胸腔积液检查结果判断其性质 □ 观察 PPD 皮试结果 □ 必要时安排胸腔镜或其他胸膜活检术	□ 追查胸膜活检病理结果 □ 观察 PPD 皮试结果 □ 明确诊断的制订抗结核方案并开始治疗 □ 未能明确诊断的试验性抗结核治疗 □ 定期根据病情决定是否继续胸腔穿刺抽液或胸腔闭式引流 □ 置管引流积液者观察置管引流通畅情况 □ 必要时科内讨论以及院内会诊
重点医嘱	**长期医嘱** □ 按结核性胸膜炎常规护理 □ 二/三级护理 □ 普食 □ 胸腔闭式引流术后护理	**长期医嘱** □ 按结核性胸膜炎常规护理 □ 二/三级护理 □ 普食 □ 胸腔闭式引流术后护理 □ 抗结核治疗 **临时医嘱** □ 胸腔穿刺抽液术（必要时）
主要护理工作	□ 住院基础护理 □ 患者检查指导 □ 协助医师完成胸腔穿刺、胸膜活检、胸腔引流置管等各项检查、治疗并落实检查、治疗前后健康教育 □ PPD 皮试结果观察以及皮肤护理 □ 胸腔穿刺术护理工作，解释病情 □ 饮食作息、用药指导检查与注意事项等 □ 密切观察药物疗效及不良反应	□ 胸腔引流置管计量与护理 □ 服用抗结核药物健康教育 □ 动态评估患者生理、心理状态，并根据评估结果及时改善患者的护理问题
病情变异记录	□ 无 □ 有，原因： 1. 2.	□ 无 □ 有，原因： 1. 2.
护士签名		
医师签名		

时间	住院第 8~13 天	住院第 14 天（出院日）
主要诊疗工作	□ 观察抗结核药物疗效及不良反应 □ 根据病情决定是否继续胸腔穿刺抽液 □ 置管引流积液者观察置管引流通畅情况	□ 评估基本生命体征 □ 评估抗结核治疗不良反应情况 □ 出院教育 □ 填写首页 □ 出院小结观察 □ 抗结核药物疗效及不良反应 □ 出院后随诊及用药健康教育
重点医嘱	**长期医嘱** □ 按结核性胸膜炎常规护理 □ 二/三级护理 □ 普食 □ 胸腔闭式引流术后护理 □ 抗结核治疗 **临时医嘱** □ 胸腔穿刺抽液术（必要时） □ B 超等检查（复查）	**出院医嘱** □ 抗结核治疗，用药指导。疗程及门诊随诊 □ 定期复诊，复查生化、肝肾功能 □ 必要时门诊复查或专科治疗
主要护理工作	□ 胸腔闭式引流护理 □ 服用抗结核药物健康教育	□ 胸腔闭式引流拔管后护理 □ 出院后随诊及用药健康教育
病情变异记录	□ 无 □ 有，原因： 1. 2.	□ 无 □ 有，原因： 1. 2.
护士签名		
医师签名		

三、结核性胸膜炎临床药师表单

适用对象：第一诊断为结核性胸膜炎（ICD-10：A15.6，A16.5）

患者姓名：_____ 性别：_____ 年龄：_____ 门诊号：_____ 住院号：_____

住院日期：____年__月__日 出院日期：____年__月__日 标准住院日：10~14 天

时间	住院第 1~3 天	住院第 5~7 天
主要药学监护活动	□ 了解病史，同时进行用药史采集 □ 了解患者的过敏史（抗结核药物、喹诺酮类抗菌药物等） □ 了解医师对疾病的初步评估 □ 参与评估根据病情应用药物及对症、支持治疗 □ 审核医嘱，评价用药合理性，提出用药建议（重点为抗结核药物） □ 建立药历	□ 参与上级医师查房 □ 查看各项检查结果和肝肾功能，分析与用药的相关性 □ 病情评估 □ 提出用药建议 （1）明确诊断的制订抗结核方案并开始治疗 （2）未能明确诊断的试验性抗结核治疗 □ 观察药物不良反应 □ 更新药历
重点医嘱（用药相关）	**长期医嘱** □ 所用药物的剂型、剂量、频次、途径的合理性 □ 充分考虑患者的饮食作息、用药指导检查与注意事项等 □ 有无药物不良反应和相互作用	□ 评价药物治疗效果，特别是抗结核药物的治疗效果 □ 观察药物不良反应 □ 复查各项检查结果和肝肾功能，分析与用药的相关性 □ 评估抗结核治疗不良反应情况 □ 药物不良反应的处置 □ 服用抗结核药物健康教育
主要药学监护工作	在了解临床诊疗计划和护理的基础上 □ 建立临床用药监护计划 □ 与医师、护士沟通药物治疗信息 □ 提出合理用药建议 □ 患者安全用药宣教	□ 观察患者对药物治疗的反应 □ 与医师、护士沟通药物治疗信息 □ 与用药相关的患者教育
调整用药	与入院前用药比较，□ 无 □ 有，原因： 1. 2.	与住院第 1~3 天用药比较，□ 无 □ 有，原因： 1. 2.
药师签名		

时间	住院第 8~14 天	住院第 14 天（出院日）
主要药学监护活动	□ 参与上级医师查房 □ 评价药物疗效和不良反应 □ 参与确定出院后治疗方案 □ 更新药历	□ 审核患者出院用药医嘱 □ 完成药历
重点医嘱（用药相关）	□ 审核医嘱变化，评估治疗效果 □ 观察抗结核药物疗效及不良反应	**出院医嘱** □ 所用药物的剂型、剂量、频次、途径的合理性 □ 评估抗结核治疗不良反应情况 □ 定期复诊，复查生化、肝肾功能
主要药学监护工作	□ 观察药物疗效、不良反应和上报药物不良反应/事件报告 □ 与医师、护士沟通药物治疗信息 □ 出院用药教育准备	□ 患者教育 （1）出院用药指导：抗结核治疗用药指导及疗程 （2）出院后门诊随诊及用药健康教育 （3）定期复诊，复查生化、肝肾功能 （4）必要时门诊复查或专科归口治疗
调整用药	与住院期间用药比较，□ 无 □ 有，原因： 1. 2.	与住院期间用药比较，□ 无 □ 有，原因： 1. 2.
药师签名		

第五节　支气管扩张症临床路径
（2009 年版）

一、支气管扩张症临床路径标准住院流程

（一）适用对象

第一诊断为支气管扩张症（ICD-10：J47）。

（二）诊断依据

根据《临床诊疗指南–呼吸病学分册》（中华医学会，人民卫生出版社）。

1. 病史　反复咳嗽、咳脓痰、咯血。
2. 影像学检查　显示支气管扩张的异常改变。

（三）治疗方案的选择

根据《临床诊疗指南–呼吸病学分册》（中华医学会，人民卫生出版社）。

1. 保持气道通畅，积极排出痰液。
2. 积极控制感染。
3. 咯血时给予止血治疗。
4. 对症治疗。

（四）标准住院日　7～14 天。

（五）进入路径标准

1. 第一诊断必须符合 ICD-10：J47 支气管扩张症疾病编码。
2. 当患者同时具有其他疾病诊断，但在住院期间不需要特殊处理也不影响第一诊断的临床路径流程实施时，可以进入路径。

（六）住院后第 1～3 天

1. 必须的检查项目
（1）血常规、尿常规、便常规。
（2）肝肾功能、电解质、血沉、C-反应蛋白（CRP）、血糖、凝血功能、感染性疾病筛查（乙肝、丙肝、梅毒、艾滋病等）。
（3）痰病原学检查。
（4）胸部 X 线正侧位片、心电图。
2. 根据患者病情进行　血气分析、肺功能、胸部 CT、超声心动图。

（七）治疗方案与药物选择

1. 抗菌治疗　按照《抗菌药物临床应用指导原则》（卫医发〔2004〕285号）执行，根据患者病情合理使用抗菌药物。首选覆盖革兰阴性杆菌的广谱抗菌药物，有铜绿假单胞菌感染史或危险因素者，需选择可覆盖铜绿假单胞菌的抗菌药物，必要时可同时联合应用氨基糖苷类抗菌药物治疗。
2. 祛痰药物及辅助排痰治疗　体位引流、支气管舒张剂、必要时可用支气管

镜吸痰。

3．咯血的处理　休息，并根据病情选用止血药。

（八）出院标准

1．症状缓解。

2．病情稳定。

3．没有需要住院治疗的合并症和（或）并发症。

（九）变异及原因分析

1．治疗无效或者病情进展，需复查病原学检查并调整抗菌药物，导致住院时间延长。

2．伴有影响本病治疗效果的合并症和并发症，需要进行相关诊断和治疗。

3．伴有大量咯血者，按照大咯血的临床路径处理。

4．有手术治疗指征需外科治疗者，转入外科治疗路径。

二、支气管扩张症临床路径表单

适用对象：第一诊断为支气管扩张症（ICD-10：J47）

患者姓名：_____ 性别：_____ 年龄：_____ 门诊号：_____ 住院号：_____

住院日期：___年__月__日 出院日期：___年__月__日 标准住院日：7~14 天

时间	住院第 1~3 天	住院期间
主要诊疗工作	□ 询问病史及体格检查 □ 进行病情初步评估 □ 上级医师查房 □ 确定治疗方案，进行经验性抗感染治疗 □ 开化验单，完成病历书写	□ 上级医师查房 □ 评估辅助检查的结果 □ 注意观察咳嗽、痰量、咯血的变化 □ 病情评估，根据患者病情变化调整治疗方案 □ 观察药物不良反应 □ 住院医师书写病程记录
重点医嘱	**长期医嘱** □ 呼吸内科护理常规 □ 一/二/三级护理常规（根据病情） □ 抗菌药物 □ 祛痰剂 □ 支气管舒张剂（必要时） □ 止血药（必要时） **临时医嘱** □ 血常规、尿常规、便常规 □ 肝肾功能、电解质、血沉、CRP、血糖、凝血功能、感染性疾病筛查 □ 痰病原学检查及药敏 □ 胸部 X 线正侧位片、心电图 □ 血气分析、肺功能、胸部 CT、超声心动图（必要时）	**长期医嘱** □ 呼吸内科护理常规 □ 二/三级护理常规（根据病情） □ 根据病情调整抗菌药物 □ 祛痰药 □ 支气管舒张剂（必要时） □ 止血药（必要时） **临时医嘱** □ 复查血常规 □ 复查 X 线胸片（必要时） □ 异常指标复查 □ 病原学检查（必要时） □ 有创性检查（必要时）
主要护理工作	□ 介绍病房环境、设施和设备 □ 入院护理评估，护理计划 □ 观察患者情况 □ 静脉采血，用药指导 □ 指导正确留取痰标本 □ 进行戒烟、戒酒的建议和教育	□ 观察患者一般情况及病情变化 □ 注意痰液变化，协助、指导体位引流 □ 观察药物不良反应 □ 疾病相关健康教育
病情变异记录	□ 无 □ 有，原因： 1. 2.	□ 无 □ 有，原因： 1. 2.
护士签名		
医师签名		

感染性疾病临床路径

时间	出院前1~3天	住院第7~14天（出院日）
主要诊疗工作	□ 上级医师查房 □ 评估治疗效果 □ 确定出院后治疗方案 □ 完成上级医师查房记录	□ 完成出院小结 □ 向患者交代出院后注意事项 □ 预约复诊日期
重点医嘱	**长期医嘱** □ 呼吸内科护理常规 □ 二/三级护理常规（根据病情） □ 根据病情调整抗菌药物 □ 祛痰药 □ 支气管舒张剂（必要时） □ 止血药（必要时） □ 根据病情调整用药 **临时医嘱** □ 血常规、X线胸片检查（必要时） □ 根据需要，复查有关检查	**出院医嘱** □ 出院带药 □ 门诊随诊
主要护理工作	□ 观察患者一般情况 □ 注意痰液的色、质、量变化 □ 观察疗效、各种药物作用和不良反应 □ 恢复期生活和心理护理 □ 出院准备指导	□ 帮助患者办理出院手续 □ 出院指导
病情变异记录	□ 无 □ 有，原因： 1. 2.	□ 无 □ 有，原因： 1. 2.
护士签名		
医师签名		

三、支气管扩张症临床药师表单

适用对象：第一诊断为支气管扩张症（ICD-10：J47）

患者姓名：_____ 性别：_____ 年龄：_____ 门诊号：_____ 住院号：_____

住院日期：____年__月__日 出院日期：____年__月__日 标准住院日：7~18 天

时间	住院第 1~3 天	住院期间
主要药学监护活动	□ 了解病史，同时进行用药史采集 □ 了解患者的过敏史（青霉素、头孢菌素、磺胺类抗菌药物等） □ 了解医师对疾病的初步评估 □ 参与评估特定病原体的危险因素，参与进行初步经验性药物治疗 □ 审核医嘱，评价用药合理性，提出用药建议（重点为抗菌药物、祛痰药物、支气管舒张剂、止血药） □ 建立药历	□ 参与上级医师查房 □ 查看各项检查结果和肝肾功能，分析与用药的相关性 □ 病情评估，及时提醒医师调整用药（维持原有治疗或调整抗菌药物。初始治疗 72 小时后症状改善，可维持原有治疗或根据病原学进行针对性治疗） □ 提出用药建议 □ 观察药物不良反应 □ 更新药历
重点医嘱（用药相关）	**长期医嘱审核** □ 所用药物的溶媒剂型、剂量、频次、途径的合理性 □ 充分考虑药物的 PK/PD 和患者特点 □ 有无药物相互作用 □ 如用抗菌药物，有无微生物送检医嘱	□ 评价治疗效果，特别是抗菌药物、祛痰药物的治疗效果 □ 观察药物不良反应和药物相互作用 □ 复查各项检查结果和肝肾功能，分析与用药的相关性 □ 提出用药建议
主要药学监护工作	在了解临床诊疗计划和护理的基础上 □ 建立临床用药监护计划 □ 与医师、护士沟通药物治疗信息 □ 提出合理用药建议 □ 患者安全用药宣教	□ 观察患者对药物治疗的反应 □ 与医师、护士沟通药物治疗信息 □ 与用药相关的患者教育
调整用药	与入院前用药比较，□ 无 □ 有，原因： 1. 2.	与住院第 1~3 天用药比较，□ 无 □ 有，原因： 1. 2.
药师签名		

时间	出院前1~3天	住院第7~14天（出院日）
主要药学监护活动	□ 参与医师查房 □ 评价药物疗效 □ 参与确定出院后治疗方案 □ 更新药历	□ 审核患者出院用药医嘱 □ 完成药历
重点医嘱（用药相关）	□ 审核医嘱变化，评估治疗效果 □ 观察药物不良反应	**出院医嘱审核** □ 所用药物的剂型、剂量、频次、途径的合理性 □ 有无药物相互作用
主要药学监护工作	□ 观察药物疗效、不良反应和上报药物不良反应/事件报告 □ 与医师、护士沟通药物治疗信息 □ 出院用药教育准备	□ 患者教育 （1）出院用药指导 （2）戒烟、戒酒等生活方式指导 （3）积极预防治疗呼吸道感染
调整用药	与住院期间用药比较，□ 无　□ 有， 原因： 1. 2.	与住院期间用药比较，□ 无　□ 有， 原因： 1. 2.
药师签名		

第六节　社区获得性肺炎临床路径
（2009 年版）

一、社区获得性肺炎临床路径标准住院流程

（一）适用对象

第一诊断为社区获得性肺炎（非重症）（ICD-10：J15.901）。

（二）诊断依据

根据《临床诊疗指南呼吸病分册》（中华医学会，人民卫生出版社）、《社区获得性肺炎诊断和治疗指南》（中华医学会呼吸病学分会，2006 年）。

1. 咳嗽、咳痰，或原有呼吸道疾病症状加重，并出现脓性痰，伴或不伴胸痛。

2. 发热。

3. 肺实变体征和（或）闻及湿性啰音。

4. 白细胞>10×10^9/L 或<4×10^9/L，伴或不伴细胞核左移。

5. 胸部影像学检查显示片状、斑片状浸润性阴影或间质性改变。

以上 1～4 项中任何 1 项加第 5 项，并除外肺部其他疾病后，可明确临床诊断。

（三）治疗方案的选择

根据《临床诊疗指南呼吸病分册》（中华医学会，人民卫生出版社）、《社区获得性肺炎诊断和治疗指南》（中华医学会呼吸病学分会，2006 年）。

1. 支持、对症治疗。

2. 经验性抗菌治疗。

3. 根据病原学检查及治疗反应调整抗菌治疗用药。

（四）标准住院日　7～14 天。

（五）进入路径标准

1. 第一诊断必须符合 ICD-10：J15.901 社区获得性肺炎疾病编码。

2. 当患者同时具有其他疾病诊断，但在治疗期间不需要特殊处理也不影响第一诊断的临床路径流程实施时，可以进入路径。

（六）入院后第 1～3 天

1. 必须检查项目

（1）血常规、尿常规、便常规。

（2）肝肾功能、血糖、电解质、血沉、C-反应蛋白（CRP）、感染性疾病筛查（乙肝、丙肝、梅毒、艾滋病等）。

（3）病原学检查及药敏。

（4）胸部 X 线正侧位片、心电图。

2. 根据患者情况进行 血培养、血气分析、胸部 CT、D-二聚体、血氧饱和度、B 超、有创性检查等。

(七) 治疗方案与药物选择

1. 评估特定病原体的危险因素，入院后尽快（4~8 小时内）给予抗菌药物。

2. 药物选择 根据《抗菌药物临床应用指导原则》（卫医发〔2004〕285 号）和《社区获得性肺炎诊断和治疗指南》（中华医学会呼吸病学分会，2006 年），结合患者病情合理使用抗菌药物。

3. 初始治疗 2~3 天后进行临床评估，根据患者病情变化调整抗菌药物。

4. 对症支持治疗 退热、镇咳化痰、吸氧。

(八) 出院标准

1. 症状好转，体温正常超过 72 小时。

2. 影像学提示肺部病灶明显吸收。

(九) 变异及原因分析

1. 伴有影响本病治疗效果的并发症，需要进行相关诊断和治疗，导致住院时间延长。

2. 病情较重，符合重症肺炎标准，转入相应路径。

3. 常规治疗无效或加重，转入相应路径。

二、社区获得性肺炎临床路径表单

适用对象：第一诊断为社区获得性肺炎（ICD-10：J15.901）

患者姓名：_____性别：_____年龄：_____门诊号：_____住院号：_____

住院日期：___年__月__日 出院日期：___年__月__日 标准住院日：7~14 天

时间	住院第1~3天	住院期间
主要诊疗工作	□ 询问病史及体格检查 □ 进行病情初步评估 □ 上级医师查房 □ 评估特定病原体的危险因素，进行初始经验性抗感染治疗 □ 开化验单，完成病历书写	□ 上级医师查房 □ 核查辅助检查的结果是否有异常 □ 病情评估，维持原有治疗或调整抗菌药物 □ 观察药物不良反应 □ 住院医师书写病程记录
重点医嘱	**长期医嘱** □ 呼吸内科护理常规 □ 一/二/三级护理（根据病情） □ 吸氧（必要时） □ 抗菌药物 □ 祛痰剂 **临时医嘱** □ 血常规、尿常规、便常规 □ 肝肾功能、电解质、血糖、血沉、CRP、感染性疾病筛查 □ 病原学检查及药敏 □ 胸部 X 线正侧位片、心电图 □ 血气分析、胸部 CT、血培养、B 超、D-二聚体（必要时） □ 对症处理	**长期医嘱** □ 呼吸内科护理常规 □ 一/二/三级护理（根据病情） □ 吸氧（必要时） □ 抗菌药物 □ 祛痰剂 □ 根据病情调整抗菌药物 **临时医嘱** □ 对症处理 □ 复查血常规 □ X 线胸片检查（必要时） □ 异常指标复查 □ 病原学检查（必要时） □ 有创性检查（必要时）
护理工作	□ 介绍病房环境、设施和设备 □ 入院护理评估，护理计划 □ 随时观察患者情况 □ 静脉采血，用药指导 □ 进行戒烟、戒酒的建议和教育 □ 协助患者完成实验室检查及辅助检查	□ 观察患者一般情况及病情变化 □ 注意痰液变化 □ 观察治疗效果及药物反应 □ 疾病相关健康教育
病情变异记录	□ 无 □ 有，原因： 1. 2.	□ 无 □ 有，原因： 1. 2.
护士签名		
医师签名		

时间	出院前1~3天	住院第7~14天（出院日）
主要诊疗工作	□ 上级医师查房 □ 评估治疗效果 □ 确定出院后治疗方案 □ 完成上级医师查房记录	□ 完成出院小结 □ 向患者交代出院后注意事项 □ 预约复诊日期
重点医嘱	**长期医嘱** □ 呼吸内科护理常规 □ 二/三级护理（根据病情） □ 吸氧（必要时） □ 抗菌药物 □ 祛痰剂 □ 根据病情调整 **临时医嘱** □ 复查血常规、X线胸片（必要时） □ 根据需要，复查有关检查	**出院医嘱** □ 出院带药 □ 门诊随诊
主要护理工作	□ 观察患者一般情况 □ 观察疗效、各种药物作用和不良反应 □ 恢复期生活和心理护理 □ 出院准备指导	□ 帮助患者办理出院手续 □ 出院指导
病情变异记录	□ 无　□ 有，原因： 1. 2.	□ 无　□ 有，原因： 1. 2.
护士签名		
医师签名		

三、社区获得性肺炎临床药师表单

适用对象：第一诊断为社区获得性肺炎（非重症）（ICD-10：J15.901）
患者姓名：_____ 性别：_____ 年龄：_____ 门诊号：_____ 住院号：_____
住院日期：___年__月__日 出院日期：___年__月__日 标准住院日：7~14天

时间	住院第1~3天	住院期间
主要药学监护活动	□ 了解病史，同时进行用药史采集 □ 了解患者的过敏史（青霉素、磺胺类抗菌药物等） □ 了解医师对疾病的初步评估 □ 参与评估特定病原体的危险因素，参与进行初始经验性药物治疗 □ 审核医嘱，评价用药合理性，提出用药建议（重点为抗菌药物） □ 建立药历	□ 参与上级医师查房 □ 查看各项检查结果和肝肾功能，分析与用药的相关性 □ 病情评估，及时提醒医师调整用药（维持原有治疗或调整抗菌药物。初始治疗72小时后症状改善，可维持原有治疗或根据病原学进行针对性治疗） □ 提出用药建议 □ 观察药物不良反应 □ 更新药历
重点医嘱（用药相关）	**长期医嘱** □ 所用药物的剂型、剂量、频次、途径的合理性 □ 充分考虑药物的 PK/PD 和患者特点 □ 有无药物相互作用 □ 如用抗菌药物，有无微生物送检医嘱	□ 评价治疗效果，特别是抗菌药物的治疗效果 □ 观察药物不良反应和药物相互作用 □ 复查各项检查结果和肝肾功能，分析与用药的相关性 □ 提出用药建议
主要药学监护工作	在了解临床诊疗计划和护理的基础上 □ 建立临床用药监护计划 □ 与医师、护士沟通药物治疗信息 □ 提出合理用药建议 □ 患者安全用药宣教	□ 观察患者对药物治疗的反应 □ 与医师、护士沟通药物治疗信息 □ 与用药相关的患者教育
调整用药	与入院前用药比较，□ 无 □ 有，原因： 1. 2.	与住院第1~3天用药比较，□ 无 □ 有，原因： 1. 2.
药师签名		

感染性疾病临床路径

时间	出院前 1~3 天	住院第 7~14 天（出院日）
主要 药学 监护 活动	□ 参与上级医师查房 □ 评价药物疗效 □ 参与确定出院后治疗方案 □ 更新药历	□ 审核患者出院用药医嘱 □ 完成药历
重点 医嘱 （用药 相关）	□ 审核医嘱变化，评估治疗效果 □ 观察药物不良反应	**出院医嘱** □ 所用药物的剂型、剂量、频次、途径 　的合理性 □ 有无药物相互作用
主要 药学 监护 工作	□ 观察药物疗效、不良反应和上报药物 　不良反应/事件报告 □ 与医师、护士沟通药物治疗信息 □ 出院用药教育准备	□ 患者教育 （1）出院用药指导 （2）戒烟、戒酒等生活方式指导 （3）注射肺炎疫苗和（或）流感疫苗
调整 用药	与住院期间用药比较，□ 无　□ 有， 原因： 1. 2.	与住院期间用药比较，□ 无　□ 有， 原因： 1. 2.
药师 签名		

第七节 慢性支气管炎临床路径
（2011 年版）

一、慢性支气管炎临床路径标准住院流程

（一）适用对象

第一诊断为慢性支气管炎（ICD-10：J42.X02）。

（二）诊断依据

根据《临床诊疗指南–呼吸病学分册》（中华医学会，人民卫生出版社）。

1. 慢性或反复咳嗽、咳痰或伴有喘息，每年发病至少 3 个月，并连续 2 年或以上者。

2. 如每年发病持续不足 3 个月，而有明确的客观检查依据（如 X 线、肺功能等）亦可诊断。

3. 排除其他心、肺疾患（如肺结核、肺尘埃沉着病、支气管哮喘、支气管扩张、肺癌、心脏病、心功能不全、慢性鼻炎等）引起的咳嗽、咳痰或伴有喘息等。

（三）选择治疗方案的依据

根据《临床诊疗指南–呼吸病学分册》（中华医学会，人民卫生出版社）。

1. 预防措施 戒烟和避免烟雾刺激，增强体质，提高免疫力。

2. 控制感染。

3. 祛痰、镇咳。

4. 解痉、平喘。

（四）标准住院日 7～14 天。

（五）进入路径标准

1. 第一诊断必须符合 ICD-10：J42.x02 慢性支气管炎疾病编码。

2. 当患者同时具有其他疾病诊断，但在住院期间不需要特殊处理，也不影响第一诊断的临床路径流程实施时，可以进入路径。

（六）住院期间的检查项目

1. 必须的检查项目

（1）血常规、尿常规、便常规。

（2）肝肾功能、电解质、血沉、C-反应蛋白（CRP）、凝血功能、感染性疾病筛查（乙肝、丙肝、梅毒、艾滋病等）。

（3）病原学检查及药敏。

（4）胸部 X 线正侧位片、心电图。

2. 根据患者情况可选择 血气分析、胸部 CT、肺功能、有创性检查等。

（七）选择用药

1. 抗感染治疗。

2．祛痰、镇咳药物。

3．解痉、平喘药物。

（八）出院标准

1．症状明显缓解。

2．没有需要住院治疗的合并症和（或）并发症。

（九）变异及原因分析

1．治疗无效或者病情进展，需复查病原学检查并调整抗菌药物，导致住院时间延长。

2．伴有影响本病治疗效果的合并症和并发症，需要进行相关检查及治疗，导致住院时间延长。

二、慢性支气管炎临床路径表单

适用对象：第一诊断为慢性支气管炎（ICD-10：J42．X02）

患者姓名：_____性别：_____年龄：_____门诊号：_____住院号：_____

住院日期：___年__月__日 出院日期：___年__月__日 标准住院日：7～14 天

日期	住院第 1～3 天	住院期间
主要诊疗工作	□ 询问病史及体格检查 □ 进行病情初步评估 □ 上级医师查房 □ 明确诊断，决定诊治方案 □ 完善入院检查 □ 完成病历书写	□ 上级医师查房 □ 评估辅助检查的结果 □ 注意观察咳嗽、痰量的变化 □ 病情评估，根据患者病情变化调整治疗方案 □ 观察药物不良反应 □ 住院医师书写病程记录
重点医嘱	**长期医嘱** □ 呼吸内科护理常规 □ 一/二/三级护理常规（根据病情） □ 抗菌药物 □ 祛痰剂 □ 支气管舒张剂（必要时） □ 镇咳药（必要时） **临时医嘱** □ 血常规、尿常规、便常规 □ 肝肾功能、电解质、血沉、C-反应蛋白（CRP）、凝血功能、感染性疾病筛查 □ 痰病原学检查及药敏 □ 胸部 X 线正侧位片、心电图 □ 血气分析、胸部 CT、肺功能（必要时）	**长期医嘱** □ 呼吸内科护理常规 □ 一/二/三级护理常规（根据病情） □ 根据病情调整抗菌药物 □ 祛痰剂 □ 支气管舒张剂（必要时） □ 镇咳药（必要时） **临时医嘱** □ 复查血常规 □ 复查 X 线胸片（必要时） □ 异常指标复查 □ 病原学检查（必要时） □ 有创性检查（必要时）
主要护理工作	□ 介绍病房环境、设施和设备 □ 入院护理评估，护理计划 □ 观察患者情况 □ 静脉采血，用药指导 □ 指导正确留取痰标本，协助患者完成实验室检查及辅助检查 □ 进行戒烟、戒酒的建议和教育	□ 观察患者一般情况及病情变化 □ 注意痰液变化 □ 观察药物疗效及不良反应 □ 指导患者有效的咳嗽排痰方法，指导陪护人员协助患者拍背排痰方法 □ 疾病相关健康教育
病情变异记录	□ 无 □ 有，原因： 1. 2	□ 无 □ 有，原因： 1. 2.
护士签名		
医师签名		

感染性疾病临床路径

日期	出院前1~3天	出院日
主要诊疗工作	□ 上级医师查房 □ 评价治疗效果 □ 确定出院后治疗方案 □ 完成上级医师查房记录	□ 完成出院小结 □ 向患者交代出院后注意事项 □ 预约复诊日期
重点医嘱	**长期医嘱** □ 呼吸内科护理常规 □ 二/三级护理常规（根据病情） □ 根据病情调整抗菌药物 □ 祛痰剂 □ 支气管舒张剂（必要时） □ 镇咳药（必要时） □ 根据病情调整用药 **临时医嘱** □ 血常规、X线胸片检查（必要时） □ 根据需要，复查有关检查	**出院医嘱** □ 出院带药 □ 门诊随诊
主要护理工作	□ 观察患者一般情况 □ 注意痰液的色、质、量变化 □ 观察疗效、各种药物作用和不良反应 □ 恢复期生活和心理护理 □ 出院准备指导	□ 帮助患者办理出院手续 □ 出院指导
病情变异记录	□ 无 □ 有，原因： 1. 2.	□ 无 □ 有，原因： 1. 2.
护士签名		
医师签名		

三、慢性支气管炎临床药师表单

适用对象：第一诊断为慢性支气管炎（ICD-10：J42. X02）

患者姓名：_____性别：_____年龄：_____门诊号：_____住院号：_____

住院日期：___年__月__日 出院日期：___年__月__日 标准住院日：7～14 天

时间	住院第 1～3 天	住院期间
主要药学监护活动	□ 了解病史，同时进行用药史采集 □ 了解患者的过敏史（青霉素、磺胺类抗菌药物等） □ 了解医师对疾病的初步评估 □ 明确诊断及严重程度和治疗目标，参与初始药物治疗方案的制订 □ 审核医嘱，评价用药合理性，提出用药建议（包括抗感染药物，祛痰、镇咳药物，解痉、平喘药物等） □ 建立药历	□ 参与上级医师查房 □ 参与评估各项检查结果（辅助检查和实验室检查），分析与用药的相关性 □ 病情评估，根据患者病情变化调整治疗方案 □ 提出用药建议 □ 观察药物不良反应 □ 更新药历
重点医嘱（用药相关）	**长期医嘱** □ 所用药物的剂型、剂量、频次、途径和疗程的合理性 □ 充分考虑药物的 PK/PD 和患者特点 □ 有无药物相互作用 □ 如用抗菌药物，有无微生物送检医嘱	□ 评价治疗效果，特别是抗菌药物的治疗效果 □ 观察药物不良反应和药物相互作用 □ 复查各项检查结果（辅助检查和实验室检查），分析与用药的相关性 □ 提出用药建议 □ 按病情严重程度不同，可采取分层治疗
主要药学监护工作	在了解临床诊疗计划和护理的基础上 □ 建立临床用药监护计划 □ 与医师、护士沟通药物治疗信息 □ 提出合理用药建议 □ 患者教育	□ 观察患者对药物治疗的反应 □ 实施监护计划，并记录药学监护结果 □ 与医师、护士沟通药物治疗信息 □ 患者教育，并记录教育结果
调整用药	与入院前用药比较，□ 无　□ 有，原因： 1. 2.	与住院第 1～3 天用药比较，□ 无　□ 有，原因： 1. 2.
药师签名		

时间	出院前1~3天	住院第7~14天（出院日）
主要药学监护活动	□ 参与上级医师查房 □ 评价药物疗效 □ 参与确定出院后治疗方案 □ 更新药历	□ 审核患者出院用药医嘱 □ 完成药历
重点医嘱（用药相关）	□ 审核医嘱变化，评估治疗效果 □ 观察药物不良反应	**出院医嘱** □ 所用药物的剂型、剂量、频次、途径的合理性 □ 有无药物相互作用
主要药学监护工作	□ 观察药物疗效、不良反应和上报药物不良反应/事件报告 □ 与医师、护士沟通药物治疗信息 □ 出院用药教育准备	□ 患者教育 （1）出院用药指导 （2）戒烟、氧疗、呼吸功能锻炼和体育锻炼等健康教育 （3）注射肺炎疫苗和（或）流感疫苗
调整用药	与住院期间用药比较，□ 无 □ 有，原因： 1. 2.	与住院期间用药比较，□ 无 □ 有，原因： 1. 2.
药师签名		

第八节 腹膜透析并发腹膜炎临床路径
(2011 年版)

一、腹膜透析并发腹膜炎临床路径标准住院流程

(一) 适用对象

第一诊断为腹膜透析并发腹膜炎 (ICD-10：T82.7)。

(二) 诊断依据

根据《血液净化标准操作规程》、《腹膜透析标准操作规程》(中华医学会肾脏病学分会)。

1. 透出液浑浊伴或不伴腹痛。

2. 透出液常规 WBC>100/μl；中性粒细胞>50%。

3. 透出液病原微生物培养阳性。

上述 3 条中符合 2 条可确诊。

(三) 治疗方案的选择

根据《血液净化标准操作规程》、《腹膜透析标准操作规程》(中华医学会肾脏病学分会编著)。

1. 早期诊断 一旦出现腹膜透液混浊,无论有无腹痛,应怀疑腹膜炎。及时留取第一袋浑浊透出液送检,包括细胞计数和分类、革兰染色和病原学培养+药敏。

2. 一旦考虑为腹膜透析相关性腹膜炎,留取标本后即应开始经验性抗感染治疗。如腹腔积液浑浊明显或疼痛剧烈,可使用数袋 1.5% 葡萄糖浓度腹透液冲洗腹腔。

3. 初始治疗 可经验用药,一旦明确病原菌应根据药物敏感试验结果选用抗菌药物。应联合使用抗生素,选用覆盖革兰阳性菌和革兰阴性菌的抗菌药物,如第一代头孢菌素或第三代头孢菌药物等抗生素加入腹腔。若对头孢类抗菌药物过敏,建议用氨基糖苷类或万古霉素加入腹腔。尽量选用对残余肾功能影响小的药物。一般病原菌抗菌药物疗程 2 周左右,金黄色葡萄球菌、铜绿假单胞菌及肠球菌等为 3 周。

4. 腹腔积液感染时,为避免纤维蛋白凝块形成,可在腹透液中加入适量肝素。

5. 腹膜炎时,超滤功能下降,可更改腹透液葡萄糖浓度、缩短存腹时间、夜间干腹等措施保证超滤量,避免容量负荷。

6. 一旦诊断为真菌性腹膜炎,则应拔除导管,使用抗真菌药物。

7. 结核性腹膜炎一般采取四联疗法,局部和全身用药相结合,无效者拔除导管并继续抗结核治疗。

（四）标准住院日　3~7天。

（五）进入路径标准

1. 第一诊断必须符合 ICD-10：T82.7 腹膜透析并发腹膜炎疾病编码。

2. 当患者同时具有其他疾病诊断时，但住院期间不需要特殊处理，也不影响第一诊断的临床路径流程实施时，可以进入路径。

（六）住院期间检查项目

1. 必须的检查项目：

（1）血常规、尿常规、便常规。

（2）肝肾功能、电解质、酸碱平衡、血糖、CRP、ESR 及 iPTH。

（3）透出液常规、病原微生物涂片、培养及药物敏感试验。

（4）腹部超声、X 线胸片、心电图。

2. 根据患者情况可选择的检查项目

（1）血培养、CA125、凝血功能及纤溶指标。

（2）超声心动图等。

（七）治疗方案与药物选择

1. 纠正原发病因和可逆因素，预防再次感染。

2. 根据病情，积极纠正水、电解质、酸碱紊乱。

3. 必要时血液透析治疗。

（八）出院标准

1. 腹膜炎症状缓解，腹透液常规白细胞$<100/\mu l$，多核细胞$<50\%$。

2. 没有需要住院处理的并发症和（或）合并症。

（九）变异及原因分析

1. 新出现其他系统合并症，需要住院治疗。

2. 出现治疗相关的并发症，需要住院处理。

二、腹膜透析腹膜炎临床路径表单

适用对象：第一诊断为腹膜透析并发腹膜炎（ICD-10：T82.7）

患者姓名：_____性别：_____年龄：_____门诊号：_____住院号：_____

住院日期：___年__月__日 出院日期：___年__月__日 标准住院日：3~7天

时间	住院第1天	住院第2~5天	住院第6~7天（出院日）
主要诊疗工作	□ 询问病史及体格检查 □ 完成病历书写 □ 完善入院检查 □ 及时处理各种临床危重情况（如严重水、电解质、酸碱失衡，高血压等）	□ 上级医师查房，根据初步的检查结果制订下一步诊疗方案 □ 观察病情变化，及时与患者沟通 □ 根据情况调整基础用药 □ 签署各种必要的知情同意书、自费用品协议书	□ 完成出院记录、出院证明书、出院病历等 □ 向患者交代出院后的注意事项
重点医嘱	**长期医嘱** □ 肾脏病护理常规 □ 一级护理 □ 低盐饮食 □ 记出入量 □ 监测血压 □ 既往基础用药 □ 抗菌药物 **临时医嘱** □ 血常规、尿常规、便常规 □ 透出液常规、生化、细菌涂片及培养+药敏 □ 肝肾功能、电解质、血糖、血脂、CRP、ESR □ B超、X线胸片、心电图 □ 超声心动图	**长期医嘱** □ 患者既往基础用药 □ 酌情使用降压、利尿药 □ 抗菌药物 □ 对症支持治疗（维持内环境稳定、保护肾功能、改善贫血、降低血脂等） **临时医嘱** □ 腹透液常规 □ 监测电解质 □ 其他特殊医嘱	**出院医嘱** □ 预约门诊 □ 出院医嘱 □ 出院带药 □ 随访化验单
主要护理工作	□ 入院宣教 □ 介绍病房环境、设施和设备 □ 入院护理评估	□ 预防腹膜透析并发腹膜炎的健康宣教	□ 指导患者办理出院手续
病情变异记录	□ 无 □ 有，原因： 1. 2.	□ 无 □ 有，原因： 1. 2.	□ 无 □ 有，原因： 1. 2.
护士签名			
医师签名			

三、腹膜透析并发腹膜炎临床药师表单

适用对象：第一诊断为腹膜透析并发腹膜炎（ICD-10：T82.7）

患者姓名：_____性别：_____年龄：_____门诊号：_____住院号：_____

住院日期：___年__月__日　出院日期：___年__月__日　标准住院日：3~7 天

时间	住院第 1 天	住院第 2~5 天
主要药学监护活动	□ 了解病史，同时进行用药史采集 □ 了解患者的过敏史（青霉素类等抗菌药物） □ 了解医师对疾病的初步评估 □ 根据患者情况（肝肾功能，血压，水、电解质平衡），参与进行初始经验性药物治疗 □ 审核医嘱，评价用药合理性，提出用药建议（重点为经验使用抗菌药物） □ 考虑腹膜透析对药效的影响 □ 建立药历	□ 参与上级医师查房 □ 监测各项检查结果，结合患者体征，评估药物疗效 □ 考虑腹膜透析是对药效的影响，调整给药方案（剂量，腹膜透析前、后给药，抗菌药物应用于腹膜透析液液中） □ 监测药物不良反应 □ 关注患者营养状况 □ 更新病历 □ 参与确定出院后治疗方案
重点医嘱（用药相关）	**长期医嘱** □ 所用药物的剂型、剂量、频次、途径的合理性 □ 考虑药物的 PK/PD 以及患者肝肾功能情况 □ 是否需要根据患者肾功能调整既往基础用药剂量 □ 有无药物相互作用 □ 如用抗菌药物，有无微生物送检医嘱	**长期医嘱** □ 审核医嘱变化，评价治疗效果，特别是抗菌药物的治疗效果 □ 观察药物不良反应和药物相互作用 □ 复查各项检查结果和肝肾功能，分析与用药的相关性 □ 提出用药建议
主要药学监护工作	在了解临床诊疗计划和护理的基础上 □ 建立临床用药监护计划 □ 与医师、护士沟通药物治疗信息 □ 提出合理用药建议 □ 患者安全用药宣教	□ 观察药物疗效、上报药物不良反应/事件报告 □ 与医师、护士沟通药物治疗信息 □ 用药相关的患者教育 □ 调整用药监护计划
调整用药	与入院前用药比较，□ 无　□ 有， 原因： 1. 2.	与住院第 1 天用药比较，□ 无　□ 有， 原因： 1. 2.
药师签名		

时间	住院第 6 ~ 7 天（出院日）
主要药学监护活动	□ 审核患者出院用药医嘱 □ 完成药历
重点医嘱（用药相关）	**出院医嘱** □ 所用药物的剂型、剂量、频次、途径的合理性 □ 有无药物相互作用
主要药学监护工作	□ 患者教育 （1）出院用药指导 （2）家中进行腹膜透析时要严格遵守无菌消毒原则 （3）建议患者养成良好饮食习惯，遵医嘱合理膳食
调整用药	与住院期间用药比较，□ 无　□ 有，原因： 1. 2.
药师签名	

感染性疾病临床路径

第九节　急性肾盂肾炎临床路径
（2011 年版）

一、急性肾盂肾炎临床路径标准住院流程

（一）适用对象

第一诊断为急性肾盂肾炎（ICD-10：N10．X02）。

（二）诊断依据

根据《临床诊疗指南-肾脏病学分册》（中华医学会肾脏病学分会）、《临床技术操作规范-肾脏病学分册》（中华医学会肾脏病学分会）。

1．急性起病，病程较短。

2．常有全身的感染症状，如寒战、发热、头痛、恶心、呕吐、食欲下降等。

3．泌尿系统症状　可有膀胱刺激征，常有腰痛和（或）下腹痛，肋脊角及输尿管点压痛，肾区压痛和叩痛。

4．血白细胞增多和血沉增快，离心尿白细胞≥5/Hp，清洁中段尿细菌定量培养阳性。

（三）治疗方案的选择

根据《临床诊疗指南-肾脏病学分册》（中华医学会肾脏病学分会）、《临床技术操作规范-肾脏病学分册》（中华医学会肾脏病学分会）。

1．选用对致病菌敏感的药物，必要时联合用药，足够疗程，预防或治疗败血症。

2．对症及支持治疗。

3．纠正易患因素。

（四）标准住院日　7～14 天。

（五）进入路径标准

1．第一诊断必须符合 ICD-10：N10．X02 急性肾盂肾炎疾病编码。

2．当患者同时具有其他疾病诊断时，但住院期间不需要特殊处理，也不影响第一诊断的临床路径流程实施时，可以进入路径。

（六）住院期间检查项目

1．必须的检查项目

（1）血常规、尿常规、便常规。

（2）肝肾功能、电解质、血糖、血脂、凝血功能、CRP、ESR、血培养等。

（3）尿红细胞位相、白细胞分类、尿白细胞管型、清洁中段尿培养（包括细菌和真菌）+药敏、尿找抗酸杆菌。

（4）超声波检查（双肾形态大小、输尿管、膀胱、男性加前列腺）。

2．根据患者情况可选择的检查项目

（1）血、尿渗透压，尿 N-乙酰-β 氨基葡萄糖苷酶（NAG）、尿 β_2 微球蛋白、24 小时尿蛋白定量、尿找支原体和衣原体、尿结核杆菌培养、尿液高渗培养、血 G（1，3-β-D-葡聚糖）试验、GM（半乳甘露聚糖）试验。

（2）X 线胸片、心电图、残余尿 B 超、腹部 B 超、妇科 B 超、腹部 X 线平片、静脉肾盂造影、膀胱输尿管反流造影，必要时 CT 检查等。

（七）选择用药

宜静脉给药，选用对致病菌敏感、抗菌药在尿及肾内浓度高（宜选用杀菌剂）、肾毒性小的抗菌药，严重感染时联合用药。疗程一般为 14 天。血培养阳性者疗程可适当延长。

（八）出院标准

1. 临床症状改善，非复杂性尿感者尿培养转阴。

2. 没有需要住院处理的并发症和（或）合并症。

（九）变异及原因分析

1. 新出现其他系统合并症，需要住院治疗。

2. 出现治疗相关的并发症。

二、急性肾盂肾炎临床路径表单

适用对象：第一诊断为急性肾盂肾炎（ICD-10：N10. X02）

患者姓名：_____ 性别：_____ 年龄：_____ 门诊号：_____ 住院号：_____

住院日期：____ 年__月__日 出院日期：____ 年__月__日 标准住院日：7~14 天

日期	住院第1天	住院第2天	住院第3~7天
主要诊疗工作	□ 询问病史及体格检查 □ 完成病历书写 □ 开化验单	□ 上级医师查房 　根据初步的检查结果制订下一步诊疗计划 □ 根据情况调整基础用药 □ 申请必要的相关科室会诊 □ 向患者及家属交代病情 □ 签署各种必要的知情同意书、自费用品协议书	□ 完成急性肾盂肾炎及其合并症的诊断并制订治疗方案开始治疗
重点医嘱	**长期医嘱** □ 肾脏病护理常规 □ 一/二级护理 □ 静脉使用抗菌药物 □ 既往基础用药 **临时医嘱** □ 血常规、尿常规、便常规 □ 肝肾功能、电解质、血糖、血脂、凝血功能、CRP、ESR、血培养+药敏 □ 清洁中段尿培养+药敏、尿红细胞位相和白细胞分类、尿找抗酸杆菌 □ 泌尿系 B 超	**长期医嘱** □ 肾脏病护理常规 □ 一/二级护理 □ 继续使用抗菌药物 □ 既往基础用药 **临时医嘱** □ 必要时检查：尿 NAG、尿 β_2 微球蛋白、尿渗透压 □ 其他特殊医嘱	**长期医嘱** □ 肾脏病护理常规 □ 一/二级护理 □ 调整既往基础用药 □ 根据尿培养结果调整抗菌药 □ 根据并发症的诊断给予相应治疗 **临时医嘱** □ 必要时复查血常规、肾功能、肝功能、血培养 □ 复查清洁中段尿培养
主要护理工作	□ 介绍病房环境、设施和设备 □ 入院护理评估	□ 宣教	□ 观察患者病情变化 □ 心理与生活护理
病情变异记录	□ 无 □ 有，原因： 1. 2.	□ 无 □ 有，原因： 1. 2.	□ 无 □ 有，原因： 1. 2.
护士签名			
医师签名			

时间	住院第 8~13 天	住院第 14 天（出院日）
主要诊疗工作	□ 完成必要的其他专科会诊 □ 评估一般情况、急性肾盂肾炎并发症或合并症、治疗不良反应等 □ 上级医师查房，判断疗效 □ 明确出院时间	□ 完成出院记录、出院证明书、出院病历等 □ 向患者交代出院后的注意事项
重点医嘱	**长期医嘱** □ 根据病情调整长期用药 **临时医嘱：** □ 复查入院时阳性检查项目和清洁中段尿培养、血培养（第二次仍阳性者复查）、24 小时尿蛋白定量等专科重要检查项目	**出院医嘱** □ 出院带药
主要护理工作	□ 观察患者病情变化 □ 心理与生活护理	□ 指导患者办理出院手续
病情变异记录	□ 无　□ 有，原因： 1. 2.	□ 无　□ 有，原因： 1. 2.
护士签名		
医师签名		

三、急性肾盂肾炎临床药师表单

适用对象：第一诊断为急性肾盂肾炎（ICD-10：N10. X02）

患者姓名：_____性别：_____年龄：_____门诊号：_____住院号：_____

住院日期：____年__月__日 出院日期：____年__月__日 标准住院日：7~14 天

时间	住院第 1~3 天	住院期间
主要药学监护活动	□ 了解病史，同时进行用药史采集 □ 了解患者的过敏史（青霉素、磺胺类抗菌药物等） □ 了解医师对疾病的初步评估，各项检查结果，重点是肝肾功能 □ 参与评估特定病原体的危险因素，参与进行初始经验性药物治疗 □ 审核医嘱，评价用药合理性，提出用药建议。宜选用在尿液及肾内有较高浓度、肾毒性小、对致病菌敏感的抗菌药物 □ 建立药历	□ 参与上级医师查房 □ 查看各项检查结果、肝肾功能，分析与用药的相关性 □ 病情评估，及时提醒医师调整用药（维持原有治疗或调整抗菌药物。初始治疗 72 小时后症状改善，可维持原有治疗或根据病原学进行针对性治疗） □ 提出适宜的用药建议 □ 观察药物不良反应 □ 更新药历
重点医嘱（用药相关）	**长期医嘱** □ 所用药物的剂型、剂量、频次、途径的合理性 □ 充分考虑药物的 PK/PD 和患者特点 □ 有无药物相互作用 □ 使用抗菌药物，有无微生物送检医嘱	□ 评价治疗效果，特别是抗菌药物的治疗效果 □ 观察药物不良反应和药物相互作用 □ 复查各项检查结果和肝肾功能，分析与用药的相关性 □ 提出用药建议
主要药学监护工作	在了解临床诊疗计划和护理的基础上 □ 建立临床用药监护计划 □ 与医师、护士沟通药物治疗信息 □ 提出合理用药建议 □ 患者安全用药宣教	□ 观察患者对药物治疗的反应 □ 与医师、护士沟迪药物治疗信息 □ 与用药相关的患者教育
调整用药	与入院前用药比较，□ 无　□ 有，原因： 1. 2.	与住院第 1~3 天用药比较，□ 无　□ 有，原因： 1. 2.
药师签名		

时间	出院前1~3天	住院第7~14天（出院日）
主要药学监护活动	□ 参与上级医师查房 □ 评价药物疗效 □ 参与确定出院后治疗方案 □ 更新药历	□ 审核患者出院用药医嘱 □ 完成药历
重点医嘱（用药相关）	□ 审核医嘱变化，评估治疗效果 □ 观察药物不良反应	**出院医嘱** □ 所用药物的剂型、剂量、频次、途径的合理性 □ 有无药物相互作用
主要药学监护工作	□ 观察药物疗效、不良反应和上报药物不良反应/事件报告 □ 与医师、护士沟通药物治疗信息 □ 出院用药教育准备	□ 患者教育 （1）出院用药指导 （2）日常生活中注意多喝水，及时排尿，不要憋尿，注意个人卫生，预防泌尿系感染的发生
调整用药	与住院期间用药比较，□ 无　□ 有，原因： 1. 2.	与住院期间用药比较，□ 无　□ 有，原因： 1. 2.
药师签名		

第十节　病毒性脑炎临床路径
（2010 年版）

一、病毒性脑炎临床路径标准住院流程

（一）适用对象

第一诊断为病毒性脑炎（ICD-10：A86/G05.1）。

（二）诊断依据

根据《临床诊疗指南–神经病学分册》（中华医学会，人民卫生出版社）。

1. 急性或亚急性起病，病前 1～3 周有/无病毒感染史。

2. 主要表现为发热、头痛、癫痫发作、精神改变、意识障碍和（或）神经系统定位体征等脑实质受损征象。

3. 脑电图（EEG）显示局灶性或弥散性异常。

4. 脑 CT/MRI 检查可显示脑水肿、局灶性或弥漫性病变。

5. 腰穿检查脑脊液压力正常或升高，白细胞和蛋白质正常或轻度增多，糖和氯化物正常；无细菌、结核菌和真菌感染依据。

（三）治疗方案的选择

根据《临床诊疗指南–神经病学分册》（中华医学会，人民卫生出版社）。

1. 抗病毒治疗。

2. 糖皮质激素治疗。

3. 抗生素治疗。

4. 对症支持治疗。

（四）标准住院日

重症或并发症严重者 6～8 周，轻症 3～4 周。

（五）进入临床路径标准

1. 第一诊断必须符合 ICD-10：A86/G05.1 病毒性脑炎疾病编码。

2. 具有其他疾病诊断，但住院期间不需要特殊处理也不影响第一诊断临床路径流程。

3. 就诊时或治疗过程中出现昏迷者进入重症病毒性脑炎路径，否则进入轻症病毒性脑炎路径。

（六）住院期间检查项目

1. 必须的检查项目

（1）血常规、尿常规、便常规。

（2）肝肾功能、电解质、血糖、血沉、血气分析、感染性疾病筛查（乙肝、梅毒、艾滋病等）。

（3）心电图和 X 线胸片，并根据病情复查。

（4）脑电图。

（5）脑 CT/MRI。

（6）脑脊液病原学检查。

2. 根据患者病情可选择的检查项目

（1）肿瘤全项及相关免疫学检查。

（2）并发其他感染患者行分泌物或排泄物细菌/真菌培养及药敏试验。

（3）诊断有疑问者检测血液和尿液毒物。

（七）选择用药

1. 抗病毒药物　阿昔洛韦或更昔洛韦或利巴韦林等。

2. 渗透性脱水利尿药物　甘露醇、甘油果糖和呋塞米等。

3. 抗癫痫药物　依据癫痫发作类型选用。

4. 糖皮质激素　地塞米松或甲基泼尼松龙等。

5. 抗菌药物　经验性用药或根据病原学结果合理用药。

6. 对症治疗和防治并发症相关药物。

（八）出院标准

1. 病情平稳，神经功能缺损表现有所好转或基本恢复。

2. 并发症得到有效控制。

（九）变异及原因分析

患者出现呼吸肌麻痹，需机械通气治疗；频繁癫痫持续发作；严重感染等并发症须进入 ICU 治疗。

二、病毒性脑炎临床路径表单（轻症患者）

适用对象：第一诊断为病毒性脑炎（ICD-10：A86/G05.1）

患者姓名：_____ 性别：_____ 年龄：_____ 门诊号：_____ 住院号：_____

住院日期：___ 年__月__日 出院日期：___ 年__月__日 标准住院日：3~4 周

时间	住院第 1 天
主要诊疗工作	□ 询问病史及体格检查 □ 完善辅助检查 □ 评估既往腰穿、影像学结果及脑电图等结果，确定首次或复查时间 □ 初步确定治疗方案 □ 向患者及其家属告知病情、检查结果及治疗方案，签署各种检查知情同意书 □ 完成首次病程记录等病历书写 □ 必要时主任医师查房，明确诊断，指导治疗 □ 完成上级医师查房记录 □ 必要时向患者及家属介绍病情变化及相关检查结果
重点医嘱	**长期医嘱** □ 一级护理 □ 抗病毒药物 □ 其他用药依据病情下达 **临时医嘱** □ 血常规、尿常规、便常规 □ 血肝肾功能、血糖、血脂、电解质、凝血功能、血气分析，痰培养加药敏，感染性疾病筛查（乙肝五项、抗体三项） □ 心电图、X 线胸片 □ 脑电图 □ 脑 CT 或脑 MRI（平扫+增强）
主要护理工作	□ 入院宣教及护理评估 □ 正确执行医嘱 □ 严密观察患者病情变化
病情变异记录	□ 无　□ 有，原因： 1. 2.
护士签名	
医师签名	

时间	住院第 2 天	住院第 3~7 天	住院第 8~14 天
主要诊疗工作	□ 上级医师查房 □ 书写病程记录 □ 继续观察病情变化，并及时与患者家属沟通 □ 复查血液化验异常的结果 □ 腰穿检查（首次或复查） □ 病情稳定者预约康复科评估，并制订康复计划	□ 三级医师查房 □ 根据患者病情调整治疗方案和检查项目 □ 完成上级医师查房记录 □ 向患者及家属介绍病情及相关检查结果 □ 相关科室会诊 □ 复查结果异常的化验检查	□ 上级医师查房 □ 根据患者病情调整治疗方案和检查项目 □ 神经科查体，评价神经功能状态 □ 完成上级医师查房记录 □ 向患者及家属介绍病情及相关检查结果 □ 相关科室会诊 □ 复查结果异常的化验检查
重点医嘱	**长期医嘱** □ 一级护理 □ 抗病毒药物 □ 其他用药依据病情下达 **临时医嘱** □ 脑脊液检查 □ 复查异常化验 □ 依据病情需要下达	**长期医嘱** □ 一级护理 □ 抗病毒药物 □ 其他用药依据病情下达 **临时医嘱** □ 复查异常化验 □ 依据病情需要下达	**长期医嘱** □ 一级护理 □ 抗病毒药物 □ 其他用药依据病情下达 **临时医嘱** □ 复查异常化验 □ 依据病情需要下达
主要护理工作	□ 观察病情变化同前 □ 按时评估病情，相应护理措施到位 □ 特殊用药护理同前	□ 观察病情变化同前 □ 按时评估病情，相应护理措施到位 □ 特殊用药护理同前	□ 观察病情变化同前 □ 按时评估病情，相应护理措施到位 □ 特殊用药护理同前
病情变异记录	□ 无　□ 有，原因： 1. 2.	□ 无　□ 有，原因： 1. 2.	□ 无　□ 有，原因： 1. 2.
护士签名			
医师签名			

时间	住院第 15～19 天	住院第 20～27 天	住院第 21～28 天
主要诊疗工作	□ 三级医师查房、神经功能评估 □ 根据患者具体病情调整治疗方案和检查项目 □ 完成上级医师查房记录 □ 向患者及家属介绍病情及相关检查结果 □ 相关科室会诊 □ 复查脑 CT 或脑 MRI □ 复查腰穿	□ 主管医师查房、了解患者治疗反应 □ 通知患者及其家属明天出院 □ 向患者交代出院后注意事项，预约复诊日期 □ 如果患者不能出院，在"病程记录"中说明原因和继续治疗的方案	□ 再次向患者及家属介绍病人出院后注意事项 □ 患者办理出院手续
重点医嘱	长期医嘱 □ 神经科护理常规 □ 一级护理 □ 用药依据病情下达 临时医嘱 □ 必要时复查血常规、生化及异常化验项目 □ 复查腰穿	长期医嘱 □ 依据病情下达 临时医嘱 □ 通知明日出院	□ 出院带药 □ 嘱病人在医师指导下服药
主要护理工作	□ 观察病情变化同前 □ 按时评估病情，相应护理措施到位 □ 特殊用药护理同前	□ 观察病情变化同前 □ 按时评估病情，相应护理措施到位 □ 特殊用药护理同前	□ 出院带药服用指导 □ 特殊护理指导 □ 告知复诊时间和地点 □ 交代常见的药物不良反应，嘱其定期门诊复诊
病情变异记录	□ 无　□ 有，原因： 1. 2.	□ 无　□ 有，原因： 1. 2.	□ 无　□ 有，原因： 1. 2.
护士签名			
医师签名			

三、病毒性脑炎临床路径表单（重症患者）

适用对象：第一诊断为病毒性脑炎（ICD-10：A86/G05.1＊）

患者姓名：_____性别：_____年龄：_____门诊号：_____住院号：_____

住院日期：____年__月__日 出院日期：____年__月__日 标准住院日：6~8 周

时间	住院第 1 天
主要诊疗工作	□ 询问病史及常规体格检查 □ 昏迷患者特殊查体及昏迷量表评分 □ 向患者家属告知病情、检查结果及治疗方案，并交代重症病房家属须知 □ 签署授权委托书、病重通知书及各种检查知情同意书 □ 评估既往腰穿、影像学及脑电图等结果，确定首次或复查时间 □ 气道管理：防治误吸，必要时行气管插管及呼吸机辅助通气 □ 上级医师查房，初步确定治疗方案 □ 完善辅助检查 □ 完成首次病程记录等病历书写 □ 必要时主任医师查房，明确诊断，指导治疗 □ 完成上级医师查房记录 □ 必要时向患者家属介绍病情变化及相关检查结果
重点医嘱	**长期医嘱** □ 特级护理 □ 留置鼻胃（肠）管 □ 肠内（外）营养支持治疗 □ 用药依据病情下达 **临时医嘱** □ 血常规、尿常规、便常规 □ 动脉血气分析 □ 血肝肾功能、血糖、血脂、电解质、凝血功能、痰培养加药敏，感染性疾病筛查（乙肝五项、抗体三项） □ 心电图、X 线胸片 □ 脑电图 □ 脑 CT 或脑 MRI（平扫+增强）
主要护理工作	□ 入院宣教及护理评估 □ 向家属交代重症病房各项制度及注意事项 □ 正确执行医嘱 □ 严密观察患者病情变化
病情变异记录	□ 无　□ 有，原因： 1. 2.
护士签名	
医师签名	

时间	住院第 2 天	住院第 3~7 天	住院第 8~14 天
主要诊疗工作	□ 主管医师查房 □ 书写病程记录 □ 昏迷量表评分 □ 继续观察病情变化，并及时与患者家属沟通 □ 根据血气及患者情况调整呼吸机参数 □ 复查抽血项目中异常的检查 □ 腰穿检查（首次或复查）	□ 上级医师查房 □ 根据患者病情调整治疗方案和检查项目 □ 完成上级医师查房记录 □ 根据血气及患者情况调整呼吸机参数 □ 气管切开或拔管评估 □ 向患者家属介绍病情及相关检查结果 □ 相关科室会诊 □ 复查结果异常的化验检查	□ 三级医师查房 □ 根据患者病情调整治疗方案和检查项目 □ 神经科查体，评价神经功能状态 □ 完成上级医师查房记录 □ 向患者家属介绍病情及相关检查结果 □ 气管插管拔管或气管切开 □ 相关科室会诊 □ 复查结果异常的化验检查
重点医嘱	**长期医嘱** □ 特级护理 □ 留置鼻胃（肠）管 □ 根据生化检查结果，调整肠内（外）营养支持治疗方法 □ 气道管理 □ 用药依据病情下达 **临时医嘱** □ 脑脊液检查 □ 动脉血气分析 □ 复查异常化验 □ 依据病情需要下达	**长期医嘱** □ 特级护理 □ 留置鼻胃（肠）管 □ 根据生化检查结果，调整肠内（外）营养支持治疗方法 □ 气道管理 □ 用药依据病情下达 **临时医嘱** □ 复查异常化验 □ 动脉血气分析 □ 依据病情需要下达	**长期医嘱** □ 特级护理 □ 营养支持治疗 □ 气道管理 □ 用药依据病情下达 **临时医嘱** □ 复查异常化验 □ 必要时查动脉血气分析 □ 依据病情需要下达
主要护理工作	□ 观察病情变化同前 □ 按时评估病情，相应护理措施到位 □ 特殊用药护理同前	□ 观察病情变化同前 □ 按时评估病情，相应护理措施到位 □ 特殊用药护理同前	□ 观察病情变化同前 □ 按时评估病情，相应护理措施到位 □ 特殊用药护理同前
病情变异记录	□ 无　□ 有，原因： 1. 2.	□ 无　□ 有，原因： 1. 2.	□ 无　□ 有，原因： 1. 2.
护士签名			
医师签名			

时间	住院第 15~28 天	住院第 29~34 天	住院第 35~40 天
主要诊疗工作	□ 三级医师查房、神经功能评估 □ 根据患者具体病情调整治疗方案和检查项目 □ 完成上级医师查房记录 □ 气道管理（如气管切开患者，继续调整呼吸机参数） □ 鼻胃（肠）管拔管评估 □ 抗癫痫药物方案调整 □ 向患者及家属介绍病情及相关检查结果 □ 相关科室会诊 □ 复查脑电图 □ 复查脑 CT 或脑 MRI □ 复查腰穿 □ 必要时行相关检查除外其他原因引起的脑炎	□ 主管医师查房、了解患者治疗反应 □ 鼻胃（肠）管拔除 □ 根据病情调整呼吸机使用并评估 □ 气道管理	□ 向患者及家属告知病情，作好出院前期准备 □ 气道管理
重点医嘱	长期医嘱 □ 神经科护理常规 □ 特级护理或一级护理 □ 营养支持治疗 □ 用药依病情下达 临时医嘱 □ 复查脑电图 □ 复查脑 CT 或脑 MRI □ 复查腰穿	长期医嘱 □ 依据病情下达 临时医嘱 □ 必要时撤除鼻胃（肠）管	长期医嘱 □ 依据病情下达 临时医嘱 □ 必要时撤除鼻胃（肠）管
主要护理工作	□ 观察病情变化同前 □ 按时评估病情，相应护理措施到位 □ 特殊用药护理同前	□ 观察病情变化同前 □ 按时评估病情，相应护理措施到位 □ 特殊用药护理同前	□ 观察病情变化同前 □ 按时评估病情，相应护理措施到位 □ 特殊心理护理
病情变异记录	□ 无 □ 有，原因： 1. 2.	□ 无 □ 有，原因： 1. 2.	□ 无 □ 有，原因： 1. 2.
护士签名			
医师签名			

时间	住院第 41~55 天	住院第 42~56 天
主要诊疗工作	□ 主管医师查房、了解患者治疗反应 □ 通知患者及其家属明天出院 □ 向患者家属交待出院后注意事项，预约复诊日期 □ 如果患者不能出院，在"病程记录"中说明原因和继续治疗的方案	□ 再次向患者及家属介绍病情、出院后注意事项 □ 患者办理出院手续
重点医嘱	**长期医嘱** □ 依据病情下达 **临时医嘱** □ 通知明日出院	□ 出院带药 □ 嘱患者在医师指导下服药
主要护理工作	□ 观察病情变化同前 □ 按时评估病情，相应护理措施到位 □ 特殊用药护理同前	□ 出院带药服用指导 □ 特殊护理指导 □ 告知复诊时间和地点 □ 交代常见的药物不良反应，嘱其定期门诊复诊
病情变异记录	□ 无　□ 有，原因： 1. 2.	□ 无　□ 有，原因： 1. 2.
护士签名		
医生签名		

四、病毒性脑炎临床药师表单（轻症患者）

适用对象：第一诊断为病毒性脑炎（ICD-10：A86/G05.1）

患者姓名：_____ 性别：_____ 年龄：_____ 门诊号：_____ 住院号：_____

住院日期：___年__月__日 出院日期：___年__月__日 标准住院日：3~4 周

时间	住院第 1 天
主要药学监护活动	□ 了解病史，同时进行用药史采集 □ 了解患者的过敏史（青霉素、磺胺类抗菌药物等） □ 了解医师对疾病的初步评估，参与确定初步治疗方案 □ 审核医嘱，评价用药合理性，提出用药建议 □ 建立药历
重点医嘱药学监护	**长期医嘱** □ 所用药物的剂型、剂量、频次、途径的合理性 □ 充分考虑药物的 PK/PD 和患者特点 □ 如用抗病毒药物和抗菌药物，应给予病原学检查，并及时根据病原学检查结果调整用药 □ 如用糖皮质激素冲击治疗，需注意药物不良反应，并及时逐渐减量停药 □ 如用抗癫痫药物，需特别注意药物相互作用及患者肝、肾功能变化，必要时进行药物血药浓度监测
主要药学监护工作	在了解临床诊疗计划和护理的基础上 □ 建立临床用药监护计划 □ 与医师、护士沟通药物治疗信息 □ 提出合理用药建议 □ 患者安全用药宣教
调整用药	与入院前用药比较，□ 无 □ 有，原因： 1. 2.
药师签名	

时间	住院第 2 天	住院第 3~7 天	住院第 8~14 天
主要药学监护活动	□ 参与上级医师查房 □ 查看各项检查结果和肝肾功能，分析与用药的相关性 □ 病情评估，提出用药建议 □ 观察药物不良反应 □ 更新药历	□ 参与三级医师查房 □ 查看各项检查结果和肝肾功能，分析与用药的相关性 □ 病情评估，提出用药建议 □ 观察药物不良反应 □ 更新药历	□ 参与上级医师查房 □ 查看各项检查结果和肝肾功能，分析与用药的相关性 □ 病情评估，提出用药建议 □ 观察药物不良反应 □ 更新药历
重点医嘱药学监护	□ 评价治疗效果 □ 观察药物不良反应和药物相互作用 □ 复查各项检查结果和肝肾功能，分析与用药的相关性 □ 提出用药建议	□ 评价治疗效果 □ 观察药物不良反应和药物相互作用 □ 复查各项检查结果和肝肾功能，分析与用药的相关性 □ 糖皮质激素冲击治疗3~5 天后应改口服并逐渐减量停药 □ 提出用药建议	□ 评价治疗效果 □ 观察药物不良反应和药物相互作用 □ 复查各项检查结果和肝肾功能，分析与用药的相关性 □ 提出用药建议
主要药学监护工作	□ 观察患者对药物治疗的反应 □ 与医师、护士沟通药物治疗信息 □ 与用药相关的患者教育	□ 观察患者对药物治疗的反应 □ 与医师、护士沟通药物治疗信息 □ 与用药相关的患者教育	□ 观察患者对药物治疗的反应 □ 与医师、护士沟通药物治疗信息 □ 与用药相关的患者教育
调整用药	□ 无　□ 有，原因： 1. 2.	□ 无　□ 有，原因： 1. 2.	□ 无　□ 有，原因： 1. 2.
药师签名			

时间	住院第 15~19 天	住院第 20~27 天	住院第 21~28 天
主要药学监护活动	□ 参与三级医师查房 □ 查看各项检查结果和肝肾功能，分析与用药的相关性 □ 病情评估，提出用药建议 □ 观察药物不良反应 □ 更新药历	□ 参与主管医师查房 □ 评价药物疗效 □ 参与确定出院后治疗方案 □ 更新药历	□ 审核患者出院用药医嘱 □ 完成药历
重点医嘱药学监护	□ 评价治疗效果 □ 观察药物不良反应和药物相互作用 □ 复查各项检查结果和肝肾功能，分析与用药的相关性 □ 提出用药建议	□ 审核医嘱变化，评估治疗效果 □ 观察药物不良反应	**出院医嘱** □ 所用药物的剂型、剂量、频次、途径的合理性 □ 有无药物相互作用
主要药学监护工作	□ 观察患者对药物治疗的反应 □ 与医师、护士沟通药物治疗信息 □ 与用药相关的患者教育	□ 观察药物疗效、不良反应和上报药物不良反应/事件报告 □ 与医师、护士沟通药物治疗信息 □ 出院用药教育准备	□ 患者教育 (1) 出院用药指导 (2) 戒烟、戒酒等生活方式指导
调整用药	□ 无 □ 有，原因： 1. 2.	□ 无 □ 有，原因： 1. 2.	与住院期间用药比较， □ 无 □ 有，原因： 1. 2.
药师签名			

五、病毒性脑炎临床药师表单（重症患者）

适用对象：第一诊断为病毒性脑炎（ICD-10：A86/G05.1*）

患者姓名：_____性别：_____年龄：_____门诊号：_____住院号：_____

住院日期：___年__月__日　出院日期：___年__月__日　标准住院日：6~8周

时间	住院第 1 天
主要药学监护活动	□ 了解病史，同时进行用药史采集 □ 了解患者的过敏史（青霉素、磺胺类抗菌药物等） □ 了解医师对疾病的初步评估，参与确定初步治疗方案 □ 审核医嘱，评价用药合理性，提出用药建议 □ 建立药历
重点医嘱药学监护	**长期医嘱** □ 所用药物的剂型、剂量、频次、途径的合理性 □ 充分考虑药物的 PK/PD 和患者特点 □ 如用抗病毒药物和抗菌药物，应给予病原学检查，并及时根据病原学检查结果调整用药 □ 如用糖皮质激素冲击治疗，需注意药物不良反应，并及时逐渐减量停药 □ 如用抗癫痫药物，需特别注意药物相互作用及患者肝、肾功能变化，必要时进行药物血药浓度监测
主要药学监护工作	在了解临床诊疗计划和护理的基础上 □ 建立临床用药监护计划 □ 与医师、护士沟通药物治疗信息 □ 提出合理用药建议
调整用药	与入院前用药比较，□ 无　□ 有，原因： 1. 2.
药师签名	

时间	住院第2天	住院第3~7天	住院第8~14天
主要药学监护活动	□ 参与主管医师查房 □ 查看各项检查结果和肝肾功能，分析与用药的相关性 □ 病情评估，提出用药建议 □ 观察药物不良反应 □ 更新药历	□ 参与上级医师查房 □ 查看各项检查结果和肝肾功能，分析与用药的相关性 □ 病情评估，提出用药建议 □ 观察药物不良反应 □ 更新药历	□ 参与三级医师查房 □ 查看各项检查结果和肝肾功能，分析与用药的相关性 □ 病情评估，提出用药建议 □ 观察药物不良反应 □ 更新药历
重点医嘱药学监护	□ 评价治疗效果 □ 观察药物不良反应和药物相互作用 □ 复查各项检查结果和肝肾功能，分析与用药的相关性 □ 提出用药建议	□ 评价治疗效果 □ 观察药物不良反应和药物相互作用 □ 复查各项检查结果和肝肾功能，分析与用药的相关性 □ 糖皮质激素冲击治疗3~5天后应改口服并逐渐减量停药 □ 提出用药建议	□ 评价治疗效果 □ 观察药物不良反应和药物相互作用 □ 复查各项检查结果和肝肾功能，分析与用药的相关性 □ 提出用药建议
主要药学监护工作	在了解临床诊疗计划和护理的基础上 □ 建立临床用药监护计划 □ 与医师、护士沟通药物治疗信息 □ 提出合理用药建议	在了解临床诊疗计划和护理的基础上 □ 建立临床用药监护计划 □ 与医师、护士沟通药物治疗信息 □ 提出合理用药建议	在了解临床诊疗计划和护理的基础上 □ 建立临床用药监护计划 □ 与医师、护士沟通药物治疗信息 □ 提出合理用药建议
调整用药	□ 无 □ 有，原因： 1. 2.	□ 无 □ 有，原因： 1. 2.	□ 无 □ 有，原因： 1. 2.
药师签名			

时间	住院第 15～28 天	住院第 29～34 天	住院第 35～40 天
主要药学监护活动	□ 参与三级医师查房 □ 查看各项检查结果和肝肾功能，分析与用药的相关性 □ 病情评估，参与抗癫痫治疗方案的调整，提出用药建议 □ 观察药物不良反应 □ 更新药历	□ 参与主管医师查房 □ 查看各项检查结果和肝肾功能，分析与用药的相关性 □ 病情评估，提出用药建议 □ 观察药物不良反应 □ 更新药历	□ 参与主管医师查房 □ 查看各项检查结果和肝肾功能，分析与用药的相关性 □ 病情评估，提出用药建议 □ 观察药物不良反应 □ 更新药历
重点医嘱药学监护	□ 评价治疗效果 □ 观察药物不良反应和药物相互作用 □ 复查各项检查结果和肝肾功能，分析与用药的相关性 □ 提出用药建议	□ 评价治疗效果 □ 观察药物不良反应和药物相互作用 □ 复查各项检查结果和肝肾功能，分析与用药的相关性 □ 提出用药建议	□ 评价治疗效果 □ 观察药物不良反应和药物相互作用 □ 复查各项检查结果和肝肾功能，分析与用药的相关性 □ 提出用药建议
主要药学监护工作	在了解临床诊疗计划和护理的基础上 □ 建立临床用药监护计划 □ 与医师、护士沟通药物治疗信息 □ 提出合理用药建议	在了解临床诊疗计划和护理的基础上 □ 建立临床用药监护计划 □ 与医师、护士沟通药物治疗信息 □ 提出合理用药建议	在了解临床诊疗计划和护理的基础上 □ 建立临床用药监护计划 □ 与医师、护士沟通药物治疗信息 □ 提出合理用药建议
调整用药	□ 无 □ 有，原因： 1. 2.	□ 无 □ 有，原因： 1. 2.	□ 无 □ 有，原因： 1. 2.
药师签名			

时间	住院第 41~55 天	住院第 42~56 天
主要药学监护活动	□ 参与主管医师查房 □ 评价药物疗效 □ 参与确定出院后治疗方案 □ 更新药历	□ 审核患者出院用药医嘱 □ 完成药历
重点医嘱药学监护	□ 审核医嘱变化，评估治疗效果 □ 观察药物不良反应	**出院医嘱** □ 所用药物的剂型、剂量、频次、途径的合理性 □ 有无药物相互作用
主要药学监护工作	□ 观察药物疗效、不良反应和上报药物不良反应/事件报告 □ 与医师、护士沟通药物治疗信息 □ 出院用药教育准备	□ 患者教育 (1) 出院用药指导 (2) 戒烟、戒酒等生活方式指导
调整用药	□ 无 □ 有，原因： 1. 2.	与住院期间用药比较，□ 无 □ 有，原因： 1. 2.
药师签名		

第十一节 胆管结石合并胆管炎临床路径 （2011 年版）

一、胆管结石合并胆管炎临床路径标准住院流程

（一）适用对象

第一诊断为胆管结石合并胆管炎（ICD-10：K80.3）。行胆总管探查、取石术+胆总管 T 管引流术（ICD-9-CM-3：51.41）。

（二）诊断依据

根据《临床诊疗指南-普通外科分册》（人民卫生出版社，2006）、全国高等学校教材《外科学》（人民卫生出版社，第七版，2008）。

1. 症状 腹痛、寒战、高热、黄疸。

2. 体征 巩膜可有黄染，有剑突下和右上腹深压痛及局部腹膜炎征象，肝区有叩击痛。

3. 辅助检查 B 超、CT、MR 或 MRCP 怀疑或提示胆总管结石。

4. 实验室检查 血常规检查显示白细胞增多，中性粒细胞升高，血清总胆红素及结合胆红素增多，血清转氨酶和碱性磷酸酶升高。

（三）治疗方案的选择

根据《临床诊疗指南-普通外科分册》（人民卫生出版社，2006）、全国高等学校教材《外科学》（人民卫生出版社，第七版，2008）。

1. 胆囊切除+胆管切开取石（包括胆管镜检查并碎石、取石）+胆总管 T 管引流术（为基本术式），适用于：

（1）急症和重症病例。

（2）肝内胆管结石不伴有明显的肝实质纤维化和萎缩。

（3）伴有胆汁性肝硬化和门静脉高压症但肝功能处于代偿期。

2. 胆囊切除+胆管切开探查、取石（包括胆管镜检查并碎石、取石）+肝门部胆管狭窄修复重建术（如胆管狭窄成形+空肠 Roux-Y 吻合、胆管狭窄成形+游离空肠段吻合、胆管狭窄成形+组织补片修复等术式），适用于结石沿肝内胆管树局限分布于 1 个或 2 个肝段内或双侧肝叶胆管内，仅伴有区域性肝实质纤维化和萎缩，以及受累肝脏区段主肝管的狭窄，或合并左右肝管或汇合部以下胆管的严重狭窄。

3. 胆囊切除+胆管切开取石（包括胆管镜检查并碎石、取石）+肝部分切除术（以肝段、肝叶为单位作规则性切除方式），适用于萎缩的肝叶或肝段，难以取净的多发性结石，并有难以纠正的肝管狭窄或囊性扩张、和（或）慢性肝脓肿、和（或）肝叶段的肝内胆管癌。

(四) 标准住院日 10～13 天。

(五) 进入路径标准

1. 第一诊断必须符合 ICD-10: K80.3 胆管结石合并胆管炎疾病编码。

2. 患者本人有手术治疗意愿，并符合以下条件：

(1) 结石沿肝内胆管树局限分布于 1 个或 2 个肝段内，常合并病变区段肝管的狭窄及受累肝段的萎缩。

(2) 肝内胆管多发结石（包括：不伴有明显的肝实质纤维化和萎缩；或伴有区域性肝实质纤维化和萎缩，合并萎缩肝脏区段主肝管的狭窄；或伴有胆汁性肝硬化和门静脉高压症，合并左右肝管或汇合部以下胆管的严重狭窄，但肝功能处于代偿期）。

(3) 合并肝外胆管结石。

3. 当患者合并其他疾病，但住院期间不需要特殊处理也不影响第一诊断的临床路径流程实施时，可以进入路径。

(六) 术前准备 1～3 天（指工作日）。

1. 必须的检查项目

(1) 血常规+血型、尿常规、便常规+潜血。

(2) 肝肾功能、电解质、凝血功能、感染性疾病筛查。

(3) 腹部超声。

(4) 心电图、胸部 X 线平片。

2. 根据患者病情可选择的检查项目

(1) 肿瘤标志物检查（含 CA19-9、CEA）。

(2) 超声心动图、肺功能检测和血气分析（存在心肺基础疾病或者老年体弱患者）。

(3) ERCP, 上腹部 CT 或 MRCP/MRA。

(七) 选择用药

1. 抗菌药物 按照《抗菌药物临床应用指导原则》（卫医发〔2004〕285 号）执行。建议使用第二代头孢菌素，有反复感染史者可选头孢曲松或头孢哌酮或头孢哌酮/舒巴坦；明确感染患者，可根据药敏试验结果调整抗菌药物。

2. 在给予抗菌药物治疗之前应尽可能留取相关标本送培养，获病原菌后进行药敏试验，作为调整用药的依据。有手术指征者应进行外科处理，并于手术过程中采集胆汁做细菌培养及药敏试验。

3. 尽早开始抗菌药物的经验治疗 经验治疗需选用能覆盖肠道革兰阴性杆菌、肠球菌属等需氧菌和脆弱拟杆菌等厌氧菌的药物。一般宜用至体温正常、症状消退后 72～96 小时。

4. 造影剂选择 碘过敏试验阴性者，选用泛影葡胺；碘过敏试验阳性者，选用有机碘造影剂。

(八) 手术日 为入院第 3～4 天。

1. 麻醉方式 气管内插管全身麻醉或硬膜外麻醉。

2. 手术方式（包括开腹手术或腹腔镜手术） 基本术式为胆管切开取石（包括胆管镜检查并碎石、取石），或加胆总管 T 管引流术，或加肝门部胆管狭窄修复重建术（如胆管狭窄成形+空肠 Roux-Y 吻合、胆管狭窄成形+游离空肠段吻合、胆管狭窄成形+组织补片修复等），或加肝部分切除术（以肝段、肝叶为单位作规则性切除方式）。应严格掌握胆管空肠 Roux-en-Y 吻合术和胆管–游离空肠段吻合术的适应证（合并 Oddi 括约肌松弛或狭窄者），原则上不行胆管十二指肠吻合术。

3. 术中用药 麻醉常规用药，补充血容量药物（晶体、胶体）、血管活性药物。

4. 输血 根据术前血红蛋白状况及术中出血情况而定。

（九）术后住院恢复 7~9 天。

1. 必须复查的检查项目 血常规、血电解质、肝肾功能。

2. 根据患者病情选择 经 T 管胆管造影、腹部 B 超等。

3. 术后用药 抗菌药物、制酸剂、静脉营养（视情况）。

4. 各种管道处理 视具体情况尽早拔除胃管、尿管、引流管。

5. T 管处理（一般原则） 拔管时间须在术后 2 周以上，拔管前试夹 T 管 24~48 小时无异常，T 管造影显示胆管下段通畅，无狭窄，无胆管内残余结石；T 管窦道造影提示窦道形成完整（必要时）。

6. 康复情况检测 监测生命体征、有无并发症发生、胃肠道功能恢复情况、指导患者术后饮食。

7. 伤口护理。

（十）出院标准

1. 伤口无感染、引流管拔除。

2. 无发热、血白细胞正常、生命体征平稳。

3. 饮食恢复，无需静脉补液。

4. 不需要住院处理的其他并发症和（或）合并症 如胆瘘、胰腺炎等。

（十一）变异及原因分析

1. 患者存在合并症及并发症，如全身重要器官功能不全等，手术风险增高，需要进行相关的诊断和治疗。

2. 术前或术中发现胆管癌、肝癌、胰头癌、肝脓肿，或伴有胆汁性肝硬化和门静脉高压症且肝功能失代偿期，则进入相应路径。

3. 围术期由于营养不良、脓毒血症、糖代谢异常以及合并症，需延期外科手术，住院时间延长，费用增加。

4. 围术期的并发症和（或）合并症（如术后残留结石），需要进行相关的诊断和治疗，导致住院时间延长、费用增加。

二、胆管结石合并胆管炎临床路径表单

适用对象：第一诊断为胆管结石合并胆管炎（ICD-10：K80.3）
　　　　　　行胆总管探查、取石术+胆总管 T 管引流术（ICD-9-CM-3：51.41）

患者姓名：_____ 性别：_____ 年龄：_____ 门诊号：_____ 住院号：_____

住院日期：___年__月__日 出院日期：___年__月__日 标准住院日：10~13 天

时间	住院第 1 天	住院第 2~3 天（术前 1 天）
主要诊疗工作	□ 询问病史及体格检查 □ 完成住院病历和首次病程记录 □ 开化验单以及检查单 □ 上级医师查房 □ 初步确定诊治方案和特殊检查项目	□ 上级医师查房 □ 手术医嘱 □ 完成术前准备与术前评估及必要的相关科室会诊 □ 根据检查检验结果，进行术前讨论，确定治疗方案 □ 住院医师完成上级医师查房记录、术前小结等 □ 完成术前总结（拟手术方式、手术关键步骤、术中注意事项等） □ 向患者及家属交代病情、围术期安排等注意事项 □ 签署手术知情同意书（含标本处置）、自费用品协议书、输血同意书、麻醉同意书或授权委托书 □ 必要时预约 ICU
重点医嘱	**长期医嘱** □ 外科二/三级护理常规 □ 饮食：根据患者情况而定 □ 专科基础用药（视情况） □ 使用抗菌药物 **临时医嘱** □ 血常规+血型、尿常规、便常规+潜血 □ 凝血功能、血电解质、肝功能、肾功能、感染性疾病筛查 □ 心电图、X 线胸片 □ 腹部 B 超 □ 根据病情选择：上腹部 CT 和（或） MRCP/MRI、 ERCP（必要时） □ 血气分析、肺功能、超声心动图（必要时）	**长期医嘱** □ 普通外科二级护理 **临时医嘱** 术前医嘱： (1) 常规准备明日在气管内全麻/硬外麻下拟行◎胆囊切除+胆总管切开取石+T 管引流术◎胆肠吻合术◎肝切除术 (2) 备皮 (3) 药物过敏试验 (4) 术前禁食 4~6 小时，禁饮 2~4 小时 (5) 必要时行肠道准备（清洁肠道） (6) 麻醉前用药 (7) 术前留置胃管和尿管 □ 术中特殊用药带药 □ 备血
主要护理工作	□ 入院介绍 □ 入院评估、制订护理计划 □ 健康教育 □ 服药指导 □ 活动指导 □ 饮食指导：◎半流饮食◎糖尿病饮食 □ 静脉采血 □ 患者相关检查配合的指导 □ 心理支持 □ 夜间巡视	□ 静脉采血 □ 健康教育 □ 饮食：术前禁食禁饮 □ 术前沐浴、更衣，取下义齿、饰物 □ 告知患者及家属术前流程及注意事项 □ 备皮、皮肤药敏试验、配血、胃肠道准备等 □ 术前手术物品准备 □ 促进睡眠（环境、药物） □ 心理支持 □ 夜间巡视
病情变异记录	□ 无　□ 有，原因： 1. 2.	□ 无　□ 有，原因： 1. 2.
护士签名		
医师签名		

时间	住院第3~4天（手术当日）		住院第4~5天（术后第1天）
	术前及术中	术后	
主要诊疗工作	□ 送患者入手术室 □ 麻醉准备，监测生命体征 □ 手术 □ 保持各引流管通畅 □ 解剖标本，送病理检查 □ 麻醉医师完成麻醉记录	□ 完成术后首次病程记录 □ 完成手术记录 □ 向患者及家属说明手术情况	□ 上级医师查房 □ 观察病情变化 □ 观察引流量和性状 □ 检查手术伤口，更换敷料 □ 分析实验室检查结果 □ 维持水、电解质平衡 □ 完成常规病程记录
重点医嘱	**长期医嘱** □ 外科常规护理 □ 一级护理 □ 禁食 **临时医嘱** □ 液体治疗 □ 相应治疗（视情况） □ 手术前0.5小时使用抗菌药物	**长期医嘱** □ 普通外科术后常规护理 □ 一级护理 □ 禁食 □ 监测生命体征 □ 记录24小时液体出入量 □ 常规雾化吸入 bid □ T管引流记量 □ 胃管接负压瓶吸引记量（酌情） □ 腹腔引流管接负压吸引并记量 □ 尿管接尿袋记尿量 □ 使用抗菌药物 □ 监测血糖（视情况） □ 必要时使用制酸剂及生长抑素 **临时医嘱** □ 吸氧 □ 液体治疗 □ 术后当天查血常规和血生化 □ 必要时查血或尿淀粉酶 □ 明晨查血常规、生化等	**长期医嘱** □ 患者既往基础用药（见左列） □ T管或腹腔引流记量 □ 肠外营养治疗 **临时医嘱** □ 液体治疗及纠正水、电解质失衡 □ 复查实验室检查（如血常规、血生化等实验室检查等）（视情况） □ 更换手术伤口敷料 □ 根据病情变化施行相关治疗
主要护理工作	□ 术晨按医嘱清洁肠道，留置胃管、尿管 □ 健康教育 □ 饮食指导；禁饮、禁食 □ 指导术前注射麻醉用药后注意事项 □ 安排陪送患者入手术室 □ 心理支持	□ 术后活动：清醒后平卧，头偏一侧，协助改变体位及足部活动 □ 禁食、禁饮 □ 静脉采血 □ 密切观察患者情况 □ 疼痛护理、皮肤护理 □ 生活护理（一级护理） □ 管道护理及指导 □ 记录24小时出入量 □ 营养支持护理 □ 心理支持（患者及家属） □ 夜间巡视	□ 体位与活动：协助翻身，取半坐或斜坡卧位，指导床上或床边活动 □ 密切观察患者病情变化 □ 疼痛护理 □ 生活护理（一级护理） □ 皮肤护理 □ 管道护理及指导 □ 记录24小时出入量 □ 营养支持护理 □ 心理支持（患者及家属） □ 康复指导（运动指导） □ 夜间巡视
病情变异记录	□ 无 □ 有，原因： 1. 2.		□ 无 □ 有，原因： 1. 2.
护士签名			
医师签名			

时间	住院第5~7天 （术后第2~3天）	住院第7~10天 （术后第4~7天）	住院第10~13天 （出院日）
主要诊疗工作	□ 上级医师查房 □ 观察病情变化 □ 观察引流量和性状 □ 复查实验室检查 □ 住院医师完成常规病程记录 □ 必要时予相关特殊检查	□ 上级医师查房 □ 观察腹部、肠功能恢复情况 □ 观察引流量和颜色 □ 根据手术情况和术后病理结果，确定临床诊断，确定有无手术并发症和切口愈合不良情况，明确是否出院，评估是否达到出院标准 □ 完成常规病程记录 □ 必要时予相关特殊检查	□ 上级医师查房 □ 明确是否符合出院标准 □ 通知出院处 □ 通知患者及其家属出院 □ 完成出院记录、病案首页、出院证明书等 □ 向患者告知出院后注意事项，如通知其术后第8~10天门诊拆线，交待拔除T管日期（超过术后2周）、康复计划、返院复诊、后续治疗及相关并发症的处理等 □ 出院小结、出院证明及出院须知并交给患者或其家属
重点医嘱	**长期医嘱** □ 继续监测生命体征（视情况） □ 拔除胃管（视情况） □ 拔除尿管（视情况） □ T管或腹腔引流记量 □ 使用抗菌药物 □ 停止镇痛治疗 □ 肠外营养支持或液体治疗 □ 肠内营养（视情况） **临时医嘱** □ 其他相关治疗 □ 复查血常规、生化、肝肾功能等	**长期医嘱** □ 二/三级护理（视情况） □ 肛门排气后改流质饮食/半流质饮食 □ T管记量 □ 拔除腹腔引流管（视情况） □ 拔除深静脉留置管（视情况） □ 停用抗菌药物（视情况） □ 逐步减少或停止肠外营养或液体治疗 □ 伤口换药（视情况） **临时医嘱** □ 复查血常规、生化等检查 □ 必要时行X线胸片、CT、B超等	**出院医嘱** □ 出院相关用药 □ T管护理 □ 返院复诊的时间、地点，发生紧急情况时的处理等
主要护理工作	□ 体位与活动：取半坐或斜坡卧位，指导下床活动 □ 饮食：禁食、胃肠功能恢复，拔除胃管后指导清流质饮食、半流质饮食 □ 疼痛护理、皮肤护理 □ 遵医嘱拔除胃管、尿管 □ 生活护理（一级护理） □ 观察患者腹部体征及肠功能恢复的情况 □ 营养支持护理、康复指导、心理支持 □ 夜间巡视	□ 活动：斜坡卧位或半坐卧位 □ 饮食：流质或半流质饮食 □ 密切观察患者情况，包括观察腹部体征、胃肠功能恢复情况 □ 生活护理（二/三级护理） □ 观察患者腹部体征及肠道功能恢复的情况 □ T管、引流管护理及指导 □ 皮肤护理 □ 营养支持护理、康复指导 □ 心理支持（患者及家属） □ 夜间巡视	□ 出院指导 □ 办理出院手续 □ 复诊时间 □ 作息、饮食、活动 □ 服药指导 □ 日常保健 □ 清洁卫生 □ 疾病知识及后续治疗
病情变异记录	□ 无　□ 有，原因： 1. 2.	□ 无　□ 有，原因： 1. 2.	□ 无　□ 有，原因： 1. 2.
护士签名			
医师签名			

三、胆管结石合并胆管炎临床药师表单

适用对象：第一诊断为胆管结石合并胆管炎（ICD-10：K80.3）

患者姓名：_____ 性别：_____ 年龄：_____ 门诊号：_____ 住院号：_____

住院日期：____年___月__日 出院日期：____年___月__日 标准住院日：10~13 天

时间	住院第 1 天	住院第 2~3 天（第 3 天：术前 1 天）	住院第 4 天（手术日）
主要药物治疗工作	□ 参与医师查房 □ 了解病史，同时进行用药史采集 □ 了解患者的过敏史（青霉素、磺胺类等抗菌药物、其他药物和食物等） □ 了解医师对疾病的初步评估 □ 参与评估特定病原体或手术可能致病菌的危险因素，参与进行初始经验性抗菌药物治疗 □ 审核医嘱，评价用药合理性，提出用药建议（重点为抗菌药物） □ 建立药历（根据各项检查结果和肝肾功能，分析与用药的相关性）	□ 参与医师查房 □ 查看病人病情变化 □ 审核医嘱，评价用药合理性，提出用药建议（重点为抗菌药物） □ 评价药物疗效 □ 监测药物不良反应 □ 更新药历	□ 参与医师查房 □ 查看患者病情变化 □ 评价药物疗效 □ 手术预防用药合理性评价 □ 提出用药建议 □ 监测药物不良反应 □ 更新药历
重点医嘱审核（用药相关）	**长期医嘱审核（基本审核项目）** □ 所用药物的剂型、剂量、频次、途径的合理性 □ 充分考虑药物的 PK/PD 和患者特点 □ 有无药物相互作用、配伍禁忌 **临时医嘱审核** □ 如用抗菌药物，有无做皮试 □ 在给予抗菌药物治疗之前是否留取相关标本送培养	□ 术前一天是否提前开具手术当日术前 0.5~2 小时预防使用抗菌药物的医嘱 □ 余同"基本审核项目"	□ 分析调整药物治疗的原因及合理性 □ 根据复查的各项检查结果和肝肾功能，评价药物治疗方案的疗效及合理性 □ 术中是否留取相关标本送检细菌培养加药敏 □ 重点审核抗菌药物使用的合理性及其相关的药物相互作用 □ 余同"基本审核项目"
主要药学监护工作	在了解临床诊疗计划和护理工作的基础上 □ 建立临床用药监护计划（重点监护肝肾功能异常的患者） □ 与医师、护士沟通药物治疗信息 □ 提出合理用药建议 □ 患者安全用药宣教 □ 监测药物不良反应	□ 按"用药监护计划"对患者实施药学监护 □ 余参见左列	□ 结合手术及病理特点，观察患者对药物治疗的反应 □ 观察患者的体温、血象等变化，结合感染性疾病筛查项目，评估感染征象 □ 与医师、护士沟通药物治疗信息 □ 患者用药教育 □ 监测药物不良反应
药师签名			

时间	住院第 5~7 天 （术后第 1~3 日）	住院第 8~10 天 （术后第 4~6 日）	住院第 11~13 天 （第 13 天：出院日）
主要 药物 治疗 工作	□ 参与上级医师查房 □ 查看患者病情变化 □ 评价药物疗效 □ 手术预防用药合理性评价及营养支持评价 □ 提出用药建议 □ 监测药物不良反应 □ 更新药历	□ 参与上级医师查房 □ 查看患者病情变化 □ 评价药物疗效 □ 提出用药建议 □ 监测药物不良反应 □ 更新药历	□ 审核患者出院用药医嘱 □ 完成药历 □ 参与确定出院后药物治疗方案
重点 医嘱 审核 （用药 相关）	□ 分析调整药物治疗的原因及合理性 □ 根据复查的各项检查结果和肝肾功能，评价药物治疗方案的疗效及合理性 □ 重点审核抗菌药物和肠外营养使用的合理性及其相关的药物相互作用或配伍禁忌 □ 余同"基本审核项目"	□ 分析调整药物治疗的原因及合理性 □ 根据复查的各项检查结果和肝肾功能，评价药物治疗方案的疗效及合理性 □ 余同"基本审核项目"	**出院医嘱** □ 参见"基本审核项目"
主要 药学 监护 工作	□ 观察患者对药物治疗的反应 □ 观察患者的体温、血象等变化，结合感染性疾病筛查项目及胆汁引流液细菌培养的结果，评估感染征象，决定是否停用抗菌药物 □ 重点监测与疾病相关的肝转氨酶、胆红素等指标变化，指导药物治疗方案的调整 □ 监测解痉、镇痛药的应用 □ 与医师、护士沟通药物治疗信息 □ 患者用药教育 □ 监测药物不良反应	□ 无感染征象时，及时停用抗菌药物；有感染征象者，是否需调整抗感染治疗方案（是否根据细菌培养+药敏的结果调整） □ 减少或停止肠外营养转为经口进食时，评估患者的营养状态 □ 余参见左列	□ 出院用药指导 □ 与疾病相关的饮食、生活方式的指导
药师 签名			

第十二节 胆囊结石合并急性胆囊炎临床路径 (2011 年版)

一、胆囊结石合并急性胆囊炎临床路径标准住院流程

(一) 适用对象

第一诊断为胆囊结石合并急性胆囊炎 (ICD-10：K80.0)，行开腹胆囊切除术 (ICD-9-CM-3：51.22)。

(二) 诊断依据

根据《临床诊疗指南-普通外科分册》(人民卫生出版社，2006)、全国高等学校教材《外科学》(人民卫生出版社，第七版，2008)。

1. 症状 胆绞痛或上腹部隐痛、发热、偶有黄疸。

2. 体征 巩膜可有黄染，可触及肿大的胆囊，胆囊区压痛，Murphy 征 (+)。

3. 辅助检查 B 超、CT 或 MRI 怀疑或提示胆囊结石。

4. 实验室检查 血常规检查显示白细胞增多，中性粒细胞升高，偶见血清总胆红素及结合胆红素增高，血清转氨酶和碱性磷酸酶升高。

(三) 治疗方案的选择

根据《临床诊疗指南-普通外科分册》(人民卫生出版社，2006 年)、全国高等学校教材《外科学》(人民卫生出版社，第七版，2008)。

行开腹胆囊切除术。

(四) 标准住院日 ≤7 天。

(五) 进入路径标准

1. 第一诊断必须符合 ICD-10：K80.0 胆囊结石合并胆囊炎。

2. 当患者合并其他疾病，但住院期间不需要特殊处理，也不影响第一诊断的临床路径流程实施时，可以进入路径。

(六) 明确诊断及入院常规检查 ≤2 天。

1. 必须的检查项目

(1) 血常规、尿常规、便常规。

(2) 肝肾功能、电解质、凝血功能、感染性疾病筛查 (乙肝、丙肝、艾滋病、梅毒等)、血型。

(3) 腹部超声。

(4) 心电图、胸部 X 线平片。

2. 根据患者病情可选择的检查 血气分析、肺功能测定、超声心动图、腹部 CT 等。

(七) 抗菌等药物选择与使用时机

1. 抗菌药物 按照《抗菌药物临床应用指导原则》(卫医发〔2004〕285

号）执行。建议使用第二代头孢菌素，有反复感染史者可选头孢曲松或头孢哌酮或头孢哌酮/舒巴坦；明确感染患者，可根据药敏试验结果调整抗菌药物。

2. 在给予抗菌药物治疗之前应尽可能留取相关标本送培养，获病原菌后进行药敏试验，作为调整用药的依据。有手术指征者应进行外科处理，并于手术过程中采集病变部位标本做细菌培养及药敏试验。

3. 尽早开始抗菌药物的经验治疗　经验治疗需选用能覆盖肠道革兰阴性杆菌、肠球菌属等需氧菌和脆弱拟杆菌等厌氧菌的药物。一般宜用至体温正常、症状消退后 72～96 小时。

（八）手术日　为入院≤3 天。

1. 麻醉方式　气管插管全身麻醉或硬膜外麻醉。

2. 手术方式　开腹胆囊切除术。

3. 术中用药　麻醉常规用药。

4. 输血　根据术前血红蛋白状况及术中出血情况而定。

5. 病理学检查　切除标本解剖后作病理学检查，必要时行术中冰冻病理学检查。

（九）术后住院恢复　3～4 天。

1. 必须复查的检查项目　血常规、肝肾功能、电解质。

2. 术后用药　抗菌药物使用按照《抗菌药物临床应用指导原则》（卫医发〔2004〕285 号）执行。如有继发感染征象，尽早开始抗菌药物的经验治疗。经验治疗需选用能覆盖肠道革兰阴性杆菌、肠球菌属等需氧菌和脆弱拟杆菌等厌氧菌的药物。

3. 严密观察有无胆瘘、出血等并发症，并作相应处理。

4. 术后饮食指导。

（十）出院标准

1. 一般状况好，体温正常，无明显腹痛。

2. 恢复肛门排气、排便，可进半流食。

2. 实验室检查基本正常。

3. 切口愈合良好　引流管拔除，伤口无感染，无皮下积液（或门诊可处理的少量积液），可门诊拆线。

（十一）变异及原因分析

1. 术前合并其他基础疾病影响手术的患者，需要进行相关的诊断和治疗。

2. 不同意手术患者，退出本路径。

3. 术中发现肝胆管结石和（或）炎症、胆管癌、肝癌，则进入相应路径。

4. 有并发症（胆瘘、出血等）的患者，则转入相应路径。

二、胆囊结石合并急性胆囊炎临床路径表单

适用对象：第一诊断为胆囊结石合并急性胆囊炎（ICD-10：K80.0）

行开腹胆囊切除术（ICD-9-CM-3：51.22）

患者姓名：_____ 性别：_____ 年龄：_____ 门诊号：_____ 住院号：_____

住院日期：____年__月__日 出院日期：____年__月__日 标准住院日：≤7天

时间	住院第1天	住院第2天（术前准备日）
主要诊疗工作	□ 询问病史及体格检查 □ 完成住院病历和首次病程记录 □ 开化验单以及检查单 □ 上级医师查房 □ 初步确定诊治方案和特殊检查项目	□ 手术医嘱 □ 住院医师完成上级医师查房记录、术前小结等 □ 完成术前总结（拟行手术方式、手术关键步骤、术中注意事项等） □ 向患者及家属交代病情、手术安排及围术期注意事项 □ 签署手术知情同意书（含标本处置）、自费用品协议书、输血同意书、麻醉同意书或授权委托书 □ 必要时预约ICU
重点医嘱	**长期医嘱** □ 外科二/三级护理常规 □ 患者既往基础用药 **临时医嘱** □ 血常规+血型、尿常规、便常规 □ 凝血功能、血电解质、肝功能、肾功能、感染性疾病筛查 □ 心电图、X线胸片 □ 腹部B超 □ 必要时上腹部CT平扫+增强 □ 必要时行血气分析、肺功能、超声心动图 □ 治疗性使用抗菌药物	**长期医嘱** □ 外科二/三级护理常规 □ 患者既往基础用药 □ 治疗性使用抗菌药物 **临时医嘱** □ 术前医嘱 □ 常规准备明日在气管内插管全身麻醉下或硬膜外麻醉下行胆囊切除 □ 备皮 □ 药物过敏试验 □ 术前禁食4~6小时，禁饮2~4小时 □ 必要时行肠道准备（清洁肠道、抗菌药物） □ 麻醉前用药 □ 术前留置胃管和尿管 □ 术中特殊用药病房带药（如抗菌药物、胰岛素等） □ 备血
主要护理工作	□ 入院介绍 □ 入院评估 □ 健康教育 □ 服药指导 □ 活动指导 □ 饮食指导：禁食、禁饮 □ 静脉采血 □ 患者相关检查配合的指导 □ 心理支持	□ 静脉采血 □ 健康教育、服药指导 □ 饮食：术前禁食、禁饮 □ 术前沐浴、更衣，取下义齿、饰物 □ 告知患者及家属术前流程及注意事项 □ 备皮、配血、胃肠道准备等 □ 术前手术物品准备 □ 促进睡眠（环境、药物） □ 心理支持
病情变异记录	□ 无 □ 有，原因： 1. 2.	□ 无 □ 有，原因： 1. 2.
护士签名		
医师签名		

时间	住院第 3 天（手术日）		住院第 4 天（术后第 1 日）
	术前及术中	术后	
主要诊疗工作	□ 送患者入手术室 □ 麻醉准备，监测生命体征 □ 手术 □ 保持各引流管通畅 □ 解剖标本，送病理检查	□ 麻醉医师完成麻醉记录 □ 完成术后首次病程记录 □ 完成手术记录 □ 向患者及家属说明手术情况	□ 上级医师查房 □ 观察病情变化 □ 观察引流量和性状 □ 检查手术伤口，更换敷料 □ 分析实验室检验结果 □ 维持水、电解质平衡 □ 住院医师完成常规病程记录
重点医嘱	**长期医嘱** □ 急性胆囊炎常规护理 □ 一级护理 □ 禁食 **临时医嘱** □ 术前 0.5 小时使用抗菌药物 □ 液体治疗 □ 相应治疗（视情况）	**长期医嘱** □ 胆囊切除术后常规护理 □ 一级护理 □ 禁食 □ 监测生命体征 □ 记录 24 小时液体出入量 □ 常规雾化吸入 bid □ 胃管接负压瓶吸引记量（酌情） □ 腹腔引流管接负压吸引并记量 □ 尿管接尿袋记尿量 □ 抗菌药物使用 □ 监测血糖（视情况） □ 必要时使用制酸剂及生长抑素 **临时医嘱** □ 吸氧 □ 液体治疗 □ 术后当天查血常规和血生化 □ 必要时查血尿淀粉酶、凝血功能 □ 明晨查血常规、生化和肝功能等	**长期医嘱**（参见左列） □ 患者既往基础用药 □ 肠外营养治疗 **临时医嘱** □ 液体治疗及纠正水、电解质失衡 □ 更换手术伤口敷料 □ 必要时测定中心静脉压 □ 根据病情变化施行相关治疗 □ 抗菌药物使用
主要护理工作	□ 术晨按医嘱清洁肠道，留置胃管、尿管 □ 健康教育 □ 服药指导 □ 饮食指导：禁饮、禁食 □ 指导术前注射麻醉用药后注意事项 □ 安排陪送患者入手术室 □ 心理支持	□ 术后活动：去枕平卧 6 小时，协助改变体位及足部活动 □ 禁食、禁饮 □ 静脉采血 □ 密切观察患者情况 □ 疼痛护理 □ 生活护理（一级护理） □ 皮肤护理 □ 管道护理及指导 □ 记录 24 小时出入量 □ 营养支持护理 □ 心理支持（患者及家属）	□ 体位与活动：协助翻身、取半坐或斜坡卧位 □ 密切观察患者病情变化及胃肠功能恢复情况 □ 疼痛护理 □ 生活护理（一级护理） □ 皮肤护理 □ 管道护理及指导 □ 记录 24 小时出入量 □ 营养支持护理 □ 心理支持（患者及家属）
病情变异记录	□ 无　□ 有，原因： 1. 2.	□ 无　□ 有，原因： 1. 2.	□ 无　□ 有，原因： 1. 2.
护士签名			
医师签名			

感染性疾病临床路径

时间	住院第5天 （术后第2日）	住院第6天 （术后第3日）	住院第7天 （出院日）
主要诊疗工作	□ 上级医师查房 □ 观察腹部、肠功能恢复情况 □ 观察引流量和颜色 □ 住院医师完成常规病程记录 □ 必要时予相关特殊检查	□ 上级医师查房 □ 观察腹部、肠功能恢复情况 □ 观察引流量和颜色 □ 住院医师完成常规病程记录 □ 必要时予相关特殊检查	□ 上级医师查房 □ 伤口拆线 □ 明确是否符合出院标准 □ 完成出院记录、病案首页、出院证明书等 □ 通知出院处 □ 通知患者及家属 □ 向患者告知出院后注意事项，如康复计划、返院复诊、后续治疗及相关并发症的处理等 □ 出院小结、诊断证明书及出院须知交予患者
重点医嘱	长期医嘱 □ 继续监测生命体征（视情况） □ 拔除引流管（视情况） □ 拔除胃管（视情况） □ 拔除尿管（视情况） □ 肠外营养支持或液体治疗 临时医嘱 □ 其他相关治疗 □ 血常规、生化、肝肾功能等	长期医嘱 □ 二/三级护理（视情况） □ 无感染征象时停用抗菌药物 □ 肛门排气后改流质饮食 □ 拔除深静脉留置管（视情况） □ 停止记24小时出入量 □ 减少或停止肠外营养或液体治疗 临时医嘱 □ 复查血常规、生化、肝功能 □ 必要时行X线胸片、CT、B超、造影等检查	临时医嘱 □ 伤口拆线 出院医嘱 □ 出院后相关用药
主要护理工作	□ 体位与活动：取半坐或斜坡卧位，指导床上或床边活动 □ 饮食：禁食 □ 疼痛护理 □ 遵医嘱早期拔除胃管、尿管 □ 管道护理及指导 □ 记录24小时出入量 □ 生活护理（一级护理） □ 观察患者腹部体征及肠道功能恢复的情况 □ 皮肤护理 □ 营养支持护理 □ 心理支持（患者及家属） □ 康复指导	□ 静脉采血 □ 体位与活动：自主体位，鼓励离床活动 □ 胃肠功能恢复，拔除胃管后指导清流质饮食，协助或指导生活护理 □ 观察患者腹部体征及肠道功能恢复的情况 □ 营养支持护理 □ 康复指导	□ 出院指导 □ 办理出院手续 □ 复诊时间 □ 作息、饮食、活动 □ 服药指导 □ 日常保健 □ 清洁卫生 □ 疾病知识及后续治疗
病情变异记录	□ 无 □ 有，原因： 1. 2.	□ 无 □ 有，原因： 1. 2.	□ 无 □ 有，原因： 1. 2.
护士签名			
医师签名			

三、胆囊结石合并急性胆囊炎临床药师表单

适用对象：第一诊断为胆囊结石合并急性胆囊炎（ICD-10：K80.0）

患者姓名：_____性别：_____年龄：_____门诊号：_____住院号：_____

住院日期：____年__月__日 出院日期：____年__月__日 标准住院日：≤7 天

时间	住院第 1~2 天 （术前准备日）	住院第 3 天 （手术日）
主要药物治疗工作	□ 参与医师查房 □ 了解病史，同时进行用药史采集 □ 了解患者的过敏史（青霉素、磺胺类等抗菌药物、其他药物和食物等） □ 了解医师对疾病的初步评估 □ 参与评估特定病原体或手术可能致病菌的危险因素，参与进行初始经验性抗菌药物治疗 □ 审核医嘱，评价用药合理性，提出用药建议（重点为抗菌药物） □ 建立药历（根据各项检查结果和肝肾功能，分析与用药的相关性）	□ 参与医师查房 □ 查看患者病情变化 □ 评价药物疗效 □ 手术预防用药合理性评价 □ 提出用药建议 □ 监测药物不良反应 □ 更新药历
重点医嘱审核（用药相关）	**长期医嘱（基本审核项目）** □ 所用药物的剂型、剂量、频次、途径的合理性 □ 充分考虑药物的 PK/PD 和患者特点 □ 有无药物相互作用、配伍禁忌 **临时医嘱** □ 如用抗菌药物，有无做皮试 □ 在给予抗菌药物治疗之前是否留取相关标本送培养 □ 术前一天是否提前开具手术当日术前0.5~2 小时预防使用抗菌药物的医嘱	□ 分析调整药物治疗的原因及合理性 □ 根据复查的各项检查结果和肝肾功能，评价药物治疗方案的疗效及合理性 □ 术中是否留取相关标本送检细菌培养+药敏 □ 重点审核抗菌药物使用的合理性及其相关的药物相互作用 □ 余同"基本审核项目"
主要药学监护工作	在了解临床诊疗计划和护理工作的基础上 □ 建立临床用药监护计划 □ 与医师、护士沟通药物治疗信息 □ 提出合理用药建议 □ 患者安全用药宣教 □ 监测药物不良反应	□ 结合手术及病理特点，观察患者对药物治疗的反应 □ 观察患者的体温、血象等变化，结合感染性疾病筛查项目，评估感染征象 □ 与医师、护士沟通药物治疗信息 □ 患者用药教育 □ 监测药物不良反应
药师签名		

时间	住院第4~5天 （术后第1~2日）	住院第6天 （术后第3日）	住院第7天 （出院日）
主要药物治疗工作	□ 参与上级医师查房 □ 查看患者病情变化 □ 评价药物疗效 □ 手术预防用药合理性评价及营养支持评价 □ 提出用药建议 □ 监测药物不良反应 □ 更新药历	□ 参与上级医师查房 □ 查看患者病情变化 □ 评价药物疗效 □ 提出用药建议 □ 监测药物不良反应 □ 更新药历	□ 审核患者出院用药医嘱 □ 完成药历 □ 参与确定出院后药物治疗方案
重点医嘱审核（用药相关）	□ 分析调整药物治疗的原因及合理性 □ 根据复查的各项检查结果和肝肾功能，评价药物治疗方案的疗效及合理性 □ 重点审核抗菌药物和肠外营养使用的合理性及其相关的药物相互作用或配伍禁忌（重点监测有腹腔引流的患者及不能及时恢复胃肠道功能的患者） □ 监测解痉、镇痛药的应用 □ 余同"基本审核项目"	□ 分析调整药物治疗的原因及合理性 □ 根据复查的各项检查结果和肝肾功能，评价药物治疗方案的疗效及合理性 □ 余同"基本审核项目"	出院医嘱 □ 参见"基本审核项目"
主要药学监护工作	□ 观察患者对药物治疗的反应 □ 观察患者的体温、血象等变化，结合感染性疾病筛查项目，评估感染征象，决定是否停用抗菌药物 □ 与医师、护士沟通药物治疗信息 □ 患者用药教育 □ 监测药物不良反应	□ 无感染征象时，及时停用抗菌药物；有感染征象者，是否需调整抗感染治疗方案（是否根据细菌培养+药敏的结果调整） □ 减少或停止肠外营养转为经口进食时，评估患者的营养状态 □ 余参见左列	□ 出院用药指导 □ 与疾病相关的饮食、生活方式的指导
药师签名			

第十三节 肛周脓肿临床路径
(2011年版)

一、肛周脓肿临床路径标准住院流程

(一) 适用对象

第一诊断为肛周、直肠区脓肿 (ICD-10：K61)，行肛周脓肿切开引流术 (ICD-9-CM-3：49.01)。

(二) 诊断依据

根据《临床诊疗指南-外科学分册》(中华医学会，人民卫生出版社)、《外科学》(人民卫生出版社)、《黄家驷外科学》(人民卫生出版社，第七版)。

临床表现、查体及辅助检查：

1. 肛门周围脓肿 位于肛门两侧方边缘或后方；全身感染不明显；局部持续跳痛，排便加重；局部红肿、发硬、压痛，后期出现波动感，有波动后可自行破溃形成肛瘘；穿刺抽出脓液。必要时行肛管直肠压力测定、肛周或直肠B超，或盆腔CT、纤维肠镜检查。

2. 坐骨直肠窝脓肿 位于坐骨直肠间隙内，局部剧痛，全身症状明显，寒战、发热、乏力等；患侧肛门旁肿胀及触痛。指诊检查：患者明显触痛，有饱满及波动感，穿刺可抽出脓液。白细胞增多，直肠腔内B超或盆腔CT提示坐骨直肠窝液性占位，纤维肠镜检查排除结直肠疾病。

3. 骨盆直肠窝脓肿 位于骨盆直肠窝内，全身感染症状明显，寒战、发热、乏力、头痛等；可有排尿困难及肛门部坠胀感。指诊检查：直肠前壁饱满，有波动感及明显触痛；穿刺可抽出脓液。白细胞增多，直肠腔内B超或盆腔CT见骨盆直肠窝液性占位，纤维肠镜检查排除结直肠疾病。

(三) 治疗方案的选择

根据《临床诊疗指南-外科学分册》(中华医学会，人民卫生出版社)、《外科学》(人民卫生出版社)、《黄家驷外科学》(人民卫生出版社，第七版) 行肛周脓肿切开引流术。

(四) 标准住院日 1~7天。

(五) 进入路径标准

1. 第一诊断必须符合 ICD-10：K61 肛周、直肠区脓肿疾病编码。

2. 当患者合并其他疾病，但住院期间不需要特殊处理也不影响第一诊断的临床路径流程实施时，可以进入路径。

(六) 术前准备 (术前评估) 急诊入院当天。

1. 必须的检查项目

(1) 血常规、尿常规。

(2) 肝肾功能、电解质、凝血功能、感染性疾病筛查 (乙肝、丙肝、梅毒、艾滋病等)。

(3) 心电图、X 线胸片。

2. 必要时行肛管直肠压力测定、肛周或直肠 B 超或盆腔 CT、纤维肠镜检查。

(七) 抗菌药物选择与使用时机

1. **抗菌药物**　按照《抗菌药物临床应用指导原则》(卫医发〔2004〕285号) 执行。明确感染患者，可根据药敏试验结果调整抗菌药物。

2. 在给予抗菌药物治疗之前应尽可能留取相关标本送培养，获病原菌后进行药敏试验，作为调整用药的依据。并于手术过程中采集病变部位标本做细菌培养及药敏试验。

3. **治疗性使用抗菌药物**　一般宜用至体温正常、症状消退后 72 ~ 96 小时。

(八) 手术日　为入院当天。

1. **麻醉方式**　局麻、连续硬膜外麻醉或硬膜外蛛网膜下腔联合阻滞麻醉。

2. 手术行肛周脓肿切开引流术或肛周脓肿一次性切开引流术。

3. 必要时术后脓肿壁组织液标本送常规、细菌培养和药敏。

(九) 术后住院恢复　1~7 天。

1. 局部麻醉患者术后即可进食，半小时后可下床活动。

2. 连续硬膜外麻醉或腰硬联合麻醉者，术后去枕平卧、禁食水 6 小时，补液治疗；术后 6 小时可下床活动，可进流食。

3. 每天伤口换药 1 ~ 2 次，创面较深时，放置碘仿纱条或胶管凡士林引流条，并保持引流通畅。

4. **术后用药**　治疗性使用抗菌药物、局部用药 (栓剂、膏剂、洗剂)、口服药和物理治疗等。

5. 术后异常反应处理

(1) 疼痛处理：酌情选用镇静药、镇痛药。

(2) 术后尿潴留的预防及处理：理疗、针灸、局部封闭、导尿等。

(3) 伤口渗血处理：换药、出血点压迫或使用止血剂。

(4) 排便困难：口服软化粪便药物，必要时诱导灌肠。

(5) 创面水肿：使用局部或全身消水肿药。

(6) 术后继发大出血的处理：压迫、填塞止血，必要时手术止血。

(7) 其他处理：呕吐、发热、头痛等，对症处理。

(十) 出院标准

1. 患者一般情况良好，正常流质或半流质饮食，排便顺畅，无明显肛门周围疼痛，体温正常，无需要住院处理的并发症和 (或) 合并症。

2. 肛门部创面无异常分泌物，引流通畅，无明显水肿、出血。

(十一) 变异及原因分析

1. 手术后出现继发切口感染或持续性大出血、下肢静脉血栓等其他严重并发症时，导致住院时间延长与费用增加。

2. 伴发其他基础疾病需要进一步明确诊断，导致住院时间延长与费用增加。

二、肛周脓肿临床路径表单

适用对象：第一诊断为肛周、直肠区脓肿（ICD-10：K61）
行肛周脓肿切开引流术（ICD-9-CM-3：49.01）

患者姓名：_____ 性别：_____ 年龄：_____ 门诊号：_____ 住院号：_____
住院日期：___年__月__日 出院日期：___年__月__日 标准住院日：1~7天

时间	住院第 1 天（急诊手术）	
	术前与术中	术后
主要诊疗工作	□ 询问病史及体格检查 □ 完成住院病历和首次病程记录 □ 开具检查检验单 □ 上级医师查房，初步确定诊治方案和特殊检查项目 □ 手术医嘱 □ 向患者及家属交代病情、手术安排及围术期注意事项 □ 签署手术知情同意书、自费用品协议书、输血同意书、麻醉同意书或授权委托书 □ 签署手术麻醉知情同意书，通知手术室急诊手术	□ 麻醉医师完成麻醉记录 □ 完成术后首次病程记录 □ 完成手术记录 □ 向患者及家属说明手术情况，交代病情观察及术后注意事项 □ 观察术后病情：排便情况、有无便血、切口情况（分泌物、水肿等） □ 完成术后病程记录
重点医嘱	**长期医嘱** □ 按普外科常规护理 □ 二级护理 □ 禁食或流质饮食 □ 使用抗菌药物 **临时医嘱** □ 急查血常规、尿常规、肝肾功能、电解质、凝血功能、感染性疾病筛查 □ 急查心电图、X 线胸片 □ 必要时行肛管直肠压力测定、肛周或直肠 B 超或盆腔 CT、纤维肠镜检查 □ 术前准备（通便灌肠、术前镇静、备皮等） □ 今日急诊在局麻或硬膜外麻醉下行肛周脓肿切开引流术	**长期医嘱** □ 按腰硬膜外麻醉下肛周脓肿切开引流术后常规护理 □ 一级/二级护理 □ 禁食或流质饮食 □ 使用抗菌药物 □ 适当补液 **临时医嘱** □ 创面渗血较多时，加用止血药 □ 伤口更换敷料
主要护理工作	□ 入院介绍、入院评估、健康教育、心理支持 □ 生活护理 □ 静脉采血 □ 患者相关检查配合的指导 □ 饮食：术前禁食、禁饮 □ 术前沐浴、更衣，取下义齿、饰物 □ 告知患者及家属术前流程及注意事项 □ 指导术前注射麻醉用药后注意事项 □ 备皮、药物过敏试验、肠道准备等 □ 术前手术物品准备 □ 术前注射麻醉用药	□ 术后活动：去枕平卧 6 小时，协助改变体位，6 小时后可离床活动 □ 生活护理（一级或二级护理） □ 观察患者生命体征及伤口情况 □ 疼痛护理 □ 指导术后排尿 □ 健康教育 □ 饮食：半流质饮食 □ 保持肛门清洁，切忌用力排便 □ 心理支持
病情变异记录	□ 无　□ 有，原因： 1. 2.	□ 无　□ 有，原因： 1. 2.
护士签名		
医师签名		

时间	住院第 2 天	住院第 3~5 天
主要诊疗工作	□ 上级医师查房 □ 观察术后病情：排便情况、有无便血、切口情况（分泌物、水肿等） □ 完成术后的病程记录 □ 切口换药	□ 上级医师查房 □ 观察生命体征、术后病情及伤口评估 □ 观察切口及排便情况：有无便血、切口情况（分泌物、水肿等）、有无疼痛 □ 评估辅助检查结果 □ 完成病程记录 □ 必要时门诊肛门部理疗
重点医嘱	**长期医嘱** □ 二级护理 □ 半流质饮食 □ 使用抗菌药物 □ 坐浴 bid □ 必要时肛门部理疗 bid（红外线治疗、激光照射治疗等） □ 口服对症处理药物 **临时医嘱** □ 适当补液 □ 创面渗血较多时，加用止血药 □ 伤口换药	**长期医嘱** □ 二级护理 □ 半流质饮食 □ 使用抗菌药物 □ 坐浴 bid □ 必要时肛门部理疗 bid（红外线治疗、激光照射治疗等） □ 口服相应对症处理药物 **临时医嘱** □ 静滴抗菌药物 □ 伤口冲洗、换药
主要护理工作	□ 协助生活护理 □ 观察患者生命体征及伤口情况 □ 疼痛护理 □ 服药指导 □ 半流饮食指导 □ 坐浴、肛门部理疗指导 □ 健康教育 □ 保持肛门清洁，切忌用力排便 □ 心理支持	□ 协助生活护理 □ 观察患者生命体征及伤口情况 □ 疼痛护理 □ 服药指导 □ 半流饮食指导 □ 坐浴、肛门部理疗指导 □ 健康教育 □ 保持肛门清洁，切忌用力排便 □ 心理支持
病情变异记录	□ 无　□ 有，原因： 1. 2.	
护士签名		
医师签名		

时间	住院第 6 天（术后第 5 日）	住院第 7 天（出院日）
主要诊疗工作	□ 上级医师查房 □ 注意观察生命体征、切口及排便情况：有无便血、切口情况（分泌物、水肿等）、有无疼痛 □ 评估辅助检查结果 □ 完成常规流程记录 □ 评估患者术后康复情况	□ 上级医师查房，进行手术及伤口评估，确定有无手术并发症和切口愈合不良情况，明确是否出院 □ 通知患者及其家属出院 □ 向患者及其家属交代出院后注意事项，预约换药、复诊或有并发肛瘘时行第 2 次肛瘘切除时间 □ 完成出院记录、病案首页、出院证明书 □ 将"出院小结"的副本交给患者或其家属
重点医嘱	**长期医嘱** □ 二级护理 □ 普通饮食 □ 坐浴 bid □ 肛内用药：栓剂或膏乳剂 □ 肛门部理疗 bid（红外线治疗、激光照射治疗等） □ 口服软化粪便药、消肿药 **临时医嘱** □ 伤口冲洗、换药	**临时医嘱** □ 根据患者状况决定检查项目 □ 门诊换药 □ 出院带药
主要护理工作	□ 协助生活护理 □ 观察患者生命体征及伤口情况 □ 疼痛护理 □ 服药指导 □ 坐浴、肛门部理疗指导 □ 健康教育 □ 饮食：普通饮食 □ 保持肛门清洁，切忌用力排便 □ 心理支持	□ 出院指导 □ 协助办理出院手续 □ 复诊时间 □ 作息、饮食、活动 □ 服药指导 □ 日常保健 □ 清洁卫生 □ 疾病知识及后续治疗 □ 造口护理指导
病情变异记录	□ 无 □ 有，原因： 1. 2.	□ 无 □ 有，原因： 1. 2.
护士签名		
医师签名		

三、肛周脓肿临床药师表单

适用对象：第一诊断为第一诊断为肛周、直肠区脓肿（ICD-10：K61）
行肛周脓肿切开引流术（ICD-9-CM-3：49.01）

患者姓名：_____ 性别：_____ 年龄：_____ 门诊号：_____ 住院号：_____
住院日期：___年__月__日 出院日期：___年__月__日 标准住院日：1~7 天

时间	术前与术中	术后至住院第 2 天
主要药学监护活动	□ 了解病史，同时进行用药史采集 □ 了解患者的过敏史（青霉素、磺胺类抗菌药物等） □ 了解医师对疾病的初步评估 □ 参与评估特定病原体的危险因素，参与进行初始经验性药物治疗 □ 审核医嘱，评价用药合理性，提出用药建议（重点为抗菌药物） □ 建立药历	□ 参与医师查房 □ 查看各项检查结果，分析与用药的相关性 □ 病情评估，及时提醒医师调整用药（停止使用抗菌药物或继用） □ 提出用药建议 □ 观察药物不良反应 □ 更新药历
重点医嘱（用药相关）	**长期医嘱审核** □ 初始经验性抗菌药物治疗评估 □ 对症治疗 1. 非复杂性肛周脓肿常规切开和引流后可不用抗菌药物 2. 高危患者，如免疫抑制、糖尿病、蜂窝织炎、或有假体植入、心脏病患者，以及患者有体温升高、乏力等全身症状时应考虑使用抗菌药物 3. 选择抗菌药物 (1) 既往 3 个月内未使用抗菌药物：第二代头孢菌素（头孢呋辛、头孢孟多等）+甲硝唑 (2) 既往 3 个月内用过抗菌药物：β 内酰胺酶类/酶抑制剂（氨苄西林/舒巴坦钠、阿莫西林钠/克拉维酸钾等） □ 有无微生物送检医嘱	评估 □ 是否使用抗菌药物 若患者术前有指征使用抗菌药物，术后继用；若患者无感染危险因素，且体温不高，可停用抗菌药物 □ 创面渗血较多时，加用止血药 □ 适当补液 □ 酌情选用镇静药、镇痛药 □ 对症处理
主要药学监护工作	在了解临床诊疗计划和护理的基础上 □ 建立临床用药监护计划 □ 与医师、护士沟通药物治疗信息 □ 提出合理用药建议 □ 患者安全用药宣教	□ 观察患者对药物治疗的反应 □ 与医师、护士沟通药物治疗信息 □ 与用药相关的患者教育
调整用药	与入院前用药比较，□ 无　□ 有，原因： 1. 2.	与术前术中用药比较，□ 无　□ 有，原因： 1. 2.
药师签名		

时间	住院第3~6天	住院第7天（出院日）
主要 药学 监护 活动	□ 参与上级医师查房 □ 评价药物疗效 □ 参与确定出院后治疗方案 □ 更新药历	□ 审核患者出院用药医嘱 □ 完成药历
重点 医嘱 （用药 相关）	评估 □ 调整抗菌药物 □ 治疗性使用抗菌药物一般宜用至体温正常、症状消退后72~96小时 □ 若患者病情未缓解，考虑感染未控制，根据药敏结果调整抗菌药物 □ 口服对症处理药物，如软化粪便药、消肿药 □ 伤口冲洗、换药	出院医嘱 □ 向患者交代出院后注意事项 （1）预约换药、复诊或有并发肛瘘时行第2次肛瘘切除时间 （2）出院带药
主要 药学 监护 工作	□ 观察药物疗效、不良反应和上报药物不良反应/事件报告 □ 与医师、护士沟通药物治疗信息 □ 出院用药教育准备	□ 患者教育 （1）出院用药指导 （2）合理搭配饮食，清淡为宜，忌食腥、辣刺激性食物，纠正便秘改善胃肠功能，养成定时排便习惯等生活方式指导
调整 用药	与住院期间用药比较，□ 无　□ 有，原因： 1. 2.	与住院期间用药比较，□ 无　□ 有，原因： 1. 2.
药师 签名		

第十四节 急性单纯性阑尾炎临床路径
（2009 版）

一、急性单纯性阑尾炎临床路径标准住院流程

（一）适用对象

第一诊断为急性单纯性阑尾炎（ICD10：K35.1/K35.9），行阑尾切除术（ICD9CM-3：47.09）。

（二）诊断依据

根据《临床诊疗指南–外科学分册》（中华医学会，人民卫生出版社）。

1. 病史 转移性右下腹痛（女性包括月经史、婚育史）。

2. 体格检查 体温、脉搏、心肺查体、腹部查体、直肠指诊、腰大肌试验、结肠充气试验、闭孔内肌试验。

3. 实验室检查 血常规、尿常规，如可疑胰腺炎查血、尿淀粉酶。

4. 辅助检查 腹部立位 X 线片除外上消化道穿孔、肠梗阻等；有右下腹包块者行腹部超声检查，有无阑尾周围炎或脓肿形成。

5. 鉴别诊断 疑似右侧输尿管结石时，请泌尿外科会诊；疑似妇科疾病时，请妇科会诊。

（三）治疗方案的选择

根据《临床诊疗指南–外科学分册》（中华医学会，人民卫生出版社）。

1. 诊断明确者，建议手术治疗。

2. 对于手术风险较大者（高龄、妊娠期、合并较严重内科疾病等），要向患者或家属详细交代病情；如不同意手术，应充分告知风险，予加强抗炎保守治疗。

3. 对于有明确手术禁忌证者，予抗炎保守治疗。

（四）标准住院日 ≤7 天。

（五）进入路径标准

1. 第一诊断符合 ICD10：K35.1/K35.9 急性单纯性阑尾炎疾病编码。

2. 有手术适应证，无手术禁忌证。

3. 如患有其他疾病，但在住院期间无需特殊处理（检查和治疗），也不影响第一诊断时，亦可进入路径。

（六）术前准备（术前评估） 1 天。

1. 必须的检查项目 （1）血常规、尿常规。

（2）凝血功能、肝肾功能。

（3）感染性疾病筛查（乙肝、丙肝、艾滋病、梅毒等）。

（4）心电图。

2. 其他根据病情需要而定 如血尿淀粉酶、胸透或胸部 X 线片、腹部立位 X

线片、腹部超声检查、妇科检查等。

（七）预防性抗菌药物选择与使用时机

1. 按《抗菌药物临床应用指导原则》（卫医发〔2004〕285 号）选择用药。
2. 预防性用药时间为术前 0.5～2 小时内或麻醉开始时。
3. 如手术时间超过 4 小时，加用 1 次。
4. 无特殊情况，术后 24～48 小时内停止使用预防性抗菌药物。

（八）手术日 为住院当天。

1. 麻醉方式 连续硬膜外麻醉或联合麻醉。
2. 手术方式 顺行或逆行切除阑尾。
3. 病理 术后标本送病理检查。
4. 实验室检查 术中局部渗出物宜送细菌培养及药敏试验检查。

（九）术后住院恢复 ≤7 天。

1. 术后回病房平卧 6 小时，继续补液抗菌治疗。
2. 术后 6 小时可下床活动，肠功能恢复后即可进流食。
3. 术后 2～3 天切口换药。如发现切口感染，及时进行局部处理。
4. 术后复查血常规。

（十）出院标准（围绕一般情况、切口情况、第一诊断转归）

1. 患者一般情况良好，恢复正常饮食。
2. 体温正常，腹部无阳性体征，相关实验室检查结果基本正常。
3. 切口愈合良好（可在门诊拆线）。

（十一）有无变异及原因分析

1. 对于阑尾周围脓肿形成者，先予抗菌治疗；如病情不能控制，行脓肿引流手术，或行超声引导下脓肿穿刺置管引流术；必要时行 Ⅱ 期阑尾切除术，术前准备同前。

2. 手术后继发切口感染、腹腔内感染或门脉系统感染等并发症，导致围术期住院时间延长与费用增加。

3. 住院后出现其他内、外科疾病需进一步明确诊断，导致住院时间延长与费用增加。

二、急性单纯性阑尾炎临床路径表单

适用对象：第一诊断为急性单纯性阑尾炎（ICD10：K35.1/ K35.9）
　　　　　行急诊阑尾切除术（ICD9CM-3：47.09）

患者姓名：_____性别：_____年龄：_____门诊号：_____住院号：_____

住院日期：___年__月__日 出院日期：___年__月__日 标准住院日：≤7 天

时间	住院第 1 天（急诊手术）	住院第 2 天（术后第 1 天）	住院第 3 天（术后第 2 天）
主要诊疗工作	□ 询问病史，体格检查 □ 书写病历 □ 上级医师、术者查房 □ 制订治疗方案 □ 完善相关检查和术前准备 □ 交代病情、签署手术知情同意书 □ 通知手术室，急诊手术	□ 上级医师查房 □ 汇总辅助检查结果 □ 完成术后第 1 天病程记录 □ 观察肠功能恢复情况	□ 观察切口情况 □ 切口换药 □ 完成术后第 2 天病程记录
重点医嘱	**长期医嘱** □ 一级护理 **临时医嘱** □ 术前禁食水 □ 急查血、尿常规（如门诊未查） □ 急查凝血功能 □ 肝肾功能 □ 感染性疾病筛查 □ 心电图 □ 胸透或者胸部 X 线片、腹部立位 X 线片	**长期医嘱** □ 二级护理 □ 术后半流食	**长期医嘱** □ 二级护理 □ 术后半流食 **临时医嘱** □ 根据患者情况决定检查项目
主要护理工作	□ 入院评估：一般情况、营养状况、心理变化等 □ 术前准备 □ 术前宣教	□ 观察患者病情变化 □ 嘱患者下床活动以利于肠功能恢复	□ 观察患者一般状况，切口情况 □ 患者下床活动有利于肠功能恢复，观察患者是否排气 □ 饮食指导
病情变异记录	□ 无　□ 有，原因： 1. 2.	□ 无 □ 有，原因： 1. 2.	□ 无　□ 有，原因： 1. 2.
护士签名	白班　小夜班　大夜班	白班　小夜班　大夜班	白班　小夜班　大夜班
医师签名			

时间	住院第4天 （术后第3天）	住院第5天 （术后第4天）	住院第6~7天 （术后第5~6天）
主要诊疗工作	□ 上级医师查房 □ 复查血常规及相关生化指标 □ 完成术后第3天病程记录 □ 观察患者切口有无血肿，渗血 □ 进食情况及一般生命体征	□ 观察切口情况，有无感染 □ 检查及分析化验结果	□ 检查切口愈合情况与换药 □ 确定患者出院时间 □ 向患者交代出院注意事项、复查日期和拆线日期 □ 开具出院诊断书 □ 完成出院记录 □ 通知出院处
重点医嘱	**长期医嘱** □ 二级护理 □ 半流食 **临时医嘱** □ 复查血常规及相关指标	**长期医嘱** □ 三级护理 □ 普食	**临时医嘱** □ 通知出院
主要护理工作	□ 观察患者一般状况及切口情况 □ 鼓励患者下床活动，促进肠功能恢复	□ 观察患者一般状况及切口情况 □ 鼓励患者下床活动，促进肠功能恢复	□ 协助患者办理出院手续 □ 出院指导
病情变异记录	□无 □有，原因： 1. 2.	□无 □有，原因： 1. 2.	□无 □有，原因： 1. 2.
护士签名	白班 小夜班 大夜班	白班 小夜班 大夜班	白班 小夜班 大夜班
医师签名			

三、急性单纯性阑尾炎临床药师表单

适用对象：第一诊断为急性单纯性阑尾炎（ICD10：K35.1/K35.9）

行急诊阑尾切除术（ICD9CM-3：47.09）

患者姓名：_____性别：_____年龄：_____门诊号：_____住院号：_____

住院日期：____年__月__日 出院日期：____年__月__日 标准住院日：≤7 天

时间	术前与术中	术后至住院第2天
主要药学监护活动	□ 了解病史，同时进行用药史采集 □ 了解患者的过敏史（青霉素、磺胺类抗菌药物等） □ 了解医师对疾病的初步评估 □ 参与评估特定病原体的危险因素，参与进行初始经验性药物治疗 □ 审核医嘱，评价用药合理性，提出用药建议（重点为抗菌药物） □ 建立药历	□ 参与医师查房 □ 查看各项检查结果，分析与用药的相关性 □ 病情评估，及时提醒医师调整用药（停止使用抗菌药物或继用） □ 提出用药建议 □ 观察药物不良反应 □ 更新药历
重点医嘱（用药相关）	**长期医嘱审核** □ 初始经验性抗菌药物治疗评估 □ 对症治疗 (1) 近3个月内未用过抗菌药物：第一、二代头孢菌素+甲硝唑；头霉素类 (2) 近三个月内用过抗菌药物：β-内酰胺酶类/酶抑制剂（氨苄西林/舒巴坦钠、阿莫西林/克拉维酸钾等） □ 术前预防性给药时间以及术中是否需追加 □ 有无微生物送检医嘱	**评估** □ 是否继用抗菌药物：若患者无感染危险因素，术中阑尾仅水肿无脓性分泌物、穿孔等，可停用抗菌药物 □ 创面渗血较多时，加用止血药 □ 适当补液
主要药学监护工作	在了解临床诊疗计划和护理的基础上 □ 建立临床用药监护计划 □ 与医师、护士沟通药物治疗信息 □ 提出合理用药建议 □ 患者安全用药宣教	□ 观察患者对药物治疗的反应 □ 与医师、护士沟通药物治疗信息 □ 与用药相关的患者教育
调整用药	与入院前用药比较，□ 无 □ 有，原因： 1. 2.	与住院第1~3天用药比较，□ 无 □ 有，原因： 1. 2.
药师签名		

时间	住院第 3~6 天	住院第 7 天（出院日）
主要药学监护活动	□ 参与上级医师查房 □ 评价药物疗效 □ 参与确定出院后治疗方案 □ 更新药历	□ 审核患者出院用药医嘱 □ 完成药历
重点医嘱（用药相关）	评估 □ 调整抗菌药物 □ 无特殊情况，抗菌药物使用一般不超过 48 小时 □ 感染较重者，使用抗菌药物宜用至体温正常、症状消退后 72~96 小时 □ 伤口换药	临时医嘱 □ 通知出院
主要药学监护工作	□ 观察药物疗效、不良反应和上报药物不良反应/事件报告 □ 与医师、护士沟通药物治疗信息 □ 出院用药教育准备	□ 患者教育：注意日常饮食与保健，并注重运动和休息，调整精神状态。避免暴饮暴食，禁生冷油腻，远离烟酒，生活规律，保持心情舒畅
调整用药	与住院期间用药比较，□ 无　□ 有，原因： 1. 2.	与住院期间用药比较，□ 无　□ 有，原因： 1. 2.
药师签名		

第十五节 急性乳腺炎临床路径
（2009 年版）

一、急性乳腺炎临床路径标准住院流程

（一）适用对象

第一诊断为急性乳腺炎（ICD-10：O91，N61），行乳腺脓肿切开引流术（ICD-9-CM-3：85.0）。

（二）诊断依据

根据《临床诊疗指南–外科学分册》（中华医学会，人民卫生出版社）、《黄家驷外科学》（第七版，人民卫生出版社）。

1. 病史 乳房出现红、肿、热、痛等急性炎症表现；多为哺乳期女性，常发生在产后 3~4 周；也可为非哺乳期女性。

2. 体征 患侧乳房出现红、肿、热、痛等急性炎症表现，常伴有患侧腋窝淋巴结增大、压痛等，随炎症发展常伴有寒战、高热、脉搏加快等全身中毒表现。

3. 实验室检查 白细胞明显增多。

4. 影像学检查 超声提示有炎性浸润，单个或多个脓腔形成。

（三）治疗方案的选择

根据《临床诊疗指南–外科学分册》（中华医学会，人民卫生出版社）、《黄家驷外科学》（第七版，人民卫生出版社）。

1. 早期未形成脓肿前，应用抗菌药物可获得良好效果。

2. 中医中药治疗，可用蒲公英、野菊花等清热解毒药物。

3. 脓肿形成后，及时行脓肿切开引流。

（四）标准住院日 ≤11 天。

（五）进入路径标准

1. 第一诊断必须符合 ICD-10：O91，N61 急性乳腺炎疾病编码。

2. 当患者同时具有其他疾病诊断，但在住院期间不需特殊处理，也不影响第一诊断的临床路径流程实施时，可以进入路径。

（六）术前准备 1~3 天。

1. 必须的检查项目

（1）血常规、尿常规、便常规。

（2）肝肾功能、凝血功能、血型、感染性疾病筛查（乙肝、丙肝、艾滋病、梅毒等）。

（3）X 线胸片、心电图。

（4）乳房彩超（脓肿形成者需行术前定位）。

2. 根据患者病情可选择 肺功能、超声心动图等。

（七）抗菌药物选择与使用时机

1. 按照《抗菌药物临床应用指导原则》（卫医发〔2004〕285号）执行，并结合患者的病情决定抗菌药物的选择。

2. 入院后即开始使用抗菌药物，经验性抗菌治疗可选用耐青霉素酶的半合成青霉素、头孢菌素、大环内酯类或克林霉素类药物。

（八）手术日　为入院第2~4天。

1. 麻醉方式　全麻或局麻。

2. 术中用药　麻醉常规用药。

3. 术后取（炎性）肿物或脓腔壁组织送病理检查，脓液送细菌培养+药敏试验，调整抗菌药物种类。

（九）术后住院恢复　3~7天。

1. 复查项目　血常规，必要时行乳房超声检查。

2. 术后抗菌药物　按照《抗菌药物临床应用指导原则》（卫医发〔2004〕285号）执行，抗菌药物用至体温正常后3天。

（十）出院标准

1. 体温正常3天，引流管通畅或已拔除。

2. 常规化验指标无明显异常。

3. 没有需要住院处理的并发症和（或）合并症。

（十一）变异及原因分析

1. 有影响手术的其他疾病，需要进行相关的诊断和治疗，住院时间延长。

2. 出现新发脓肿，需要继续治疗，将延长住院时间，增加治疗费用。

3. 未形成脓肿患者，不进入本路径。

二、急性乳腺炎临床路径表单

适用对象：第一诊断为急性乳腺炎（ICD-10：O91，N61）

行乳腺脓肿切开引流术（ICD-9-CM-3：85.0）

患者姓名：_____性别：_____年龄：_____门诊号：_____住院号：_____

住院日期：___年__月__日 出院日期：___年__月__日 标准住院日：7～14 天

时间	住院第 1 天	住院第 2～3 天	住院第 3～4 天（手术日）
主要诊疗工作	□ 询问病史及体格检查 □ 完成病历书写 □ 完善检查 □ 上级医师查房与术前评估 □ 初步确定手术方式和日期	□ 上级医师查房 □ 完成术前准备与术前评估 □ 完成必要的相关科室会诊 □ 完成术前小结、上级医师查房记录等病历书写 □ 签署手术知情同意书 □ 签署自费用品协议书、输血同意书（必要时） □ 向患者及家属交代围术期注意事项	□ 手术 □ 术者完成手术记录 □ 完成术后病程 □ 上级医师查房 □ 向患者及家属交代病情及术后注意事项
重点医嘱	**长期医嘱** □ 外科护理常规 □ 二级护理 □ 饮食 □ 患者既往基础用药 □ 使用抗菌药物 **临时医嘱** □ 血常规、尿常规、便常规 □ 肝肾功能、凝血功能、血型、感染性疾病筛查 □ X 线胸片、心电图 □ 乳房超声及脓肿定位 □ 肺功能、超声心动图（视情况而定） □ 青霉素试敏	**长期医嘱** □ 患者既往基础用药 **术前医嘱** □ 拟明日◎局麻◎全麻下行乳腺脓肿切开引流术 □ 术前 6 小时禁食水 □ 备皮 □ 使用抗菌药物	**长期医嘱** □ 术后 6 小时后普食（全麻）/普食（局麻） □ 一级护理（全麻）/二级护理（局麻） □ 使用抗菌药物 **临时医嘱** □ 必要时给予镇痛药物
主要护理工作	□ 介绍病房环境、设施及设备 □ 入院护理评估 □ 执行入院后医嘱 □ 指导进行相关检查等	□ 晨起静脉取血 □ 卫生知识及手术知识宣教 □ 嘱患者禁食、水时间 □ 药敏试验 □ 备皮	□ 术前更衣 □ 观察术后病情变化 □ 观察创口出血及引流情况 □ 保持各种管路通畅 □ 给予术后饮食指导 □ 指导并协助术后活动
病情变异记录	□ 无 □ 有，原因： 1. 2.	□ 无 □ 有，原因： 1. 2.	□ 无 □ 有，原因： 1. 2.
护士签名			
医师签名			

时间	住院第4~5天 （术后第1日）	住院第6~7天 （术后第2~3日）	住院第7~11天 （术后第3~7天，出院日）
主要诊疗工作	□ 上级医师查房，注意病情变化 □ 住院医师完成常规病历书写 □ 注意引流量和引流液性状 □ 注意观察体温、血压等 □ 根据需要复查血常规	□ 上级医师查房 □ 完成常规病历书写 □ 根据引流情况决定是否拔除引流管	□ 上级医师查房，进行手术及伤口评估，确定有无手术并发症和切口愈合不良情况，明确是否出院 □ 完成出院记录、病案首页、出院证明书等 □ 向患者交代出院后的注意事项
重点医嘱	**长期医嘱** □ 二级护理 □ 普食 □ 使用抗菌药物 **临时医嘱** □ 换药	**长期医嘱** □ 二级护理 □ 普食 □ 使用抗菌药物 **临时医嘱** □ 换药	**出院医嘱** □ 换药 □ 复查患乳彩超 □ 拔除引流或定期门诊换药
主要护理工作	□ 观察病情变化 □ 观察创口出血情况 □ 观察进食情况并给予指导 □ 心理与生活护理 □ 术后患肢功能锻炼	□ 观察病情变化及饮食情况 □ 心理与生活护理 □ 术后患肢功能锻炼	□ 指导办理出院手续 □ 指导复查时间和注意事项
病情变异记录	□ 无　□ 有，原因： 1. 2.	□ 无　□ 有，原因： 1. 2.	□ 无　□ 有，原因： 1. 2.
护士签名			
医师签名			

三、急性乳腺炎临床药师表单

适用对象：第一诊断为急性乳腺炎（ICD-10：O91．N61）

　　　　　行乳腺脓肿切开引流术（ICD-9-CM-3：85．0）

患者姓名：_____性别：_____年龄：_____门诊号：_____住院号：_____

住院日期：____年__月__日 出院日期：____年__月__日 标准住院日：7~11 天

时间	住院第 1~2 天	住院第 2~3 日
主要药学监护活动	□ 了解病史，同时进行用药史采集 □ 了解患者的过敏史（青霉素、磺胺类抗菌药物等） □ 了解医师对疾病的初步评估 □ 审核医嘱，评价用药合理性，提出用药建议（重点为抗菌药物） □ 建立药历	□ 参与医师查房 □ 查看各项检查结果和肝肾功能，分析与用药的相关性 □ 如有基础用药，评估围术期基础用药（如降压药、抗凝药等） □ 评估手术麻醉用药 □ 观察药物不良反应 □ 更新药历
重点医嘱（用药相关）	**长期医嘱审核** □ 经验性抗菌治疗药物的选择、剂型、剂量、频次、途径是否符合规范 □ 基础用药的剂型、剂量、频次、途径的合理性 □ 充分考虑药物的 PK/PD 和患者特点 □ 有无药物相互作用	□ 评价治疗效果，特别是抗菌药物的治疗效果 □ 观察药物不良反应和药物相互作用 □ 复查各项检查结果，根据患者肝肾状况、基础用药、麻醉方式，对患者围术期的基础用药、术中麻醉药选择提出建议
主要药学监护工作	在了解临床诊疗计划和护理的基础上 □ 建立临床用药监护计划 □ 与医师、护士沟通药物治疗信息 □ 提出合理用药建议 □ 患者安全用药宣教	□ 观察患者对药物治疗的反应 □ 与医师、护士沟通药物治疗信息 □ 与用药相关的患者教育
调整用药	与入院前用药比较，□ 无　□ 有，原因： 1. 2.	与住院第 1~3 天用药比较，□ 无　□ 有，原因： 1. 2.
药师签名		

时间	入院第 3~7 天 （手术日，术后第 1~3 天）	住院第 7~11 天 （术后第 3~7 天，出院日）
主要 药学 监护 活动	□ 参与上级医师查房 □ 监测麻醉药不良反应 □ 提示医师将脓液送细菌培养及药敏并 　追踪结果 □ 监测引流液量及性状、体温、血常规 □ 更新药历	□ 审核患者出院用药医嘱 □ 完成药历
重点 医嘱 （用药 相关）	□ 审核医嘱变化，评估治疗效果 □ 根据临床症状及细菌培养结果调整抗 　菌药 □ 观察药物不良反应	**出院医嘱审核** □ 所用药物的剂型、剂量、频次、途径 　的合理性 □ 有无药物相互作用
主要 药学 监护 工作	□ 观察药物疗效、不良反应和上报药物 　不良反应/事件报告 □ 与医师、护士沟通药物治疗信息 □ 出院用药教育准备	□ 患者教育 （1）出院用药指导 （2）注意换药
调整 用药	与住院期间用药比较，□ 无　□ 有， 原因： 1. 2.	与住院期间用药比较，□ 无　□ 有， 原因： 1. 2.
药师 签名		

第十六节　细菌性肝脓肿临床路径
(2011年版)

一、细菌性肝脓肿临床路径标准住院流程

(一) 适用对象

第一诊断为细菌性肝脓肿 (ICD-10: K75.0), 行肝脓肿穿刺引流术或肝脓肿切开引流术 (ICD-9-CM-3: 50.0/50.91)。

(二) 诊断依据

根据《临床诊疗指南-外科学分册》(人民卫生出版社)、《黄家驷外科学》(第七版, 人民卫生出版社)、全国高等学校教材《外科学》(人民卫生出版社, 第七版, 2008)。

1. 症状　起病急, 主要是寒战、高热、肝区疼痛和肝大, 体温常可高达39~40℃, 伴恶心、呕吐、食欲缺乏和周身乏力; 有时也可没有明显临床症状, 或仅以消耗性症状为主。

2. 体征　有时可触及肝大, 肝区有压痛。

3. 实验室检查　白细胞增多, 明显核左移; 有时可出现贫血。血培养或脓液培养有时可明确病原菌种类。

4. 影像学检查　B超、CT或MRI检查可明确脓肿位置和大小。

(三) 选择治疗方案的依据

根据《临床诊疗指南-外科学分册》(人民卫生出版社)、《黄家驷外科学》(第七版, 人民卫生出版社)、全国高等学校教材《外科学》(人民卫生出版社, 第7版, 2008)。

1. 全身支持治疗　给予充分营养; 纠正水、电解质失衡, 必要时多次少量输血和血浆等纠正低蛋白血症; 增强机体抵抗能力。

2. 全身使用抗菌药物。

3. 经皮肝穿刺脓肿置管引流术　适用于单个脓肿。在B超引导下行穿刺。

4. 切开引流术　适用于较大或经抗感染治疗无效的脓肿, 评估脓肿有穿破可能, 或已穿破胸腔或腹腔。

(四) 标准住院日　8~14天。

(五) 进入路径标准

1. 第一诊断必须符合ICD-10: K75.0细菌性肝脓肿疾病编码。

2. 当患者合并其他疾病, 但住院期间不需要特殊处理, 也不影响第一诊断的临床路径流程实施时, 可以进入路径。

(六) 术前准备　2~4天。

1. 必须的检查项目

（1）血常规+血型、尿常规、便常规+潜血。

（2）凝血功能、肝功能、肾功能、血型、感染性疾病筛查（乙肝、丙肝、HIV、梅毒）。

（3）消化系统肿瘤标志物。

（4）心电图、胸部 X 线平片。

（5）肝胆彩超、CT 或 MRI 及术前定位。

2. 根据患者病情可选择 肺功能、血气分析、超声心动图、血培养或脓液培养+药敏检测等。

（七）抗菌药物的选择与使用时机

1. 抗菌药物 按照《抗菌药物临床应用指导原则》（卫医发〔2004〕285号）执行。

2. 在给予抗菌药物治疗之前应尽可能留取相关标本送培养，获病原菌后进行药敏试验，作为调整用药的依据。

3. 尽早开始抗菌药物的经验治疗，需选用能覆盖肠道革兰阴性杆菌、肠球菌属等需氧菌和脆弱拟杆菌等厌氧菌的药物。

4. 经验性抗菌治疗可选用青霉素类、头孢菌素类、甲硝唑等，一日数次给药。

（八）手术日 为入院第 3~5 天。

1. 麻醉方式 气管插管全麻、硬膜外麻醉或局部麻醉。

2. 手术方式 肝脓肿穿刺引流术或肝脓肿切开引流术。

3. 手术内置物 无。

4. 术中用药 麻醉常规用药、补充血容量药物（晶体、胶体）、止血药、血管活性药物、术后镇痛（视情况）。

5. 输血 根据术中出血情况而定。

6. 病理 术后标本送病理行石蜡切片（必要时术中行冷冻病理检查）；取（炎症）肿物或脓腔壁组织及脓液送细菌培养+药物敏感试验，根据结果调整抗菌药物种类。

（九）术后住院恢复 5~9 天。

1. 必须复查的检查项目 血常规，肝功能、肾功能、电解质、凝血功能。

2. 术后用药 支持治疗用药。

3. 术后抗菌用药 按照《抗菌药物临床应用指导原则》（卫医发〔2004〕285号）执行，并根据血培养或脓液培养+药敏检测结果选择抗菌药物。抗菌药物用至体温正常后 3~6 天。

4. 严密观察有无胆瘘、出血等并发症，并作相应处理。

5. 术后饮食指导。

（十）出院标准

1. 体温正常、引流通畅或已拔除。

2. 常规化验指标无明显异常。

3．没有需要住院处理的并发症和（或）合并症。

4．伤口无感染征象，也可门诊拆线。

（十一）变异及原因分析

1．有影响手术的其他疾病，需要进行相关的诊断和治疗，住院时间延长。

2．出现新发脓肿，需要继续治疗，将延长住院时间，增加治疗费用。

3．术中发现胆管癌、肝癌，进入相应路径。

4．有并发症（胆瘘、出血等）的患者，转入相应临床路径。

二、细菌性肝脓肿临床路径表单

适用对象：第一诊断为细菌性肝脓肿（ICD-10：K75.0）

行肝脓肿穿刺引流术或肝脓肿切开引流术（ICD-9-CM-3：50.0/50.91）

患者姓名：_____ 性别：_____ 年龄：_____ 门诊号：_____ 住院号：_____

住院日期：____ 年__ 月__ 日 出院日期：____ 年__ 月__ 日 标准住院日：8～14 天

日期	住院第 1 天	住院第 2～4 天 （术前准备日）
主要诊疗工作	□ 询问病史及体格检查 □ 完成住院病历和首次病程记录 □ 开化验检查单 □ 上级医师查房 □ 初步确定诊治方案和特殊检查项目	□ 手术医嘱 □ 住院医师完成上级医师查房记录、术前小结等书写 □ 完成术前小结（拟行手术方式、手术关键步骤、术中注意事项等） □ 向患者及家属交代病情、手术安排及围术期注意事项 □ 签署手术知情同意书（含标本处置）、自费用品协议书、输血同意书、麻醉同意书、授权委托书 □ 必要时预约 ICU
重点医嘱	**长期医嘱** □ 外科二级护理常规 □ 饮食：根据患者情况决定 □ 患者既往基础用药 □ 使用广谱抗菌药物 **临时医嘱** □ 血常规+血型、尿常规、便常规+潜血 □ 凝血功能、血电解质、肝功能、肾功能、消化系统肿瘤标志物、感染性疾病筛查 □ 心电图、胸部 X 线平片 □ 腹部 B 超、上腹部 CT 平扫+增强或上腹部 MRI □ 必要时行血气分析、肺功能、超声心动图、胃镜、超声内镜、钡餐 □ 必要时女性患者行盆腔 CT 或 B 超	**长期医嘱** □ 外科二级护理常规 □ 患者既往基础用药 □ 使用广谱抗菌药物 **术前医嘱** □ 常规准备明日在全麻或硬膜外麻醉或局麻下行肝脓肿切开引流术/肝脓肿穿刺引流术 □ 备皮 □ 药ం物过敏试验 □ 术前禁食 4～6 小时，禁饮 2～4 小时 □ 必要时行肠道准备（清洁肠道、抗菌药物） □ 麻醉前用药 □ 术前留置胃管和尿管 □ 术中特殊用药（如抗菌药物、胰岛素等） □ 备血
主要护理工作	□ 入院介绍 □ 入院评估 □ 执行入院后医嘱 □ 健康教育 □ 活动指导 □ 饮食指导 □ 患者相关检查配合的指导 □ 心理支持	□ 健康教育 □ 饮食：术前禁食、禁饮 □ 术前沐浴、更衣，取下活动义齿、饰物 □ 告知患者及家属手术流程及注意事项 □ 静脉采血 □ 手术备皮、配血、药敏试验 □ 术前手术物品准备 □ 促进睡眠（环境、药物） □ 心理支持
病情变异记录	□ 无 □ 有，原因： 1. 2.	□ 无 □ 有，原因： 1. 2.
护士签名		
医师签名		

日期	住院第 3~5 天（手术日）	
	术前与术中	术后
主要诊疗工作	□ 麻醉准备，监测生命体征 □ 施行手术 □ 保持各引流管通畅 □ 解剖标本，送病理检查	□ 麻醉医师完成麻醉记录 □ 完成术后首次病程记录 □ 完成手术记录 □ 向患者及家属说明手术情况
重点医嘱	**临时医嘱** □ 手术开始前 30 分钟使用抗菌药物 □ 术中液体治疗 □ 术中相应治疗（视情况）	**长期医嘱** □ 肝脓肿术后常规护理 □ 一级护理 □ 禁食 □ 监测生命体征 □ 吸氧 □ 记录 24 小时液体出入量 □ 常规雾化吸入 bid □ 术后镇痛（酌情） □ 肝脓肿引流管接袋负压吸引并记量 □ 胃管接负压瓶吸引并记量（视情况） □ 尿管接尿袋记尿量 □ 使用广谱抗菌药物 □ 营养支持治疗 □ 监测血糖（视情况） □ 必要时测定中心静脉压 □ 必要时使用制酸剂及生长抑素 **临时医嘱** □ 肝脓肿脓液细菌培养及药敏 □ 液体治疗 □ 必要时术后当天查血常规和血生化 □ 明晨查血常规、生化和肝功能等 □ 必要时查血尿淀粉酶、凝血功能等
主要护理工作	□ 术晨按医嘱留置胃管、尿管 □ 健康教育 □ 术前更衣 □ 饮食指导：禁饮、禁食 □ 指导术前注射麻醉用药后注意事项 □ 安排陪送患者入手术室 □ 心理支持	□ 术后活动：去枕平卧 6 小时，协助改变体位及足部活动 □ 禁食、禁饮 □ 密切观察患者情况 □ 疼痛护理 □ 生活护理（一级护理） □ 皮肤护理 □ 管道护理及指导 □ 营养支持护理 □ 心理支持（患者及家属）
病情变异记录	□ 无 □ 有，原因： 1. 2.	□ 无 □ 有，原因： 1. 2.
护士签名		
医师签名		

日期	住院第 4~7 天 （术后第 1~2 日）	住院第 6~9 天 （术后第 3~4 日）	住院第 8~14 天 （出院日）
主要诊疗工作	□ 上级医师查房 □ 观察病情变化 □ 观察引流量和性状 □ 检查手术伤口 □ 分析实验室检验结果 □ 维持水、电解质平衡 □ 评估镇痛效果 □ 住院医师完成常规病程记录	□ 上级医师查房 □ 观察腹部、肠功能恢复情况 □ 观察引流量和性状 □ 检查手术伤口，更换敷料 □ 根据引流情况决定是否拔除引流管 □ 住院医师完成常规病程记录书写	□ 上级医师查房 □ 明确是否符合出院标准 □ 完成出院记录、病案首页、出院证明书等 □ 通知出院处 □ 通知患者及家属 □ 向患者告知出院后注意事项，如康复计划、返院复诊、后续治疗，及相关并发症的处理等 □ 出院小结、疾病证明书及出院须知交予患者
重点医嘱	**长期医嘱** □ 一级护理 □ 禁食 □ 记录 24 小时液体出入量 □ 常规雾化吸入 bid □ 肝脓肿引流管接负压吸引并记量 □ 胃管接负压吸引并记量（视情况） □ 患者既往基础用药 □ 使用广谱抗菌药物 □ 营养支持治疗（肠内或肠外营养） □ 监测血糖（视情况） □ 必要时使用制酸剂及生长抑素 **临时医嘱** □ 液体治疗及纠正水、电解质失衡 □ 必要时测定中心静脉压 □ 根据病情变化施行相关治疗	**长期医嘱** □ 二级护理 □ 流质饮食 □ 使用抗菌药物 □ 肝脓肿引流管接袋、记量 **临时医嘱** □ 液体治疗及纠正水、电解质失衡 □ 更换手术伤口敷料 □ 根据病情变化施行相关治疗	**出院医嘱** □ 出院后相关用药 □ 定期门诊伤口换药及拆线 □ 门诊拔除引流管
主要护理工作	□ 体位与活动：取半坐或斜坡卧位，指导床上或床边活动 □ 饮食：禁食 □ 疼痛护理 □ 生活护理（一级护理） □ 观察患者引流管情况，腹部体征及肠道功能恢复的情况 □ 皮肤护理 □ 营养支持护理 □ 心理支持（病人及家属） □ 康复指导	□ 体位与活动：自主体位，鼓励离床活动 □ 指导流质饮食 □ 协助或指导生活护理 □ 观察患者腹部体征及肠道功能恢复的情况 □ 营养支持护理 □ 康复指导	**出院指导** □ 办理出院手续 □ 复诊时间 □ 作息、饮食、活动 □ 服药指导 □ 日常保健 □ 清洁卫生 □ 疾病知识及后续治疗
病情变异记录	□ 无 □ 有，原因： 1. 2.	□ 无 □ 有，原因： 1. 2.	□ 无 □ 有，原因： 1. 2.
护士签名			
医师签名			

三、细菌性肝脓肿临床药师表单

适用对象：第一诊断为细菌性肝脓肿（ICD-10：K75.0）
行肝脓肿穿刺引流术或肝脓肿切开引流术（ICD-9-CM-3：50.0/50.91）

患者姓名：_____ 性别：_____ 年龄：_____ 门诊号：_____ 住院号：_____

住院日期：____ 年__月__日 出院日期：____ 年__月__日 标准住院日：8~14 天

时间	住院第 1~2 天	住院第 2~4 日（术前准备日）
主要药学监护活动	□ 了解病史，同时进行用药史采集 □ 了解患者的过敏史（青霉素、磺胺类抗菌药物等） □ 了解医师对疾病的初步评估 □ 审核医嘱，评价用药合理性，提出用药建议（重点为抗菌药物） □ 建立药历	□ 参与上级医师查房 □ 查看各项检查结果和肝肾功能，分析与用药的相关性 □ 如有基础用药，评估围术期基础用药（如降压药、抗凝药等） □ 评估手术麻醉用药及术后镇痛用药 □ 观察药物不良反应 □ 更新药历
重点医嘱（用药相关）	**长期医嘱** □ 经验性抗菌治疗药物的选择、剂型、剂量、频次、途径是否符合规范 □ 基础用药的剂型、剂量、频次、途径的合理性，根据需要可增加 β-内酰胺类频次或延长滴注时间 □ 充分考虑药物的 PK/PD 和患者特点 □ 有无药物相互作用	□ 评价治疗效果，特别是抗菌药物的治疗效果 □ 观察药物不良反应和药物相互作用 □ 复查各项检查结果，根据患者肝肾状况、基础用药、麻醉方式，对患者围术期的基础用药、术中麻醉药、术后镇痛药的选择提出建议
主要药学监护工作	在了解临床诊疗计划和护理的基础上 □ 建立临床用药监护计划 □ 与医师、护士沟通药物治疗信息 □ 提出合理用药建议 □ 患者安全用药宣教	□ 观察患者对药物治疗的反应 □ 与医师、护士沟通药物治疗信息 □ 与用药相关的患者教育
调整用药	与入院前用药比较，□ 无 □ 有，原因： 1. 2.	与住院第 1~3 天用药比较，□ 无 □ 有，原因： 1. 2.
药师签名		

时间	入院第 3~9 天 （手术日，术后第 1~4 天）	住院第 8~14 天（出院日）
主要 药学 监护 活动	□ 参与上级医师查房 □ 提示医师将脓液送细菌培养及药敏 □ 监测麻醉药及镇痛药不良反应 □ 监测引流液量及性状、体温、血常规、血糖，评估抗感染用药效果 □ 监测水、电解质 □ 监测疼痛控制情况 □ 监护营养支持治疗 □ 更新药历	□ 审核患者出院用药医嘱 □ 完成药历
重点 医嘱 （用药 相关）	□ 审核医嘱变化，评估治疗效果 □ 根据临床疼痛等级调整术后镇痛药，注意排便情况 □ 审核血糖、水电解质平衡药物 □ 审核营养支持药物 □ 根据临床症状及细菌培养结果调整抗菌药 □ 观察药物不良反应（抗菌药，麻醉药，镇痛药等）	出院医嘱 □ 所用药物的剂型、剂量、频次、途径的合理性 □ 有无药物相互作用
主要 药学 监护 工作	□ 观察药物疗效、不良反应和上报药物不良反应/事件报告 □ 与医师、护士沟通药物治疗信息 □ 出院用药教育准备	□ 患者教育 (1) 出院用药指导 (2) 注意换药
调整 用药	与住院期间用药比较，□ 无　□ 有， 原因： 1. 2.	与住院期间用药比较，□ 无　□ 有， 原因： 1. 2.
药师 签名		

第十七节 支气管扩张症外科治疗临床路径
(2010 年版)

一、支气管扩张症外科治疗临床路径标准住院流程

(一)适用对象

第一诊断为支气管扩张症（ICD-10：J47），行肺段切除术/肺叶切除术/复合肺叶切除术/全肺切除术（ICD-9-CM-3：32.39/32.49/32.59）。

(二)诊断依据

根据《临床诊疗指南-胸外科分册》（中华医学会，人民卫生出版社）。

1. 临床症状　反复咳嗽、咳脓痰、咯血，慢性感染或中毒症状。

2. 体征　肺部感染较重者或咯血时，可闻及哮鸣音或湿啰音。病变累及双肺时可有呼吸困难、发绀，病程较长者可见杵状指（趾）等慢性缺氧改变。

3. 辅助检查　影像学检查显示支气管扩张的异常改变。

(三)选择治疗方案的依据

根据《临床诊疗指南-胸外科分册》（中华医学会，人民卫生出版社）行肺段切除术、肺叶切除术、复合肺叶切除术、全肺切除术。

(四)标准住院日 ≤18 天。

(五)进入路径标准

1. 第一诊断必须符合 ICD-10：J47 支气管扩张症疾病编码。

2. 当患者同时具有其他疾病诊断，但在门诊治疗期间不需要特殊处理，也不影响第一诊断的临床路径流程实施时，可以进入路径。

(六)术前准备 ≤5 天。

1. 必须的检查项目

(1) 血常规、尿常规、便常规+潜血试验、痰培养+药敏、24 小时痰量。

(2) 凝血功能、血型、肝功能测定、肾功能测定、电解质、感染性疾病筛查（乙肝、丙肝、艾滋病、梅毒等）。

(3) 心电图、肺功能。

(4) 影像学检查　胸部 X 线片、胸部 CT。

2. 根据患者病情可选择的项目　葡萄糖测定、结核病相关检查、纤维支气管镜、超声心动图、CTPA、心肌核素扫描、Holter、24 小时动态血压监测、心脏彩超、动脉血气分析等。

3. 术前呼吸道准备。

(七)预防性抗菌药物选择与使用时机

1. 按照《抗菌药物临床应用指导原则》（卫医发〔2004〕285 号）执行，并根据患者的病情决定抗菌药物的选择与使用时间。如可疑感染，需做相应的微生

物学检查，必要时做药敏试验。

2. 参考痰培养和药敏试验结果应用抗菌药物控制感染。

（八）手术日　为入院≤6天。

1. 麻醉方式　全身麻醉，双腔气管插管。

2. 术中用药　抗菌药物。

3. 输血　视术中情况而定。输血前需行血型鉴定、抗体筛选和交叉合血。

（九）术后住院恢复　≤12天。

1. 必须复查的检查项目　血常规、肝肾功能、电解质、胸部X线片等。

2. 术后应用抗菌药物　按照《抗菌药物临床应用指导原则》（卫医发〔2004〕285号）执行。视病情变化可延长抗菌药物用药时间及更换药物种类。如可疑感染，需做相应的微生物学检查，必要时做药敏试验。

（十）出院标准

1. 患者病情稳定，体温正常，手术切口愈合良好，生命体征平稳。

2. 没有需要住院处理的并发症和（或）合并症。

（十一）变异及原因分析

1. 存在影响手术的合并症，需进行相关的诊断和治疗。

2. 术后出现肺部感染、呼吸衰竭、心脏衰竭、肝肾衰竭、支气管胸膜瘘等并发症，需要延长治疗时间。

二、支气管扩张症外科治疗临床路径表单

适用对象：第一诊断为支气管扩张症（ICD-10：J47）

行肺楔形切除/肺叶部分切除术/肺叶切除/全肺切除（ICD-9-CM-3：32.39/32.49/32.59）

患者姓名：_____ 性别：_____ 年龄：_____ 门诊号：_____ 住院号：_____

住院日期：___年__月__日 出院日期：___年__月__日 标准住院日：≤18 天

时间	住院第 1 天	住院第 2~5 天	住院第 3~6 天（手术日）
主要诊疗工作	□ 询问病史及体格检查 □ 完成病历书写 □ 开化验单及检查申请单 □ 主管医师查房 □ 初步确定治疗方案，进行经验性抗感染治疗	□ 上级医师查房 □ 术前评估及讨论，确定手术方案 □ 术前准备 □ 完成病程记录、上级医师查房记录、术前小结等病历书写 □ 向患者及家属交代病情及围术期注意事项 □ 签署手术知情同意书、自费用品协议书、输血同意书、授权委托同意书	□ 手术 □ 术者完成手术记录 □ 住院医师完成术后病程 □ 上级医师查房 □ 向患者家属交代病情、手术情况及术后注意事项
重点医嘱	**长期医嘱** □ 胸外科二级护理 □ 记 24 小时痰量 □ 抗菌药物 □ 祛痰剂，支气管舒张剂（必要时） □ 止血药（必要时） □ 其他医嘱 **临时医嘱** □ 血常规、尿常规、便常规+潜血试验 □ 肝肾功能、电解质、凝血功能、血型、感染性疾病筛查 □ 肺功能、动脉血气分析、心电图 □ 痰病原学检查及药敏 □ 影像学检查：胸部 X 线正侧位、胸部 CT □ 超声心动图（必要时） □ 纤支镜（必要时） □ 其他医嘱	**长期医嘱** □ 胸外科二级护理 □ 记 24 小时痰量 □ 抗菌药物 □ 祛痰剂，支气管舒张剂（必要时） □ 止血药（必要时） □ 其他医嘱 **临时医嘱** □ 拟明日全麻下行 ◎ 肺局部切除术 ◎ 肺叶切除术 ◎ 全肺切除术 ◎ 开胸探查术 □ 术前禁饮食 □ 术前晚灌肠 □ 术前留置胃管、尿管 □ 备皮 □ 术前镇静药（酌情） □ 备血 □ 抗菌药带入手术室 □ 其他医嘱	**长期医嘱** □ 胸外科特级或一级护理 □ 禁饮食，清醒后 6 小时进流食 □ 体温、心电、呼吸、血压、血氧饱和度监测 □ 吸氧 □ 胸管引流，记量 □ 持续导尿，记 24 小时出入量 □ 雾化吸入 □ 应用抗菌药物 □ 其他医嘱 **临时医嘱** □ 镇痛药物 □ 其他医嘱
主要护理工作	□ 介绍病房环境、设施和设备 □ 入院护理评估，护理计划 □ 辅助戒烟 □ 呼吸训练及理疗，体位引流	□ 宣教、备皮等术前准备 □ 提醒患者术前按时禁饮食 □ 呼吸功能锻炼	□ 观察病情变化 □ 术后心理和生活护理 □ 保持呼吸道通畅
病情变异记录	□ 无 □ 有，原因： 1. 2.	□ 无 □ 有，原因： 1. 2.	□ 无 □ 有，原因： 1. 2.
护士签名			
医师签名			

时间	住院第 4~7 天 （术后第 1 天）	住院第 5~17 天 （术后第 2~11 天）	住院第 12~18 天 （出院日）
主要诊疗工作	□ 上级医师查房 □ 住院医师完成病程书写 □ 注意生命体征及肺部呼吸音 □ 观察胸腔引流及切口情况 □ 鼓励并协助患者排痰 □ 拔除尿管 □ 必要时纤支镜吸痰	□ 上级医师查房 □ 住院医师完成病程书写 □ 复查血常规、血生化及X线胸片 □ 拔除胸腔引流管（视引流及肺复张情况）并切口换药 □ 必要时纤支镜吸痰 □ 视情况停用或调整抗菌药物	□ 切口拆线（视切口愈合情况） □ 上级医师查房，明确可以出院 □ 向患者及家属交代出院后注意事项 □ 完成出院小结、出院诊断书等
重点医嘱	**长期医嘱** □ 胸外科一级护理 □ 普食 □ 雾化吸入 □ 应用抗菌药物 □ 记 24 小时尿量 □ 胸管引流记量 □ 其他医嘱 **临时医嘱** □ 血常规、肝肾功能、电解质 □ 其他医嘱	**长期医嘱** □ 胸外科二级护理 □ 停记胸管引流量 □ 停雾化 □ 停用或调整抗菌药物 □ 停记尿量 □ 停吸氧 □ 停心电监护 □ 其他医嘱 **临时医嘱** □ 拔胸腔引流管 □ 切口换药 □ 复查 X 线胸片、血常规、肝肾功能、电解质（酌情） □ 其他医嘱	**临时医嘱** □ 切口拆线 □ 通知出院 □ 出院带药 □ 其他医嘱
主要护理工作	□ 观察患者病情 □ 心理与生活护理 □ 协助患者咳痰 □ 术后康复指导	□ 观察患者病情 □ 心理与生活护理 □ 协助患者咳痰 □ 术后康复指导	□ 帮助患者办理出院手续 □ 康复宣教
病情变异记录	□ 无 □ 有，原因： 1. 2.	□ 无 □ 有，原因： 1. 2.	□ 无 □ 有，原因： 1. 2.
护士签名			
医师签名			

三、支气管扩张症外科治疗临床药师表单

适用对象：第一诊断为支气管扩张症（ICD-10：J47）

行肺楔形切除/肺叶部分切除术/肺叶切除/全肺切除（ICD-9-CM-3：32.39/32.49/32.59）

患者姓名：_____ 性别：_____ 年龄：_____ 门诊号：_____ 住院号：_____

住院日期：____年__月__日 出院日期：____年__月__日 标准住院日：≤18 天

时间	住院第 1 天	住院第 2~5	住院第 3~6 天（手术日）
主要药学监护活动	□ 了解病史，同时进行用药史采集 □ 了解患者的过敏史（青霉素、磺胺类抗菌药物等） □ 了解医师对疾病的初步评估 □ 参与评估特定病原体的危险因素，参与进行初始经验性药物治疗 □ 根据患者病情参与对症治疗方案制订 □ 审核医嘱，评价用药合理性，提出用药建议（重点为抗菌药物） □ 建立药历	□ 参与医师查房 □ 查看各项检查结果和肝肾功能，分析与用药的相关性 □ 病情评估，及时提醒医师调整用药（维持原有治疗或调整抗菌药物。初始治疗 72 小时后症状改善，可维持原有治疗或根据病原学进行针对性治疗） □ 审核术前准备医嘱，参与确定手术预防用抗菌药物方案 □ 提出用药建议 □ 观察药物不良反应 □ 更新药历	□ 参与医师查房 □ 评估药物疗效 □ 审核术中、术后医嘱，评价用药合理性 □ 更新药历
重点医嘱（用药相关）	**长期医嘱** □ 所用药物的剂型、剂量、频次、途径的合理性 □ 充分考虑药物的 PK/PD 和患者特点 □ 有无药物相互作用 □ 如用抗菌药物，有无微生物送检医嘱	**长期医嘱** □ 评价治疗效果，特别是抗菌药物的治疗效果 □ 观察药物不良反应和药物相互作用 □ 复查各项检查结果和肝肾功能，分析与用药的相关性 □ 提出用药建议 **临时医嘱** □ 分析带入手术室的药物使用合理性	**长期医嘱** □ 评价抗菌药物的治疗效果 □ 评价雾化吸入的治疗效果，必要时调整 **临时医嘱** □ 评价镇静、镇痛药物治疗效果
主要药学监护工作	在了解临床诊疗计划和护理的基础上 □ 建立临床用药监护计划 □ 与医师、护士沟通药物治疗信息 □ 提出合理用药建议 □ 患者安全用药宣教	□ 观察患者对药物治疗的反应 □ 与医师、护士沟通药物治疗信息 □ 和药相关的患者教育	□ 观察患者对药物治疗的反应 □ 与医师、护士沟通药物治疗信息
调整用药	与入院前用药比较，□ 无 □ 有，原因： 1. 2.	与住院第 1 天用药比较， □ 无 □ 有，原因： 1. 2.	与住院第 2~5 天用药比较， □ 无 □ 有，原因： 1. 2.
药师签名			

时间	住院第 4～7 天 （术后第 1 天）	住院第 5～17 天 （术后第 2～11 天）	住院第 12～18 天 （出院日）
主要 药学 监护 活动	□ 参与医师查房 □ 评估药物疗效 □ 更新药历	□ 参与医师查房 □ 审核医嘱，评价手术预防用抗菌药物疗效，建议临床停用或调整用药方案 □ 评价药物疗效 □ 参与确定出院后治疗方案 □ 更新药历	□ 审核患者出院用药医嘱 □ 完成药历
重点 医嘱 （用药 相关）	□ 观察患者对药物治疗的反应 □ 观察药物不良反应	□ 审核医嘱变化，评估治疗效果 □ 观察药物不良反应	**出院医嘱** □ 所用药物的剂型、剂量、频次、途径的合理性 □ 有无药物相互作用
主要 药学 监护 工作	□ 与医师、护士沟通药物治疗信息 □ 观察患者对药物治疗的反应，重点是抗菌药物和镇静催眠药物	□ 观察药物疗效、不良反应和上报药物不良反应/事件报告 □ 与医师、护士沟通药物治疗信息 □ 出院用药教育准备	□ 患者教育 （1）出院用药指导 （2）戒烟、戒酒等生活方式指导
调整 用药	与住院第 3～6 天用药比较，□ 无　□ 有，原因： 1. 2.	与住院第 4～7 天用药比较，□ 无　□ 有，原因： 1. 2.	与住院第 5～17 天用药比较，□ 无　□ 有，原因： 1. 2.
药师 签名			

第十八节　产褥感染临床路径
（2010 年版）

一、产褥感染临床路径标准住院流程

（一）适用对象

第一诊断为产褥感染（ICD-10：O85/O86）入院者（第一次入院），行保守治疗。

（二）诊断依据

根据《临床诊疗指南–妇产科学分册》（中华医学会，人民卫生出版社）。

1. 症状　不同部位的感染有相应的症状。

（1）发热：少数有寒战、高热。

（2）疼痛：局部伤口痛、下腹部痛或下肢痛伴行走不便，肛门坠痛。

（3）恶露不净有异味。

2. 体征

（1）局部感染：会阴侧切或腹部伤口红肿、触痛或有脓液

（2）子宫内膜炎、肌炎：子宫复旧差，有轻触痛，恶露混浊并有臭味。

（3）子宫周围结缔组织炎、盆腔腹膜炎和弥漫性腹膜炎：下腹一侧或双侧有压痛、反跳痛、肌紧张，肠鸣音减弱或消失，偶可触及与子宫关系密切的包块。

3. 辅助检查

（1）血常规、尿常规。

（2）C-反应蛋白。

（3）血培养及药敏试验：有条件加做厌氧菌培养。

（4）宫颈管或切口分泌物行细菌培养及药敏试验。

（5）B 超。

（三）选择治疗方案的依据

根据《临床诊疗指南–妇产科学分册》（中华医学会，人民卫生出版社）。

1. 一般处理　测量血压、体温、脉搏、呼吸，适当物理降温，必要时半卧位，严重感染者行心电监护。

2. 抗感染治疗　致病菌常为需氧菌与厌氧菌的混合感染，建议联合用药。

（1）经验治疗首选青霉素类或头孢类药物，同时加用甲硝唑。

（2）青霉素类和头孢类药物过敏患者，可选用大环内酯类抗菌药物，必要时选用喹诺酮或氨基糖苷类抗菌药物（应用时需停止哺乳）。

（3）根据细菌培养、药敏结果及病情变化，适当调整抗菌药物。

3. 引流通畅：

（1）会阴部感染，应当及时拆除伤口缝线，以利引流。

（2）高热不退，应当怀疑有盆腔脓肿或子宫切口脓肿，B 超确诊后行直肠陷

凹引流或腹腔引流。

（3）严重子宫感染保守治疗无效，可行子宫切除术。

（四）标准住院日 7~10天。

（五）进入路径标准

1. 第一诊断符合 ICD-10：O85/O86 产褥感染疾病编码。

2. 当患者合并其他疾病，但住院期间不需要特殊处理，也不影响第一诊断的临床路径流程实施时，可以进入路径。

（六）检查项目

1. 必须的检查项目

（1）血常规、尿常规。

（2）血沉、肝肾功能、C-反应蛋白、血型。

（3）感染性疾病筛查（乙肝、丙肝、艾滋病、梅毒等）。

（4）盆、腹腔 B 超，心电图，X 线胸片。

（5）宫颈管、切口分泌物或外周血细菌培养及药敏试验。

2. 根据患者病情选择

（1）电解质及酸碱平衡、血糖、凝血功能、D-二聚体、便常规。

（2）下肢静脉超声检查。

（七）抗菌药物选择与使用时间

按照《抗菌药物临床应用指导原则》（卫医发〔2004〕285 号）执行，并根据患者的病情决定抗菌药物的选择与使用时间，应当联合用药，并根据细菌培养和药敏结果调整抗菌药物，一般疗程在 10 天内。

（八）治疗 开始于入院当日。

（九）出院标准

1. 患者一般情况良好，体温正常，子宫复旧正常。

2. 无感染征象。

3. 没有需要住院处理的并发症和（或）合并症。

（十）变异及原因分析

1. 因诊断不明确，导致住院时间延长。

2. 因产褥感染导致的严重并发症需要进一步治疗。

二、产褥感染临床路径表单

适用对象：第一诊断为产褥感染（ICD-10：O85/O86）行保守治疗

患者姓名：＿＿＿＿性别：＿＿＿＿年龄：＿＿＿＿门诊号：＿＿＿＿住院号：＿＿＿＿

住院日期：＿＿年＿＿月＿＿日　出院日期：＿＿年＿＿月＿＿日　标准住院日：10天内

时间	住院第1天	住院第2天	住院第3~5天
主要诊疗工作	□ 询问病史及体格检查 □ 完成病历书写 □ 开化验单 □ 上级医师查房（体温、脉搏、血压、乳房、子宫收缩、宫底高度、阴道出血量及性状、会阴等改变），初步确定诊断，进行鉴别诊断 □ 抗感染、对症支持治疗 □ 若切口感染，进行引流换药 □ 向患者家属交代病情、注意事项、签署相关医疗文书	□ 上级医师查房 □ 完成入院检查 □ 继续抗感染、对症支持治疗 □ 完成必要的相关科室会诊 □ 完成上级医师查房记录等病历书写 □ 向患者及家属交代病情及其注意事项	□ 上级医师查房 □ 复查血常规、C-反应蛋白、血沉、B超 □ 根据病史、体检、辅助检查结果，确定诊断 □ 根据其他检查结果进行鉴别诊断，判断是否合并其他疾病 □ 根据宫颈管、切口分泌物或外周血细菌培养及药敏试验及病情变化，选择、调整抗菌药物治疗 □ 若切口感染，继续换药 □ 完成病程记录
重点医嘱	**长期医嘱** □ 产后常规护理 □ 一级护理 □ 饮食 □ 抗菌药物治疗 □ 其他医嘱 **临时医嘱** □ 血常规、尿常规 □ 血沉、肝肾功能、电解质、C-反应蛋白、血型、感染性疾病筛查 □ 宫颈管、切口分泌物或外周血细菌培养及药敏试验 □ B超、心电图、X线胸片 □ D-二聚体、凝血功能（必要时）	**长期医嘱** □ 产后常规护理 □ 一级护理 □ 饮食 □ 抗菌药物治疗 □ 其他医嘱 **临时医嘱** □ 其他医嘱	**长期医嘱** □ 抗菌药物治疗（根据细菌培养及药敏试验及病情变化，适当调整） □ 对症支持治疗 □ 二级护理 □ 其他医嘱 **临时医嘱** □ 复查血常规、C-反应蛋白、血沉 □ 复查B超（有盆腹腔感染时） □ 对症支持 □ 其他医嘱
主要护理工作	□ 入院护理评估 □ 测体温、脉搏4次/日 □ 观察患者病情变化（如子宫复旧、恶露量及性状） □ 产后心理、生活、乳房、会阴护理	□ 测体温、脉搏 qid □ 观察患者病情变化 □ 产后心理、生活、乳房、会阴护理	□ 观察患者病情变化 □ 产后心理、生活、乳房、会阴护理
病情变异记录	□ 无　□ 有，原因： 1. 2.	□ 无　□ 有，原因： 1. 2.	□ 无　□ 有，原因： 1. 2.
护士签名			
医师签名			

时间	住院第 6~10 天	出院日
主要诊疗工作	□ 上级医师查房 □ 复查血常规、C-反应蛋白、血沉、B超 □ 继续抗菌药物治疗，根据病情变化，适当调整 □ 若切口感染，继续换药，必要时再次缝合 □ 若为血栓性静脉炎，有条件同时行抗凝溶栓治疗 □ 完成病程记录	□ 上级医师查房，进行产后子宫复旧、恶露、切口、乳房等评估，尤其对有无感染进行评估，确定无感染征象及并发症，明确是否出院 □ 完成出院记录、病案首页、产假证明、填写围生期保健卡等 □ 向产妇及家属交代出院后的注意事项，如返院复诊的时间、地点、发生紧急情况时的处理等
重点医嘱	**长期医嘱** □ 抗菌药物治疗（根据病情变化，适当调整） □ 对症支持治疗 □ 二/三级护理 □ 其他医嘱 **临时医嘱** □ 复查血常规、C-反应蛋白、血沉 □ 复查B超（有盆腹腔感染时） □ 对症支持 □ 其他医嘱	**出院医嘱** □ 出院带药 □ 定期门诊随访
主要护理工作	□ 观察患者病情变化 □ 产后心理、生活、乳房、会阴护理	□ 指导患者办理出院手续
病情变异记录	□ 无　□ 有，原因： 1. 2.	□ 无　□ 有，原因： 1. 2.
护士签名		
医师签名		

三、产褥感染临床药师表单

适用对象：第一诊断为产褥感染（ICD-10：O85/O86）行保守治疗

患者姓名：_____性别：_____年龄：_____门诊号：_____住院号：_____

住院日期：____年__月__日　出院日期：____年__月__日　标准住院日：10 天内

时间	住院第 1 天	住院第 2~5 天
主要药学监护活动	□ 了解病史，同时进行用药史采集 □ 了解患者的过敏史尤其药物过敏史（如青霉素、头孢菌素类及磺胺类抗菌药物等） □ 了解医师对疾病的初步评估 □ 审composed医嘱，抗感染初始经验性治疗，评价用药合理性，尤其是哺乳期用药安全性，提出用药建议 □ 建立药历	□ 参与医师查房 □ 查看各项检查结果和肝肾功能，分析与用药的相关性 □ 观察药物疗效和药物不良反应 □ 病情评估，及时提醒医师调整用药 □ 提出用药建议 □ 更新药历
重点医嘱（用药相关）	**长期医嘱审核** □ 抗菌药物：首选青霉素类或头孢类药物，同时加用甲硝唑，青霉素类或头孢类药物过敏者可选用大环内酯类抗菌药物，必要时选用喹诺酮或氨基糖苷类抗菌药物 □ 选用哺乳期使用安全的抗菌药物，必要时停止哺乳（如选用喹诺酮类或氨基糖苷类抗菌药物时） □ 充分考虑抗菌药物的 PK/PD，根据药物的 PK 特点，提出哺乳期安全使用的建议 □ 有无药物相互作用 □ 有无微生物送检医嘱	**长期医嘱审核** □ 评价治疗效果，特别是抗菌药物的治疗效果 □ 观察药物不良反应和药物相互作用 □ 复查各项检查结果和肝肾功能，分析与用药的相关性 □ 根据细菌培养、药敏结果及病情变化，适当调整抗菌药物（初始治疗72 小时后症状改善可维持原方案）
主要药学监护工作	在了解临床诊疗计划和护理的基础上 □ 建立临床用药监护计划 □ 与医师、护士沟通药物治疗信息 □ 患者安全用药宣教	□ 观察患者对药物治疗的反应 □ 与医师、护士沟通药物治疗信息 □ 与用药相关的患者教育
调整用药	与入院前用药比较，□ 无　□ 有，原因： 1. 2.	与住院第 1~3 天用药比较，□ 无　□ 有，原因： 1. 2.
药师签名		

时间	住院第 6~10 天	出院日
主要药学监护活动	□ 参与医师查房 □ 评价药物疗效 □ 参与确定出院后治疗方案 □ 更新药历	□ 审核患者出院带药医嘱 □ 完成药历
重点医嘱（用药相关）	**长期医嘱** □ 审核医嘱变化，评估治疗效果 □ 观察药物不良反应和相互作用 □ 抗菌药物医嘱专项点评	**出院医嘱** □ 出院带药医嘱审核 □ 所用药物的剂型、剂量、频次、途径的合理性 □ 有无药物相互作用
主要药学监护工作	□ 观察药物疗效、不良反应 □ 上报药物不良反应/事件报告 □ 与医师、护士沟通药物治疗信息 □ 出院用药教育准备，尤其针对哺乳期用药	□ 患者教育：哺乳期安全用药指导
调整用药	与住院期间用药比较，□ 无　□ 有，原因： 1. 2.	与住院期间用药比较，□ 无　□ 有，原因： 1. 2.
药师签名		

第十九节　病毒性心肌炎临床路径
(2010 年版)

一、病毒性心肌炎临床路径标准住院流程

(一) 适用对象

第一诊断为病毒性心肌炎（ICD-10：I40.001/I41.1*）。

(二) 诊断依据

根据《病毒性心肌炎诊断标准（修订草案）》（中华医学会儿科学分会心血管学组，中华儿科杂志编辑委员会，1999）。

1. 临床诊断依据

(1) 心功能不全、心源性休克或心脑综合征。

(2) 心脏扩大（X 线或超声心动图检查具有表现）。

(3) 心电图改变　以 R 波为主的 2 个或 2 个以上主要导联（Ⅰ、Ⅱ、aVF、V_5）的 ST-T 改变持续 4 天以上伴动态变化，窦房传导阻滞、房室传导阻滞，完全性右或左束支阻滞，成联律、多形、多源、成对或并行性期前收缩，非房室结及房室折返引起的异位性心动过速，低电压（新生儿除外）及异常 Q 波。

(4) CK-MB 升高或心肌肌钙蛋白（cTnI 或 cTnT）阳性。

2. 病原学诊断依据

(1) 确诊指标：在患儿心内膜、心肌、心包（活检、病理）或心包穿刺液中，发现以下之一者可确诊心肌炎由病毒引起。

1) 分离到病毒。

2) 用病毒核酸探针查到病毒核酸。

3) 特异性病毒抗体阳性。

(2) 参考依据：有以下之一者结合临床表现可考虑心肌炎系病毒引起。

1) 自患儿粪便、咽拭子或血液中分离到病毒，且恢复期血清同型抗体效价较第一份血清升高或降低 4 倍以上。

2) 病程早期患儿血中特异性 IgM 抗体阳性。

3) 用病毒核酸探针自患儿血中查到病毒核酸。

3. 确诊依据

(1) 具备临床诊断依据 2 项，可临床诊断为心肌炎。发病同时或发病前 1～3 周有病毒感染的证据支持诊断的患者。

(2) 同时具备病原学确诊依据之一，可确诊为病毒性心肌炎，具备病原学参考依据之一，可临床诊断为病毒性心肌炎。

(3) 凡不具备确诊依据，应当给予必要的治疗或随诊，根据病情变化，确诊或除外心肌炎。

(4) 应当除外风湿性心肌炎、中毒性心肌炎、先天性心脏病、结缔组织病、代谢性疾病的心肌损害、甲状腺功能亢进症、原发性心肌病、原发性心内膜弹性

纤维增生症、先天性房室传导阻滞、心脏自主神经功能异常、β受体功能亢进及药物引起的心电图改变。

4. 分期

（1）急性期：新发病，症状及检查存在明显阳性发现且多变，一般病程在半年以内。

（2）迁延期：临床症状反复出现，客观检查指标迁延不愈，病程多在半年以上。

（3）慢性期：进行性心脏增大，反复心力衰竭或心律失常，病情时轻时重，病程在1年以上。

（三）治疗方案的选择

根据《诸福棠实用儿科学》（第七版，人民卫生出版社）。

1. 应强调卧床休息，减轻心脏负担，心脏情况好转后再逐渐增加活动量。

2. 镇静及镇痛处理。

3. 药物治疗，促进心肌病变的恢复和改善心脏功能。

4. 对症支持治疗。

（四）标准住院日 14～21 天。

（五）进入路径标准

1. 第一诊断必须符合 ICD-10：I40.001/I41.1* 病毒性心肌炎疾病编码。

2. 当患者同时具有其他疾病诊断，但在住院期间不需要特殊处理，也不影响第一诊断的临床路径流程实施时，可以进入路径。

（六）入院后第 1～2 天

1. 必须的检查项目

（1）血常规、尿常规、便常规。

（2）C-反应蛋白（CRP）、ASO、红细胞沉降率。

（3）肝肾功能、血电解质。

（4）心肌酶谱及肌钙蛋白检测。

（5）病毒 IgM 检测：柯萨奇病毒及其他肠道病毒。

（6）心电图、胸部 X 线、超声心动图检查、Holter 动态心电图。

2. 根据患者病情可选择的检查项目 血气分析等。

（七）治疗方案与药物选择

1. 抗感染治疗。

2. 抗氧化剂 大剂量维生素 C 静脉注射。

3. 供给能量药物。

4. 抗心律失常药物。

5. 改善心功能药物 强心剂、利尿剂、血管扩张剂。

（八）必须复查的检查项目

1. 血常规、CK-MB 和心肌肌钙蛋白。

2. 心电图、超声心动图、Holter 动态心电图。

（九）出院标准

1. 临床症状好转。

2. 心律失常控制。

3. 心功能不全恢复。

4. 没有需要住院处理的并发症和（或）合并症。

（十）变异及原因分析

1. 存在使心肌炎进一步加重的其他疾病，需要处理干预。

2. 患儿入院时已发生心源性休克、严重心律失常者，需积极对症处理，完善相关检查，向家属解释并告知病情、导致住院时间延长，增加住院费用的原因，必要时转入重症监护病房等。

二、病毒性心肌炎临床路径表单

适用对象：第一诊断为病毒性心肌炎（ICD-10：I40.001 \ I41.1*）

患者姓名：_____ 性别：_____ 年龄：_____ 门诊号：_____ 住院号：_____

住院日期：___年__月__日 出院日期：___年__月__日 标准住院日：14~21 天

时间	住院第 1 天
主要诊疗工作	□ 询问病史及体格检查 □ 病情告知 □ 如患儿病情重，应及时请示上级医师
重点医嘱	**长期医嘱** □ 心内科护理常规 □ 饮食：限液、限钠 □ 病重者予心电、血压监护，吸氧 □ 抗感染药物治疗 □ 大剂量维生素 C 静脉注射 □ 营养心肌药物 □ 抗心律失常药物 □ 改善心功能药物 **临时医嘱** □ 血、尿、便常规 □ 血 CRP、血沉、肝肾功能、电解质、血 CK-MB、肌钙蛋白 □ 血气分析（必要时） □ 病毒抗体检测 □ X 线胸片，心电图，超声心动图 □ 对症处理
主要护理工作	□ 入院宣教 □ 入院护理评估 □ 卧床休息，定时测量体温、心率 □ 严格记录出入液量
病情变异记录	□ 无 □ 有，原因： 1. 2.
护士签名	
医师签名	

时间	住院第 2~14 天	住院第 14~19 天	住院第 20~21 天（出院日）
主要诊疗工作	□ 上级医师查房 □ 整理送检项目报告，有异常者应当及时向上级医师汇报，并予相应处置 □ 注意防治并发症	□ 上级医师查房 □ 根据结果调整治疗药物	□ 上级医师查房，同意其出院 □ 完成出院小结 □ 出院宣教：向患儿家属交代出院注意事项，如随访项目、间隔时间、观察项目等
重点医嘱	**长期医嘱** □ 心内科护理常规 □ 饮食 □ 病重者予心电监护，吸氧 □ 抗感染药物 □ 大剂量维生素 C 静脉注射 □ 营养心肌治疗 □ 抗心律失常药物 □ 改善心功能药物 **临时医嘱** □ 必要时复查血气分析 □ 必要时复查心电图、超声心动图 □ 对症处理 □ 其他医嘱	**长期医嘱** □ 心内科护理常规 □ 饮食 □ 抗感染药物 □ 营养心肌治疗 □ 抗心律失常药物 □ 改善心功能药物 **临时医嘱** □ 复查血常规 □ 复查 CK-MB 和肌钙蛋白 □ 复查心电图、超声心动图、X 线胸片、Holter 动态心电图 □ 其他医嘱	**出院医嘱** □ 出院带药 □ 门诊随诊
主要护理工作	□ 每日护理评估 □ 定时测量体温、心率 □ 严格记录出入液量	□ 护理评估 □ 生活护理	□ 出院宣教
病情变异记录	□ 无 □ 有，原因： 1. 2.	□ 无 □ 有，原因： 1. 2.	□ 无 □ 有，原因： 1. 2.
护士签名			
医师签名			

三、病毒性心肌炎临床药师表单

适用对象：第一诊断为病毒性心肌炎（ICD-10：I40.001/I41.1*）

患者姓名：_____性别：_____年龄：_____门诊号：_____住院号：_____

住院日期：___年__月__日　出院日期：___年__月__日　标准住院日：14~21 天

时间	住院第 1 天	住院第 2~14 天
主要药学监护活动	□ 了解病史，同时进行用药史采集 □ 了解患者药物过敏史（青霉素、磺胺类抗菌药物等）和不良反应史 □ 了解医师对疾病的初步评估 □ 参与评估特定病毒病原体的危险因素，参与进行初始经验性药物治疗 □ 审核医嘱，评价用药合理性，提出用药建议（重点为抗病毒药物、抗心律失常药物） □ 建立药历	□ 参与上级医师查房 □ 查看各项检查结果（重点关注病毒 IgM 检测、血常规、心肌酶谱及肌钙蛋白、肝肾功能、心电图、超声心动图、X 线胸片等），根据检查结果调整治疗目标 □ 病情评估，根据病原学检查及其他实验室检查结果，判断是否维持原有治疗或调整抗病毒药物直至抗病毒药物使用疗程结束 □ 提出用药建议，提醒医师调整用药 □ 观察监测可能发生的药物不良反应（重点监测血常规、肝肾功能是否有异常）和药物相互作用 □ 更新药历
重点医嘱（用药相关）	**长期医嘱** □ 所用药物的剂型、剂量、频次、途径的合理性 □ 充分考虑药物的 PK/PD 和患者特点 □ 有无药物相互作用	□ 评价治疗效果，特别是抗病毒药物、抗心律失常药物的治疗效果 □ 复查各项检查结果（重点关注血常规、CK-MB、肌钙蛋白、肝肾功能、心电图等），分析各类指标的变化与用药的相关性。 □ 提出用药建议
主要药学监护工作	在了解临床诊疗计划和护理的基础上 □ 建立临床用药监护计划 □ 与医师、护士沟通药物治疗信息 □ 提出合理用药建议 □ 患者安全用药宣教	□ 观察患者对药物治疗的反应 □ 上报药物不良反应/事件报告 □ 与医师、护士沟通药物治疗信息 □ 与用药相关的患者教育
调整用药	与入院前用药比较，□ 无　□ 有， 原因： 1. 2.	与住院第 1 天用药比较，□ 无　□ 有， 原因： 1. 2.
药师签名		

时间	住院第 14~19 天	住院第 20~21 天（出院日）
主要药学监护活动	□ 参与上级医师查房 □ 评价药物疗效 □ 更新药历	□ 参与确定出院后治疗方案 □ 审核患者出院用药医嘱 □ 完成药历
重点医嘱（用药相关）	□ 审核医嘱变化，评估治疗效果 □ 复查各项检查结果（血常规、CK-MB、肌钙蛋白、肝肾功能、心电图等），分析与用药的相关性 □ 提出用药建议 □ 观察药物不良反应	**出院医嘱** □ 所用药物的剂型、剂量、频次、途径的合理性 □ 有无药物相互作用
主要药学监护工作	□ 观察药物疗效、不良反应和上报药物不良反应/事件报告 □ 与医师、护士沟通药物治疗信息 □ 出院用药教育准备	□ 患者教育 （1）出院用药指导 （2）戒烟、戒酒等生活方式指导
调整用药	与住院期间用药比较，□ 无　□ 有，原因： 1. 2.	与住院期间用药比较，□ 无　□ 有，原因： 1. 2.
药师签名		

第二十节 轮状病毒肠炎临床路径
(2009 年版)

一、轮状病毒肠炎临床路径标准住院流程

(一) 适用对象

第一诊断为轮状病毒肠炎 (ICD-10: A08.001)。

(二) 诊断依据

根据《临床诊疗指南-小儿内科分册》(中华医学会,人民卫生出版社),《诸福棠实用儿科学》(第七版,人民卫生出版社)。

1. 病史 6~24 月龄小儿多见,腹泻,为黄稀便、水样或蛋花汤样便,每天可达 10 余次,伴或不伴发热、呕吐。

2. 体征 有或无脱水征,肠鸣音活跃。

3. 实验室检查 便常规镜检正常,或见少许白细胞,无吞噬细胞;血常规白细胞正常或轻度升高;便轮状病毒检测阳性可确诊。

(三) 治疗方案的选择

根据《临床诊疗指南-小儿内科分册》(中华医学会,人民卫生出版社),《诸福棠实用儿科学》(第七版,人民卫生出版社)。

1. 消化道隔离至腹泻缓解。

2. 根据临床表现和实验室检查纠正脱水、电解质酸碱紊乱。

(四) 标准住院日 4~7 天。

(五) 进入路径标准

1. 第一诊断必须符合 ICD-10: A08.001 轮状病毒肠炎疾病编码。

2. 当患者同时具有其他疾病诊断,只要住院期间不需要特殊处理也不影响第一诊断的临床路径流程实施时,可以进入路径。

(六) 入院后第 1~2 天

1. 必须检查的项目

(1) 血常规、尿常规、便常规。

(2) C-反应蛋白 (CRP)。

(3) 肝肾功能、血电解质。

(4) 便轮状病毒检测。

2. 根据患儿病情可选择 血气分析、便乳糖检测等。

(七) 药物选择

1. 口服补液盐或静脉补液。

2. 肠道菌群调节剂。

3. 胃肠黏膜保护剂。

（八）必须复查的检查项目

1. 血常规、尿常规、便常规。

2. 血电解质。

（九）出院标准

1. 体温正常，腹泻好转。

2. 无呕吐，脱水纠正。

3. 便常规、电解质正常。

（十）变异及原因分析

1. 存在使腹泻进一步加重的其他疾病，需要处理干预。

2. 患儿入院时已发生严重水、电解质紊乱，需进行积极对症处理，完善相关检查，向家属解释并告知病情，导致住院时间延长，增加住院费用等。

二、轮状病毒肠炎临床路径表单

适用对象：第一诊断为轮状病毒肠炎（ICD-10：A08.001）

患者姓名：_____ 性别：_____ 年龄：_____ 门诊号：_____ 住院号：_____

住院日期：___年__月__日 出院日期：___年__月__日 标准住院日：4~7天

时间	住院第1天	住院第2~3天	住院第4~7天（出院日）
主要诊疗工作	□ 询问病史及体格检查 □ 病情告知 □ 如患儿病情重，需及时请示上级医师	□ 上级医师查房 □ 整理送检项目报告，有异常者应及时向上级医师汇报，并予相应处理 □ 注意防治并发症	□ 上级医师查房，同意其出院 □ 完成出院小结 □ 出院宣教：向患儿家属交代出院注意事项，如随访项目，间隔时间，观察项目等
重点医嘱	**长期医嘱** □ 腹泻护理常规 □ 饮食：流质、半流质、乳糖不耐受者为低乳糖奶粉喂养 □ 病重者予呼吸、心电监护，吸氧 □ 口服补液盐：按需供给 □ 肠道菌群调节剂 □ 胃肠黏膜保护剂 **临时医嘱** □ 血常规、尿常规、便常规、CRP、肝肾功能、电解质 □ 便轮状病毒检测 □ 必要时做血气分析、便乳糖检测 □ 根据血气分析结果予以纠正酸碱失衡及电解质紊乱 □ 按照脱水程度予以补液 □ 高热时降温处理	**长期医嘱** □ 腹泻护理常规 □ 饮食 □ 服补液盐：按需供给 □ 肠道菌群调节剂 □ 胃肠黏膜保护剂 **临时医嘱** □ 必要时复查血气分析、电解质 □ 根据脱水程度、电解质及血气分析结果予以液体疗法 □ 高热时降温处理 □ 必要时查心电图、心肌酶谱	**出院医嘱** □ 出院带药 □ 门诊随诊
主要护理工作	□ 入院护理评估 □ 入院宣教 □ 定时测量体温 □ 严格记录出入液量	□ 每日护理评估 □ 定时测量体温 □ 严格记录出入液量	□ 出院宣教
病情变异记录	□ 无 □ 有，原因： 1. 2.	□ 无 □ 有，原因： 1. 2.	□ 无 □ 有，原因： 1. 2.
护士签名			
医师签名			
医师签名			

三、轮状病毒肠炎临床药师表单

适用对象：第一诊断为轮状病毒肠炎（ICD-10：A08.001）

患者姓名：_____性别：_____年龄：_____门诊号：_____住院号：_____

住院日期：___年__月__日 出院日期：___年__月__日 标准住院日：4～7天

时间	住院第1天	住院第2～3天
主要药学监护活动	□ 了解病史，同时进行用药史采集 □ 了解患者的过敏史 □ 了解医师对疾病的初步评估 □ 参与进行初始经验性药物治疗 □ 审核医嘱，评价用药合理性，提出用药建议 □ 建立药历	□ 参与上级医师查房 □ 查看各项检查结果（血常规、尿常规、便常规、C-反应蛋白、肝肾功能、血电解质、便轮状病毒检测），根据检查结果调整治疗目标 □ 根据患儿腹泻次数、是否有脱水症状、电解质状况等进行病情评估，及时提醒医师调整用药 □ 提出用药建议，提醒医师调整用药 □ 根据药物特性，提醒患者用药时间与用药顺序 □ 观察药物不良反应和药物相互作用 □ 更新药历
重点医嘱（用药相关）	**长期医嘱** □ 所用药物的剂型、剂量、频次、途径的合理性 □ 充分考虑药物的 PK/PD 和患者特点 □ 有无药物相互作用	□ 评价治疗效果 □ 复查各项检查结果（血常规、尿常规、便常规、血电解质），分析各类指标的变化与用药的相关性 □ 提出用药建议
主要药学监护工作	在了解临床诊疗计划和护理的基础上 □ 建立临床用药监护计划 □ 与医师、护士沟通药物治疗信息 □ 提出合理用药建议 □ 患者安全用药宣教	□ 观察患者对药物治疗的反应 □ 上报药物不良反应/事件报告 □ 与医师、护士沟通药物治疗信息 □ 与用药相关的患者教育
调整用药	与入院前用药比较，□ 无 □ 有， 原因： 1. 2.	与住院第1天用药比较，□ 无 □ 有， 原因： 1. 2.
药师签名		

时间	住院第 4~7 天（出院日）	
主要药学监护活动	□ 参与上级医师查房 □ 参与确定出院后治疗方案 □ 评价药物疗效 □ 审核患者出院用药医嘱 □ 更新及完成药历	
重点医嘱（用药相关）	□ 审核医嘱变化，评估治疗效果 □ 观察药物不良反应 **出院医嘱** □ 所用药物的剂型、剂量、频次、途径的合理性 □ 有无药物相互作用	
主要药学监护工作	□ 观察药物疗效、不良反应和上报药物不良反应/事件报告 □ 与医师、护士沟通药物治疗信息 □ 患者教育 （1）出院用药教育准备 （2）出院用药指导 （3）饮食等生活方式指导	
调整用药	与住院期间用药比较，□ 无　□ 有，原因： 1. 2.	
药师签名		

感染性疾病临床路径

第二十一节　麻疹合并肺炎临床路径 (2009 年版)

一、麻疹合并肺炎临床路径标准住院流程

(一) 适用对象

第一诊断为麻疹合并肺炎 (ICD-10：B05.201↑J17.101*)。

(二) 诊断依据

根据《传染病学》(第三版，复旦大学出版社)，《诸福棠实用儿科学》(第七版，人民卫生出版社)。

1. 流行病学资料。

2. 麻疹各期临床表现 (麻疹黏膜斑、皮疹特征、皮疹消退后留下的色素沉着及糠麸样脱屑等)。

3. 在患麻疹病程中出现全身中毒症状加重，咳嗽加剧，气急，发绀，肺部有细湿啰音等明显体征。

4. X 线胸片提示肺部感染病灶。

5. 呼吸道分泌物致病原检测阳性或血标本检测麻疹病毒 IgM 抗体阳性。

(三) 治疗方案的选择

根据《传染病学》(第三版，复旦大学出版社)，《诸福棠实用儿科学》(第七版，人民卫生出版社)。

1. 呼吸道隔离　至出疹后 10 天。

2. 氧疗　鼻导管、面罩，必要时人工机械通气治疗。

3. 雾化吸入疗法。

4. 抗病毒治疗，必要时加用抗生素治疗。

5. 加强支持治疗，必要时给予丙种球蛋白静注。

(四) 标准住院日　10~14 天。

(五) 进入路径标准

1. 第一诊断必须符合 ICD-10：B05.201↑J17.101* 麻疹合并肺炎疾病编码。

2. 当患者同时具有其他疾病诊断，只要住院期间不需要特殊处理也不影响第一诊断的临床路径流程实施时，可以进入路径。

(六) 入院后第 1~2 天

1. 必须检查的项目

(1) 血常规、尿常规、便常规。

(2) C-反应蛋白 (CRP)。

(3) 肝肾功能、心肌酶谱。

(4) 血清麻疹病毒 IgM 抗体。

（5）血气分析。

（6）X线胸片，心电图。

2. 根据患儿病情可选择　必要时行呼吸道分泌物其他致病原检测，肺部CT，细胞免疫功能检测等。

（七）药物选择与使用时机

1. 抗病毒药物。

2. 抗菌药物　按照《抗菌药物临床应用指导原则》（卫医发〔2004〕285号）执行。

（八）必须复查的检查项目

1. 血常规。

2. C-反应蛋白（CRP），心肌酶谱。

3. X线胸片。

（九）出院标准

1. 体温正常，咳嗽减轻，精神好转。

2. 肺部体征减轻。

3. X线胸片提示肺部炎症吸收好转。

（十）变异及原因分析

1. 存在使肺炎进一步加重的其他疾病，需要处理干预。

2. 患儿入院时已发生严重肺部感染、呼吸困难，需进行积极对症处理，完善相关检查，导致住院时间延长，增加住院费用等。

二、麻疹合并肺炎临床路径表单

适用对象：第一诊断为麻疹合并肺炎（ICD-10：B05.201↑J17.101*）

患者姓名：_____性别：_____年龄：_____门诊号：_____住院号：_____

住院日期：___年__月__日　出院日期：___年__月__日　标准住院日：10～14天

时间	住院第1天	住院第2～4天	住院第5～9天	住院第10～14天（出院日）
主要诊疗工作	□ 询问病史及体格检查 □ 病情告知 □ 如患儿病情重，应及时通知上级医师 □ 填写传染病卡和报告 □ 重症肺炎合并心力衰竭、呼吸衰竭者的治疗原则详见相应章节	□ 上级医师查房 □ 询问送检项目报告，有异常者应及时向上级医师汇报，并予相应处置 □ 注意防治并发症	□ 上级医师查房 □ 致病原一旦明确，根据结果调整治疗药物	上级医师查房，同意其出院 □ 完成出院小结 □ 出院宣教
重点医嘱	长期医嘱 □ 麻疹、肺炎护理常规 □ 饮食 □ 病重者予心电监护，吸氧 □ 抗病毒药物 □ 抗生素 □ 雾化、吸痰 □ 镇咳祛痰 临时医嘱 □ 血、尿、便常规 □ 血CRP、肝肾功能、电解质、血心肌酶谱分析 □ 血气分析 □ 血麻疹IgM抗体 □ X线胸片，心电图 □ 高热时退热治疗 □ 补液	长期医嘱 □ 麻疹、肺炎护理常规 □ 饮食 □ 病重者予心电监护，吸氧 □ 抗病毒药物 □ 抗生素 □ 雾化、吸痰 □ 镇咳祛痰 □ 心肌酶谱学显著异常者加护心肌治疗 □ 肝功能异常者保肝治疗 临时医嘱 □ 高热时退热治疗 □ 补液 □ 必要时行呼吸道分泌物其他致病原检测 □ 必要时复查血气分析 □ 必要时肺部CT □ 必要时细胞免疫功能检测	长期医嘱 □ 麻疹、肺炎护理常规 □ 饮食 □ 镇咳祛痰 □ 抗病毒药物 □ 抗生素 □ 心肌酶谱异常者继续护心肌治疗 □ 肝功能异常者继续保肝治疗 临时医嘱 □ 复查X线胸片 □ 复查血常规、CRP	出院医嘱 □ 出院带药 □ 门诊随诊
主要护理工作	□ 传染病入院宣教 □ 入院护理评估 □ 患儿卧床休息，定时测量体温	□ 生活护理	□ 护理评估 □ 生活护理	□ 传染病出院宣教
病情变异记录	□ 无　　□ 有，原因： 1. 2.	□ 无　□ 有，原因： 1. 2.	□ 无　　□ 有，原因： 1. 2.	□ 无　　□ 有，原因： 1. 2.
护士签名				
医师签名				

三、麻疹合并性肺炎临床药师表单

适用对象：第一诊断为麻疹合并肺炎（ICD-10：B05. 201 ↑ J17. 101 *）

患者姓名：_____ 性别：_____ 年龄：_____ 门诊号：_____ 住院号：_____

住院日期：____年__月__日 出院日期：____年__月__日 标准住院日：10~14 天

时间	住院第 1~3 天	住院期间
主要 药学 监护 活动	□ 了解病史，同时采集用药史 □ 了解患者的过敏史（如青霉素、磺胺类抗菌药物等） □ 了解医师对疾病的初步评估 □ 参与评估特定病原体的危险因素，参与进行初始经验性药物治疗 □ 审核医嘱，评价用药合理性，提出用药建议（重点为抗菌药物） □ 建立药历	□ 参与上级医师查房 □ 查看各项检查结果和肝肾功能，分析与用药的相关性 □ 病情评估，及时提醒医师调整用药（维持原有治疗或调整抗菌药物。初始治疗 72 小时后症状改善，可维持原有治疗或根据病原学进行针对性治疗） □ 提出用药建议 □ 观察药物不良反应 □ 更新药历
重点 医嘱 （用药 相关）	**长期医嘱** □ 所用药物的剂型、剂量、频次、途径、疗程、联合用药的合理性 □ 充分考虑药物的 PK/PD 和患者特点 □ 有无药物相互作用 □ 如用抗菌药物，有无微生物送检医嘱	□ 评价治疗效果，特别是抗菌药物的治疗效果 □ 观察药物不良反应和药物相互作用 □ 复查各项检查结果和肝肾功能，分析与用药的相关性 □ 提出用药建议
主要 药学 监护 工作	在了解临床诊疗计划和护理的基础上 □ 建立临床用药监护计划 □ 与医师、护士沟通药物治疗信息 □ 提出合理用药建议 □ 患者安全用药宣教	□ 观察患者对药物治疗的反应 □ 与医师、护士沟通药物治疗信息 □ 与用药相关的患者教育
调整 用药	与入院前用药进行比较，□ 无 □ 有，原因： 1. 2.	与住院第 1~3 天用药进行比较，□ 无 □ 有，原因： 1. 2.
药师 签名		

时间	出院前 1~3 天	住院第 7~14 天（出院日）
主要药学监护活动	□ 参与上级医师查房 □ 评价药物疗效 □ 参与确定出院后治疗方案 □ 更新药历	□ 审核患者出院用药医嘱 □ 完成药历
重点医嘱（用药相关）	□ 审核医嘱变化，评估治疗效果 □ 观察药物不良反应	**出院医嘱** □ 所有药物的剂型、剂量、频次、途径、疗程、联合用药的合理性 □ 有无药物相互作用
主要药学监护工作	□ 观察药物疗效、不良反应和上报药物不良反应/事件报告 □ 与医师、护士沟通药物治疗信息 □ 出院用药教育准备	□ 患者教育：出院用药指导
调整用药	与住院期间用药进行比较，□ 无 □ 有，原因： 1. 2.	与住院期间用药进行比较，□ 无 □ 有，原因： 1. 2.
药师签名		

感染性疾病临床路径

第二十二节　支气管肺炎临床路径
（2010 年版）

一、支气管肺炎临床路径标准住院流程

（一）适用对象

第一诊断为支气管肺炎（ICD-10：J18.0）。

（二）诊断依据

根据《临床诊疗指南–小儿内科分册》（中华医学会，人民卫生出版社）。

1. 一般临床表现　起病或急或缓，常伴有发热，热型不定，新生儿或体弱儿亦可不发热。患儿常有烦躁不安、精神萎靡、食欲减退或呕吐、腹泻等症状。

2. 呼吸道症状与体征　咳嗽、气促，重症表现为鼻翼扇动、口周和指（趾）端发绀及三凹征。部分患儿两肺可闻及固定性细湿啰音。叩诊多正常，但当病灶融合累及部分或整个肺叶时，可出现肺实变体征。

3. 其他系统症状与体征　重症肺炎可出现呼吸困难、三凹征及发绀，并伴其他系统功能异常，如心率增快、烦躁不安、意识障碍、昏迷、惊厥、肠鸣音消失等临床表现时，警惕在支气管肺炎过程中发生心力衰竭、呼吸衰竭、DIC、中毒性脑病、胸腔并发症等情况。

4. 胸部 X 线　沿支气管分布的小斑片状肺实质浸润阴影，以两肺底部、中内带及心膈角较多，由于细支气管的阻塞，可发生局部肺不张或肺气肿，也可以表现为节段性和大叶性肺部实变或不张。

5. 实验室检查

（1）外周血常规和 CRP：细菌感染时，白细胞和中性粒细胞增多，CRP 有不同程度升高；病毒性肺炎时，白细胞总数正常或减少，CRP 正常或轻度升高。

（2）呼吸道病原学检测：本病可由不同病原所致，需要进行常见的呼吸道病毒检测、支原体、衣原体、细菌培养和药敏试验。

（三）治疗方案的选择

根据《临床诊疗指南–小儿内科分册》（中华医学会，人民卫生出版社）。

1. 一般治疗　保持适当的室温（18~20℃）及湿度（55%），注意休息，保持呼吸道通畅。如患儿烦躁不安，可给予适量镇静药物。供给充足水分，进食热量丰富、易于消化的食物。

2. 支持疗法　病情较重、病程较久、体弱、营养不良者可考虑输血浆等支持疗法，提高机体抵抗力。

3. 抗生素治疗　合理选用敏感抗生素，选择最佳给药方案，及时、足量、必要时联合应用。

4. 对症治疗　高热者可用物理降温或药物降温；咳嗽者可用镇咳祛痰剂；气喘者可用解痉平喘药；有低氧症状者吸氧；腹胀者可用肛管排气、胃肠减压；并

发脓胸、脓气胸者进行胸腔抽气、抽脓、闭式引流。

（四）标准住院日　10~14 天。

（五）进入路径标准

1. 第一诊断必须符合 ICD-10：J18.0 支气管肺炎编码。

2. 当患儿同时具有其他疾病诊断，但在住院期间不需要特殊处理也不影响第一诊断的临床路径流程实施时，可以进入路径。

（六）入院后第1~2 天

1. 必须的检查项目：

（1）血常规、CRP、尿常规、便常规。

（2）X 线胸片。

（3）呼吸道病毒、细菌病原学检查。

（4）血支原体、衣原体测定。

（5）血气分析。

（6）心肌酶谱及肝、肾功能。

（7）心电图。

2. 必要的告知　入选临床路径、加强拍背等护理、注意观察肺部症状变化。

（七）入院后3~5 天

1. 根据患者情况可选择的检查项目

（1）复查血常规、尿常规、便常规。

（2）血气分析检查。

（3）心电图检查、超声检查。

（4）各种呼吸道病原学复查。

（5）肺功能检查。

（6）肺 CT。

（7）支气管镜检查。

2. 必要的告知　在支气管肺炎过程中如出现心力衰竭、呼吸衰竭、DIC、中毒性脑病等临床表现，及时出支气管肺炎临床路径。

（八）药物选择与使用时间

抗菌药物按照《抗菌药物临床应用指导原则》（卫医发〔2004〕285 号）执行。

（九）出院标准

1. 咳嗽明显减轻。

2. 连续 3 天腋温<37.5℃。

3. 肺体征改善。

4. X 线胸片示炎症明显吸收。

（十）变异及原因分析

1. 难治性肺炎　即对常规抗感染治疗不能控制的疾病，包括：

（1）体温不退、体征没有明显缓解，需要改用其他抗菌药物。

（2）病情进行性加重，出现肺外并发症，需要加用其他治疗方案。

（3）肺炎吸收不明显。

2. 由于上述原因导致治疗费用和延长住院时间。

二、支气管肺炎临床路径表单

适用对象：第一诊断为支气管肺炎（ICD-10：J18.0）

患者姓名：_____ 性别：_____ 年龄：_____ 门诊号：_____ 住院号：_____

住院日期：____年__月__日 出院日期：____年__月__日 标准住院日：10～14 天

日期	住院第 1 天	住院第 2 天	住院第 3 天
主要诊疗工作	□ 询问病史及体格检查 □ 上级医师查房	□ 上级医师查房	□ 收集并追问各类实验室检查报告，向上级医师汇报重要实验室检查结果 □ 上级医师查房
重要医嘱	**长期医嘱** □ 儿内科一级护理常规 □ 饮食 □ 抗生素 □ 祛痰镇咳剂 □ 吸氧 □ 吸痰 □ 压缩雾化吸入 □ 其他治疗 **临时医嘱** □ 血、尿、便常规，CRP □ 血支原体、衣原体测定 □ 呼吸道病毒、细菌病原检查 □ 血气分析 □ 心肌酶谱及肝、肾功能 □ 心电图 □ X 线胸片 □ 其他检查	**长期医嘱** □ 儿内科一级护理常规 □ 饮食 □ 抗生素 □ 祛痰镇咳剂 □ 吸氧 □ 吸痰 □ 压缩雾化吸入 □ 其他治疗 **临时医嘱** □ 血气分析（必要时） □ 胸部 CT（酌情） □ 肺功能（酌情） □ 其他检查	**长期医嘱** □ 儿内科一级护理常规 □ 饮食 □ 抗生素 □ 祛痰剂 □ 吸氧 □ 吸痰 □ 压缩雾化吸入 **临时医嘱** □ 支气管镜（必要时） □ 血清变应原检查（必要时） □ 其他检查
主要护理工作	□ 入院护理评估 □ 入院宣教 □ 叮嘱患儿卧床休息，定时测量体温	□ 观察体温波动 □ 观察咳嗽程度 □ 保持呼吸道畅通，及时清除呼吸道分泌物 □ 协助患儿排痰	□ 观察体温波动 □ 保持皮肤清洁、口腔清洁 □ 鼓励患儿少食多餐，多饮水，保证液体摄入量
病情变异记录	□ 无 □ 有，原因： 1. 2.	□ 无 □ 有，原因： 1. 2.	□ 无 □ 有，原因： 1. 2.
护士签名			
医师签名			

时间	住院第 4 天	住院第 5~9 天	住院第 10 天 （出院日）
主要诊疗工作	□ 观察患儿病情（体温波动、肺部体征） □ 分析各项实验室检查结果 □ 详细记录实验室检查结果 □ 根据病情变化给予进一步处理（营养心肌、保护肝脏等）	□ 完成病程记录，详细记录医嘱变动情况（原因和更改内容） □ 上级医师查房	□ 进行体格检查 □ 完成出院小结 □ 向患儿及其家长交代出院后注意事项，如来院复诊时间、预防交叉感染等
重要医嘱	**长期医嘱** □ 儿内科护理常规 □ 饮食 □ 抗生素 □ 祛痰镇咳剂 □ 吸氧 □ 吸痰 □ 压缩雾化吸入 □ 其他治疗 **临时医嘱** □ 复查血清支原体抗体（必要时） □ 其他	**长期医嘱** □ 儿内科护理常规 □ 饮食 □ 抗生素 □ 祛痰镇咳剂 □ 吸氧 □ 吸痰 □ 压缩雾化吸入 □ 保护肝脏、心脏（必要时） □ 其他治疗 **临时医嘱** □ 复查 X 线胸片 □ 其他	**出院医嘱** □ 出院带药
主要护理工作	□ 观察体温波动 □ 观察药物不良反应（皮疹、胃肠道反应）	□ 观察患者一般状况 □ 观察体温波动 □ 观察咳嗽程度	□ 详细告知各注意事项（勤洗手、减少公众地区活动，如咳嗽加剧等及时就诊） □ 告知药物使用方法 □ 出院宣教
病情变异记录	□ 无　□ 有，原因： 1. 2.	□ 无　□ 有，原因： 1. 2.	□ 无　□ 有，原因： 1. 2.
护士签名			
医师签名			

三、支气管肺炎临床药师表单

适用对象：第一诊断为支气管肺炎（ICD-10：J18.0）

患者姓名：_____性别：_____年龄：_____门诊号：_____住院号：_____

住院日期：___年__月__日 出院日期：___年__月__日 标准住院日：10~14 天

时间	住院第 1~3 天	住院期间
主要药学监护活动	□ 了解病史，同时采集用药史 □ 了解患者的过敏史（如青霉素、磺胺类抗菌药物等） □ 了解医师对疾病的初步评估 □ 参与评估特定病原体的危险因素，参与进行初始经验性药物治疗 □ 审核医嘱，评价用药合理性，提出用药建议（重点为抗菌药物） □ 建立药历	□ 参与上级医师查房 □ 查看各项检查结果和肝、肾功能，分析与用药的相关性 □ 病情评估，及时提醒医师调整用药（维持原有治疗或调整抗菌药物。初始治疗 72 小时后症状改善，可维持原有治疗或根据病原学进行针对性治疗） □ 提出用药建议 □ 观察药物不良反应 □ 更新药历
重点医嘱（用药相关）	**长期医嘱** □ 所用药物的剂型、剂量、频次、途径、疗程、联合用药的合理性 □ 充分考虑药物的 PK/PD 和患者特点 □ 有无药物相互作用 □ 如用抗菌药物，有无微生物送检医嘱	□ 评价治疗效果，特别是抗菌药物的治疗效果 □ 观察药物不良反应和药物相互作用 □ 复查各项检查结果和肝、肾功能，分析与用药的相关性 □ 提出用药建议
主要药学监护工作	在了解临床诊疗计划和护理的基础上 □ 建立临床用药监护计划 □ 与医师、护士沟通药物治疗信息 □ 提出合理用药建议 □ 患者安全用药宣教	□ 观察患者对药物治疗的反应 □ 与医师、护士沟通药物治疗信息 □ 与用药相关的患者教育
调整用药	与入院前用药进行比较，□ 无　□ 有，原因： 1. 2.	与住院第 1~3 天用药进行比较，□ 无　□ 有，原因： 1. 2.
药师签名		

时间	出院前 1~3 天	住院第 7~14 天（出院日）
主要药学监护活动	□ 参与上级医师查房 □ 评价药物疗效 □ 参与确定出院后治疗方案 □ 更新药历	□ 审核患者出院用药医嘱 □ 完成药历
重点医嘱（用药相关）	□ 审核医嘱变化，评估治疗效果 □ 观察药物不良反应	出院医嘱 □ 所用药物的剂型、剂量、频次、途径、疗程、联合用药的合理性 □ 有无药物相互作用
主要药学监护工作	□ 观察药物疗效、不良反应和上报药物不良反应/事件报告 □ 与医师、护士沟通药物治疗信息 □ 出院用药教育准备	□ 患者教育：出院用药指导
调整用药	与住院期间用药进行比较，□ 无　□ 有，原因： 1. 2.	与住院期间用药进行比较，□ 无　□ 有，原因： 1. 2.
药师签名		

第二十三节 支原体肺炎临床路径
(2009 年版)

一、支原体肺炎临床路径标准住院流程

(一) 适用对象

第一诊断为支原体肺炎（ICD-10：J15.7）。

(二) 诊断依据

根据《临床诊疗指南–小儿内科分册》（中华医学会，人民卫生出版社），《诸福棠实用儿科学》（第七版，人民卫生出版社）。

1. 多发年龄为 5~18 岁。

2. 咳嗽突出而持久。

3. 肺部体征少而 X 线胸片改变出现早且明显。

4. 使用青霉素无效，大环内酯类抗生素治疗效果好。

5. 外周血白细胞数正常或增多。

6. 血清肺炎支原体 IgM 抗体阳性或血清冷凝集效价>1：32 或咽拭子分离支原体阳性，可作为临床确诊的依据。

(三) 治疗方案的选择

根据《临床诊疗指南–小儿内科分册》（中华医学会，人民卫生出版社），《诸福棠实用儿科学》（第七版，人民卫生出版社）。

1. 大环内酯类抗生素 遵循儿科用药的方法。

2. 对症治疗 如雾化吸入。

(四) 标准住院日 7~14 天。

(五) 进入路径标准

1. 第一诊断必须符合 ICD-10：J15.7 支原体肺炎疾病编码。

2. 当患者同时具有其他疾病诊断，只要住院期间不需要特殊处理，也不影响第一诊断的临床路径流程实施时，可以进入路径。

(六) 入院后第 1~2 天

1. 必须检查的项目

（1）血常规、尿常规、便常规。

（2）C-反应蛋白（CRP）。

（3）肝肾功能、血电解质。

（4）血清肺炎支原体抗体测定或血清冷凝集试验或咽拭子分离支原体。

（5）X 线胸片。

2. 根据患儿的病情，必要时做痰培养、血气分析、心肌酶谱、肺部 CT、支气管镜检查、呼吸道病毒和细菌检测等。

（七）药物选择与使用时机

抗菌药物　按照《抗菌药物临床应用指导原则》（卫医发〔2004〕285号）执行。

（八）必须复查的检查项目

1. 血常规、CRP、肝肾功能。

2. X线胸片。

（九）出院标准

1. 咳嗽明显减轻，一般状况良好。

2. 连续3天腋温<37.5℃。

3. X线胸片显示炎症吸收好转。

（十）变异及原因分析

1. 难治性支原体肺炎，即对大环内酯类抗生素反应不佳的支原体肺炎，包括三方面：

（1）病情较重，有肺外并发症，单用大环内酯类抗生素不能控制病情。

（2）大环内酯类抗生素治疗2周，仍有咳嗽，肺部阴影持续无吸收好转。

（3）混合其他病原体感染，需要延长住院治疗时间。

2. 对于难治性支原体肺炎患儿，若病情重，可在炎症反应的极期加用肾上腺皮质激素或静注丙种球蛋白，亦可合用利福平。导致住院时间延长，医疗费用增加。

二、支原体肺炎临床路径表单

适用对象：第一诊断为支原体肺炎（ICD-10：J15.7）

患者姓名：_____性别：_____年龄：_____门诊号：_____住院号：_____

住院日期：____年__月__日 出院日期：____年__月__日 标准住院日：7～14天

时间	住院第1天	住院第2～4天	住院第5～9天	住院第10～14天（出院日）
主要诊疗工作	□ 询问病史及体格检查 □ 病情告知 □ 如患儿病情重，应及时通知上级医师	□ 上级医师查房 □ 根据送检项目报告，及时向上级医师汇报，并予相应处理 □ 注意防治并发症	□ 完成病程记录，详细记录医嘱变动情况（原因和更改内容） □ 上级医师查房	□ 上级医师查房，同意其出院 □ 完成出院小结 □ 出院宣教
重点医嘱	**长期医嘱** □ 肺炎护理常规 □ 饮食 □ 抗生素 □ 镇咳祛痰剂 □ 雾化吸入治疗 □ 对症治疗 **临时医嘱** □ 血、尿、便常规 □ CRP、肝肾功能 □ 血清肺炎支原体抗体测定或血清冷凝集试验或咽拭子分离支原体试验 □ X线胸片 □ 必要时血气分析、心肌酶谱	**长期医嘱** □ 肺炎护理常规 □ 饮食 □ 抗生素 □ 镇咳祛痰剂 □ 雾化吸入治疗 □ 对症治疗 □ 心肌酶谱异常者加护心肌治疗 □ 肝功能异常者保肝治疗 **临时医嘱** □ 必要时做心电图、呼吸道病毒和细菌检测、血气分析、肺功能、胸部CT	**长期医嘱** □ 肺炎护理常规 □ 饮食 □ 抗生素 □ 镇咳祛痰剂 □ 雾化吸入治疗 □ 对症治疗 □ 心肌酶谱异常者继续护心肌治疗 □ 肝功能异常者继续保肝治疗 **临时医嘱** □ 复查血常规、CRP、肝肾功能 □ 复查X线胸片	**出院医嘱** □ 出院带药 □ 门诊随诊
主要护理工作	□ 入院护理评估 □ 入院宣教 □ 叮嘱患儿卧床休息，定时测量体温	□ 观察体温波动及一般状况 □ 观察咳嗽程度、保持呼吸道畅通 □ 观察药物不良反应（皮疹、胃肠道反应）	□ 观察患儿一般状况 □ 观察体温波动 □ 观察咳嗽程度	□ 出院宣教
病情变异记录	□ 无　□ 有， 原因： 1. 2.	□ 无　□ 有， 原因： 1. 2.	□ 无　□ 有， 原因： 1. 2.	□ 无　□ 有， 原因： 1. 2.
护士签名				
医师签名				

三、支原体肺炎临床药师表单

适用对象：第一诊断为支原体肺炎（ICD-10：J15.7）

患者姓名：_____性别：_____年龄：_____门诊号：_____住院号：_____

住院日期：____年__月__日 出院日期：____年__月__日 标准住院日：7~14 天

时间	住院第 1~3 天	住院期间
主要药学监护活动	□ 了解病史，同时进行用药史采集 □ 了解患者的过敏史（青霉素、磺胺类抗菌药物及大环内酯类药物等） □ 了解医师对疾病的初步评估 □ 参与评估肺炎支原体的危险因素，参与进行初始经验性药物治疗 □ 审核医嘱，评价用药合理性，提出用药建议（重点为大环内酯类，可包括新型四环素类和氟喹诺酮类抗菌药物） □ 建立药历	□ 参与上级医师查房 □ 查看各项检查结果和肝、肾功能，分析与用药的相关性 □ 病情评估，及时提醒医师调整用药（初始治疗 72 小时后症状改善，可维持原有治疗或根据病原学进行针对性治疗，调整抗菌药物） □ 提出用药建议（抗菌药物、镇咳药等） □ 观察药物不良反应（皮疹、胃肠道反应等） □ 更新药历
重点医嘱（用药相关）	**长期医嘱** □ 所用药物的剂型、剂量、频次、途径的合理性（肺炎支原体对新型大环内酯类等药物较敏感，控制给药剂量，一般无需大剂量用药） □ 充分考虑药物的 PK/PD 和患儿特点 □ 有无药物相互作用 □ 如用抗菌药物，有无微生物送检医嘱	□ 评价治疗效果，特别是抗菌药物的治疗效果 □ 观察药物不良反应和药物相互作用 □ 复查各项检查结果和肝、肾功能，分析与用药的相关性 □ 提出用药建议
主要药学监护工作	在了解临床诊疗计划和护理的基础上 □ 建立临床用药监护计划 □ 与医师、护士沟通药物治疗信息 □ 提出合理用药建议 □ 患者安全用药宣教	□ 观察患者对药物治疗的反应 □ 与医师、护士沟通药物治疗信息 □ 与用药相关的患者教育
调整用药	与入院前用药比较，□ 无　□ 有，原因： 1. 2.	与住院第 1~3 天用药比较，□ 无　□ 有，原因： 1. 2.
药师签名		

时间	出院前 1~3 天	住院第 7~14 天（出院日）
主要药学监护活动	□ 参与上级医师查房 □ 评价药物疗效 □ 参与确定出院后治疗方案 □ 更新药历	□ 审核患者出院用药医嘱 □ 完成药历
重点医嘱（用药相关）	□ 审核医嘱变化，评估治疗效果 □ 观察药物不良反应	**出院医嘱** □ 所有药物的剂型、剂量、频次、途径的合理性 □ 有无药物相互作用
主要药学监护工作	□ 观察药物疗效、不良反应和上报药物不良反应/事件报告 □ 与医师、护士沟通药物治疗信息 □ 出院用药教育准备	□ 患者教育 （1）出院用药指导 （2）注意休息、戒烟、戒酒等生活方式指导 （3）建议注射流感疫苗
调整用药	与住院期间用药比较，□ 无　□ 有， 原因： 1. 2.	与住院期间用药比较，□ 无　□ 有， 原因： 1. 2.
药师签名		

第二十四节 急性化脓性阑尾炎临床路径 (2010 年版)

一、急性化脓性阑尾炎临床路径标准住院流程

(一) 适用对象

第一诊断为急性化脓性阑尾炎 (ICD-10: K35.901)。

行阑尾切除术 (ICD-9-CM-3: 47.09)。

(二) 诊断依据

根据《临床诊疗指南-小儿外科学分册》(中华医学会,人民卫生出版社)、《临床技术操作规范-小儿外科学分册》(中华医学会,人民军医出版社)、《小儿外科学》(施诚仁,等. 第四版,人民卫生出版社,2009)。

1. 临床表现 持续性右下腹痛,伴食欲减退、恶心或呕吐,可有发热。

2. 腹部体检 右下腹有固定压痛,伴肌紧张。

3. 实验室检查 血白细胞和中性粒细胞增多,尿、便常规一般无异常,C-反应蛋白可升高。

4. 影像学检查 超声可显示阑尾肿胀,阑尾周围有渗出液积聚。必要时 CT 亦可用于检查。

(三) 选择治疗方案的依据

根据《临床诊疗指南-小儿外科学分册》(中华医学会,人民卫生出版社)、《临床技术操作规范-小儿外科学分册》(中华医学会,人民军医出版社)、《小儿外科学》(施诚仁,等. 第四版,人民卫生出版社,2009),行阑尾切除术 (ICD-9-CM-3: 47.09)。

(四) 标准住院日 5~7 天。

(五) 进入路径标准

1. 第一诊断必须符合 ICD-10: K35.901 急性化脓性阑尾炎疾病编码。

2. 当患者合并其他疾病,但住院期间不需特殊处理,也不影响第一诊断的临床路径实施时,可以进入路径。

3. 如诊断为穿孔性阑尾炎,不进入本路径。

(六) 术前准备 2~4 小时。

必需的检查项目:

1. 实验室检查 血常规、血型、C-反应蛋白、凝血常规、尿便常规、肝肾功能、感染性疾病筛查。

2. X 线胸片。

(七) 预防性抗菌药物选择与使用时机

1. 按照《抗菌药物临床应用指导原则》(卫医发〔2004〕285 号),并结合

患儿病情决定选择。

2. 推荐药物治疗方案（使用《国家基本药物》的药物）。

（八）手术日 为入院第1天。

1. 麻醉方式 气管插管全身麻醉，或基础+椎管内麻醉。

2. 手术方式 阑尾切除术。

（九）术后住院恢复 4~6天。

1. 根据当时病情而定，可选择血常规、C-反应蛋白、血电解质、肝肾功能、超声等。

2. 术后抗菌药物 根据病情及术前已用药物，可选择第二代头孢类（如头孢呋辛）+甲硝唑或第三代头孢类（如头孢噻肟）+甲硝唑，用药时间一般不超过3~5天。

（十）出院标准

1. 一般情况好。

2. 切口无红肿、无渗出。

3. 进食可，无腹胀，排泄正常。

（十一）变异及原因分析

视病变程度，如腹膜炎、腹腔渗出、切口感染、肠粘连等，处理及病程则有所变动。

二、急性化脓性阑尾炎临床路径表单

适用对象：第一诊断为急性化脓性阑尾炎（ICD-10：K35.901）

行阑尾切除术（ICD-9-CM-3：47.09）

患者姓名：_____ 性别：_____ 年龄：_____ 门诊号：_____ 住院号：_____

住院日期：____年__月__日 出院日期：____年__月__日 标准住院日：5~7 天

日期	住院第 1 天 （手术前）	住院第 1 天 （手术后）
主要诊疗工作	□ 询问病史与体格检查 □ 完成病历 □ 完成上级医生查房记录 □ 完成首次病程记录 □ 开常规及特殊检查单 □ 确定手术时间 □ 与家属谈话，告知治疗计划及手术风险、可能的并发症，签订手术同意书及其他告知事项	□ 完成手术记录 □ 完成术后记录 □ 完成术后医嘱 □ 切除组织给家属过目（必要时签字）
重点医嘱	**长期医嘱** □ 二级护理 □ 卫生宣教 □ 禁食 **临时医嘱** □ 血常规、CRP、血型 □ 凝血常规 □ 尿常规 □ 便常规 □ 肝肾功能 □ X 线胸片 □ X 线腹立位片（必要时） □ 心电图（必要时） □ 超声、CT（必要时） □ 抗菌药物应用 □ 胃肠减压（必要时） □ 手术医嘱	**长期医嘱** □ 一级护理 □ 生命体征监测 □ 禁食 □ 胃肠减压记录液体量、色（必要时） □ 抗菌药物应用 **临时医嘱** □ 血常规（必要时） □ 术后至次日 8am 液体电解质补充量 □ 切除组织送病理 □ 腹腔液体培养+药敏（必要时）
主要护理工作	□ 介绍床位医师和医院有关规定 □ 卫生护理 □ 生命体征监测 □ 执行各项医嘱	□ 观察生命体征 □ 执行各项医嘱 □ 观察补液速度 □ 观察记录引流物 □ 记录尿、便 □ 疼痛护理指导
病情变异记录	□ 无 □ 有，原因： 1. 2.	□ 无 □ 有，原因： 1. 2.
护士签名		
医师签名		

日期	住院第2天 （术后第1天）	住院第3天 （术后第2天）
主要诊疗工作	□ 检查患儿的全身情况及肠鸣音的恢复情况 □ 检查伤口敷料有否渗出物 □ 了解所有化验报告 □ 修改医嘱 □ 完成病程记录 □ 向上级医师汇报	□ 了解患儿的生命体征 □ 了解患儿各引流管引流量色 □ 了解患儿的进出量 □ 检查患儿的一般情况及肠鸣音的恢复情况 □ 检查伤口敷料有否渗出物 □ 了解所有化验报告 □ 修改医嘱 □ 完成病程记录 □ 向上级医师汇报
重点医嘱	**长期医嘱** □ 进流食 □ 抗菌药物应用 □ 维持水、电解质平衡，必要时需要静脉营养补充 **临时医嘱** □ 补充累计额外丢失量液体及电解质	**长期医嘱** □ 置普通病房 □ 半流质饮食 □ 抗菌药物应用 **临时医嘱** □ 补充累计丢失量液体及电解质 □ 开塞露1支通便（必要时）
主要护理工作	□ 观察生命体征 □ 执行各项医嘱 □ 观察补液速度 □ 观察记录引流物 □ 记录尿、便 □ 疼痛护理指导	□ 观察生命体征 □ 执行各项医嘱 □ 观察补液速度 ·□ 观察记录引流物 □ 记录二便 □ 疼痛护理指导
病情变异记录	□ 无　□ 有，原因： 1. 2.	□ 无　□ 有，原因： 1. 2.
护士签名		
医师签名		

日期	住院第 4 天 （术后第 3 天）	住院第 5～7 天 （术后第 4～6 天，出院日）
主要诊疗工作	□ 了解患儿的生命体征 □ 了解患儿的进出量 □ 检查患儿的一般情况及肠鸣音的恢复情况 □ 检查伤口换敷料 □ 了解所有化验报告 □ 修改医嘱 □ 完成病程记录 □ 完成上级医师查房记录	□ 检查患儿一般情况及肠鸣音恢复情况 □ 了解患儿的进出量 □ 检查伤口敷料有否渗出物 □ 了解所有化验报告 □ 请示上级医师给予出院 □ 修改医嘱 □ 完成出院病程记录 □ 完成出院小结 □ 嘱咐家属注意事项
重点医嘱	**长期医嘱** □ 置普通病房 □ 半流质 □ 抗菌药物应用 □ 维持水、电解质平衡 **临时医嘱** □ 补充累计丢失量液体及电解质 □ 开塞露 1 支通便（必要时） □ 伤口换药	**长期医嘱** □ 二级护理 □ 半流质或普食 □ 停输液支持 □ 停抗菌药物 **临时医嘱** □ 血常规（必要时） □ 腹部超声（必要时） □ 今日出院 □ 带药（必要时） □ 拆线或门诊拆线（提前出院时）
主要护理工作	□ 饮食护理 □ 观察生命体征 □ 执行各项医嘱 □ 观察补液速度 □ 观察记录引流物 □ 记录尿、便	□ 观察生命体征 □ 执行各项医嘱 □ 观察记录引流物 □ 记录尿、便
病情变异记录	□ 无 □ 有，原因： 1. 2.	□ 无 □ 有，原因： 1. 2.
护士签名		
医师签名		

三、急性化脓性阑尾炎临床药师表单

适用对象：第一诊断为急性化脓性阑尾炎（ICD-10：K35.901）

行阑尾切除术（ICD-9-CM-3：47.09）

患者姓名：_____ 性别：_____ 年龄：_____ 门诊号：_____ 住院号：_____

住院日期：____年__月__日 出院日期：____年__月__日 标准住院日：5~7天

时间	住院第1天（手术前）	住院第1~3天（手术后）
主要药学监护活动	□ 了解病史，同时进行用药史采集 □ 了解患者的过敏史（青霉素、磺胺类抗菌药物等） □ 了解医师对疾病的初步评估与治疗方案，参与评估手术的风险因素 □ 参与评估特定病原体（肠杆菌、肠球菌、厌氧菌等）的危险因素，参与预防性抗菌药物的选用（结合患儿病情） □ 审核医嘱，提出用药建议（重点为抗菌药物） □ 建立药历	□ 参与上级医师查房 □ 查看手术、术后记录及各项检查结果和肝、肾功能，分析与用药的相关性 □ 病情评估，评价治疗性抗菌药物用药合理性（症状改善可维持原有抗菌药物治疗或根据病原学进行针对性治疗），提出用药建议 □ 及时提醒医师根据药敏结果调整用药 □ 观察药物不良反应 □ 更新药历
重点医嘱（用药相关）	**临时医嘱** □ 所用药物的剂型、剂量、途径及术前抗菌药物给药时间的合理性 □ 充分考虑抗菌药物的PK/PD和患者特点 □ 有无药物相互作用	**长期医嘱** □ 评价治疗效果，特别是抗菌药物的治疗效果 □ 观察药物不良反应和药物相互作用 □ 复查各项检查结果和肝、肾功能，分析与用药的相关性 □ 有无微生物送检医嘱，查看腹腔液体培养结果，查看药敏试验结果（必要时）
主要药学监护工作	在了解临床诊疗计划和护理的基础上 □ 建立临床用药监护计划 □ 与医师、护士沟通药物治疗信息 □ 提出合理用药建议 □ 患者安全用药宣教	□ 观察患者对药物治疗的反应 □ 评价维持水、电解质平衡所需的静脉营养药物的合理补充，并监测补液速度 □ 与医师、护士沟通药物治疗信息 □ 患者用药教育
调整用药	与入院前用药比较，□ 无 □ 有，原因： 1. 2.	与住院第1天（手术前）用药比较，□ 无 □ 有，原因： 1. 2.
药师签名		

时间	住院第 4 天 （术后第 3 天）	住院第 5~7 天 （术后第 4~6 天，出院日）
主要 药学 监护 活动	□ 参与上级医师查房 □ 评价药物疗效 □ 参与确定出院后用药方案 □ 更新药历	□ 审核患者出院用药医嘱 □ 完成药历
重点 医嘱 （用药 相关）	□ 审核医嘱变化，评估治疗效果 □ 审核维持水、电解质平衡所需的静脉 　营养药物的合理补充，并监测补液 　速度 □ 观察药物不良反应	**出院医嘱** □ 所用药物（必要时）的剂型、剂量、 　频次、途径的合理性 □ 有无药物相互作用
主要 药学 监护 工作	□ 观察药物疗效、不良反应与处置方 　法，上报药物不良反应/事件报告 □ 与医师、护士沟通药物治疗信息 □ 出院用药教育准备	□ 患者教育 （1）出院用药指导 （2）提示患者饮食以清淡、易消化为 　　主；注意复查，恢复期要注意保持 　　适量的身体活动
调整 用药	与住院 1~3 天用药比较，□ 无　　□ 有，原因： 1. 2.	与住院期间用药比较，□ 无　　□ 有， 原因： 1. 2.
药师 签名		

第二十五节　慢性鼻–鼻窦炎临床路径
（2009 年版）

一、慢性鼻–鼻窦炎临床路径标准住院流程

（一）适用对象

第一诊断为慢性鼻–鼻窦炎（ICD-10：J32），行鼻内镜手术（ICD-9-CM-3：21.31/22.2-22.6）。

（二）诊断依据

根据《慢性鼻–鼻窦炎诊断和治疗指南》（中华耳鼻咽喉头颈外科杂志，2009）。

1．症状　鼻塞，黏性或脓性鼻涕；可伴有头痛、面部胀痛等。

2．体征　鼻腔、中鼻道黏液或脓性分泌物，鼻腔、中鼻道黏膜充血、肿胀或伴有鼻息肉。

3．影像学检查（CT）　提示鼻腔、鼻窦黏膜慢性炎性改变。

（三）治疗方案的选择

根据《慢性鼻–鼻窦炎诊断和治疗指南》（中华耳鼻咽喉头颈外科杂志，2009）。

鼻内镜手术：

1．鼻中隔矫正术。

2．中鼻甲、下鼻甲骨折移位固定术。

3．前或后筛窦开放术。

4．上颌窦开放术。

5．额窦开放术。

6．蝶窦开放术。

7．眶尖部手术。

8．鼻息肉切除术。

（四）标准住院日　≤10 天。

（五）进入路径标准

1．第一诊断必须符合 ICD-10：J32 慢性鼻–鼻窦炎疾病编码。

2．当患者同时具有其他疾病诊断，但在住院期间不需要特殊处理，也不影响第一诊断的临床路径流程实施时，可以进入路径。

（六）术前准备　≤3 天。

1．必须的检查项目

（1）血常规、尿常规。

（2）肝肾功能、电解质、血糖、凝血功能。

（3）感染性疾病筛查（乙肝、丙肝、梅毒、艾滋等）。

（4）X线胸片、心电图。

（5）鼻腔鼻窦CT。

2．根据患者病情，可选择检查项目

（1）变应原及相关免疫学检测。

（2）鼻功能测试。

（七）预防性抗菌药物选择与使用时机

1．抗菌药物　按照《抗菌药物临床应用指导原则》（卫医发〔2004〕285号）合理选用。

2．糖皮质激素　鼻内局部喷雾，酌情口服或静脉使用。

（八）手术日　为入院后4天内。

1．麻醉方式　全身麻醉或局部麻醉。

2．术中用药　全身止血药物，局部减充血剂。

3．手术　见治疗方案的选择。

4．鼻腔填塞止血，保持引流通气。

5．标本送病理检查。

（九）术后住院治疗　≤8天。

1．根据病情可选择复查部分检查项目。

2．术后用药　按照《抗菌药物临床应用指导原则》（卫医发〔2004〕285号）合理选用抗菌药物；糖皮质激素鼻内局部喷雾，酌情口服或静脉使用；酌情使用黏液促排剂。

3．鼻腔冲洗。

4．清理术腔。

（十）出院标准

1．一般情况良好。

2．没有需要住院处理的并发症。

（十一）变异及原因分析

1．伴有影响手术的合并症，需进行相关诊断和治疗等，导致住院时间延长，治疗费用增加。

2．出现手术并发症，需进一步诊断和治疗，导致住院时间延长，治疗费用增加。

二、慢性鼻-鼻窦炎临床路径表单

适用对象：第一诊断为慢性鼻-鼻窦炎（ICD-10：J32）
　　　　　行鼻内镜手术（ICD-9-CM-3：21.31/22.2~22.6）

患者姓名：_____ 性别：_____ 年龄：_____ 门诊号：_____ 住院号：_____

住院日期：___ 年__月__日　出院日期：___ 年__月__日　标准住院日：≤10 天

时间	住院第 1 天	住院第 1~3 天 （术前日）	住院第 2~4 天 （手术日）
主要诊疗工作	□ 询问病史及体格检查 □ 完成病历书写 □ 上级医师查房与术前评估 □ 初步确定手术方式和日期	□ 上级医师查房 □ 完成术前准备与术前评估 □ 根据检查结果等，进行术前讨论，确定手术方案 □ 完成必要的相关科室会诊 □ 签署手术知情同意书、自费用品协议书	□ 手术 □ 术者完成手术记录 □ 住院医师完成术后病程 □ 上级医师查房 □ 向患者及家属交代病情及术后注意事项
重点医嘱	**长期医嘱** □ 耳鼻咽喉科护理常规 □ 二级或三级护理 □ 普食 **临时医嘱** □ 血常规、尿常规 □ 肝肾功能、血糖、电解质、凝血功能、感染性疾病筛查（乙肝、丙肝、梅毒、艾滋病等） □ X 线胸片、心电图 □ 鼻窦 CT □ 酌情行变应原及相关免疫学检测 □ 酌情行鼻功能测试	**长期医嘱** 患者既往基础用药 **临时医嘱** □ 术前医嘱：明日全身麻醉或局麻下行鼻内镜手术 * □ 术前禁食水 □ 术前抗菌药物 □ 术前准备 □ 其他特殊医嘱	**长期医嘱** □ 全麻后常规护理 □ 鼻内镜手术 * 术后护理常规 □ 一级护理 □ 半流饮食 □ 抗菌药物 **临时医嘱** □ 标本送病理检查 □ 酌情心电监护 □ 酌情吸氧 □ 其他特殊医嘱
主要护理工作	□ 介绍病房环境、设施和设备 □ 入院护理评估	□ 宣教、备皮等术前准备 □ 提醒患者明晨禁食水	□ 观察患者病情变化 □ 术后心理与生活护理
病情变异记录	□ 无　□ 有，原因： 1. 2.	□ 无　□ 有，原因： 1. 2.	□ 无　□ 有，原因： 1. 2.
护士签名			
医师签名			

时间	住院第 3~9 天 (术后第 1~7 日)	住院第 4~10 天 (术后第 2~8 日，出院日)
主要诊疗工作	□ 上级医师查房 □ 住院医师完成常规病历书写 □ 注意病情变化 □ 注意观察生命体征 □ 取出鼻腔填塞物	□ 上级医师查房，进行手术及伤口评估 □ 完成出院记录、出院证明书 □ 向患者交代出院后的注意事项
重点医嘱	**长期医嘱** □ 二级护理 □ 半流食或普食 □ 其他特殊医嘱 □ 可停用抗菌药物 **临时医嘱** □ 换药 □ 其他特殊医嘱	**出院医嘱** □ 出院带药 □ 门诊随诊
主要护理工作	□ 观察患者情况 □ 术后心理与生活护理	□ 指导患者办理出院手续
病情变异记录	□ 无　□ 有，原因： 1. 2.	□ 无　□ 有，原因： 1. 2.
护士签名		
医师签名		

＊：实际操作时需明确写出具体的术式

三、慢性鼻-鼻窦炎临床药师表单

适用对象：第一诊断为慢性鼻-鼻窦炎（ICD-10：J32）

行鼻内镜手术（ICD-9-CM-3：21.31/22.2-22.6）

患者姓名：_____ 性别：_____ 年龄：_____ 门诊号：_____ 住院号：_____

住院日期：___年__月__日 出院日期：___年__月__日 标准住院日：≤10 天

时间	住院第 1 天	住院第 1～3 天 （术前日）	住院第 2～4 天 （手术日）
主要药学监护活动	□ 了解病史，同时进行用药史采集 □ 了解患者的过敏史（青霉素、头孢菌素及大环内酯类抗菌药物等） □ 建立药历	□ 了解抗菌药物、糖皮质激素（鼻内激素喷剂）、减充血剂、黏液促排药及抗组胺药等的应用情况 □ 了解医师对疾病的初步评估与治疗方案，参与评估手术的风险因素 □ 参与评估病原体（肺炎球菌、流感嗜血菌、铜绿假单胞菌、金黄色葡萄球菌、莫拉菌及厌氧菌链球菌、普雷澳菌等）的危险因素 □ 审核医嘱，评价用药合理性，提出用药建议（如需使用抗菌药物，选用原则可参考急性鼻窦炎）	□ 参与上级医师查房 □ 查看各项检查结果和肝、肾功能，分析与用药的相关性 □ 病情评估，及时提醒医师调整用药 □ 提出用药建议（抗菌药物等） □ 观察药物不良反应（皮疹、胃肠道反应等） □ 更新药历
重点医嘱（用药相关）	临时医嘱 □ 了解感染性疾病筛查情况（乙肝、丙肝、梅毒、艾滋病等）	长期医嘱 □ 所用基础药物（术前应用抗菌药物、糖皮质激素、黏液促排药等）的剂型、剂量、频次、途径的合理性 □ 有无药物相互作用 □ 如用抗菌药物，有无微生物送检医嘱	长期医嘱 □ 评价抗菌药物治疗效果 □ 观察药物不良反应和药物相互作用 □ 复查各项检查结果和肝、肾功能，分析与用药的相关性 □ 提出用药建议
主要药学监护工作	□ 了解临床诊疗计划和护理评估	□ 建立临床用药监护计划 □ 与医师、护士沟通药物治疗信息 □ 提出合理用药建议 □ 患者安全用药宣教	□ 观察患者对抗炎药物治疗的反应 □ 观察辅助药物治疗的反应 □ 与医师、护士沟通药物治疗信息 □ 与用药相关的患者教育
调整用药	与入院前用药比较，□ 无 □ 有，原因： 1. 2.	与入院前用药比较，□ 无 □ 有，原因： 1. 2.	与术前用药比较，□ 无 □ 有，原因： 1. 2.
药师签名			

时间	住院第 2~9 天 （术后第 1~7 日）	住院第 6~10 天 （术后第 2~8 日，出院日）
主要 药学 监护 活动	□ 参与上级医师查房 □ 评价术后药物（鼻内局部糖皮质激素、大环内酯类药物小剂量抗炎及青霉素类、头孢菌素类等抗菌药物）疗效 □ 参与确定出院后治疗方案 □ 更新药历	□ 参与上级医师查房，了解手术与伤口评估 □ 审核患者出院用药医嘱 □ 完成药历
重点 医嘱 （用药 相关）	□ 审核医嘱变化，评估治疗效果 □ 评估辅助药物治疗效果（鼻内激素喷剂、减充血剂、黏液促排药、抗组胺药、镇痛药及需要时的免疫治疗） □ 观察药物不良反应	**出院医嘱** □ 所用药物的剂型、剂量、频次、途径的合理性 □ 有无药物相互作用
主要 药学 监护 工作	□ 观察药物疗效、不良反应和上报药物不良反应/事件报告 □ 与医师、护士沟通药物治疗信息 □ 出院用药教育准备	□ 患者教育 （1）出院用药指导 （2）注意休息、预防感冒，戒烟、戒酒，清淡不油腻的饮食等生活方式指导 （3）出院后要坚持用生理盐水冲洗鼻腔 （4）重视手术后的复诊和用药
调整 用药	与术前用药比较，□ 无 □ 有，原因： 1. 2.	与住院期间用药比较，□ 无 □ 有，原因： 1. 2.
药师 签名		

第二十六节 慢性化脓性中耳炎临床路径
(2009 年版)

一、慢性化脓性中耳炎临床路径标准住院流程

(一) 适用对象

第一诊断为慢性化脓性中耳炎 (ICD-10:H66.1-H66.3/H71),行手术治疗 (ICD-9-CM-3:19.3-19.5/20.2/20.4)

(二) 诊断依据

根据《临床诊疗指南–耳鼻喉科分册》(中华医学会,人民卫生出版社)、《临床技术操作规范–耳鼻喉科分册》(中华医学会,人民军医出版社)、《中耳炎的分类和分型》(中华医学会耳鼻咽喉科学分会,2004)。

1. 症状 有间断性或持续性耳溢脓病史;不同程度的听力下降。
2. 体征 必备下列项目之一者:①鼓膜穿孔,鼓室内可见脓性分泌物,黏膜可见肿胀、增厚、肉芽形成;②鼓膜内陷,伴中耳胆脂瘤。
3. 听力检查 传导性或混合性听力损失。
4. 颞骨 CT 扫描 提示炎性改变。

(三) 治疗方案的选择

根据《临床治疗指南–耳鼻喉科分册》(中华医学会,人民卫生出版社)、《临床技术操作规范–耳鼻喉科分册》(中华医学会,人民军医出版社)、《中耳炎的分类和分型》(中华医学会耳鼻咽喉科学分会,2004)。

手术:
1. 鼓室探查+鼓室成形术。
2. 开放式乳突根治+鼓室成形术(伴/不伴耳甲腔成形术)。
3. 完壁式乳突根治+鼓室成形术。
4. 酌情行二期听骨链重建术。

(四) 标准住院日 ≤12 天。

(五) 进入路径标准

1. 第一诊断必须符合 ICD-10:H66.1-H66.3/H71 慢性化脓性中耳炎疾病编码。
2. 当患者同时具有其他疾病诊断,但在住院期间不需要特殊处理也不影响第一诊断的临床路径流程实施时,可以进入路径。

(六) 术前准备 ≤3 天。

1. 必须的检查项目
(1) 血常规、尿常规。
(2) 肝肾功能、电解质、血糖、凝血功能。

（3）感染性疾病筛查（乙肝、丙肝、梅毒、艾滋病等）。

（4）X 线胸片、心电图。

（5）临床听力学检查（酌情行咽鼓管功能检查）。

（6）颞骨 CT。

2. 视情况而定　中耳脓液细菌培养+药敏，面神经功能测定等。

（七）预防性抗菌药物选择与使用时机

按照《抗菌药物临床应用指导原则》（卫医发〔2004〕285 号）合理选用抗菌药物。

（八）手术日　为入院后 4 天内。

1. 麻醉方式　全身麻醉或局麻。

2. 术中植入耗材　听骨植入。

3. 术中用药　必要时糖皮质激素、非耳毒性抗菌药物冲洗术腔。

4. 术中酌情行面神经监测。

5. 术腔填塞。

6. 标本送病理检查。

（九）术后住院治疗　≤10 天。

1. 必须复查的检查项目　根据患者情况而定。

2. 术后用药　按照《抗菌药物临床应用指导原则》（卫医发〔2004〕285 号）合理选用抗菌药物。

3. 伤口换药。

（十）出院标准

1. 一般情况良好，无伤口感染。

2. 没有需要住院处理的并发症。

（十一）变异及原因分析

1. 伴有影响手术的合并症，需进行相关诊断和治疗等，导致住院时间延长，治疗费用增加。

2. 出现手术并发症，需进一步诊断和治疗，导致住院时间延长，治疗费用增加。

二、慢性化脓性中耳炎临床路径表单

适用对象：第一诊断为慢性化脓性中耳炎（ICD-10：H66.1-H66.3/H71）

行手术治疗（ICD-9-CM-3：19.3-19.5/20.2/20.4）

患者姓名：_____ 性别：_____ 年龄：_____ 门诊号：_____ 住院号：_____

住院日期：____年__月__日 出院日期：____年__月__日 标准住院日：≤12天

时间	住院第1天	住院第1~3天 （术前日）	住院第2~4天 （手术日）
主要诊疗工作	☐ 询问病史及体格检查 ☐ 完成病历书写 ☐ 上级医师查房与术前评估 ☐ 初步确定手术方式和日期	☐ 上级医师查房 ☐ 完成术前准备与术前评估 ☐ 根据检查结果等，行术前讨论，确定手术方案 ☐ 完成必要的相关科室会诊 ☐ 签署手术知情同意书、自费用品协议书等 ☐ 向患者及家属交代围术期注意事项	☐ 手术 ☐ 术者完成手术记录 ☐ 住院医师完成术后病程 ☐ 上级医师查房 ☐ 向患者及家属交代病情及术后注意事项
重点医嘱	**长期医嘱** ☐ 耳鼻咽喉科护理常规 ☐ 二级/三级护理 ☐ 普食 **临时医嘱** ☐ 血常规、尿常规 ☐ 肝肾功能、电解质、血糖、凝血功能 ☐ 感染性疾病筛查 ☐ X线胸片、心电图 ☐ 临床听力学检查（酌情行咽鼓管功能检查） ☐ 颞骨CT ☐ 视情况而定：中耳脓液细菌培养+药敏，面神经功能测定	**长期医嘱** ☐ 耳鼻咽喉科护理常规 ☐ 二级/三级护理 ☐ 普食 ☐ 患者既往基础用药 **临时医嘱** ☐ 术前医嘱：明日全身麻醉或局麻下行鼓室成形术＊ ☐ 术前禁食水 ☐ 术前抗菌药物 ☐ 术前准备 ☐ 其他特殊医嘱	**长期医嘱** ☐ 全麻后常规护理 ☐ 鼓室成形术＊术后护理常规 ☐ 一级护理 ☐ 术后6小时半流饮食 ☐ 抗菌药物 **临时医嘱** ☐ 标本送病理检查 ☐ 酌情心电监护 ☐ 酌情吸氧 ☐ 其他特殊医嘱
主要护理工作	☐ 介绍病房环境、设施和设备 ☐ 入院护理评估	☐ 宣教、备皮等术前准备 ☐ 提醒患者明晨禁水	☐ 观察患者病情变化 ☐ 术后心理与生活护理
病情变异记录	☐ 无 ☐ 有，原因： 1. 2.	☐ 无 ☐ 有，原因： 1. 2.	☐ 无 ☐ 有，原因： 1. 2.
护士签名			
医师签名			

时间	住院第 3 ~ 11 天 （术后第 1 ~ 9 天）	住院第 11 ~ 12 天 （出院日）
主要 诊疗 工作	□ 上级医师查房 □ 住院医师完成常规病历书写 □ 注意病情变化 □ 注意观察生命体征 □ 注意有无并发症，如面瘫、眩晕、突聋等 □ 完壁式手术注意引流量 □ 根据引流情况明确是否拔除引流皮条	□ 上级医师查房，进行手术及伤口评估 □ 完成出院记录、出院证明书 □ 向患者交代出院后的注意事项
重要 医嘱	**长期医嘱** □ 半流食或普食 □ 一级/二级护理 □ 可停用抗菌药物 **临时医嘱** □ 换药 □ 其他特殊医嘱	**出院医嘱** □ 出院带药 □ 门诊随诊
主要 护理 工作	□ 观察患者情况 □ 术后心理与生活护理	□ 指导患者办理出院手续
病情 变异 记录	□ 无 □ 有，原因： 1. 2.	□ 无 □ 有，原因： 1. 2.
护士 签名		
医师 签名		

＊：实际操作时需明确写出具体的术式

三、慢性化脓性中耳炎临床药师表单

适用对象：第一诊断为慢性化脓性中耳炎（ICD-10：H66.1-H66.3/H71）

行手术治疗（ICD-9-CM-3：19.3-19.5/20.2/20.4）

患者姓名：_____性别：_____年龄：_____门诊号：_____住院号：_____

住院日期：____年__月__日　出院日期：____年__月__日　标准住院日：≤12 天

时间	住院第 1 天	住院第 1～3 天 （术前日）	住院第 2～4 天 （手术日）
主要药学监护活动	□ 了解病史，同时进行用药史采集 □ 了解患者的过敏史（青霉素、头孢菌素及大环内酯类抗菌药物等） □ 建立药历	□ 参与上级医师查房 □ 了解抗菌药物、减鼻充血剂等的应用情况 □ 了解医师对疾病的初步评估与治疗方案，参与评估手术的风险因素，参与初始经验用药 □ 参与评估病原体（常见病原体，如肺炎球菌等及其耐药菌；慢性乳突炎混合感染致病菌）的危险因素 □ 审核医嘱，评价用药合理性，提出用药建议（抗菌药物选用原则可参照急性细菌性中耳炎和慢性乳突炎）	□ 参与上级医师查房 □ 查看各项检查结果和肝、肾功能，分析与用药的相关性 □ 病情评估，及时提醒医师调整用药 □ 提出术后用药建议（抗菌药物等） □ 观察药物不良反应（皮疹、胃肠道反应等） □ 更新药历
重点医嘱（用药相关）	临时医嘱 □ 了解感染性疾病筛查情况 □ 抗菌药物治疗有无做中耳脓液细菌培养与药敏试验	长期医嘱 □ 术前用药的剂型、剂量、频次、途径的合理性 □ 局部用药注意事项 □ 有无药物相互作用	长期医嘱 □ 评价抗菌药物及辅助药物治疗效果 □ 观察药物不良反应和药物相互作用 □ 复查各项检查结果和肝、肾功能，分析与用药的相关性 □ 提出用药建议
主要药学监护工作	□ 了解临床诊疗计划和护理评估	□ 建立临床用药监护计划 □ 与医师、护士沟通药物治疗信息 □ 提出合理用药建议 □ 患者安全用药宣教	□ 观察患者对抗炎药物治疗的反应 □ 观察辅助药物治疗的反应 □ 与医师、护士沟通药物治疗信息 □ 与用药相关的患者教育
调整用药	与入院前用药比较， □ 无　□ 有，原因： 1. 2.	用药变化比较，□ 无　□ 有，原因： 1. 2.	与术前用药比较，□ 无　□ 有，原因： 1. 2.
药师签名			

时间	住院第 3~11 天 （术后第 1~9 日）	住院第 11~12 天 （出院日）
主要 药学 监护 活动	□ 参与上级医师查房 □ 评价术后抗菌药物（如阿莫西林/克拉维酸或二、三代头孢菌素或大环内酯及其他抗菌药物）疗效 □ 局部用药注意事项、建议 □ 参与确定出院后治疗方案 □ 更新药历	□ 参与上级医师查房，了解手术与伤口评估 □ 审核患者出院用药医嘱 □ 完成药历
重点 医嘱 （用药 相关）	□ 审核医嘱变化，评估治疗效果（如微生物送检结果提示耐药肺炎球菌等，是否及时更换敏感药物，如新氟喹诺酮、万古霉素） □ 是否停用抗菌药物 □ 评估辅助药物治疗效果（减充血剂、抗组胺药、镇痛药及需要时的免疫治疗） □ 观察药物不良反应	**出院医嘱** □ 所用药物的剂型、剂量、频次、途径的合理性 □ 局部用药方法、步骤 □ 有无药物相互作用
主要 药学 监护 工作	□ 观察药物疗效、不良反应和上报药物不良反应/事件报告 □ 与医师、护士沟通药物治疗信息 □ 出院用药教育准备	□ 患者教育 （1）出院用药指导 （2）注意休息、戒烟等生活方式指导 （3）预防感冒、鼻窦炎或胃食管反流病 （4）重视术后护理，并坚持定期复查
调整 用药	与术前用药比较，□ 无　□ 有，原因： 1. 2.	与住院期间用药比较，□ 无　□ 有，原因： 1. 2.
药师 签名		

第二十七节 口腔念珠菌病临床路径
（2010 年版）

一、口腔念珠菌病临床路径标准门诊流程

（一）适用对象

第一诊断为口腔念珠菌病者（ICD-10：B37.001/B37.052/ B37.053/ B37.054）。行药物治疗为主的综合治疗。

（二）诊断依据

根据《口腔黏膜病学》（第三版，人民卫生出版社）、《临床诊疗指南－口腔医学分册》（中华医学会，人民卫生出版社）、《临床技术操作规范－口腔医学分册》（中华医学会，人民军医出版社），依靠病史和临床表现，结合实验室检查诊断。

1. 病史 有抗菌药物、皮质激素用药史；放射治疗史；义齿戴用史；贫血等血液系统疾病；糖尿病史及免疫功能低下等病史。

2. 临床症状和体征 口干、疼痛、烧灼感；口腔黏膜出现白色凝乳状假膜（假膜型）；舌背乳头萎缩、口角炎、口腔黏膜发红（红斑型）；或有白色角化斑块及肉芽肿样增生（增殖型）。

3. 实验室检查 病损区或义齿组织面涂片可见念珠菌菌丝及孢子；唾液或含漱浓缩液培养或棉拭子真菌培养阳性。

（三）治疗方案的选择

根据《口腔黏膜病学》（第三版，人民卫生出版社）、《临床技术操作规范－口腔医学分册》（中华医学会，人民军医出版社）。

符合上述诊断依据，患者本人要求并自愿接受治疗，无药物治疗的禁忌证。

1. 局部治疗
（1）去除局部刺激因素。
（2）局部抑/抗真菌药物治疗。
2. 全身治疗
（1）抗真菌治疗。
（2）免疫治疗。
（3）相关疾病治疗。
3. 中医中药。
4. 手术治疗。
5. 卫生健康宣教。

（四）进入路径标准

1. 第一诊断必须符合 ICD-10：B37.001/B37.052/ B37.053/B37.054 口腔念珠菌病疾病编码。

2. 当患者同时具有其他疾病诊断，但在门诊治疗期间不需要特殊处理，也不

影响第一诊断的临床路径流程实施时，可以进入路径。

（五）首诊

1. 必须询问的病史
（1）用药史：抗菌药物及免疫抑制剂用药史。
（2）义齿佩戴情况。
（3）皮肤等全身病损。
（4）其他相关全身疾病。
2. 根据患者病情选择的项目
（1）涂片法。
（2）真菌培养。
（3）组织活检。
（4）药敏敏感试验。

（六）药物的选择

1. 去除各种刺激因素　如去除牙垢牙石，保持口腔卫生，调整咬合，去除不良刺激因素。
2. 局部治疗
（1）注意清洁义齿等。
（2）局部抑/抗真菌药物治疗。
3. 全身治疗：
（1）抗真菌治疗；
（2）调整机体免疫力：免疫力低下或长期应用免疫抑制剂者。
（3）相关疾病治疗。
4. 中医中药治疗。
5. 手术治疗　增殖型口腔念珠菌病经抗真菌药物治疗效果不佳者可考虑行手术治疗。
6. 健康卫生宣教。

（七）疗效标准

1. 治愈　口腔念珠菌病的临床症状及体征消失，实验室检查涂片或培养结果转阴性。
2. 好转　口腔念珠菌病的临床症状及体征好转，实验室检查涂片或培养转阴性或培养虽为阳性但菌落数量减少。
3. 未愈　口腔念珠菌病的临床症状及体征无好转或加重，实验室检查涂片或培养仍为阳性，菌落数量未减少或增加。

（八）预防

新生儿避免产道交叉感染；奶具或餐具清洁与消毒；长期应用抗菌药物和免疫抑制剂者应当警惕和预防。

（九）变异及原因分析

治疗过程中，出现或符合以下情况时：

1. 伴全身系统性疾病的患者。
2. 伴有特殊感染的患者。
3. 治疗过程中出现并发症者。

出现变异情况必要时需进行相关检查（血细胞分析、肝肾检查、免疫功能、活体组织检查、内分泌功能检查、结核菌素试验、HIV 检测等等）、诊断和治疗，以及请相关学科会诊。

二、口腔念珠菌病临床路径表单

适用对象：第一诊断为口腔念珠菌病（ICD-10：B37.001/B37.052/ B37.053/ B37.054）

患者姓名：_____性别：_____年龄：_____门诊号：_____住院号：_____

初诊日期：____年__月__日　　　复诊日期：____年__月__日

时间	首诊	复诊
主要诊疗工作	□ 询问病史及体格检查 □ 完成门诊病历 □ 完成初步的病情评估和治疗方案 □ 必要时请相关科室会诊（根据病情需要） □ 向患者及其家属交代注意事项 □ 签署治疗计划和治疗费用知情同意书	□ 根据实验室检查的结果，完成病情评估并完善治疗计划 □ 临床检查，记录治疗后病情变化 □ 必要时请相关科室会诊
重点医嘱	**化验检查** □ 涂片法 □ 培养法 □ 药物敏感试验 □ 免疫功能检查 □ 其他实验室检查 **局部治疗** □ 局部治疗 □ 清洁义齿（义齿患者） □ 洁治 □ 中医中药 **全身治疗** □ 抗真菌治疗 □ 调整机体免疫力：对于免疫力低下或长期应用免疫抑制剂者 □ 支持治疗 □ 中医中药 **手术治疗** □ 对于增殖型口腔念珠菌病经抗真菌药物治疗效果不佳者 □ 疾病预防和注意事项宣教	**化验检查** □ 涂片法 □ 培养法 □ 药物敏感试验 □ 免疫功能检查 □ 其他实验室检查 **局部治疗** □ 局部治疗 □ 清洁义齿（义齿患者） □ 洁治 **全身治疗** □ 支持治疗 □ 免疫治疗 □ 中医中药 **临时医嘱** □ 相关科室会诊 **长期医嘱** 预防和注意事项宣教 □ 定期复查
病情变异记录	□ 无　□ 有，原因： 1. 2.	□ 无　□ 有，原因： 1. 2.
医师签名		

三、口腔念珠菌病临床药师表单

适用对象：第一诊断为口腔念珠菌病（ICD-10：B37.001/B37.052/B37.053/B37.054）

患者姓名：_____性别：_____年龄：_____门诊号：_____住院号：_____
初诊日期：____年__月__日　　　复诊日期：____年__月__日

时间	首诊	复诊
主要药学监护活动	□ 了解病史，采集用药史（抗真菌药物及免疫抑制剂） □ 了解医师对疾病的初步评估 □ 了解病原体检测情况，参与评估特定病原体的危险因素，参与进行初始经验性药物治疗 □ 审核医嘱：评价用药合理性，提出用药建议（重点为抗真菌药物和免疫调节剂） □ 建立药历（必要时） □ 病患宣教（重点为抗真菌和免疫调节剂的使用方法和不良反应注意事项）	□ 查看各项检查结果和肝、肾功能，分析与用药的相关性 □ 病情评估，及时提醒医师调整用药 □ 提出用药建议 □ 了解患者用药依从性，观察药物不良反应和相互作用 □ 更新并完成药历（必要时）
重点医嘱（用药相关）	□ 评估局部和全身治疗所用药物的剂型、剂量、频次、途径的合理性 □ 评估免疫力低下或长期应用免疫抑制剂者免疫力状况，提出用药建议 □ 观察药物相互作用（注意抗真菌药物与影响 CYP3A4 酶活性有关药物的相互作用） □ 在进行抗真菌局部或全身给药前有无微生物送检医嘱（涂片法、真菌培养或组织活检，药敏敏感试验）	□ 根据病原学检测和药物敏感试验结果，评价抗真菌药治疗效果 □ 注意了解各项检查结果和肝、肾功能，分析与用药的相关性 □ 观察药物不良反应和药物相互作用，提出调整用药建议
主要药学监护工作	□ 建立临床用药监护计划 □ 与医师、护士沟通药物治疗信息 □ 提出合理用药建议 □ 患者安全用药宣教	□ 观察患者对药物治疗的反应 □ 与医师、护士沟通药物治疗信息，了解依从性 □ 进行用药宣教
调整用药	与初诊前用药比较，□ 无　□ 有，原因： 1. 2.	与初诊用药比较，□ 无　□ 有，原因： 1. 2.
药师签名		

第二十八节 带状疱疹临床路径
(2009 年版)

一、带状疱疹临床路径标准住院流程

(一) 适用对象

第一诊断为带状疱疹（不伴有并发症）（ICD-10：B02.9）。

(二) 诊断依据

根据《临床诊疗指南–皮肤病与性病分册》（中华医学会，人民卫生出版社）、《临床技术操作规范–皮肤病与性病分册》（中华医学会，人民军医出版社）。

1. 皮疹为单侧性。
2. 沿周围神经分布而排列成带状、簇集成群的水疱。
3. 可伴有神经痛。

(三) 治疗方案的选择

根据《临床治疗指南–皮肤病与性病分册》（中华医学会，人民卫生出版社）、《临床技术操作规范–皮肤病与性病分册》（中华医学会，人民军医出版社）。

1. 抗病毒剂。
2. 镇痛 药物治疗。
3. 物理治疗。
4. 神经营养药。
5. 糖皮质激素。
6. 免疫增强剂。

(四) 标准住院日 7～14 天。

(五) 进入路径标准

1. 第一诊断必须符合 ICD-10：B02.9 带状疱疹（不伴有并发症）疾病编码。
2. 当患者同时具有其他疾病诊断，但在住院期间不需要特殊处理，也不影响第一诊断的临床路径流程实施时，可以进入路径。

(六) 入院第 1 天

1. 必须的检查项目
(1) 血常规、尿常规、便常规。
(2) 肝肾功能、电解质、血糖、血脂、免疫球蛋白、感染性疾病筛查（乙肝、丙肝、艾滋病、梅毒等）。
(3) X 线胸片、心电图。

2. 根据患者病情选择的项目
(1) 肿瘤相关筛查：肿瘤抗原及标志物，选择行 B 超、CT、MRI 检查，消化道钡餐或内镜检查。

（2）创面细菌培养及药敏试验。

（七）药物的选择与治疗时机

1. 抗病毒剂 阿昔洛韦等，用药时间为1周左右。

2. 镇痛药物 非甾体类抗炎药、三环类抗抑郁药、卡马西平、曲马朵、加巴喷丁等，用药时间视病情而定。

3. 神经营养药 甲钴铵、腺苷钴铵、维生素 B_1 等，用药时间视病情定。

4. 糖皮质激素 泼尼松等，用药时间视病情而定，一般为3～10天。

5. 免疫调节剂 胸腺肽、丙种球蛋白等，用药时间视病情而定。

6. 局部药物 炉甘石洗剂、抗病毒及抗菌制剂、外用镇痛剂等，用药时间视病情而定。

7. 抗生素 必要时使用，应按照《抗菌药物临床应用指导原则》（卫医发〔2004〕285号）执行，根据创面细菌培养及药敏结果及时调整用药。

8. 物理治疗 可选用氦氖激光或半导体激光、紫外线等，治疗时间视病情而定。

9. 支持治疗及并发症的治疗。

（八）入院后复查的检查项目

根据患者情况复查血常规、肝肾功能、电解质、血糖等。

（九）出院标准

1. 皮疹痊愈 无水疱、皮疹或创面已结痂。

2. 没有需要住院处理的并发症。

（十）变异及原因分析

1. 神经痛剧烈、常规治疗无效者，需请神经内科或镇痛科会诊协助治疗。

2. 伴有其他基础疾病或并发症，需进一步诊断及治疗或转至其他相应科室诊治，延长住院时间，增加住院费用。

二、带状疱疹（不伴有并发症）临床路径表单

适用对象：第一诊断为带状疱疹（不伴有并发症）（ICD-10：B02.9）

患者姓名：_____ 性别：_____ 年龄：_____ 门诊号：_____ 住院号：_____

住院日期：____年__月__日 出院日期：____年__月__日 标准住院日：7~14 天

时间	住院第 1 天	住院第 2 天
主要诊疗工作	□ 询问病史及体格检查 □ 完成住院病历 □ 完成初步的病情评估和治疗方案 □ 患者或其家属签署"告知及授权委托书"	□ 上级医师查房 □ 根据实验室检查的结果，完成病情评估并制订治疗计划 □ 必要时请相关科室会诊 □ 签署"接受糖皮质激素治疗知情同意书"（必要时）
重点医嘱	**长期医嘱** □ 皮肤科护理常规 □ 普食 □ 抗病毒剂 □ 镇痛药 □ 营养神经药 □ 局部药物治疗 □ 物理治疗（必要时） **临时医嘱** □ 血常规、尿常规、便常规 □ 肝肾功能、电解质、血糖、血脂、免疫球蛋白、感染性疾病筛查 □ X 线胸片、心电图 □ 肿瘤抗原及标志物，选择行 B 超、CT、MRI 检查，消化道钡餐或内镜（必要时） □ 创面细菌培养及药敏试验（必要时）	**长期医嘱** □ 免疫增强剂（必要时） □ 镇痛药（必要时） □ 糖皮质激素（必要时） **临时医嘱** □ 相关科室会诊（必要时）
主要护理工作	□ 进行疾病和安全宣教 □ 入院护理评估 □ 制订护理计划，填写护理纪录 □ 静脉采血（当天或明晨） □ 指导患者进行心电图、X 线胸片等检查	□ 观察患者病情变化 □ 填写护理纪录 □ 创面护理
病情变异记录	□ 无 □ 有，原因： 1. 2.	□ 无 □ 有，原因： 1. 2.
护士签名		
医师签名		

感染性疾病临床路径

时间	住院第 3~6 天	住院第 7~14 天 (出院日)
主要诊疗工作	□ 上级医师查房 □ 注意观察皮疹及疼痛变化，及时调整治疗方案 □ 观察并处理治疗药物的不良反应 □ 患者或其家属签署"自费用品协议书"、"输血治疗同意书"（泛发性或出血坏死型患者需使用丙种球蛋白疗法时）	□ 主治医师进行诊疗评估，确定患者是否可以出院 □ 完成出院小结 □ 向患者及其家属交代出院后注意事项，预约复诊日期 □ 并发恶性肿瘤的患者告知其前往相应科室治疗
重点医嘱	**长期医嘱** □ 抗生素：根据创面培养及药敏结果用药 □ 丙种球蛋白（必要时） □ 停糖皮质激素（根据病情） □ 停镇痛药（根据病情） **临时医嘱** □ 复查血常规、肝肾功能、电解质、血糖（必要时）	**长期医嘱** □ 停/调整抗生素（根据创面培养及药敏结果） **临时医嘱** □ 出院带药 □ 门诊随诊
主要护理工作	□ 观察患者病情变化 □ 创面护理	□ 指导患者办理出院手续 □ 出院后疾病指导
病情变异记录	□ 无 □ 有，原因： 1. 2.	□ 无 □ 有，原因： 1. 2.
护士签名		
医师签名		

三、带状疱疹临床药师表单

适用对象：第一诊断为带状疱疹（ICD-10：B02.9）

患者姓名：_____ 性别：_____ 年龄：_____ 门诊号：_____ 住院号：_____

住院日期：____ 年__ 月__ 日　出院日期：____ 年__ 月__ 日　标准住院日：7～14 天

时间	住院第 1 天	住院第 2 天
主要药学监护活动	□ 了解病史，采集用药史（抗病毒药物及其他药物） □ 了解医师对疾病的初步评估 □ 审核医嘱，评价用药合理性，提出用药建议（重点为抗病毒药物、营养神经药和镇痛药） □ 建立药历（必要时） □ 病患宣教（重点为抗病毒药、营养神经药和镇痛药的使用方法和不良反应等注意事项）	□ 参与上级医师查房 □ 查看各项检查结果和肝肾功能，分析与用药的相关性 □ 了解患者用药依从性，观察药物不良反应 □ 提出用药建议 □ 更新药历（必要时）
重点医嘱（用药相关）	**长期医嘱** □ 所用药物的剂型、剂量、频次、途径的合理性 □ 有无药物相互作用 **临时医嘱** □ 了解创面细菌培养及药敏试验送检情况	**长期医嘱** □ 所用药物的剂型、剂量、频次、途径的合理性（重点关注免疫增强剂和糖皮质激素） □ 有无药物相互作用 □ 注意了解各项检查结果和肝、肾功能，分析与用药的相关性 □ 提出用药建议
主要药学监护工作	□ 建立临床用药监护计划 □ 与医师、护士沟通药物治疗信息 □ 提出合理用药建议 □ 患者安全用药宣教	□ 完善临床用药监护计划 □ 观察患者用药依从性和对药物治疗的反应 □ 观察药物不良反应，及时上报出现的不良反应或事件 □ 与医师、护士沟通药物治疗信息，防止用药差错 □ 进行与用药相关的患者教育
调整用药	与入院前用药比较，□ 无　□ 有，原因： 1. 2.	与住院第 1 天用药比较，□ 无　□ 有，原因： 1. 2.
药师签名		

时间	住院第 3～6 天	住院第 7～14 天（出院日）
主要药学监护活动	□ 参与医师查房 □ 评价药物疗效 □ 观察药物不良反应，及时上报出现的不良反应或事件 □ 更新药历（必要时）	□ 继续评价药物疗效和观察不良反应 □ 审核患者出院用药医嘱 □ 完成药历（必要时）
重点医嘱（用药相关）	长期医嘱 □ 了解创面培养及药敏结果，提出用药建议 □ 审核医嘱变化，评估治疗效果（重点关注抗菌药、免疫球蛋白的使用，以及糖皮质激素和止痛药是否停用） □ 与医师、护士沟通药物治疗信息，防止用药差错 □ 进行患者用药教育	长期医嘱 □ 审核医嘱，重点关注抗菌药的使用，评估疗效 □ 有无药物相互作用和不良反应 出院医嘱 □ 出院带药的剂型、剂量、频次、途径的合理性 □ 有无药物相互作用
主要药学监护工作	□ 评价药物疗效，观察并上报药物不良反应/事件报告 □ 与医师、护士沟通药物治疗信息 □ 观察患者用药依从性和对药物治疗的反应 □ 进行患者用药教育	患者教育 □ 出院用药指导，各种出院带药用法及注意事项
调整用药	与住院 1～2 天用药比较，□ 无 □ 有，原因： 1. 2.	与住院 3～6 用药比较，□ 无 □ 有，原因： 1. 2.
药师签名		

第二十九节 淋病临床路径
(2010 年版)

一、淋病临床路径标准门诊流程

(一) 适用对象

第一诊断为淋病（ICD-10：A54）。

(二) 诊断依据

根据《临床诊疗指南-皮肤病与性病分册》（中华医学会，人民卫生出版社）、《临床技术操作规范-皮肤病与性病分册》（中华医学会，人民军医出版社）。

1. 患者有不安全性行为，或有性伴感染史，或有与淋病患者密切接触史。儿童患者可有性虐待史，新生儿患者母亲有淋病史。

2. 男性单纯性淋菌性尿道炎表现为尿痛、尿道口红肿、尿道脓性分泌物，部分患者临床表现可不典型；女性单纯性淋菌性宫颈炎表现为脓性白带、宫颈红肿、宫颈口黏液脓性分泌物，亦可无明显临床表现。

3. 淋球菌可感染其他部位，引起淋菌性结膜炎、淋菌性肛门直肠炎和淋菌性咽炎。

4. 淋病因治疗不当等因素，可引起并发症出现，男性可有前列腺炎、精囊炎或附睾炎，女性可有输卵管炎、子宫内膜炎、盆腔炎等。

5. 严重者可出现全身播散性淋病，由淋菌性菌血症引起，可有淤点、脓疱性的肢端皮损、关节痛、腱鞘炎或化脓性关节炎，还可合并肝周围炎，较少有心内膜炎和脑膜炎。

6. 尿道口、宫颈分泌物或其他患病部位分泌物做淋球菌涂片和培养，结果为阳性。

(三) 治疗方案的选择

根据《临床治疗指南-皮肤病与性病分册》（中华医学会，人民卫生出版社）、《临床技术操作规范-皮肤病与性病分册》（中华医学会，人民军医出版社）。

1. 抗生素治疗。

2. 对症治疗等。

(四) 进入路径标准

1. 第一诊断必须符合 ICD-10：A54 淋病的疾病编码。

2. 当患者同时具有其他疾病诊断，但在住院期间不需要特殊处理，也不影响第一诊断的临床路径流程实施时，可以进入路径。

(五) 检查项目

1. 必须的检查项目

(1) 有临床表现的男性患者，取尿道口分泌物行淋球菌涂片和培养。

(2) 无临床表现的男性患者、女性患者及非生殖器部位感染的患者，取患处分泌物行淋球菌培养。

（3）其他患处分泌物行淋球菌涂片和培养。

2. 根据患者病情选择的项目

（1）淋球菌的药物敏感试验。

（2）衣原体、支原体、艾滋病病毒、梅毒螺旋体的检测（采用培养或血清检测等方法）。

（六）治疗方案与药物选择

1. 抗生素按照《抗菌药物临床应用指导原则》（卫医发〔2004〕285号）执行，根据血、分泌物和排泄物的微生物培养及药敏结果选用，用药时间视病情而定。

（1）淋菌性尿道炎、宫颈炎、直肠炎：头孢曲松250mg，单次肌注；或大观霉素2g（宫颈炎4g），单次肌注；或头孢噻肟1g，单次肌注。如果衣原体感染不能排除，加上抗沙眼衣原体感染药物。

（2）儿童淋病应禁用喹诺酮类药物，年龄<8岁者禁用四环素类药物，体重>45kg按成人方案治疗，体重<45kg儿童按如下方案：头孢曲松125mg，单次肌注；或大观霉素40mg/kg，单次肌注。如果衣原体感染不能排除，加上抗沙眼衣原体感染药物。

（3）淋菌性眼炎：新生儿：头孢曲松25~50mg/kg（总量不超过125mg），每日1次肌注，连续7天；或大观霉素40mg/kg，每日1次肌注，连续7天。成人：头孢曲松250mg，每日1次肌注，连续7天；或大观霉素2g，每日1次肌注，连续7天。

（4）淋菌性咽炎：头孢曲松250mg，单剂肌注；或头孢噻肟1g，单剂肌注。如果沙眼衣原体感染不能排除，加上抗沙眼衣原体感染药物。大观霉素对淋菌性咽炎的疗效差，不推荐使用。

（5）有合并症的淋病：头孢曲松250mg，每日1次肌注，连续10天；或大观霉素2g，每日1次肌注，连续10天。

（6）播散性淋病：头孢曲松1.0g，每日1次肌注或静注，连续10天以上；或大观霉素2.0g，每日2次肌注，连续10天以上。

2. 对症治疗：淋菌性眼炎同时应用生理盐水冲洗眼部，每小时1次。冲洗后用1%硝酸银或0.5%~1%红霉素眼药水滴眼。

（七）治疗后复查的检查项目

治疗结束后4~7天，应当从患病部位取材做淋球菌涂片和培养。

（八）治愈标准

治疗结束后2周内，无性接触情况下符合以下标准：

1. 症状和体征完全消失。

2. 治疗结束后4~7天从患病部位取材做淋球菌涂片和培养阴性。

（九）变异及原因分析

出现严重的并发症或严重的播散性淋病，需进一步处理或住院治疗。

二、淋病临床路径表单

适用对象：第一诊断为淋病（ICD-10：A54）

患者姓名：_____ 性别：_____ 年龄：_____ 门诊号：_____

初诊日期：____年__月__日　　　　标准门诊治疗周数：1~2 周

时间	门诊第 1 天	门诊第 7~14 天
主要诊疗工作	□ 询问病史及体格检查 □ 完成首次门诊病史 □ 完成初步的病情评估和治疗方案 □ 开淋球菌涂片和培养的检查申请单 □ 开其他需要的辅助检查（必要时） □ 与患者或家属谈话明确诊疗计划和性伴防治的方案	□ 询问病史及体格检查 □ 根据体检和实验室检查，完成疗效评估，调整治疗方案
重点医嘱	门诊医嘱 □ 抗生素（视病情和有无合并症而定）：头孢曲松、大观霉素、头孢噻肟等 □ 对症治疗（视病情） □ 必须的检查项目：男性取尿道口分泌物、女性取宫颈口分泌物或其他患处分泌物行淋球菌涂片和培养 □ 根据患者病情选择的项目：淋球菌的药物敏感试验、衣原体、支原体、艾滋病病毒、梅毒螺旋体的检测	门诊医嘱 □ 从患病部位取分泌物行淋球菌涂片和培养，必要时根据检验结果调整治疗方案 □ 根据患者病情选择的项目：淋球菌的药物敏感试验、衣原体的检测和支原体的培养
病情变异记录	□ 无　□ 有，原因： 1. 2.	□ 无　□ 有，原因： 1. 2.
医师签名		

三、淋病临床药师表单

适用对象：第一诊断为淋病（ICD-10：A54）

患者姓名：_____性别：_____年龄：_____门诊号：_____

初诊日期：___年__月__日　　标准门诊治疗周数：1~2周

时间	门诊第 1 天	门诊第 7~14 天
主要药学监护活动	□ 了解病史，同时进行用药史采集 □ 了解患者的过敏史（头孢类抗菌药物） □ 了解医师对疾病的初步评估 □ 参与评估病原体（淋球菌、支原体或衣原体及其他）的危险因素，参与进行初始经验性药物治疗 □ 审核医嘱，评价用药合理性，提出用药建议（重点为抗菌药物） □ 建立药历（必要时）	□ 参与门诊随访，了解患者病情变化及药物疗效 □ 查看各项检查结果和肝、肾功能，分析与用药的相关性 □ 疗效评估，提出用药建议（重点评估抗菌药的疗效） □ 观察药物不良反应 □ 更新并完成药历（必要时）
重点医嘱（用药相关）	门诊医嘱 □ 所用抗菌药药物的剂型、剂量、频次、途径的合理性 □ 充分考虑药物的 PK/PD 和患者特点 □ 有无药物相互作用 □ 如用抗菌药物，有无微生物及相关病原体送检医嘱	门诊医嘱 □ 根据涂片和培养结果调整治疗方案 □ 观察药物不良反应和药物相互作用 □ 复查病原体（涂片和培养），评价治疗效果，提出用药建议
主要药学监护工作	□ 建立临床用药监护计划 □ 与医师、护士沟通药物治疗信息 □ 提出合理用药建议 □ 患者安全用药宣教	□ 观察患者对药物治疗的反应 □ 与医师、护士沟通药物治疗信息，了解依从性 □ 进行用药宣教
调整用药	与初诊前用药比较，□ 无　□ 有，原因： 1. 2.	与初诊第 1 天用药比较，□ 无　□ 有，原因： 1. 2.
药师签名		

第三十节　艾滋病合并肺孢子菌肺炎临床路径
（2012 年版）

一、艾滋病合并肺孢子菌肺炎临床路径标准住院流程

（一）适用对象

第一诊断为肺孢子菌肺炎（ICD-10：B20.651），第二诊断为艾滋病的患者。

（二）诊断依据

根据《艾滋病诊疗指南》（中华医学会感染病学分会，2011）。

1. 隐匿或亚急性起病，干咳，气短和活动后加重，可有发热、发绀，严重者发生呼吸窘迫。

2. 肺部阳性体征少，或可闻及少量散在的干湿啰音。体征与疾病症状的严重程度往往不成比例。

3. 胸部 X 线检查可见双肺自肺门开始的弥漫性网状结节样间质病变，有时呈磨玻璃状阴影。

4. 血气分析提示低氧血症。严重病例动脉血氧分压（PaO_2）明显降低，常在 60mmHg 以下。

5. 血乳酸脱氢酶常升高。

6. 有条件的病例依靠病原学检查进行确诊，如痰液或支气管肺泡灌洗/肺组织活检等，可发现肺孢子菌的包囊或滋养体等。

（三）选择治疗方案的依据

根据《艾滋病诊疗指南》（中华医学会感染病学分会，2011）。

1. 治疗

（1）对症治疗：卧床休息，给予吸氧、改善通气功能，祛痰、镇咳，解痉、平喘，注意水和电解质平衡。

（2）病原治疗。

（3）激素治疗。

（4）人工辅助通气：如患者进行性呼吸困难明显，可给予人工辅助通气。

2. 并发症治疗　如气胸等。

3. 预防　参照《国家免费艾滋病抗病毒治疗药物手册》（第三版，人民卫生出版社）。

（四）标准住院日　21~30 天。

（五）进入路径标准

1. 第一诊断必须符合肺孢子菌肺炎（ICD-10：B20.651）疾病编码，第二诊断为艾滋病的患者。

2. 当患者合并其他疾病，但住院期间不需要特殊处理，也不影响第一诊断的临床路径流程实施时，可以进入路径。

3. 当患者在住院期间需要继续服用艾滋病抗病毒治疗药物，且不影响肺孢子

菌肺炎治疗前提下可继续抗病毒治疗（ART）。

（六）住院期间的检查项目

1. 必须的检查项目

（1）血常规、尿常规、便常规。

（2）肝功能、肾功能、电解质、血糖、血气分析；血乳酸脱氢酶、心肌酶、C-反应蛋白（CRP）、CMV 检查、感染性疾病筛查（乙肝、丙肝、梅毒等）、$CD4^+T$ 细胞计数。

（3）病原体检查：痰、支气管肺泡灌洗液等查肺孢子菌。

（4）胸部 X 线正侧位片、心电图。

2. 根据患者情况可选择 胸部 CT、肺功能、痰培养、血培养、有创性检查找病原菌等。

（七）选择用药

1. 按照《抗菌药物临床应用指导原则》（卫医发〔2004〕285 号）执行，根据患者病情合理使用抗菌药物。

2. 病原治疗

（1）首选复方磺胺甲噁唑（SMZ-TMP），片剂含磺胺甲噁唑（SMZ）0.4g 及甲氧苄啶（TMP）0.08g，轻－中度患者口服 TMP 20mg/（kg·d），SMZ 100mg/（kg·d），分 3～4 次用，疗程 3 周。重症患者可给予静脉用药，剂量同口服。SMZ-TMP 过敏者可给予脱敏疗法。

（2）替代治疗：克林霉素 600～900mg，静注，每 6～8 小时给药 1 次，或 450mg 口服，每 6 小时给药 1 次；联合应用伯氨喹 15～30mg，口服，每日 1 次，疗程 21 天。氨苯砜 100mg，口服，每日 1 次；联合应用甲氧苄胺嘧啶 200～400mg，口服，每日 2～3 次，疗程 21 天。

3. 激素治疗 中重度患者（PaO_2 < 70mmHg 或肺泡－动脉血氧分压差 > 35mmHg），早期可应用激素治疗，泼尼松片 40mg，每日 2 次，口服 5 天；改为 20mg，每日 2 次，口服 5 天；20mg，每日 1 次，口服至疗程结束；静脉用甲基泼尼松龙剂量为上述泼尼松剂量的 75%。

4. 祛痰、镇咳药物。

5. 解痉、平喘药物。

（八）出院标准

1. 症状明显缓解。

2. 病情稳定。

3. 没有需要住院治疗的合并症和（或）并发症。

（九）变异及原因分析

1. 治疗无效或者病情进展，需复查病原学检查并调整抗菌药物，导致住院时间延长。

2. 伴有严重合并症和并发症，如肺结核、呼吸衰竭，可转入相应临床路径。

（十）参考费用标准

一般为 3000～5000 元。

二、艾滋病合并肺孢子菌肺炎临床路径表单

适用对象：第一诊断为肺孢子菌肺炎（ICD-10：B20.651），第二诊断为艾滋病的患者

患者姓名：_____性别：_____年龄：_____门诊号：_____住院号：_____

住院日期：___年__月__日 出院日期：___年__月__日 标准住院日：21～30 天

日期	住院第 1～3 天	住院期间
主要诊疗工作	□ 询问病史及体格检查 □ 进行病情初步评估 □ 上级医师查房 □ 完善入院检查 □ 明确诊断，决定诊治方案 □ 完成病历书写	□ 上级医师查房 □ 评估辅助检查的结果 □ 注意观察咳嗽、胸闷、气喘的变化 □ 病情评估，根据患者病情变化调整治疗方案 □ 观察药物不良反应 □ 住院医师书写病程记录
重点医嘱	**长期医嘱** □ 传染病（血液、体液、呼吸）内科护理常规 □ 一/二/三级护理常规（根据病情） □ 吸氧 □ 抗菌药物 □ 祛痰剂 □ 镇咳药（必要时） □ 激素（必要时） □ HAART（住院前已开始） **临时医嘱** □ 血常规、尿常规、便常规 □ 肝肾功能、电解质、血沉、C-反应蛋白（CRP）、血糖、心肌酶、CMV 检查、凝血功能、感染性疾病筛查等 □ 病原学检查及药敏 □ 胸部 X 线正侧位片、心电图 □ 超声检查（必要时） □ 血气分析、胸部 CT、肺功能（必要时）	**长期医嘱** □ 传染病（血液、体液、呼吸）内科护理常规 □ 一/二/三级护理常规（根据病情） □ 吸氧 □ 根据病情调整抗菌药物 □ 祛痰剂 □ 止咳药（必要时） □ 激素（必要时） □ HAART（住院前已开始） **临时医嘱** □ 复查血常规 □ 复查 X 线胸片、CT（必要时） □ 异常指标复查（血气分析） □ 病原学检查（必要时）
主要护理工作	□ 介绍病房环境、设施和设备 □ 介绍科室主任、护士长、主管医师、责任护士 □ 入院护理评估、护理计划 □ 观察患者病情变化 □ 静脉采血，用药指导 □ 指导正确留取痰、尿、便标本，协助患者完成实验室检查及辅助检查 □ 进行健康教育及安全教育	□ 观察患者一般情况及病情变化 □ 注意血氧饱和度变化，观察吸氧效果 □ 观察药物疗效及不良反应 □ 指导患者有效的咳嗽排痰方法及痰液处理方法 □ 疾病相关健康教育
病情变异记录	□ 无 □ 有，原因： 1. 2.	□ 无 □ 有，原因： 1. 2.
护士签名		
医师签名		

日期	出院前 1~3 天	出院日
主要诊疗工作	□ 上级医师查房 □ 评价治疗效果 □ 确定出院后治疗方案 □ 完成上级医师查房记录	□ 完成出院小结 □ 向患者交代出院后注意事项 □ 及时开始 HAART（入院前未开始 HAART 者） □ 预约复诊日期（2~4 周）
重点医嘱	**长期医嘱** □ 传染病（血液、体液、呼吸）内科护理常规 □ 二/三级护理常规（根据病情） □ 根据病情调整用药（SMZCO 减量维持等） □ 祛痰剂 □ 镇咳药（必要时） **临时医嘱** □ 血常规、X 线胸片检查（必要时） □ 根据需要，复查有关检查	**出院医嘱** □ 出院带药 □ 门诊随诊 □ 及时开始 HAART 或继续 HAART
主要护理工作	□ 观察患者一般情况 □ 观察疗效、各种药物作用和不良反应 □ 恢复期生活和心理护理 □ 出院准备指导	□ 帮助患者办理出院手续 □ 出院指导
病情变异记录	□ 无　□ 有，原因： 1. 2.	□ 无　□ 有，原因： 1. 2.
护士签名		
医师签名		

三、艾滋病合并肺孢子菌肺炎临床药师表单

适用对象：第一诊断为肺孢子菌肺炎（ICD-10：B20.651），第二诊断为艾滋病的患者

患者姓名：_____ 性别：_____ 年龄：_____ 门诊号：_____ 住院号：_____

住院日期：___年__月__日 出院日期：___年__月__日 标准住院日：21~30 天

日期	住院第 1~3 天	住院期间
主要药学监护活动	□ 了解病史，同时进行用药史采集（尤其 HAART） □ 了解患者的过敏史（青霉素、磺胺类抗菌药物等） □ 参加上级医师查房，了解医师对疾病的初步评估 □ 审核初始经验性药物治疗医嘱，尤其与 HAART 治疗中药物的相互作用，评价用药合理性，提出用药建议（重点为抗菌药物） □ 建立药历	□ 参加上级医师查房 □ 了解辅助检查的结果 □ 观察药物反应，根据患者病情变化调整治疗方案的用药医嘱审核 □ 观察药物不良反应（如过敏反应、肝肾功能受损等），提出对不良反应处置的用药建议 □ 书写药历
重点医嘱（用药相关）	**长期医嘱** □ 药物：①抗菌药物，首选复方磺胺甲噁唑（SMZ-TMP）；（磺胺过敏者）替代克林霉素，联合伯氨喹，或氨苯砜联合甲氧苄胺嘧啶（TMP）；②祛痰剂、镇咳药（必要时）、解痉、平喘药物；③激素（中-重度早期）；④HAART（住院前可开始） □ 抗菌药物的疗程所用药物的剂型、剂量、频次、途径的合理性 □ SMZ-TMP 的不良反应预防（如碱化尿液、多饮水、过敏反应观察等） □ 有无病原学检查及药敏 □ 参与 SMZ-TMP 脱敏方案（必要时） □ 了解血常规、肝肾功能常规检查等	**长期医嘱** □ 根据病情调整抗菌药物 □ 祛痰剂 □ 镇咳药（必要时） □ 解痉、平喘药物 □ 激素（中-重度早期），口服调至疗程结束 □ HAART（住院前可开始） □ SMZ-TMP 的不良反应预防（如碱化尿液、多饮水、过敏反应观察等） **临时医嘱** □ 了解患者用药依从性 □ 追踪复查结果，分析是否存在与药物相关，提出用药建议 □ 加强观察，做好记录
主要药学监护工作	在了解临床诊疗计划和护理的基础上 □ 建立临床用药监护计划 □ 与医师、护士沟通药物治疗信息 □ 提出合理用药建议 □ 患者安全用药宣教	在了解临床诊疗计划和护理的基础上 □ 观察患者对药物治疗的反应 □ 与医师、护士沟通药物治疗信息 □ 与用药相关的患者教育
调整用药记录	与入院前用药比较，□ 无 □ 有，原因： 1. 2	与住院第 1~3 天用药比较，□ 无 □ 有，原因： 1. 2.
药师签名		

日期	出院前 1~3 天	出院日
主要 药学 监护 活动	□ 参与上级医师查房 □ 评价治疗效果 □ 了解出院后治疗方案 □ 更新药历	□ 审核患者出院用药医嘱 □ 完成药历
重点 医嘱 （用药 相关）	**长期医嘱** □ 根据病情调整用药（SMZ+TMP 减量维持等） □ 祛痰剂 □ 镇咳药（必要时） □ HAART（住院前已开始） □ SMZ-TMP 的不良反应预防（如碱化尿液、多饮水、过敏反应观察等） **临时医嘱** □ 观察药物不良反应和相互作用 □ 抗菌药物医嘱的专项评价	**出院医嘱** □ 审核出院带药，所用药物的剂型、剂量、频次、途径的合理性、药物相互作用（尤其开始 HAART 或继续 HAART）
主要 药学 监护 工作	□ 观察药物疗效、不良反应和上报药物不良反应/事件报告 □ 与医师、护士沟通药物治疗信息 □ 出院用药教育准备	□ 出院用药指导，提高患者用药依从性
调整 用药 记录	与住院期间用药比较，□无 □有， 原因： 1. 2.	与住院期间用药比较，□无 □有， 原因： 1. 2.
药师 签名		

第三十一节 艾滋病合并活动性结核病临床路径 (2012 年版)

一、艾滋病合并活动性结核病临床路径标准住院流程

(一) 适用对象

第一诊断为活动性结核病 (ICD-10：A15-A20)，第二诊断为艾滋病的患者。

(二) 诊断依据

根据《临床诊疗指南 (结核病分册)》(中华医学会，2005)、《艾滋病诊疗指南》(中华医学会感染病学分会，2011)。

1. 病史 结核可累及全身各脏器，包括肺结核和肺外结核，导致相应表现，通常伴有发热、盗汗、体重减轻等全身症状。

2. 影像学及病理学检查显示受累部位的异常改变。

3. 随着 HIV 感染者免疫功能降低，结核病表现可不典型。

4. 确诊依靠细菌学检测 结核杆菌培养和 (或) 体液涂片找抗酸杆菌。

(三) 治疗方案的选择

根据《临床诊疗指南 (结核病分册)》(中华医学会，2005) 和《国家免费艾滋病抗病毒药物治疗手册 (2011 版)》。

1. 抗结核治疗遵循早期、规律、全程、联合、适量原则。

2. 继续原有的或尽早开始一线抗 HIV 病毒治疗。

3. 对症治疗。

(四) 标准住院日 28 ~ 56 天。

(五) 进入路径标准

1. HIV 感染，诊断同时符合中枢神经系统结核 (ICD -10：A17.1-17.2)、粟粒型肺结核 (ICD-10：A19)、结核性心包炎 (ICD-10：A18.8) 或同时累及多器官系统，有病情恶化风险的患者。

2. 当患者合并其他疾病，但住院期间不需要特殊处理，也不影响第一诊断的临床路径流程实施时，可以进入路径。

(六) 住院后第 1 ~ 3 天

1. 必须的检查项目

(1) 血常规、尿常规、便常规。

(2) 肝功能、肾功能、电解质、感染性疾病筛查 (乙肝、丙肝、梅毒)。

(3) 完善痰病原学检查。

(4) 胸部 X 线正侧位片、心电图。

2. 根据患者病情进行 血气分析、胸部 CT、脑 CT、超声心动图。

(七) 治疗原则

1. 抗结核治疗 给予包括异烟肼、利福平、吡嗪酰胺、乙胺丁醇 (或氨基糖

苷类药）的标准强化治疗方案。如有条件，可以根据结核分枝杆菌药敏试验结果调整治疗方案。

2. 对于未接受抗 HIV 治疗的患者，根据 $CD4^+T$ 淋巴细胞计数，在抗结核治疗 2~8 周后考虑开始抗病毒治疗。

3. 对于结核性脑膜炎、心包炎、粟粒型结核患者，可以考虑应用糖皮质激素。

4. 积极处理颅压升高、低氧血症、心力衰竭及免疫重建炎症反应综合征等并发症。

（八）出院标准

1. 症状缓解。

2. 病情稳定。

3. 没有需要住院治疗的合并症和（或）并发症。

（九）变异及原因分析

1. 治疗无效或者病情进展，需复查病原学检查并调整抗菌药物，导致住院时间延长。

2. 伴有影响本病治疗效果的合并症和并发症，需要进行相关诊断和治疗。

3. 由于肺部空洞型结核出现大量咯血者，按照大咯血的临床路径处理。

（十）参考费用标准

6000~10000 元。

二、艾滋病合并结核病临床路径表单

适用对象：第一诊断为活动性结核病（ICD-10：A15-A20），第二诊断为艾滋病的患者

患者姓名：_____ 性别：_____ 年龄：_____ 门诊号：_____ 住院号：_____

住院日期：____年__月__日 出院日期：____年__月__日 标准住院日：28~56 天

时间	住院第 1~3 天	住院期间
主要诊疗工作	□ 询问病史及体格检查 □ 进行病情初步评估 □ 上级医师查房 □ 确定治疗方案，进行抗结核治疗和对症处理 □ 开化验单，完成病历书写	□ 上级医师查房 □ 评估辅助检查的结果 □ 病情评估，根据患者病情变化调整治疗方案 □ 观察药物不良反应 □ 住院医师书写病程记录
重点医嘱	**长期医嘱** □ 内科护理常规 □ 一/三级护理常规（根据病情） □ 抗结核药物 □ 抗 HIV 病毒药物（必要时） **临时医嘱** □ 血常规、尿常规、便常规 □ 肝肾功能、电解质、感染性疾病筛查 □ 痰病原学检查及药敏 □ 胸部 X 线正侧位片、心电图 □ 血气分析、胸部 CT、脑 CT（必要时） □ 糖皮质激素（必要时） □ 甘露醇（必要时） □ 吸氧和呼吸支持（必要时） □ 心包穿刺引流（必要时）	**长期医嘱** □ 呼吸内科护理常规 □ 一/三级护理常规（根据病情） □ 抗结核药物 □ 抗 HIV 病毒药物（必要时） **临时医嘱** □ 复查血常规、肝功能 □ 复查 X 线胸片（必要时） □ 异常指标复查 □ 病原学检查（必要时） □ 有创性检查（必要时） □ 糖皮质激素（必要时） □ 甘露醇（必要时） □ 吸氧（必要时）
主要护理工作	□ 介绍病房环境、设施和设备 □ 呼吸道隔离 □ 入院护理评估，护理计划 □ 观察患者情况 □ 静脉采血，用药指导 □ 指导正确留取痰标本	□ 观察患者一般情况及病情变化 □ 观察药物不良反应 □ 疾病相关健康教育 □ 呼吸道隔离
病情变异记录	□ 无 □ 有，原因： 1. 2.	□ 无 □ 有，原因： 1. 2.
护士签名		
医师签名		

时间	出院前1~3天	住院第28~56天（出院日）
主要诊疗工作	□ 上级医师查房 □ 评估治疗效果 □ 确定出院后治疗方案 □ 完成上级医师查房记录	□ 完成出院小结 □ 向患者交代出院后注意事项 □ 预约复诊日期
重点医嘱	**长期医嘱** □ 内科护理常规 □ 二/三级护理常规（根据病情） □ 抗结核药物 □ 抗 HIV 药物（必要时） **临时医嘱** □ 根据需要，复查有关检查	**出院医嘱** □ 出院带药 □ 门诊随诊
主要护理工作	□ 观察患者一般情况 □ 观察疗效、各种药物作用和不良反应 □ 恢复期生活和心理护理 □ 出院准备指导	□ 帮助患者办理出院手续 □ 出院指导
病情变异记录	□ 无　□ 有，原因： 1. 2.	□ 无　□ 有，原因： 1. 2.
护士签名		
医师签名		

三、艾滋病合并结核病临床药师表单

适用对象：第一诊断为活动性结核病（ICD-10：A15-A20），第二诊断为艾滋病的患者

患者姓名：_____ 性别：_____ 年龄：_____ 门诊号：_____ 住院号：_____

住院日期：___年__月__日 出院日期：___年__月__日 标准住院日：28~56 天

时间	住院第 1~3 天	住院期间
主要药学监护活动	□ 了解病史，同时进行用药史采集（尤其抗 HIV 治疗药物） □ 了解患者的药物过敏史 □ 参加上级医师查房，了解医师对疾病的初步评估 □ 审核初始经验性药物治疗医嘱，联合用药情况，评价用药合理性，提出用药建议（重点为抗结核药物） □ 建立药历	□ 参与上级医师查房 □ 了解辅助检查的结果 □ 参与病情评估，根据患者病情变化调整治疗方案中的药物调整 □ 观察药物不良反应，提出预防或更改建议 □ 更新药历
重点医嘱（用药相关）	**长期医嘱** □ 药物：①抗结核药物强化治疗；②并发症药物处理：糖皮质激素（必要时）、甘露醇（必要时）等 □ 抗结核药物的疗程所用药物的剂型、剂量、频次、途径的合理性 □ 关注抗结核药的不良反应（肝肾功能、视神经炎等） □ 药物不良反应的预防用药（必要时） **临时医嘱** □ 了解临床检查结果 □ 是否有痰病原学检查及药敏医嘱	**长期医嘱** □ 抗结核药物维持或调整 □ 对开始抗 HIV 病毒药物治疗的药物相互作用审核 **临时医嘱** □ 糖皮质激素（必要时） □ 甘露醇（必要时） □ 了解临床检查结果 □ 了解患者的营养状况 □ 必要时的营养支持
主要药学监护工作	在了解临床诊疗计划和护理的基础上 □ 建立临床用药监护计划 □ 与医师、护士沟通药物治疗信息 □ 提出合理用药建议 □ 患者安全用药宣教	在了解临床诊疗计划和护理的基础上 □ 观察患者对药物治疗的反应 □ 与医师、护士沟通药物治疗信息 □ 药物不良反应观察（尤其抗结核药物） □ 与用药相关的患者教育
调整用药记录	□ 无 □有，原因： 1. 2.	□ 无 □有，原因： 1. 2.
药师签名		

感染性疾病临床路径

时间	出院前 1~3 天	住院第 28~56 天（出院日）
主要 药学 监护 活动	□ 参与上级医师查房 □ 评价治疗效果 □ 了解出院后治疗方案 □ 更新药历	□ 审核患者出院用药医嘱 □ 完成药历
重点 医嘱 （用药 相关）	**长期医嘱** □ 抗结核药物专项点评 □ 抗 HIV 药物（必要时） □ 观察药物不良反应和相互作用 □ 不良反应预防，提高患者顺应性 **临时医嘱** □ 了解临床检查结果 □ 分析与药物不良反应的相关性，及时 　提出建议	**出院医嘱** □ 出院带药：所用药物的剂型、剂量、 　频次、途径的合理性、药物相互作用 　（56 天出院者，抗结核治疗由强化治 　疗转为维持治疗）
主要 药学 监护 工作	□ 观察药物疗效、不良反应和上报药物 　不良反应/事件报告 □ 与医师、护士沟通药物治疗信息 □ 出院用药教育准备	□ 出院用药指导，提高患者用药依从性
调整 用药 记录	□ 无　□ 有，原因： 1. 2.	□ 无　□ 有，原因： 1. 2.
药师 签名		

第三十二节　艾滋病合并巨细胞病毒
视网膜炎临床路径
（2012 年版）

一、艾滋病合并巨细胞病毒视网膜炎临床路径标准住院流程

（一）适用对象

第一诊断为巨细胞病毒视网膜炎（ICD-10：B25.901），第二诊断为艾滋病的患者。

（二）诊断依据

根据《艾滋病诊疗指南》（中华医学会感染病学分会，2011）、美国《艾滋病合并机会性感染诊疗指南》（2009）及《实用内科学》（第十三版）。

1. CD4$^+$T 淋巴细胞<200/μl。

2. 视物模糊、视力下降。

3. 眼底表现为沿血管分布的浓厚黄白色病损，有片状出血，边缘为不规则的黄白色颗粒，晚期视网膜萎缩，视网膜血管硬化、狭窄。除外贝赫切特综合征（Behcet）、视网膜血管炎等原因。

4. 血清巨细胞病毒 CMV-IgM 阳性或血清 CMV-IgG 4 倍升高或外周血 PCR 检测 CMV 阳性。CMV PP65 抗原、CMV DNA（体液）阳性有助于活动性感染的诊断。

（三）治疗方案的选择

根据《艾滋病诊疗指南》（中华医学会感染病分会，2011）、美国《艾滋病合并机会性感染诊疗指南》（2009）及《实用内科学》（第十三版）。

1. 支持、对症治疗。

2. 抗巨细胞病毒治疗。

3. 同时或尽早抗病毒治疗（ART）。

（四）标准住院日　2~3 周。

（五）进入路径标准

1. 第一诊断为巨细胞病毒视网膜炎、第二诊断为艾滋病。

2. 当患者合并其他疾病，但住院期间不需要特殊处理，也不影响第一诊断的临床路径流程实施时，可以进入路径。

（六）入院后第 1~3 天

1. 必须的检查项目

（1）血常规、尿常规、便常规。

（2）肝功能、肾功能、电解质。

（3）病原学检查（有条件）。

2. 根据患者病情进行 胸部 X 线正侧位片、心电图、B 超 (有条件)、眼底检查。

(七) 治疗方案与药物选择

1. 更昔洛韦 诱导期 5 mg/kg，每日 2 次，静脉注射，每次注射时间应>1 小时，维持 14 ~ 21 天。维持期 5 mg/ (kg·d)，1 ~ 3 个月。

2. 膦甲酸钠 初始量为 60mg/kg，每 8 小时 1 次，静滴时间>1 小时，根据疗效连用 2 ~ 3 周。维持治疗剂量为 90 ~ 120mg/ (kg·d) (按肾功能调整剂量)，静滴时间>2 小时。维持治疗期间，若病情加重，可重复诱导治疗及维持治疗过程。

(八) 出院标准

1. 完成 2 ~ 3 周诱导治疗。

2. 症状有所缓解。临床稳定 24 小时以上。

(九) 变异及原因分析

1. 存在并发症，需要进行相关的诊断和治疗，延长住院时间。

2. 病情严重，需要呼吸支持者，归入其他路径。

(十) 参考费用标准

2000 ~ 5000 元。

二、艾滋病合并巨细胞病毒视网膜炎临床路径表单

适用对象：第一诊断为巨细胞病毒视网膜炎（ICD-10：B25.901），第二诊断为艾滋病的患者

患者姓名：_____ 性别：_____ 年龄：_____ 门诊号：_____ 住院号：_____

住院日期：___年__月__日 出院日期：___年__月__日 标准住院：14~21天

时间	住院第1~3天	住院期间
主要诊疗工作	□ 询问病史及体格检查 □ 进行病情初步评估 □ 上级医师查房 □ 评估特定病原体的危险因素，进行初始抗巨细胞病毒感染治疗 □ 开化验单，完成病历书写 □ 必要时相关科室会诊	□ 上级医师查房 □ 核查辅助检查的结果是否有异常 □ 病情评估，维持原有治疗或调整抗巨细胞病毒药物 □ 观察药物不良反应 □ 住院医师书写病程记录，必要时相关科室会诊
重点医嘱	**长期医嘱** □ 感染科护理常规 □ 一/三级护理（根据病情） □ 抗巨细胞病毒药物 □ 既往基础治疗 **临时医嘱** □ 血常规、尿常规、便常规 □ 肝肾功能、电解质 □ 病原学检查 □ 胸部X线正侧位片、心电图 □ B超（必要时） □ 对症处理	**长期医嘱** □ 感染科护理常规 □ 一/三级护理（根据病情） □ 抗巨细胞病毒药物 □ 根据病情调整抗巨细胞病毒药物 □ 既往基础治疗 **临时医嘱** □ 对症处理 □ 复查血常规、肝肾功能 □ X线胸片检查（必要时） □ 异常指标复查 □ 病原学检查（必要时） □ 眼底检查
主要护理工作	□ 介绍病房环境、设施和设备 □ 入院护理评估，护理计划 □ 随时观察患者情况 □ 静脉采血，用药指导 □ 进行健康教育 □ 协助患者完成实验室检查及辅助检查	□ 观察患者一般情况及病情变化 □ 注意眼底变化 □ 观察治疗效果及药物反应 □ 疾病相关健康教育
病情变异记录	□ 无 □ 有，原因： 1. 2.	□ 无 □ 有，原因： 1. 2.
护士签名		
医师签名		

时间	出院前 1~3 天	住院第 14~21 天 （出院日）
主要诊疗工作	□ 上级医师查房 □ 评估治疗效果 □ 确定出院后治疗方案 □ 完成上级医师查房记录	□ 完成出院小结 □ 向患者交代出院后注意事项 □ 预约复诊日期
重点医嘱	**长期医嘱** □ 感染科护理常规 □ 二~三级护理（根据病情） □ 抗巨细胞病毒药物 □ 根据病情调整 **临时医嘱** □ 复查血常规、肝功能、肾功能、X 线胸片（必要时） □ 根据需要，复查有关检查	**出院医嘱** □ 出院带药 □ 门诊随诊
主要护理工作	□ 观察患者一般情况 □ 观察疗效、各种药物作用和不良反应 □ 恢复期生活和心理护理 □ 出院准备指导	□ 帮助患者办理出院手续 □ 出院指导 □ 依从性教育
病情变异记录	□ 无　□ 有，原因： 1. 2.	□ 无　□ 有，原因： 1. 2.
护士签名		
医师签名		

三、艾滋病合并巨细胞病毒视网膜炎临床药师表单

适用对象：第一诊断为巨细胞病毒视网膜炎（ICD-10：B25. 901），第二诊断为艾滋病的患者

患者姓名：_____ 性别：_____ 年龄：_____ 门诊号：_____ 住院号：_____

住院日期：___年__月__日 出院日期：___年__月__日 标准住院日：14~21 天

时间	住院第 1~3 天	住院期间
主要药学监护活动	□ 了解病史，同时进行用药史采集（尤其抗 HIV 治疗药物） □ 了解患者的药物过敏史 □ 参加上级医师查房，了解医师对疾病的初评估，特定病原体的危险因素，进行初始抗巨细胞病毒感染治疗 □ 建立药历	□ 参与上级医师查房 □ 核查辅助检查的结果是否有异常，及与使用药物的相关性 □ 观察药物反应，维持原有治疗或调整抗巨细胞病毒药物 □ 观察药物不良反应 □ 更新药历
重点医嘱（用药相关）	长期医嘱 □ 抗巨细胞病毒药物：更昔洛韦，或膦甲酸钠 □ 审核抗病毒药物的剂型、剂量、频次、途径的合理性 □ 既往基础治疗相关的药物 □ 关注联合用药的肝肾毒性 临时医嘱 □ 了解临床检查结果 □ 分析与药物不良反应的相关性，及时提出建议	长期医嘱 □ 根据病情调整抗巨细胞病毒药物，剂量调整 □ 既往基础治疗相关药物 □ 关注药物相互作用 临时医嘱 □ 了解临床检查结果 □ 分析与药物不良反应的相关性，及时提出建议
主要药学监护工作	在了解临床诊疗计划和护理的基础上 □ 建立临床用药监护计划 □ 与医师、护士沟通药物治疗信息 □ 提出合理用药建议 □ 患者安全用药宣教	在了解临床诊疗计划和护理的基础上 □ 观察患者对药物治疗的反应 □ 与医师、护士沟通药物治疗信息 □ 药物不良反应观察（尤其抗病毒药物） □ 与用药相关的患者教育
调整用药记录	□ 无 □ 有，原因： 1. 2.	□ 无 □ 有，原因： 1. 2.
药师签名		

感染性疾病临床路径

时间	出院前 1~3 天	住院第 14~21 天 （出院日）
主要 药学 监护 活动	□ 参与上级医师查房 □ 评价治疗效果 □ 了解出院后治疗方案 □ 更新药历	□ 审核患者出院用药医嘱 □ 完成药历
重点 医嘱 （用药 相关）	**长期医嘱** □ 抗巨细胞病毒药物专项点评 □ 根据病情调整 **临时医嘱** □ 了解临床检查结果 □ 分析与药物不良反应的相关性，及时 　提出建议	**出院医嘱** □ 审核出院带药：所用药物的剂型、剂 　量、频次、途径的合理性、药物相互 　作用
主要 药学 监护 工作	□ 观察药物疗效、不良反应和上报药物 　不良反应/事件报告 □ 与医师、护士沟通药物治疗信息 □ 出院用药教育准备	□ 出院用药指导，提高患者用药依从性
调整 用药 记录	□ 无　□ 有，原因： 1. 2.	□ 无　□ 有，原因： 1. 2.
药师 签名		

第三十三节 艾滋病合并马尼菲青霉菌病临床路径 (2012 年版)

一、艾滋病合并马尼菲青霉菌病临床路径标准住院流程

(一) 适用对象

第一诊断为马尼菲青霉菌病 (ICD-10: B20.5)、第二诊断为艾滋病的患者。

(二) 诊断依据

根据《艾滋病诊疗指南》(中华医学会感染病学分会, 2011)、美国《艾滋病合并机会性感染诊疗指南》(2009)、《重症患者侵袭性真菌感染诊断与治疗指南》(中华医学会重症医学分会, 2007) 等。

1. 流行地区或到过流行地区。

2. 发热、乏力、体重减轻; 面部、躯干及上肢皮疹, 表现为丘疹、结节、坏死性丘疹, 传染性软疣样丘疹。

3. 咳嗽、胸痛、呼吸困难。听诊呼吸音减弱, 呼吸音粗, 可闻及湿啰音及胸膜摩擦音。

4. 腹痛、腹泻、稀便或脓血便。肝脾大或肝脾肿, 伴有肝功能异常。

5. X 线胸片检查: 肺纹理增粗, 多片浸润性病变, 肺门淋巴结增大, 单发或多发肺脓肿, 可见液平面。

6. 骨髓涂片、皮肤渗液压片瑞氏染色, 显微镜下发现典型的圆形或卵形, 有明显横隔的细胞。

患者出现第 6 项表现, 或以上第 2 ~ 5 项表现任何一项加第 1 项, 除外组织胞浆菌病、结核病、黑热病、肺炎等, 可明确临床诊断。

(三) 治疗方案的选择

根据《艾滋病诊疗指南》(中华医学会感染病学分会, 2011)、美国《艾滋病合并机会性感染诊疗指南》(2009)、《重症患者侵袭性真菌感染诊断与治疗指南》(中华医学会重症医学分会, 2007) 等。

1. 支持、对症治疗。

2. 抗马尼菲青霉菌治疗。

(四) 标准住院日 14 ~ 21 天。

(五) 进入路径标准

1. 第一诊断为马尼菲青霉菌病 (ICD-10: B20.5), 第二诊断为艾滋病的患者。

2. 当患者合并其他疾病, 但住院期间不需要特殊处理, 也不影响第一诊断的临床路径流程实施时, 可以进入路径。

(六) 入院后第 1 ~ 3 天

1. 必须的检查项目

（1）血常规、尿常规、便常规。

（2）肝功能、肾功能、电解质。

（3）胸部 X 线正侧位片、心电图、B 超检查。

2. 有条件可查　直接镜检取皮损刮取物、骨髓和淋巴结抽吸物，血培养，胸部、腹部 CT。

（七）治疗方案与药物选择

两性霉素 B：常用剂量为 0.6 ~ 1.0mg/（kg·d），疗程 2 周。治疗显效后可改用伊曲康唑（400mg/d）继续使用 6 ~ 10 周。

（八）出院标准

1. 症状明显缓解。

2. 临床稳定 24 小时以上。

（九）变异及原因分析

1. 存在并发症，需要进行相关的诊断和治疗，延长住院时间。

2. 病情严重，出现其他问题者，归入其他路径。

（十）参考费用标准

2500 ~ 6000 元。

二、艾滋病合并马尼菲青霉菌病临床路径表单

适用对象：第一诊断为马尼菲青霉菌病（ICD-10：B20.5），第二诊断为艾滋病的患者

患者姓名：_____ 性别：_____ 年龄：_____ 门诊号：_____ 住院号：_____

住院日期：____年__月__日 出院日期：____年__月__日 标准住院日：14~21 天

时间	住院第 1~3 天	住院期间
主要诊疗工作	□ 询问病史及体格检查 □ 进行病情初步评估 □ 上级医师查房 □ 评估特定病原体的危险因素，进行初始抗青霉菌感染治疗 □ 开化验单，完成病历书写	□ 上级医师查房 □ 核查辅助检查的结果是否有异常 □ 病情评估，维持原有治疗或调整药物 □ 观察药物不良反应 □ 住院医师书写病程记录
重点医嘱	长期医嘱 □ 感染科护理常规 □ 一/三级护理（根据病情） □ 抗青霉菌药物 临时医嘱 □ 血常规、尿常规、便常规 □ 肝功能、肾功能、电解质、血糖 □ 胸部 X 线正侧位片、心电图、B 超 □ 对症处理	长期医嘱 □ 感染科护理常规 □ 一/三级护理（根据病情） □ 抗青霉菌药物 □ 根据病情调整药物 临时医嘱 □ 对症处理 □ 复查血常规、电解质、肾功能 □ X 线胸片检查（必要时） □ 异常指标复查
主要护理工作	□ 介绍病房环境、设施和设备 □ 入院护理评估，护理计划 □ 随时观察患者情况 □ 静脉采血，用药指导 □ 健康教育 □ 协助患者完成实验室检查及辅助检查	□ 观察患者一般情况及病情变化 □ 观察治疗效果及药物反应 □ 疾病相关健康教育
病情变异记录	□ 无　□ 有，原因： 1. 2.	□ 无　□ 有，原因： 1. 2.
护士签名		
医师签名		

时间	出院前 1～3 天	住院第 14～21 天 （出院日）
主要 诊疗 工作	□ 上级医师查房 □ 评估治疗效果、药物不良反应 □ 确定出院后治疗方案 □ 完成上级医师查房记录	□ 完成出院小结 □ 向患者交代出院后注意事项 □ 预约复诊日期
重点 医嘱	**长期医嘱** □ 感染科护理常规 □ 二～三级护理（根据病情） □ 抗青霉菌药物 □ 根据病情调整 **临时医嘱** □ 复查血常规、电解质、肾功、肝功能 □ B 超、X 线胸片（必要时） □ 根据需要，复查有关检查	**出院医嘱** □ 出院带药 □ 门诊随诊
主要 护理 工作	□ 观察患者一般情况 □ 观察疗效、各种药物作用和不良反应 □ 恢复期生活和心理护理 □ 出院准备指导	□ 帮助患者办理出院手续 □ 出院指导
病情 变异 记录	□ 无　□ 有，原因： 1. 2.	□ 无　□ 有，原因： 1. 2.
护士 签名		
医师 签名		

三、艾滋病合并马尼菲青霉菌病临床药师表单

适用对象：第一诊断为马尼菲青霉菌病（ICD-10：B20.5），第二诊断为艾滋病的患者

患者姓名：_____ 性别：_____ 年龄：_____ 门诊号：_____ 住院号：_____

住院日期：___年__月__日 出院日期：___年__月__日 标准住院日：14~21天

时间	住院第1~3天	住院期间
主要药学监护活动	□ 了解病史，同时进行用药史采集（尤其抗HIV治疗药物） □ 了解患者的药物过敏史 □ 参加上级医师查房，了解医师对疾病的初评估，评估特定病原体的危险因素，进行初始抗青霉菌感染治疗 □ 建立药历	□ 参与上级医师查房 □ 核查辅助检查的结果是否有异常以及与使用药物的相关性 □ 观察药物不良反应 □ 评估药物治疗，维持原有治疗或调整药物 □ 更新药历
重点医嘱（用药相关）	**长期医嘱** □ 抗青霉菌药物：两性霉素B和伊曲康唑序贯治疗 □ 审核抗真菌药物的疗程所用药物的剂型、剂量、频次、途径的合理性 □ 关注普通非脂质体两性霉素B最初给药，致患者适应，减少不良反应的发生 □ 关注药物相互作用 **临时医嘱** □ 了解临床检查结果 □ 分析与药物不良反应的相关性，及时提出建议	**长期医嘱** □ 抗青霉菌药物：序贯治疗 □ 根据病情调整药物 **临时医嘱** □ 了解临床检查结果 □ 分析与药物不良反应的相关性，及时提出建议
主要药学监护工作	在了解临床诊疗计划和护理的基础上 □ 建立临床用药监护计划 □ 与医师、护士沟通药物治疗信息 □ 提出合理用药建议 □ 患者安全用药宣教	在了解临床诊疗计划和护理的基础上 □ 观察患者对药物治疗的反应 □ 与医师、护士沟通药物治疗信息 □ 药物不良反应观察（尤其抗真菌药物） □ 与用药相关的患者教育
调整用药记录	□ 无 □ 有，原因： 1. 2.	□ 无 □ 有，原因： 1. 2.
药师签名		

感染性疾病临床路径

时间	出院前 1~3 天	住院第 14~21 天 （出院日）
主要 药学 监护 活动	□ 参与上级医师查房 □ 评价治疗效果 □ 了解出院后治疗方案 □ 更新药历	□ 审核患者出院用药医嘱 □ 完成药历
重点 医嘱 （用药 相关）	**长期医嘱** □ 抗青霉菌药物 □ 根据病情调整 **临时医嘱** □ 观察药物不良反应和相互作用 □ 抗真菌药物医嘱的专项评价	**出院医嘱** □ 审核出院带药，所用药物的剂型、剂量、频次、途径的合理性、药物相互作用
主要 药学 监护 工作	□ 观察药物疗效、不良反应和上报药物不良反应/事件报告 □ 与医师、护士沟通药物治疗信息 □ 出院用药教育准备	□ 出院用药指导，提高患者用药依从性
调整 用药 记录	□ 无 □ 有，原因： 1. 2.	□ 无 □ 有，原因： 1. 2.
药师 签名		

第三十四节　艾滋病合并细菌性肺炎临床路径 (2012 年版)

一、艾滋病合并细菌性肺炎临床路径标准住院流程

(一) 适用对象

第一诊断为细菌性肺炎（ICD-10：J15. 901），第二诊断为艾滋病的患者。

(二) 诊断依据

根据《艾滋病诊疗指南》（中华医学会感染病学分会，2011）、《社区获得性肺炎诊断和治疗指南》及《医院获得性肺炎诊断和治疗指南》（中华医学会呼吸病学分会，2006）等。

1. 出现咳嗽、咳痰，或原有呼吸道疾病症状加重，并出现脓性痰，伴或不伴胸痛。

2. 发热。

3. 肺实变体征和（或）闻及湿性啰音。

4. 白细胞>10×10^9/L 或<4×10^9/L，或者白细胞计数在原基础上明显增多，伴或不伴细胞核左移。

5. 胸部影像学检查显示片状、斑片状浸润性阴影或间质性改变，可伴有胸腔积液或空洞性渗出。

患者出现第 5 项加第 1～4 项中任何 1 项，并除外肺部其他疾病后，可明确临床诊断。

(三) 治疗方案的选择

根据《艾滋病诊疗指南》（中华医学会感染病学分会，2011）、《社区获得性肺炎诊断和治疗指南》及《医院获得性肺炎诊断和治疗指南》（中华医学会呼吸病学分会，2006）等。

1. 支持、对症治疗。

2. 经验性抗菌治疗。

3. 根据病原学检查及治疗反应，调整抗菌治疗用药。

4. 如已开始抗 HIV 治疗的患者，则继续治疗，但要注意药物之间的相互影响。

(四) 标准住院日　7～14 天。

(五) 进入路径标准

1. 第一诊断为细菌性肺炎（ICD-10：J15. 901），第二诊断为艾滋病的患者。

2. 当患者合并其他疾病，但住院期间不需要特殊处理，也不影响第一诊断的临床路径流程实施时，可以进入路径。

(六) 入院后第 1～3 天

1. 必须的检查项目

（1）血常规、尿常规、便常规。

（2）肝功能、肾功能、血糖、电解质、血沉、C-反应蛋白（CRP）、结核抗体、PPD 试验、T 细胞亚群。

（3）痰涂片行抗酸染色、痰细菌培养、血培养。

（4）胸部 X 线正侧位片、心电图。

2. 根据患者情况进行　血气分析、痰涂片找肺孢子菌、胸部 CT、D-二聚体、B 超、感染性疾病筛查（乙肝、丙肝、CMV、EBV、梅毒等）、有创性检查等。

（七）治疗方案与药物选择

1. 评估特定病原体的危险因素，考虑肺炎的诊断后尽快（4～8 小时内）给予抗菌药物。

2. 药物选择　根据《抗菌药物临床应用指导原则》（卫医发〔2004〕285号）、《社区获得性肺炎诊断和治疗指南》及《医院获得性肺炎诊断和治疗指南》（中华医学会呼吸病学分会，2006），结合患者病情合理使用抗菌药物。

3. 初始治疗 2～3 天后进行临床评估，根据患者病情变化调整抗菌药物。

4. 对症支持治疗　退热、镇咳化痰、吸氧、营养支持。

（八）出院标准

1. 症状好转，体温正常超过 72 小时。

2. 影像学提示肺部病灶明显吸收。

（九）变异及原因分析

1. 伴有影响本病治疗效果的合并症，需要进行相关诊断和治疗，导致住院时间延长。

2. 病情较重，符合重症肺炎标准，转入相应路径。

3. 常规治疗无效或加重，转入相应路径。

4. 合并其他感染，如 PCP、TB 感染者转入相应路径。

（十）参考费用标准

一般 2000～8000 元。

二、艾滋病合并细菌性肺炎临床路径表单

适用对象：第一诊断为细菌性肺炎（ICD-10：J15.901），第二诊断为艾滋
　　　　　病的患者

患者姓名：_____性别：_____年龄：_____门诊号：_____住院号：_____
住院日期：___年__月__日 出院日期：___年__月__日 标准住院日：7~14天

时间	住院第1~3天	住院期间
主要诊疗工作	□ 询问病史及体格检查 □ 24小时内完成病历书写 □ 进行病情初步评估 □ 上级医师查房 □ 评估可能病原体的危险因素，进行初始经验性抗感染治疗 □ 开化验单	□ 三级医师查房 □ 核查辅助检查的结果是否有异常 □ 病情评估，维持原有治疗或调整抗菌药物 □ 观察药物不良反应 □ 住院医师书写病程记录
重点医嘱	**长期医嘱** □ 艾滋病肺炎护理常规 □ 一/三级护理（根据病情） □ 吸氧（必要时） □ 抗菌药物 □ 祛痰剂 □ 基础用药（如ART药物） **临时医嘱** □ 血常规、尿常规、便常规 □ 血糖、电解质、血沉、C-反应蛋白（CRP）、结核抗体、PPD试验、CD4 □ 病原学（肺孢子菌、细菌、结核杆菌）检查及药敏 □ 胸部X线正侧位片、心电图 □ 血气分析、胸部CT、B超、D-二聚体、感染性疾病筛查（乙肝、丙肝、CMV、EBV、梅毒等）（必要时） □ 对症处理	**长期医嘱** □ 艾滋病肺炎护理常规 □ 一/三级护理（根据病情） □ 吸氧（必要时） □ 抗菌药物（根据病情调整） □ 祛痰剂 □ 基础用药（如ART药物） **临时医嘱** □ 对症处理 □ 监测血常规 □ X线胸片检查（必要时） □ 异常指标复查 □ 病原学检查（必要时） □ 有创性检查（必要时）
主要护理工作	□ 入院护理评估，护理计划 □ 随时观察患者情况 □ 进行AIDS的心理护理 □ 进行戒烟、戒酒的建议和教育 □ 协助患者完成实验室检查及辅助检查	□ 观察患者一般情况及病情变化 □ 注意痰液变化 □ 观察治疗效果及药物反应 □ 疾病相关健康教育
病情变异记录	□ 无 □ 有，原因： 1. 2.	□ 无 □ 有，原因： 1. 2.
护士签名		
医师签名		

时间	出院前 1~3 天	住院第 7~14 天 （出院日）
主要诊疗工作	□ 三级医师查房 □ 评估治疗效果 □ 确定出院后治疗方案 □ 完成上级医师查房记录	□ 完成出院小结 □ 向患者交代出院后注意事项 □ 预约复诊日期
重点医嘱	**长期医嘱** □ 艾滋病肺炎护理常规 □ 二/三级护理（根据病情） □ 吸氧（必要时） □ 抗菌药物 □ 祛痰剂 □ ART 药物 □ 根据病情调整 **临时医嘱** □ 复查血常规、X 线胸片（必要时） □ 根据需要，复查有关检查	**出院医嘱** □ 出院带药 □ 门诊随诊
主要护理工作	□ 观察患者一般情况 □ 观察疗效、各种药物作用和不良反应 □ 恢复期生活和心理护理 □ 出院准备指导	□ 帮助患者办理出院手续 □ 出院指导 □ ART 依从性教育
病情变异记录	□ 无　□ 有，原因： 1. 2.	□ 无　□ 有，原因： 1. 2.
护士签名		
医师签名		

三、艾滋病合并细菌性肺炎临床药师表单

适用对象：第一诊断为细菌性肺炎（ICD-10：J15．901），第二诊断为艾滋病的患者

患者姓名：_____ 性别：_____ 年龄：_____ 门诊号：_____ 住院号：_____

住院日期：___年__月__日 出院日期：___年__月__日 标准住院日：7~14天

时间	住院第1~3天	住院期间
主要药学监护活动	□ 了解病史，同时进行用药史采集（尤其抗HIV治疗药物） □ 了解患者的药物过敏史 □ 参加上级医师查房，了解医师对疾病的初评估，评估特定病原体的危险因素，进行初始经验性抗感染治疗 □ 建立药历	□ 参与上级医师查房 □ 核查辅助检查的结果是否有异常以及与使用药物的相关性 □ 观察药物不良反应 □ 维持原有治疗或调整药物 □ 更新药历
重点医嘱（用药相关）	长期医嘱 □ 抗菌药物 □ 祛痰剂 □ 基础用药（如ART药物） 临时医嘱 □ 是否有病原学（肺孢子菌、细菌、结核杆菌）检查及药敏医嘱 □ 了解临床检查结果 □ 分析与药物不良反应的相关性，及时提出建议	长期医嘱 □ 抗菌药物（根据病情、病原学结果调整） □ 祛痰剂 □ 基础用药（如ART药物） 临时医嘱 □ 了解临床检查结果 □ 分析与药物不良反应的相关性，及时提出建议
主要药学监护工作	在了解临床诊疗计划和护理的基础上 □ 建立临床用药监护计划 □ 与医师、护士沟通药物治疗信息 □ 提出合理用药建议 □ 患者安全用药宣教	在了解临床诊疗计划和护理的基础上 □ 观察患者对药物治疗的反应 □ 与医师、护士沟通药物治疗信息 □ 药物不良反应观察（尤其抗菌药物） □ 与用药相关的患者教育
调整用药记录	□ 无 □ 有，原因： 1. 2.	□ 无 □ 有，原因： 1. 2.
药师签名		

时间	出院前 1~3 天	住院第 7~14 天 （出院日）
主要 药学 监护 活动	□ 参与上级医师查房 □ 评价治疗效果 □ 了解出院后治疗方案 □ 更新药历	□ 审核患者出院用药医嘱 □ 完成药历
重点 医嘱 （用药 相关）	**长期医嘱** □ 抗菌药物专项点评 □ 祛痰剂 □ ART 药物 □ 根据病情调整 **临时医嘱** □ 了解临床检查结果 □ 分析与药物不良反应的相关性，及时 　提出建议	**出院医嘱** □ 审核出院带药，所用药物的剂型、剂 　量、频次、途径的合理性、药物相互 　作用
主要 药学 监护 工作	□ 观察药物疗效、不良反应和上报药物 　不良反应/事件报告 □ 与医师、护士沟通药物治疗信息 □ 出院用药教育准备	□ 出院用药指导，提高患者用药依从性
调整 用药 记录	□ 无　□ 有，原因： 1. 2.	□ 无　□ 有，原因： 1. 2.
药师 签名		

第三十五节 艾滋病合并新型隐球菌
脑膜炎临床路径
（2012 年版）

一、艾滋病合并新型隐球菌脑膜炎临床路径标准住院流程

（一）适用对象

第一诊断为新型隐球菌脑膜炎（ICD-10：B45.102+），第二诊断为艾滋病的患者。

（二）诊断依据

根据《艾滋病诊疗指南》（中华医学会感染病学分会，2011）、《重症患者侵袭性真菌感染诊断与治疗指南》（中华医学会重症医学分会，2007）等。

1. 临床表现　发热并具有中枢神经系统的症状或体征（剧烈头痛、恶心、呕吐、脑膜刺激征阳性或精神异常、癫痫、偏瘫等）。

2. 脑脊液检查显示生化或细胞数异常，压力明显增高。

3. 脑脊液墨汁染色见到新型隐球菌或隐球菌抗原检测阳性。

（三）选择治疗方案的依据

根据《艾滋病诊疗指南》（中华医学会感染病学分会，2011）、《重症患者侵袭性真菌感染诊断与治疗指南》（中华医学会重症医学分会，2007）。

1. 一般治疗　卧床休息，维持生命体征和内环境稳定，防治感染。

2. 积极降低颅压治疗。

3. 抗真菌治疗。

4. 严密监测，预防脑疝的发生。

（四）临床路径标准住院日　42~56 天。

（五）进入路径标准

1. 第一诊断为新型隐球菌脑膜炎（ICD-10：B45.102+）、第二诊断为艾滋病。

2. 当患者合并其他疾病，但住院期间不需要特殊处理，也不影响第一诊断的临床路径流程实施时，可以进入路径。

（六）住院后检查的项目

1. 必须的检查项目

（1）血常规、尿常规、便常规。

（2）肝功能、肾功能、电解质、血沉、腰穿测脑脊液压力。

（3）脑脊液生化、常规、墨汁染色、抗酸染色、革兰染色。

（4）X 线胸片、心电图。

2. 根据患者具体情况选择的检查项目　脑脊液细菌、真菌培养；血培养、隐球菌抗原、脑 CT、脑 MRI。

（七）选择用药

1. 降颅压药物 甘露醇、甘油果糖、呋塞米、50%葡萄糖注射液等。

2. 抗真菌药物 《按重症患者侵袭性真菌感染诊断与治疗指南》（中华医学会重症医学分会，人民卫生出版社，2007）首选两性霉素 B 与 5-FC 联合应用。不能耐受或对标准治疗无反应的患者，使用氟康唑联合氟胞嘧啶替换治疗。

3. 纠正水、电解质紊乱药物。

（八）监测神经功能和生命体征

1. 生命体征监测。

2. 对精神异常、癫痫、偏瘫等神经功能进行监测。

（九）出院标准

1. 患者病情稳定。

2. 脑脊液检查显示脑脊液压力正常，脑脊液常规、生化正常，病原学检查阴性。

3. 没有需要住院治疗的并发症。

（十）变异及原因分析

1. 病情危重者需转入 ICU，转入相应路径。

2. 辅助检查结果异常，需要复查，导致住院时间延长和住院费用增加。

3. 住院期间病情加重，出现并发症，需要进一步诊治，导致住院时间延长和住院费用增加。

4. 同时合并其他并发症，如结核性脑膜炎、肺部感染，导致住院时间延长和住院费用增加。

（十一）参考费用标准

一般为 8000～10000 元。

二、艾滋病合并新型隐球菌脑膜炎临床路径表单

适用对象：第一诊断为新型隐球菌脑膜炎（ICD-10：B45.102+）、第二诊断为艾滋病的患者

患者姓名：_____ 性别：_____ 年龄：_____ 门诊号：_____ 住院号：_____

住院日期：____年__月__日 出院日期：____年__月__日 标准住院日：42～56天

时间	住院第1天	住院第2天	住院第3天
主要诊疗工作	□ 询问病史与体格检查 □ 评估神经系统受损情况 □ 查看既往辅助检查 □ 初步诊断，对症治疗 □ 向患者及家属交代病情 □ 开化验单及相关检查单 □ 脱水后即腰穿 □ 早期脑疝积极考虑手术治疗 □ 完成首次病程记录和病历记录	□ 主治医师查房，书写上级医师查房记录 □ 评价神经功能状态 □ 评估辅助检查结果 □ 评估患者免疫功能状况 □ 向患者及家属介绍病情 □ 确定药物治疗方案 □ 必要时相应科室会诊 □ 需手术者转神经外科	□ 主任医师查房，书写上级医师查房记录 □ 继续积极脱水、防治脑疝 □ 评估抗菌治疗的不良反应并严密监测 □ 必要时相应科室会诊 □ 需手术者转神经外科
重点医嘱	**长期医嘱** □ AIDS合并新型隐球菌脑膜炎护理常规 □ 一级护理 □ 饮食 □ 脱水药物 □ 抗真菌药物 □ 既往基础用药 **临时医嘱** □ 血常规、尿常规、便常规 □ 腰穿 □ 脑脊液生化、常规、墨汁染色、抗酸染色、革兰染色 □ 脑脊液细菌、真菌培养（酌情） □ 肝功能、肾功能、电解质、血沉、CD4、VL、其他感染性疾病筛查 □ X线胸片、心电图 □ 根据病情选择：脑CT或MRI	**长期医嘱** □ AIDS合并新型隐球菌脑膜炎护理常规 □ 一级护理 □ 饮食 □ 脱水药物 □ 抗真菌药物 □ 既往基础用药 **临时医嘱** □ 复查异常化验（除CD4、VL） □ 监测血生化，防治低钾血症等 □ 对症处理药物不良反应 □ 酌情腰穿放脑脊液 □ 必要时复查脑脊液	**长期医嘱** □ AIDS合并新型隐球菌脑膜炎护理常规 □ 一级护理 □ 饮食 □ 脱水药物 □ 抗真菌药物 □ 既往基础用药 **临时医嘱** □ 复查异常化验（除CD4、VL） □ 复查腰穿测脑脊液压力 □ 依病情需要下达
主要护理工作	□ 入院宣教及护理评估 □ 正确执行医嘱 □ 严密观察患者病情变化	□ 正确执行医嘱 □ 严密观察患者病情变化	□ 正确执行医嘱 □ 严密观察患者病情变化
病情变异记录	□ 无 □ 有，原因： 1. 2.	□ 无 □ 有，原因： 1. 2.	□ 无 □ 有，原因： 1. 2.
护士签名			
医师签名			

时间	住院期间	出院前第1~3天	第42~56天（出院日）
主要诊疗工作	□ 三级医师查房 □ 评估辅助检查结果 □ 间断复查腰穿，评估抗真菌治疗效果，评价脑脊液压力状态 □ 防治并发症 □ 必要时相关科室会诊	□ 三级医师查房 □ 评估辅助检查结果 □ 间断复查腰穿，评估抗真菌治疗效果，必要时调整治疗方案 □ 防治并发症 □ 1~2周复查腰穿1次，了解抗真菌治疗效果，评价脑脊液压力状态	□ 三级医师查房 □ 向患者及家属介绍出院后注意事项 □ 患者办理出院手续，出院 □ 转科患者办理转科手续
重点医嘱	**长期医嘱** □ AIDS合并新型隐球菌脑膜炎护理常规 □ 一级护理 □ 饮食 □ 脱水药物 □ 抗真菌药物 □ 既往基础用药 □ 既往如未抗病毒治疗，开始ART药物 **临时医嘱** □ 异常检查复查 □ 监测血常规、肾功能、血糖、电解质等 □ 间断复查腰穿 □ 依据病情需要下达	**长期医嘱** □ AIDS合并新型隐球菌脑膜炎护理常规 □ 二/三级护理 □ 饮食 □ 脱水药物，酌情调整 □ 抗真菌药物 **临时医嘱** □ 异常检查复查 □ 必要时复查腰穿 □ 必要时复查CT	**出院医嘱** □ 出院带药 □ ART依从性教育
主要护理工作	□ 正确执行医嘱 □ 观察患者病情变化 □ 特殊护理指导 □ 交代常见的药物不良反应	□ 正确执行医嘱 □ 观察患者病情变化	□ 正确执行医嘱 □ 观察患者病情变化 □ 出院时嘱其定期门诊复诊 □ 进行出院带药服用指导 □ 告知复诊时间和地点
病情变异记录	□无 □有，原因： 1. 2.	□无 □有，原因： 1. 2.	□无 □有，原因： 1. 2.
护士签名			
医师签名			

三、艾滋病合并新型隐球菌脑膜炎临床药师表单

适用对象：第一诊断为新型隐球菌脑膜炎（ICD-10：B45.102+），第二诊断为艾滋病的患者

患者姓名：_____ 性别：_____ 年龄：_____ 门诊号：_____ 住院号：_____

住院日期：____年__月__日 出院日期：____年__月__日 标准住院日：42～56天

时间	住院第1天	住院第2天	住院第3天
主要药学监护活动	□ 随医师初诊和病情评估 □ 用药史采集和既往基础用药情况 □ 了解药物过敏史 □ 建立药历	□ 了解病情 □ 提出药物使用的注意事项以及可能存在的药物相互作用，确定药物治疗方案 □ 更新药历	□ 参加主任医师查房 □ 继续积极脱水、防治脑疝 □ 评估抗真菌治疗的不良反应并严密监测 □ 注意水、电解质平衡 □ 更新药历
重点医嘱（用药相关）	长期医嘱 □ 降颅压药物：甘露醇、甘油果糖、呋塞米、50%葡萄糖注射液等脱水药物等 □ 抗真菌药物：两性霉素B与5-FC联合应用。替代氟康唑联合氟胞嘧啶等 □ 既往基础用药 临时医嘱 □ 脑脊液生化、常规、墨汁染色、抗酸染色、革兰染色 □ 脑脊液细菌、真菌培养（酌情） □ 肝功能、肾功能、电解质、血沉、CD4、VL、其他感染性疾病筛查等 □ 其他相关常规检查等	长期医嘱 □ 降颅压药物：甘露醇、甘油果糖、呋塞米、50%葡萄糖注射液等 □ 抗真菌药物 □ 既往基础用药 □ 审核抗真菌药物的剂型、剂量、频次、途径的合理性 □ 药物相互作用信息 临时医嘱 □ 关注血生化监测，防治低钾血症等 □ 了解临床检查结果 □ 分析与药物不良反应的相关性，及时提出建议 □ 对症处理药物不良反应	长期医嘱 □ 降颅压药物：甘露醇、甘油果糖、呋塞米、50%葡萄糖注射液等 □ 抗真菌药物维持或调整 □ 既往基础用药 □ 观察药物反应 □ 注意药物相互作用 临时医嘱 □ 了解临床检查结果 □ 分析与药物不良反应的相关性，及时提出建议 □ 对症处理药物不良反应 □ 根据病情和药物反应及时调整药物
主要药学监护工作	在了解临床诊疗计划和护理的基础上 □ 建立临床用药监护计划 □ 与医师、护士沟通药物治疗信息 □ 提出合理用药建议 □ 患者安全用药宣教	□ 严密观察患者病情变化 □ 及时发现药物反应的变化	□ 严密观察患者病情变化 □ 及时发现药物反应的变化
调整用药记录	□无 □有，原因： 1. 2.	□无 □有，原因： 1. 2.	□无 □有，原因： 1. 2.
药师签名			

感染性疾病临床路径

时间	住院期间	出院前第1~3天	第42~56天 （出院日）
主要药学监护活动	☐ 参与三级医师查房 ☐ 评估抗真菌治疗效果 ☐ 了解辅助检查的结果是否有异常以及与使用药物的相关性 ☐ 观察药物不良反应，防治并发症 ☐ 评估药物治疗，维持原有治疗或调整药物 ☐ 更新药历	☐ 参与上级医师查房 ☐ 评价治疗效果，抗真菌药物专项点评 ☐ 了解出院后治疗方案 ☐ 更新药历	☐ 审核患者出院用药医嘱 ☐ 完成药历
重点医嘱（用药相关）	**长期医嘱** ☐ 脱水药物 ☐ 抗真菌药物 ☐ 既往基础用药 ☐ 既往如未抗病毒治疗，开始ART药物 **临时医嘱** ☐ 了解复查结果 ☐ ART药物的反应 ☐ 观察药物不良反应和相互作用 ☐ 药物调整后的观察	**长期医嘱** ☐ 脱水药物，酌情调整 ☐ 抗真菌药物 ☐ ART药物 **临时医嘱** ☐ 了解复查结果 ☐ 观察药物不良反应和相互作用 ☐ 完成抗真菌药物的专项点评	**出院医嘱** ☐ 审核出院带药，所用药物的剂型、剂量、频次、途径的合理性、药物相互作用 ☐ ART依从性教育
主要药学监护工作	在了解临床诊疗计划和护理的基础上 ☐ 观察患者对药物治疗的反应 ☐ 与医师、护士沟通药物治疗信息 ☐ 药物不良反应观察（尤其抗真菌药物） ☐ 与用药相关的患者教育	☐ 观察药物疗效、不良反应和上报药物不良反应/事件报告 ☐ 与医师、护士沟通药物治疗信息 ☐ 出院用药教育准备	☐ 出院用药指导，提高患者用药依从性
调整用药记录	☐ 无 ☐ 有，原因： 1. 2.	☐ 无 ☐ 有，原因： 1. 2.	☐ 无 ☐ 有，原因： 1. 2.
药师签名			

第二章 常见微生物抗感染治疗

第一节 细 菌

■ 微生物名称	金黄色葡萄球菌（*Staphyloccocus aureus*）				
描 述	兼性厌氧的革兰阳性球菌；无芽胞；呈单个、成双、短链或成簇排列，可呈葡萄串样				
常见感染	• 致病物质：可产生多种侵袭性酶及毒素，如血浆凝固酶、杀白细胞素、表皮剥脱毒素、毒素休克综合征毒素-1 等 • 常见感染：皮肤/软组织毛囊炎、蜂窝织炎、疖、痈、脓疱病；乳腺炎、心内膜炎、骨髓炎；脓毒性肺栓塞、脑膜炎；烫伤样皮肤综合征、中毒性休克综合征等				
检 测	• 标本采集：脓液、创伤分泌物、穿刺液、血液、尿液、痰液、脑脊液、粪便等 　✓ 注意事项：采集后立即送检 • 检测技术：革兰染色镜检；培养分离鉴定				

抗菌药物	纸片扩散法折点（mm）			MIC 折点（μg/ml）	
	纸片含药量	敏感（S）	耐药（R）	敏感（S）	耐药（R）
苯唑西林	1μg	≥13	≤10	≤2	≥4
夫西地酸	–	–	–	≤1	≥2
万古霉素	–	–	–	≤2	≥16
替考拉宁	30μg	≥14	≤10	≤8	≥32
利奈唑胺	30μg	≥21	≤20	≤4	≥8
达托霉素	–	–	–	≤1	–

药敏结果判定折点（上表）

耐药性及机制	• 耐药性：常分为甲氧西林敏感金黄色葡萄球菌（Methicillin-susceptible *Staphylococcus aureus*，MSSA）和甲氧西林耐药金黄色葡萄球菌（Methicillin-resistant *Staphylococcus aureus*，MRSA） • 耐药机制：*mecA* 基因在 MRSA 的耐药性中起决定性作用

治　疗	• MRSA 　✓ 首选药物：万古霉素或去甲万古霉素 　✓ 次选药物：利奈唑胺、替考拉宁、达托霉素、磺胺甲噁唑/甲氧苄啶 • MSSA 　✓ 首选药物：苯唑西林、氯唑西林、夫西地酸、头孢唑林、五水头孢唑林钠、头孢呋辛 　✓ 次选药物：万古霉素、去甲万古霉素、替考拉宁、克林霉素
其　他	• 20%～30%的人群携带在前鼻腔中，高携带率见于糖尿病患者、注射吸毒者、HIV或透析患者，携带者继发感染的危险性大 • 应将MRSA定植或感染的患者安置在相对隔离的区域 • 尿培养为金黄色葡萄球菌的患者，应警惕相关菌血症的可能性

■ 微生物名称	凝固酶阴性葡萄球菌（*Coagulase negative staphylococci*）
描　述	兼性厌氧的革兰阳性球菌；无芽胞；呈单个、成双、短链、成簇排列或呈葡萄串样；包括表皮葡萄球菌、腐生葡萄球菌和溶血葡萄球菌等
常见感染	• 菌血症、脑膜炎、腹膜炎、心内膜炎、脓毒性关节炎、尿路感染等
检　测	• 标本采集：脓液、创伤分泌物、穿刺液、血液、尿液、痰液、脑脊液、粪便等 　✓ 注意事项：标本采集后及时送检 • 检测技术：革兰染色镜检；培养分离鉴定

药敏结果判定折点	抗菌药物	纸片扩散法折点（mm）		MIC折点（µg/ml）	
		纸片含药量	敏感（S）	耐药（R）	敏感（S）	耐药（R）

药敏结果判定折点	抗菌药物	纸片含药量	敏感（S）	耐药（R）	敏感（S）	耐药（R）
	苯唑西林用于除路登葡萄球菌外的凝固酶阴性葡萄球菌	1µg 苯唑西林	–	–	≤0.25	≥0.5
		30µg 头孢西丁	≥25	≤24	–	–
	万古霉素	–	–	–	≤4	≥32
	替考拉宁	30µg	≥14	≤10	≤8	≥32
	利奈唑胺	30µg	≥21	≤20	≤4	≥8
	头孢唑林	30µg	≥18	≤14	≤8	≥32
	克林霉素	2µg	≥21	≤14	≤0.5	≥4

耐药性及机制	• 耐药性：常分为甲氧西林敏感凝固酶阴性葡萄球菌（MSCNS）和甲氧西林耐药凝固酶阴性葡萄球菌（MRCNS） • 耐药机制：*mecA*基因在MRCNS的耐药性中起决定性作用

续 表

治 疗	• MSCNS 　✓ 首选药物：苯唑西林、氯唑西林、头孢唑林、五水头孢唑林钠、头孢呋辛 　✓ 次选药物：去甲万古霉素、万古霉素、替考拉宁、克林霉素；其中腐生葡萄球菌：阿莫西林/克拉维酸、环丙沙星、氧氟沙星和一代头孢菌素；溶血葡萄球菌：氟喹诺酮类、去甲万古霉素、万古霉素 • MRCNS 　✓ 首选药物：万古霉素或去甲万古霉素 　✓ 次选药物：利奈唑胺、替考拉宁、达托霉素、磺胺甲噁唑/甲氧苄啶
其 他	• 是院内菌血症最常见的病原菌，也是临床标本中最常见的污染菌 • 仅单次血培养阳性的凝固酶阳性葡萄球菌污染可能性大 • 异物感染的主要病原菌，如导管、关节植换术、分流装置和瓣膜等植入物和2次血培养为凝固酶阴性葡萄球菌提示异物引起感染可能性大

■ 微生物名称	马红球菌（*Rhodococcus equi*）
描 述	需氧革兰阳性球杆菌，多种形态
常见感染	肺部感染、血性播散感染、其他感染等
检 测	• 标本采集：痰液、血液、伤口分泌物等 　✓ 注意事项：标本采集后及时送检 • 检测技术：革兰染色镜检；培养分离鉴定
药敏结果判定折点	• 暂无数据
耐药性及机制	• 耐药性：常对青霉素和头孢菌素类药物产生耐药性 • 耐药机制：目前研究显示，可能与β内酰胺酶的产生有关
治 疗	• 首选药物：万古霉素、去甲万古霉素或红霉素、利福平 • 次选药物：亚胺培南/西司他丁、抗假单胞菌氨基糖苷类、环丙沙星、磺胺甲噁唑/甲氧苄啶、四环素或克林霉素
其 他	• 如怀疑红球菌感染需告知微生物实验室，否则菌株可能被当成污染菌 • 易感染细胞免疫受损的人群，马红球菌感染的 AIDS 患者常存在其他病原菌的合并感染 • 患者常有动物接触史（尤其是马） • 治疗后易复发，警惕耐药株的出现，可联合治疗，推荐免疫受损患者疗程最少 8 周

■ 微生物名称	肺炎链球菌（*Streptococcus pneumoniae*）
描　述	需氧有荚膜的革兰阳性双球菌
常见感染	呼吸道感染、中耳炎、脑膜炎、化脓性结膜炎、皮肤蜂窝织炎
检　测	• 标本采集：脓液、鼻咽拭子、痰液、脑脊液、血液等 　✓ 注意事项：标本采集后及时送检 • 检测技术：革兰染色镜检；培养分离鉴定；血清学检测

常见微生物抗感染治疗

	抗菌药物	纸片扩散法折点（mm）			MIC 折点（μg/ml）	
		纸片含药量	敏感（S）	耐药（R）	敏感（S）	耐药（R）
药敏结果判定折点	青霉素注射剂 （非脑膜炎）	–	–	–	≤2	≥8
	青霉素注射剂 （脑膜炎）	–	–	–	≤0.06	≥0.12
	青霉素 （口服青霉素 V）	–	–	–	≤0.06	≥2
	头孢曲松 （非脑膜炎）	–	–	–	≤1	≥4
	头孢曲松 （脑膜炎）	–	–	–	≤0.5	≥2
	万古霉素	30μg	≥17	–	≤1	–

注：对非脑膜炎分离株，青霉素 MIC 能够预报菌株对其他 β 内酰胺类的敏感性，青霉素 MICs ≤0.06μg/ml（或苯唑西林抑菌圈 ≥20mm）提示分离菌株对氨苄西林（口服或注射）、氨苄西林/舒巴坦、头孢地尼、头孢妥仑、头孢泊肟、头孢丙烯、头孢唑肟、头孢呋辛、亚胺培南、氯碳头孢和美罗培南敏感。青霉素 MICs ≤2μg/ml 提示对如下药物敏感：阿莫西林、阿莫西林/克拉维酸、头孢吡肟、头孢噻肟、头孢曲松和厄他培南

耐药性及机制	• 耐药性：包括对青霉素耐药的肺炎球菌（PRSP）以及对大环内酯、林可霉素、链阳菌素和酮内酯（MLSK）耐药 • 耐药机制：PRSP 由 PBP-1a、PBP-2a、PBP-2b、PBP-2x 质量和数量的改变引起；对大环内酯获得性耐药与 *erm* 基因和 *mef* 基因有关
治　疗	• PSSP 　✓ 首选药物：青霉素或阿莫西林/克拉维酸、阿莫西林；脑膜炎感染者可用头孢曲松、头孢曲松钠他唑巴坦钠、头孢噻肟 　✓ 次选药物：头孢克洛、头孢丙烯、头孢呋辛（酯）、头孢地尼、头孢泊肟、头孢曲松、头孢噻肟、头孢吡肟，头孢妥仑匹酯、头孢唑林、五水头孢唑林钠 • PISP 和 PRSP 　✓ 首选药物：左氧氟沙星、莫西沙星或去甲万古霉素、万古霉素、头孢妥仑匹酯、头孢地尼 　✓ 次选药物：非脑膜炎感染者可用第三、四代头孢菌素、利奈唑胺，脑膜感染者推荐美罗培南+万古霉素或去甲万古霉素；头孢曲松+万古霉素或去甲万古霉素

续 表

其 他	<ul><li>常在正常人的口腔及鼻咽部定植</li><li>当免疫力下降时致病，尤其是呼吸道病毒感染后，婴幼儿和年老体弱者易发生肺部感染</li><li>菌血症危险因素：脾切除、艾滋病、吸烟、多发性骨髓瘤和哮喘等</li><li>肺炎疫苗：可预防菌血症，但对社区获得性肺炎发生率的影响不大或没有影响</li></ul>

■ 微生物名称	其他链球菌属
描 述	兼性厌氧球形或卵圆形的革兰阳性球菌，常呈对或链状排列
常见感染	<ul><li>致病物质：多种外毒素和胞外酶</li><li>常见感染：咽炎、皮肤软组织感染、子宫内膜炎、肺炎、心内膜炎、菌血症等</li></ul>
检 测	<ul><li>标本采集：咽拭子、脓液、血液和脑脊液等 ✓ 注意事项：标本采集后及时送检</li><li>检测技术：革兰染色镜检；培养分离鉴定；血清学检测</li></ul>

抗菌药物	纸片扩散法折点（mm）			MIC折点（μg/ml）	
	纸片含药量	敏感（S）	耐药（R）	敏感（S）	耐药（R）
β-溶血链球菌折点					
青霉素	10units	≥24	–	≤0.12	–
氨苄西林	10μg	≥24	–	≤0.25	–
红霉素	15μg	≥21	≤15	≤0.25	≥1
克林霉素	2μg	≥19	≤15	≤0.25	≥1
头孢曲松	30μg	≥24	–	≤0.5	–
头孢噻肟	30μg	≥24	–	≤0.5	–
草绿色链球菌折点					
头孢曲松	30μg	≥27	≤24	≤1	≥4
万古霉素	30μg	≥17	–	≤1	–
克林霉素	2μg	≥19	≤15	≤0.25	≥1
青霉素				≤0.12	≥4

注：对下列菌群，青霉素敏感的菌株可认为对下列抗菌药物也敏感，当这些药物用于其批准的指征时，不需再测试这些药物。β溶血链球菌（A、B、C、G群）：氨苄西林、阿莫西林、阿莫西林/克拉维酸、氨苄西林/舒巴坦、头孢唑林、头孢吡肟、头孢拉定、头孢噻吩、头孢噻肟、头孢曲松、头孢唑肟、亚胺培南、厄他培南和美罗培南。此外，对A群链球菌敏感的药物还包括：头孢克洛、头孢地尼、头孢丙烯、头孢呋辛、头孢泊肟和头孢匹林

（药敏结果判定折点）

续　表

耐药性及机制	• 耐药性：常对大环内酯类药物耐药 • 耐药机制：与 *mefA* 基因编码外排蛋白有关
治　疗	• 首选药物：青霉素 • 次选药物：除青霉素外的 β 内酰胺类药物
其　他	• β-溶血链球菌中的化脓链球菌在正常人的咽喉部存在，2%～3% 的成人和 15%～20% 的学龄前儿童有定植 • 化脓链球菌毒力作用取决于毒素、宿主因素和免疫后应答的相关蛋白 • 米勒链球菌可引起原发性菌血症，但是有超过 80% 的血培养显示是污染菌或是短暂的菌血症，需要和临床确认 • 猪链球菌在猪的上呼吸道（尤其是鼻腔和扁桃体）、生殖道和消化道定植 • 感染人主要是猪链球菌 2 型 • 猪链球菌通过破损皮肤如伤口或擦伤、呼吸道传染给人

■ 微生物名称	粪肠球菌（*Enterococcus faecalis*）				
描　述	革兰阳性球菌，兼性厌氧，呈单个、成对或短链状排列，无芽胞和荚膜				
常见感染	• 尿路感染、菌血症、心内膜炎、腹膜炎、牙髓疾病等				
检　测	• 标本采集：尿液、血液、腹腔引流液、伤口和肛拭子等 　✓ 注意事项：标本采集后及时送检 • 检测技术：革兰染色镜检；培养分离鉴定				
药敏结果判定折点	抗菌药物	纸片扩散法折点（mm）		MIC 折点（μg/ml）	
		纸片含药量	敏感（S）	耐药（R）	敏感（S）	耐药（R）

抗菌药物	纸片含药量	敏感（S）	耐药（R）	敏感（S）	耐药（R）
青霉素	10unito	≥15	≤14	≤8	≥16
氨苄西林	10μg	≥17	≤16	≤8	≥16
万古霉素	30μg	≥17	≤14	≤4	≥32
替考拉宁	30μg	≥14	≤10	≤8	≥32
利奈唑胺	30μg	≥23	≤20	≤2	≥8

耐药性及机制	• 耐药性：包括耐万古霉素肠球菌（VRE）和万古霉素敏感的肠球菌 • 耐药机制：常与质粒介导的 *vanA* 和 *vanB* 基因表达有关

续 表

治 疗	<ul><li>万古霉素敏感的粪肠球菌</li><ul><li>✓ 首选药物：青霉素或氨苄西林（体外试验敏感）、呋喃妥因、磷霉素（仅限于泌尿系感染）</li><li>✓ 次选药物：万古霉素、去甲万古霉素、替考拉宁、利奈唑胺</li></ul><li>万古霉素耐药的粪肠球菌</li><ul><li>✓ 首选药物：利奈唑胺、呋喃妥因、磷霉素（仅限于泌尿系感染）</li></ul></ul>
其 他	• 全国性的耐药监测研究显示屎肠球菌耐药率大于粪肠球菌

■ 微生物名称	**屎肠球菌（ Enterococcus faecium）**
描 述	革兰阳性球菌，兼性厌氧
常见感染	尿路感染，菌血症，心内膜炎，腹膜炎等
检 测	<ul><li>标本采集：尿液、血液、腹腔引流液、伤口和肛拭子等</li><ul><li>✓ 注意事项：标本采集后及时送检</li></ul><li>检测技术：革兰染色镜检；培养分离鉴定</li></ul>

药敏结果判定折点	抗菌药物	纸片扩散法折点（mm）			MIC 折点（μg/ml）	
		纸片含药量	敏感（S）	耐药（R）	敏感（S）	耐药（R）
	青霉素	10units	≥15	≤14	≤8	≥16
	氨苄西林	10μg	≥17	≤16	≤8	≥16
	万古霉素	30μg	≥17	≤14	≤4	≥32
	替考拉宁	30μg	≥14	≤10	≤8	≥32
	利奈唑胺	30μg	≥23	≤20	≤2	≥8

耐药性及机制	<ul><li>耐药性：主要包括耐万古霉素肠球菌（VRE）和对 β 内酰胺类耐药肠球菌</li><li>耐药机制：常与质粒介导的 *vanA* 和 *vanB* 基因表达有关；对 β 内酰胺类耐药与质粒编码 β 内酰胺酶和 PBP 修饰有关</li></ul>
治 疗	<ul><li>万古霉素敏感的屎肠球菌</li><ul><li>✓ 首选药物：青霉素或氨苄西林（体外试验敏感）、万古霉素、去甲万古霉素、替考拉宁、呋喃妥因、磷霉素（仅限于泌尿道感染）</li><li>✓ 次选药物：利奈唑胺</li></ul><li>万古霉素耐药的屎肠球菌</li><ul><li>✓ 首选药物：利奈唑胺、呋喃妥因、磷霉素（仅限于泌尿道感染）</li></ul></ul>
其 他	<ul><li>一般不推荐达托霉素治疗肠球菌引起的心内膜炎</li><li>与 VRE 相关的高发病率和死亡率在长期患病卧床的患者中最多见</li></ul>

■ 微生物名称	淋病奈瑟菌（*Neisseria gonorrhoeae*）
描　述	需氧有荚膜的革兰阴性双球菌，在血琼脂和巧克力培养基中生长较好
常见感染	• 致病物质：菌毛、外膜蛋白、蛋白水解酶、脂多糖和铁调节蛋白 • 常见感染：成人淋病，附睾炎，前列腺炎，宫颈炎，尿道炎，儿童淋病
检　测	• 标本采集：生殖道及尿道分泌物、关节液、血液、子宫内膜、皮肤损伤、眼结膜、肛门区、口咽部分泌物等 　✓ 注意事项：做淋病奈瑟菌培养的标本应注意保温，保湿、尽快送检。采集分泌物的拭子应该是无毒性的 • 检测技术：革兰染色镜检；培养分离鉴定；血清学检测；核酸检测

抗菌药物	纸片扩散法折点（mm）		MIC 折点（μg/ml）	
	纸片含药量	敏感（S）	耐药（R）	敏感（S）	耐药（R）
青霉素	10units	≥47	≤26	≤0.06	≥2
头孢曲松	30μg	≥35	–	≤0.25	–
四环素	30μg	≥38	≤30	≤0.25	≥2
环丙沙星	5μg	≥41	≤27	≤0.06	≥1
大观霉素	100μg	≥18	≤14	≤32	≥128

（药敏结果判定折点）

■	
耐药性及机制	• 耐药性：青霉素、四环素和环丙沙星耐药性达 80% 以上 • 耐药机制：拓扑异构酶 Gyr A 和 Par C 同时突变可产生喹诺酮类高水平耐药性
治　疗	• 首选药物：头孢曲松，头孢噻肟，头孢泊肟 • 次选药物：大观霉素，阿奇霉素
其　他	• 人类是淋病奈瑟菌唯一的天然宿主，对淋病奈瑟菌普遍易感 • 由于淋病奈瑟菌抗原易变异，反复感染的现象普遍 • 开展防治性病的知识教育、禁止卖淫嫖娼是预防淋病的重要环节 • 婴儿出生时，不论母亲有无淋病，都应用 1% 硝酸银或其他银盐溶液滴入两眼，以预防新生儿淋菌性眼炎的发生

■ 微生物名称	脑膜炎奈瑟菌（*Neisseria meningitidis*）
描　述	需氧，革兰阴性双球菌
常见感染	• 致病物质：脂多糖 • 常见感染：流行性脑膜炎、败血症、肺炎
检　测	• 标本采集：脑脊液、关节液、血液或刺破出血淤斑取其渗出物、鼻咽部拭子等 　✓ 注意事项：因本菌对低温和干燥极敏感，故在分离培养时，标本采集后应注意保湿、保暖，立即送检，接种于预温的培养基内 • 检测技术：革兰染色镜检；培养分离鉴定；血清学检测

续　表

	抗菌药物	纸片扩散法折点（mm）			MIC折点（μg/ml）	
		纸片含药量	敏感（S）	耐药（R）	敏感（S）	耐药（R）
药敏结果判定折点	青霉素	–	–	–	≤0.06	≥0.5
	头孢噻肟	30μg	≥34	–	≤0.12	–
	头孢曲松	30μg	≥34	–	≤0.12	–
	磺胺甲噁唑/甲氧苄啶	1.25/23.75μg	≥30	≤25	≤0.12/2.4	≥0.5/9.5
	环丙沙星	5μg	≥35	≤32	≤0.03	≥0.12
耐药性及机制	• 耐药性：喹诺酮类药物耐药率达60%以上，对青霉素和头孢菌素高度敏感 • 耐药机制：拓扑异构酶Gyr A和Par C同时突变可产生喹诺酮类高水平耐药性					
治　疗	• 首选药物：青霉素 • 次选药物：头孢曲松、头孢噻肟、头孢呋辛					
其　他	• 要早期隔离患者，控制传染源 • 侵袭力取决于血清群及血清型 • 对儿童应注射A和C群二价或A、C、YW135群四价混合脑膜炎多糖疫苗进行特异性预防，保护率在90%以上					

■ 微生物名称	沙门菌属（Salmonella）					
描　述	兼性厌氧，无荚膜无芽胞革兰阴性杆菌					
常见感染	• 致病物质：Vi抗原、内毒素、肠毒素 • 常见感染：伤寒和副伤寒；非伤寒型沙门菌感染：肠道感染，肠道外感染如菌血症和中耳炎					
检　测	• 标本采集：血液、骨髓、粪便、肛拭子、尿液、引流液等 　✓ 注意事项：沙门菌感染患者，肠热症发病2周以后采集粪便。带菌者用直肠拭子采集直肠表面的黏液。采集粪便标本时，取有脓血、黏液的粪便，容器应清洁、带盖、广口，不加入防腐剂 • 检测技术：革兰染色镜检；培养分离鉴定；血清学检测（肥达反应）					
	抗菌药物	纸片扩散法折点（mm）			MIC折点（μg/ml）	
		纸片含药量	敏感（S）	耐药（R）	敏感（S）	耐药（R）
药敏结果判定折点	氨苄西林	10μg	≥17	≤13	≤8	≥32
	头孢曲松	30μg	≥23	≤19	≤1	≥4
	环丙沙星	5μg	≥31	≤20	≤0.06	≥1
	氧氟沙星	5μg	≥16	≤12	≤2	≥8
	头孢他啶（注射剂）	30μg	≥21	≤17	≤4	≥16

耐药性及机制	• 耐药性：伤寒沙门菌喹诺酮类耐药株近年增多，比例约 15%。多重耐药株（氨苄西林、磺胺甲噁唑/甲氧苄啶、氯霉素）比例增多，头孢曲松高度敏感；肠炎沙门菌和鼠沙门菌对氨苄西林耐药率达 70%以上，高于伤寒沙门菌（37.8%），鼠沙门菌对复方磺胺甲噁唑/甲氧苄啶和氯霉素耐药率高于肠炎沙门菌 • 耐药机制：喹诺酮类耐药主要与拓扑异构酶基因突变有关；多重耐药与主动外排机制有关；产 β 内酰胺酶是氨苄西林耐药的主要原因
治　疗	• 伤寒沙门菌 　✓ 伤寒患者首选药物：头孢曲松，环丙沙星 　✓ 伤寒沙门菌携带者首选：环丙沙星、阿莫西林、磺胺甲噁唑/甲氧苄啶 　✓ 伤寒患者次选：氨苄西林或阿米卡星（如敏感则为首选）、氯霉素、磺胺甲噁唑/甲氧苄啶
其　他	• 伤寒患者在接受治疗时，患者的身体、衣物以及患者的排泄物等均有较强的传染性，应做好消毒隔离工作 • 按照肠道传染病的隔离原则彻底消毒患者的排泄物，直到解除隔离期为止，同时要预防和治疗伤寒的复发和再燃 • 伤寒疫苗有两种，一种注射的是灭活疫苗，另一种口服的是减毒活疫苗。注射疫苗 1 剂即可，如果长期面临伤寒威胁，每 2 年再加强 1次；口服疫苗要吃 4 次，每 2 天 1 剂，然后根据需要，每 5 年加强 1剂。注射疫苗 2 岁以下儿童禁用，口服疫苗 6 岁以下禁用

■ 微生物名称	志贺菌属（*Shigella*）
描　述	需氧和兼性厌氧，无荚膜无芽胞革兰阴性杆菌
常见感染	• 致病物质：侵袭力、内毒素、外毒素 • 常见感染：主要引起人类细菌性痢疾，根据所致疾病的程度和病程不同，可分为急性菌痢、慢性菌痢、隐匿性菌痢和携带者
检　测	• 标本采集：粪便、肛拭子、血液（极少）等 　✓ 注意事项：因为志贺菌感染的潜伏期短（1~2 天），致病力强，少量细菌进入人体可引起发病，所以应尽可能在发病急性期（3 天内）和应用抗菌药物治疗前采集，以提高致病菌的检出率。采集粪便标本时，取有脓血、黏液的粪便，容器应清洁、带盖、广口，不加入防腐剂。患者应给予胃肠道隔离，直至症状消失，便培养连续 2 次阴性为止 • 检测技术：革兰染色镜检；培养分离鉴定；血清学检测

续　表

药敏结果判定折点	抗菌药物	纸片扩散法折点 (mm)		MIC 折点 (μg/ml)	
		纸片含药量	敏感 (S)	耐药 (R)	敏感 (S)	耐药 (R)

药敏结果判定折点	抗菌药物	纸片含药量	敏感 (S)	耐药 (R)	敏感 (S)	耐药 (R)
	左氧氟沙星	5μg	≥17	≤13	≤2	≥8
	头孢曲松	30μg	≥23	≤19	≤1	≥4
	头孢噻肟	30μg	≥26	≤22	≤1	≥4
	氨苄西林	10μg	≥17	≤13	≤8	≥32

耐药性及机制	• 耐药性：福氏志贺菌对环丙沙星、头孢曲松、复方磺胺甲噁唑/甲氧苄啶耐药性介于 45%～60%；宋内志贺菌对环丙沙星耐药性 2.2% • 耐药机制：拓扑异构酶 Gyr A 和 Par C 突变是喹诺酮类的主要原因，主动泵出机制参与志贺菌属多重耐药的形成
治　疗	• 首选药物：氟喹诺酮类、磺胺甲噁唑/甲氧苄啶 • 次选药物：氨苄西林、头孢曲松、头孢噻肟、头孢克肟
其　他	• 菌痢症状的轻重和菌株型别有关，痢疾志贺菌引起的菌痢特别严重，而其他志贺菌引起的感染则相对较轻 • 志贺菌引起肠道外感染的病例很少，在同性恋人群中会发生性传播 • 人和大灵长目动物是志贺菌唯一自然宿主，通常伴随污染的水、食物等经口入消化道而感染 • 在中国临床分离的大多属于福氏和宋内志贺菌，一年四季均可发病，以夏秋季发病率最高 • 隐匿性菌痢和携带者在流行病学上具有重要意义，是主要传染源，特别是从事服务性行业的人员中，携带者危害较大

■ 微生物名称	霍乱弧菌 (Vibrio cholerae)
描　述	兼性厌氧，无荚膜无芽胞革兰阴性弯曲或短杆菌，是烈性肠道传染病霍乱的病原体。根据 O 抗原的不同，目前至少将霍乱弧菌分成 155 个血清群
常见感染	• 致病物质：霍乱毒素 • 常见感染：通过消化道进行传播，引起烈性传染病霍乱：通过侵袭力和霍乱肠毒素致病，引起严重的呕吐和腹泻甚至死亡
检　测	• 标本采集：排泄物、呕吐物、肛拭子、肛管内容物、剩余食物等 　✓ 注意事项：在抗生素使用前尽早采集标本，接种于 Cary-Blair 转运培养基送检，室温下保存 • 检测技术：革兰染色镜检；培养分离鉴定；动力和制动试验；血清学检测；霍乱毒素测定

	抗菌药物	纸片扩散法折点（mm）			MIC折点（µg/ml）	
		纸片含药量	敏感（S）	耐药（R）	敏感（S）	耐药（R）
药敏结果判定折点	庆大霉素	10µg	≥15	≤12	≤4	≥16
	环丙沙星	5µg	≥21	≤15	≤1	≥4
	氯霉素	30µg	≥18	≤12	≤8	≥32
	多西环素	30µg	≥14	≤10	≤4	≥16
耐药性及机制	• 耐药性：萘啶酸耐药率45.9%，四环素耐药率11%，复方磺胺甲噁唑/甲氧苄啶耐药率38.5%，对头孢呋辛、头孢曲松、多西环素和环丙沙星高度敏感 • 耐药机制：1、4类整合子在O139霍乱弧菌耐药性方面发挥重要作用。部分抗生素的耐药特征与霍乱毒素（CT）基因和菌种来源有一定的关系					
治　疗	• 首选药物：诺氟沙星、环丙沙星、磺胺甲噁唑/甲氧苄啶 • 次选药物：多西环素					
其　他	• 纠正失水及电解质紊乱为首要治疗措施 • 四环素可用于密切接触者的预防					

■ 微生物名称	鼠疫耶尔森菌（Yersinia pestis）
描　述	兼性厌氧无芽胞无荚膜无动力，革兰阴性小杆菌
常见感染	• 致病物质：内毒素、鼠毒素 • 常见感染：引起甲类传染病鼠疫，分为腺鼠疫、败血型鼠疫、肺鼠疫、脑膜炎鼠疫等
检　测	• 标本采集：淋巴结穿刺液、肿胀部位组织液、脓汁、血液、脑脊液、痰液等 　✓ 注意事项：因鼠疫传染性极强，采集标本时必须严格无菌操作。禁止挤压淋巴结；采集血液时，至少在24小时内做3份标本 • 检测技术：革兰染色镜检；培养分离鉴定；血清学检测；噬菌体裂解实验；动物实验
药敏结果判定折点	• 暂无数据
耐药性及机制	• 耐药性：暂无数据 • 耐药机制：暂无数据

续 表

治 疗	• 感染治疗 　✓ 首选药物：链霉素或庆大霉素 　✓ 次选药物：多西环素 • 暴露后预防 　✓ 首选药物：多西环素 　✓ 次选药物：环丙沙星
其 他	• 稀碱处理标本可提高分离率 • 生长需特殊因子，CO_2 环境可加速生长，生长缓慢 • 人群普遍易感，预防接种可使易感性降低 • 可有隐性感染，并可成为无症状带菌者 • 病后可获得持久免疫力 • 早期足量应用抗菌药物是治疗本病的关键

■ 微生物名称	小肠结肠耶尔森菌（Yersinia enterocolitis）
描 述	兼性厌氧无芽胞革兰阴性球杆菌，无芽胞，无荚膜
常见感染	• 致病物质：具有侵袭性及毒素 • 常见感染：通过消化道及密切接触进行传播，引起水性或血性腹泻，常伴发热、呕吐和典型的腹痛，免疫力低下患者可合并败血症
检 测	• 标本采集：排泄物、血液、脓液、鼻咽拭子等 　✓ 注意事项：标本采集后及时送检 • 检测技术：革兰染色镜检；培养分离鉴定，4℃可生长

药敏结果判定折点	抗菌药物	纸片扩散法折点（mm）		MIC 折点（µg/ml）	
		纸片含药量	敏感（S）	耐药（R）	敏感（S）	耐药（R）

药敏结果判定折点	抗菌药物	纸片含药量	敏感（S）	耐药（R）	敏感（S）	耐药（R）
	庆大霉素	10µg	≥15	≤12	≤4	≥16
	环丙沙星	5µg	≥21	≤15	≤1	≥4
	头孢他啶 （注射剂）	30µg	≥21	≤17	≤4	≥16
	多西环素	30µg	≥14	≤10	≤4	≥16
	阿米卡星	30µg	≥17	≤14	≤16	≥64

耐药性及机制	• 耐药性：极少报道 • 耐药机制：可产生 β-内酰胺酶
治 疗	• 首选药物：磺胺甲噁唑/甲氧苄啶、庆大霉素、氟喹诺酮类、多西环素 • 次选药物：第三代头孢菌素类
其 他	• 炎症反应引起的下腹疼痛可能会误诊为阑尾炎 • 对症治疗，合并菌血症时用抗菌药物

■ 微生物名称	枸橼酸杆菌属（*Citrobacter*）
描　述	兼性厌氧革兰阴性杆菌，无荚膜，无芽胞
常见感染	败血症、下呼吸道感染、泌尿生殖道感染、脑膜炎、创口感染等 新生儿脑膜炎、脑脓肿、偶见成人其他部位脓肿等
检　测	• 标本采集：粪便、血液、尿液、痰液等 　✓ 注意事项：标本采集后及时送检 • 检测技术：革兰染色镜检；培养分离鉴定

药敏结果判定折点

抗菌药物	纸片扩散法折点（mm）			MIC 折点（μg/ml）	
	纸片含药量	敏感（S）	耐药（R）	敏感（S）	耐药（R）
厄他培南	10μg	≥22	≤18	≤0.5	≥2
头孢吡肟	30μg	≥18	≤14	≤8	≥32
左氧氟沙星	5μg	≥17	≤13	≤2	≥8
头孢曲松	30μg	≥23	≤19	≤1	≥4
阿米卡星	30μg	≥17	≤14	≤16	≥64
磺胺甲噁唑/甲氧苄啶	1.25/23.75μg	≥16	≤10	≤2/38	≥4/36

耐药性及机制	• 耐药性：对第三代头孢菌素耐药率约 50% • 耐药机制：产 ESBL 或 AmpC 酶是第三代头孢菌素耐药的主要原因
治　疗	• 弗劳地枸橼酸杆菌 　✓ 首选药物：厄他培南、头孢吡肟、氟喹诺酮类、磺胺甲噁唑/甲氧苄啶 　✓ 次选药物：抗假单胞菌青霉素类、氨曲南、替加环素、头孢曲松、头孢他啶、阿米卡星、亚胺培南/西司他丁、美罗培南、帕尼培南/倍他米隆 • 克氏枸橼酸杆菌 　✓ 首选药物：第二、三代头孢菌素类、头孢吡肟、磺胺甲噁唑/甲氧苄啶 　✓ 次选药物：氟喹诺酮类、厄他培南、亚胺培南/西司他丁、美罗培南、帕尼培南/倍他米隆、氨曲南
其　他	• 枸橼酸杆菌在自然界广泛存在，是人体肠道内的正常菌群，为条件致病菌 • 主要引起免疫力低下患者感染，成人感染较新生儿感染少见 • 无菌标本中分离鉴定出可诊断为菌血症或其他感染

■ 微生物名称	克雷伯菌属 （*Klebsiella*）				
描　述	需氧革兰阴性杆菌，有荚膜，无鞭毛，无芽胞				
常见感染	医院获得性肺炎、脓毒症、化脓性腹腔炎、尿路感染，抗生素相关出血性肠炎等				
检　测	• 标本采集：痰液、脓液、血液、尿液、胸腹腔积液等 • 检测技术：革兰染色镜检；培养分离鉴定				
药敏结果判定折点	抗菌药物	纸片扩散法折点 （mm）		MIC 折点 （μg/ml）	
		纸片含药量	敏感 （S）	耐药 （R）	敏感 （S）	耐药 （R）

药敏结果判定折点	抗菌药物	纸片含药量	敏感 （S）	耐药 （R）	敏感 （S）	耐药 （R）
	厄他培南	10μg	≥22	≤18	≤0.5	≥2
	头孢吡肟	30μg	≥18	≤14	≤8	≥32
	阿莫西林/克拉维酸	20/10μg	≥18	≤13	≤8/4	≥32/16
	哌拉西林/他唑巴坦	100/10μg	≥21	≤17	≤16/4	≥128/4
	阿米卡星	30μg	≥17	≤14	≤16	≥64
	磺胺甲噁唑/甲氧苄啶	1.25/23.75μg	≥16	≤10	≤2/38	≥4/36

耐药性及机制	• 耐药性：主要分为产 ESBL 和非产 ESBL 菌株，前者耐药性普遍高于后者 • 耐药机制：产 ESBLs 是第三代头孢菌素耐药的主要原因。产碳青霉烯水解酶（KPC-2 或 NDM-1）是碳青霉烯耐药的主要原因
治　疗	• 首选药物：第三代头孢菌素类（体外试验敏感）、厄他培南、β 内酰胺类/β 内酰胺酶抑制剂、头孢吡肟、氟喹诺酮类 • 次选药物：亚胺培南/西司他丁、美罗培南、氨基糖苷类、磺胺甲噁唑/甲氧苄啶、替加环素
其　他	• 易感者有糖尿病患者和恶性肿瘤患者、抗生素应用者、年老体弱和婴幼儿等

■ 微生物名称	肠杆菌属 （*Enterobacter*）
描　述	兼性厌氧，革兰阴性杆菌，无芽胞
常见感染	泌尿道感染、呼吸道感染、伤口感染、血流感染
检　测	• 标本采集：痰液、脓液、血液、尿液等 　✓ 注意事项：标本采集后应及时送检 • 检测技术：革兰染色镜检；培养分离鉴定

续　表

	抗菌药物	纸片扩散法折点（mm）			MIC 折点（μg/ml）	
		纸片含药量	敏感（S）	耐药（R）	敏感（S）	耐药（R）
药敏结果判定折点	头孢他啶	30μg	≥18	≤14	≤4	≥16
	头孢吡肟	30μg	≥18	≤14	≤8	≥32
	厄他培南	10μg	≥22	≤18	≤0.5	≥2
	美罗培南	10μg	≥23	≤19	≤1	≥4
	左氧氟沙星	5μg	≥17	≤13	≤2	≥8
	哌拉西林/他唑巴坦	100/10μg	≥21	≤17	≤16/4	≥128/4
	头孢曲松	30μg	≥23	≤19	≤1	≥4
	磺胺甲噁唑/甲氧苄啶	1.25/23.75μg	≥16	≤10	≤2/38	≥4/76

耐药性及机制	• 耐药性：对碳青霉烯、加酶抑制剂复合制剂、头孢吡肟耐药性<20% • 耐药机制：可产生 AmpC 酶
治　疗	• 脓毒症、肺炎、伤口感染 ✓ 首选药物：头孢吡肟、氨基糖苷类、厄他培南 ✓ 次选药物：亚胺培南/西司他丁、美罗培南、帕尼培南/倍他米隆、替加环素、氟喹诺酮类、磺胺甲噁唑/甲氧苄啶、氨曲南、头孢噻肟、头孢曲松、哌拉西林/他唑巴坦 • 尿路感染 ✓ 首选药物：磺胺甲噁唑/甲氧苄啶、第三代头孢菌素类 ✓ 次选药物：抗假单胞菌青霉素类、氨基糖苷类、氟喹诺酮类、头孢吡肟、亚胺培南/西司他丁、美罗培南、帕尼培南/倍他米隆、替加环素
其　他	• 广泛存在于水、土壤等环境中，是肠道正常菌群之一，可引起多种感染

■ 微生物名称	大肠埃希菌（*Escherichia coli*）
描　述	兼性厌氧无芽胞革兰阴性短杆菌
常见感染	• 致病物质：侵袭力、内毒素、外毒素等 • 常见感染：尿路感染、血流感染、新生儿脑膜炎、医院获得性脑膜炎和肺炎等
检　测	• 标本采集：中段尿、血液、脓液、脑脊液、胆汁、粪便等 ✓ 注意事项：标本采集后及时送检 • 检测技术：革兰染色镜检；培养分离鉴定；血清学检测

续 表

抗菌药物		纸片扩散法折点（mm）			MIC折点（μg/ml）	
	纸片含药量	敏感（S）	耐药（R）	敏感（S）	耐药（R）	
头孢他啶	30μg	≥18	≤14	≤4	≥16
头孢吡肟	30μg	≥18	≤14	≤8	≥32
厄他培南	10μg	≥22	≤18	≤0.5	≥2
美罗培南	10μg	≥23	≤19	≤1	≥4
左氧氟沙星	5μg	≥17	≤13	≤2	≥8
哌拉西林/他唑巴坦	100/10μg	≥21	≤17	≤16/4	≥128/4
头孢曲松	30μg	≥23	≤19	≤1	≥4
磺胺甲噁唑/甲氧苄啶	1.25/23.75μg	≥16	≤10	≤2/38	≥4/76

（左侧行标题：**药敏结果判定折点**）

耐药性及机制

- 耐药性：主要分为产 ESBL 和非产 ESBL 菌株，前者耐药性普遍高于后者
- 耐药机制：产 ESBLs 是第三代头孢菌素耐药的主要原因，在我国产 ESBL 大肠埃希菌比例达 50% 以上

治 疗

- 严重感染
  - ✓ 首选药物：第三、四代头孢菌素（体外试验敏感）、哌拉西林/三唑巴坦
  - ✓ 次选药物：厄他培南、头孢哌酮/舒巴坦、亚胺培南/西司他丁、美罗培南、帕尼培南/倍他米隆、美洛西林/舒巴坦钠
- 尿路感染
  - ✓ 首选药物：磺胺甲噁唑/甲氧苄啶（体外试验敏感）、氟喹诺酮类（体外试验敏感）
  - ✓ 次选药物：哌拉西林/他唑巴坦、美洛西林/舒巴坦钠、头孢哌酮/舒巴坦、第三、四代头孢美唑、头孢米诺
- 血流感染
  - ✓ 首选药物：头孢他啶、头孢噻肟、头孢曲松（体外试验敏感）、哌拉西林/他唑巴坦
  - ✓ 次选药物：头孢吡肟、厄他培南、头孢哌酮/舒巴坦

其 他

- 卫生细菌学以"大肠菌群指数"作为饮水、食品等粪便污染的指标之一
- 大肠菌群数在每升饮水中不得超过 3 个；每 100ml 瓶装汽水、果汁中大肠菌群数不得超过 5 个

■ 微生物名称	蜂房哈夫尼亚菌（*Hafinia alvei*）
描　述	兼性厌氧革兰阴性杆菌，无荚膜，无芽胞
常见感染	蜂房哈夫尼亚菌能引起败血症、呼吸道感染、脑膜炎、脓肿、尿路感染以及伤口感染等
检　测	• 标本采集：粪便、血液、尿液、痰液、伤口分泌物等 　✓ 注意事项：标本采集后及时送检 • 检测技术：革兰染色镜检；培养分离鉴定

药敏结果判定折点	抗菌药物	纸片扩散法折点（mm）		MIC 折点（μg/ml）	
		纸片含药量	敏感（S）	耐药（R）	敏感（S）	耐药（R）
	头孢他啶	30μg	≥18	≤14	≤4	≥16
	头孢吡肟	30μg	≥18	≤14	≤8	≥32
	厄他培南	10μg	≥22	≤18	≤0.5	≥2
	美罗培南	10μg	≥23	≤19	≤1	≥4
	左氧氟沙星	5μg	≥17	≤13	≤2	≥8
	哌拉西林/他唑巴坦	100/10μg	≥21	≤17	≤16/4	≥128/4
	头孢曲松	30μg	≥23	≤19	≤1	≥4
	磺胺甲噁唑/甲氧苄啶	1.25/23.75μg	≥16	≤10	≤2/38	≥4/76

耐药性及机制	• 耐药性：氨苄西林、第一代头孢、头孢西丁天然耐药 • 耐药机制：可产生 AmpC 酶是第三代头孢菌素耐药的主要原因
治　疗	• 脓毒症、肺炎、伤口感染 　✓ 首选药物：厄他培南、头孢吡肟 　✓ 次选药物：亚胺培南/西司他丁、美罗培南、帕尼培南/倍他米隆、替加环素、氟喹诺酮类、氨基糖苷类、磺胺甲噁唑/甲氧苄啶、氨曲南、头孢噻肟、头孢曲松、哌拉西林/他唑巴坦 • 尿路感染 　✓ 首选药物：磺胺甲噁唑/甲氧苄啶、第三代头孢菌素类 　✓ 次选药物：抗假单胞菌青霉素、氨基糖苷类、氟喹诺酮类、亚胺培南/西司他丁、替加环素
其　他	• 存在于人和动物的粪便，自然界水、土壤中，一般不致病，为条件致病菌

■ 微生物名称	黏质沙雷菌（*Serratia marcescens*）
描 述	需氧的革兰阴性小杆菌，有鞭毛，无芽胞，无荚膜
常见感染	呼吸道感染、泌尿道感染、伤口感染、血流感染
检 测	• 标本采集：痰液、脓液、血液、尿液、脑脊液等 ✓ 注意事项：标本采集后应及时送检 • 检测技术：革兰染色镜检；培养分离鉴定

药敏结果判定折点	抗菌药物	纸片扩散法折点（mm）			MIC 折点（μg/ml）	
		纸片含药量	敏感（S）	耐药（R）	敏感（S）	耐药（R）
	头孢他啶	30μg	≥18	≤14	≤4	≥16
	头孢吡肟	30μg	≥18	≤14	≤8	≥32
	厄他培南	10μg	≥22	≤18	≤0.5	≥2
	美罗培南	10μg	≥23	≤19	≤1	≥4
	左氧氟沙星	5μg	≥17	≤13	≤2	≥8
	哌拉西林/他唑巴坦	100/10μg	≥21	≤17	≤16/4	≥128/4
	头孢曲松	30μg	≥23	≤19	≤1	≥4

耐药性及机制	• 耐药性：对碳青霉烯、加酶抑制剂复合制剂、头孢吡肟耐药性<20% • 耐药机制：可产生 AmpC 酶和碳青霉烯酶
治 疗	• 首选药物：氟喹诺酮类、头孢吡肟 • 次选药物：第三代头孢菌素类±庆大霉素、亚胺培南/西司他丁、美罗培南、帕尼培南/倍他米隆、厄他培南、抗假单胞菌青霉素±阿米卡星、哌拉西林/他唑巴坦、替加环素、氨曲南
其 他	• 是医院感染的重要病原菌，主要通过人与人间的传播，尤其是留置导尿管的患者常常是医院群体间传播的最初宿主

■ 微生物名称	变形杆菌（*Proteus*）
描 述	兼性厌氧的革兰阴性杆菌，无芽胞，无荚膜
常见感染	泌尿道感染、呼吸道感染、腹膜炎
检 测	• 标本采集：尿液、痰液、脓液、血液等 ✓ 注意事项：标本采集后应及时送检 • 检测技术：革兰染色镜检；培养分离鉴定

续 表

抗菌药物	纸片扩散法折点（mm）			MIC 折点（μg/ml）	
	纸片含药量	敏感（S）	耐药（R）	敏感（S）	耐药（R）
头孢吡肟	30μg	≥18	≤14	≤8	≥32
厄他培南	10μg	≥22	≤18	≤0.5	≥2
美罗培南	10μg	≥23	≤19	≤1	≥4
阿米卡星	30μg	≥17	≤14	≤16	≥64
哌拉西林/他唑巴坦	100/10μg	≥21	≤17	≤16/4	≥128/4
磺胺甲噁唑/甲氧苄啶	1.25/23.75μg	≥16	≤10	≤2/38	≥4/76
氨曲南	30μg	≥21	≤17	≤4	≥16

药敏结果判定折点列于上表左侧。

耐药性及机制	• 耐药性：主要分为产 ESBL 和非产 ESBL 菌株，前者耐药性普遍高于后者 • 耐药机制：产 ESBLs 是第三代头孢菌素耐药的主要原因。我国 ESBL 产生率约 20%
治 疗	• 奇异变形杆菌 　✓ 首选药物：β 内酰胺类/β 内酰胺酶抑制剂 　✓ 次选药物：氨基糖苷类、磺胺甲噁唑/甲氧苄啶、四环素、哌拉西林、替卡西林、美洛西林、阿洛西林、氟喹诺酮类 • 普通变形杆菌 　✓ 首选药物：第三代头孢菌素（体外试验敏感）、头孢吡肟、β-内酰胺类/β-内酰胺酶抑制剂、厄他培南 　✓ 次选药物：亚胺培南/西司他丁、美罗培南、氨基糖苷类、磺胺甲噁唑/甲氧苄啶、抗甲单胞菌青霉素、氨曲南、氟喹诺酮类
其 他	• 广泛存在于泥土、污水、人和畜类的粪便中，为条件致病菌，当机体抵抗力下降时，可引起相关感染 • 多为社区获得性感染，长期居住护理院、女性和高龄是感染的危险因素

■ 微生物名称	摩根摩根菌（*Morganella morganii*）
描 述	兼性厌氧的革兰阴性杆菌
常见感染	呼吸道感染、下泌尿道感染、伤口感染、血流感染
检 测	• 标本采集：痰液、脓液、血液、尿液等 　✓ 注意事项：标本采集后应及时送检 • 检测技术：革兰染色镜检；培养分离鉴定

续　表

抗菌药物	纸片扩散法折点（mm）			MIC 折点（μg/ml）	
	纸片含药量	敏感（S）	耐药（R）	敏感（S）	耐药（R）
头孢吡肟	30μg	≥18	≤14	≤8	≥32
厄他培南	10μg	≥22	≤18	≤0.5	≥2
美罗培南	10μg	≥23	≤19	≤1	≥4
阿米卡星	30μg	≥17	≤14	≤16	≥64
哌拉西林/他唑巴坦	100/10μg	≥21	≤17	≤16/4	≥128/4
磺胺甲噁唑/甲氧苄啶	1.25/23.75μg	≥16	≤10	≤2/38	≥4/76
氨曲南	30μg	≥21	≤17	≤4	≥16

药敏结果判定折点（左侧标题）

耐药性及机制
- 耐药性：与沙雷菌属相似
- 耐药机制：可产生 AmpC 酶

治　疗
- 首选药物：第三代头孢菌素（体外试验敏感）、头孢吡肟、β 内酰胺类/β 内酰胺酶抑制剂、厄他培南
- 次选药物：亚胺培南/西司他丁、美罗培南、氨基糖苷类、磺胺甲噁唑/甲氧苄啶、抗甲单胞菌青霉素、氨曲南、氟喹诺酮类

其　他
- 存在于人类、狗和其他哺乳动物及爬行动物的粪便中，属条件致病菌

■ 微生物名称　普罗威登斯菌（Providencia）

描　述　需氧的革兰阴性杆菌

常见感染　泌尿道感染，肠道感染，伤口感染

检　测
- 标本采集：尿液、痰液、脓液、血液等
  - ✓ 注意事项：标本采集后应及时送检
- 检测技术：革兰染色镜检；培养分离鉴定

抗菌药物	纸片扩散法折点（mm）			MIC 折点（μg/ml）	
	纸片含药量	敏感（S）	耐药（R）	敏感（S）	耐药（R）
头孢吡肟	30μg	≥18	≤14	≤8	≥32
厄他培南	10μg	≥22	≤18	≤0.5	≥2
美罗培南	10μg	≥23	≤19	≤1	≥4
阿米卡星	30μg	≥17	≤14	≤16	≥64
哌拉西林/他唑巴坦	100/10μg	≥21	≤17	≤16/4	≥128/4
磺胺甲噁唑/甲氧苄啶	1.25/23.75μg	≥16	≤10	≤2/38	≥4/76
氨曲南	30μg	≥21	≤17	≤4	≥16

药敏结果判定折点（左侧标题）

续　表

耐药性及机制	• 耐药性：天然对多黏菌素耐药 • 耐药机制：可产生 AmpC 酶
治　疗	• 首选药物：第三代头孢菌素（体外试验敏感）、头孢吡肟、β 内酰胺类/β 内酰胺酶抑制剂、厄他培南 • 次选药物：亚胺培南/西司他丁、美罗培南、氨基糖苷类、磺胺甲噁唑/甲氧苄啶、抗甲单胞菌青霉素、氨曲南、氟喹诺酮类
其　他	• 雷极普罗威登斯菌能够水解尿素，有别于其他的普罗威登斯菌。应注意尿液 pH 值的变化 • 本菌属与变形杆菌一样，有碱化尿液的作用，有可能促使尿中结晶形成，与泌尿系统结石的形成有关 • 产碱普罗威登斯菌与感染性腹泻有很高相关性 • 司徒普罗威登斯菌具有更高的致病力和耐药性，可引起尿路感染并定植尿道因而常见于置尿管的老年患者，在医院感染具有重要意义，并常常导致术后创面的严重感染，以及烧伤感染，最终发展成致死性败血症 • 拉氏普罗威登斯菌分离自健康人群及腹泻患者的粪便中 • 海氏普罗威登斯菌存在健康企鹅的肠道中

■ 微生物名称	产酶肠杆菌科细菌
描　述	• 产 ESBL 肠杆菌科细菌 　✓ 一类因产生超广谱 β 内酰胺酶（ESBLs），对包括青霉素、头孢菌素等的 β 内酰胺类抗菌药物耐药及对氨基糖苷类、喹诺酮类、磺胺类抗菌药物有交叉耐药的肠杆菌科细菌。常见于大肠埃希菌属和克雷伯菌属，也可见于其他肠杆菌科细菌，如沙雷菌属、变形菌属和肠杆菌属等。ESBLs 可被 β 内酰胺酶抑制剂抑制 • 产 AmpC 酶肠杆菌科细菌 　✓ 是指一类因产生 AmpCβ 内酰胺酶而导致其对头孢菌素及其酶抑制剂耐药的肠杆菌科细菌，该酶多数由染色体介导，属于 β 内酰胺酶中 Amber 分子结构分类法中的 C 类，且不被克拉维酸钾所抑制；也有少数由质粒介导的 AmpC 酶 • 产碳青霉烯酶肠杆菌科细菌 　✓ 是指一类因产生能够明显水解至少一种碳青霉烯类抗菌药物的一类 β 内酰胺酶，从而导致对包括碳青霉烯类、青霉素、头孢菌素、氨曲南等几乎所有的 β 内酰胺类抗生素耐药的肠杆菌科细菌。在临床分离的肠杆菌科细菌产碳青霉烯酶主要是 A，B 和 D 类 β 内酰胺酶，KPC 酶属 A 类，NDM 酶属 B 类，OXA 酶属 D 类
常见感染	• 下呼吸道感染、尿路感染、腹腔感染等

续 表

检 测	• 标本采集：痰液、脓液、血液、尿液等 • 检测技术：革兰染色镜检；培养分离鉴定； ✓ ESBL 检测：纸片扩散法、微量肉汤稀释法、分子生物学方法检测 　耐药基因 ✓ AmpC 酶检测：纸片扩散法、头孢西丁三维试验、分子生物学方法 　检测耐药基因 ✓ 碳青霉烯酶检测：改良 Hodge 试验、分子生物学方法检测耐药基因

药敏结果判定折点	抗菌药物	纸片扩散法折点（mm）			MIC 折点（μg/ml）	
		纸片含药量	敏感（S）	耐药（R）	敏感（S）	耐药（R）
	头孢美唑	30μg	≥16	≤12	≤16	≥54
	厄他培南	10μg	≥22	≤18	≤0.5	≥2
	美罗培南	10μg	≥23	≤19	≤1	≥4
	阿米卡星	30μg	≥17	≤14	≤16	≥64
	哌拉西林/ 他唑巴坦	100/10μg	≥21	≤17	≤16/4	≥128/4
	头孢西丁	30μg	≥18	≤14	≤8	≥32
	头孢吡肟	30μg	≥18	≤14	≤8	≥32
	米诺环素	30μg	≥15	≤12	≤4	≥16

耐药性及机制	• 产 ESBLs 肠杆菌科细菌 ✓ 耐药性：对碳青霉烯敏感，加酶抑制剂耐药性介于 10%~20% ✓ 耐药机制：我国主要为 CTX-M 型 ESBL，易形成多重耐药 • 产 AmpC 酶肠杆菌科细菌 ✓ 耐药性：对碳青霉烯敏感 ✓ 耐药机制：分为质粒型和染色体型 AmpC 酶，前者可在菌种间传播 • 产碳青霉烯酶肠杆菌科细菌 ✓ 耐药性：除对碳青霉烯耐药，对其他抗菌耐药率也高，替加环素 　和多黏菌素敏感性 90% 以上 ✓ 耐药机制：产 KPC-2 型酶的肠杆菌在我国呈局部暴发，产 NDM-1 　型酶的肠杆菌呈散发

治 疗	• 产 ESBLs 肠杆菌科细菌 ✓ 首选药物：哌拉西林/他唑巴坦、头孢哌酮/舒巴坦、厄他培南 ✓ 次选药物：头孢美唑、头孢米诺、头孢西丁 • 产 AmpC 酶肠杆菌科细菌 ✓ 首选药物：头孢吡肟、头孢噻利 ✓ 次选药物：厄他培南 • 产碳青霉烯酶肠杆菌科细菌 ✓ 首选药物：替加环素、多黏菌素 B、黏菌素 ✓ 次选药物：米诺环素、多西环素

其 他	• 产 ESBLs 菌株主要是在医院引起感染和流行，长期住 ICU、气管插管和机械通气、导尿管和留置导管、大量反复使用抗菌药物都是引发暴发流行的危险因素
	• 产 AmpC 酶肠杆菌科细菌引起的感染常为院内感染；即使第三代头孢菌素体外敏感，一般也不选用
	• 产碳青霉烯酶肠杆菌科细菌往往引起院内感染，须加强医院感染控制；替加环素血浆浓度偏低，应用于血行感染常需联合用药

■ 微生物名称	嗜水气单胞菌（*Aeromonas hydrophila*）					
描　述	兼性厌氧的革兰阴性菌					
常见感染	胃肠炎、气性坏疽、蜂窝织炎、感染性心内膜炎等					
检　测	• 标本采集：血液、粪便、脓液、脑脊液、痰液、穿刺液等 　✓ 注意事项：标本采集后及时送检 • 检测技术：革兰染色镜检；培养分离鉴定					

	抗菌药物	纸片扩散法折点（mm）			MIC 折点（μg/ml）	
药敏结果判定折点		纸片含药量	敏感（S）	耐药（R）	敏感（S）	耐药（R）
	左氧氟沙星	5μg	≥17	≤13	≤2	≥8
	亚胺培南	10μg	≥16	≤13	≤4	≥16
	美罗培南	10μg	≥16	≤13	≤4	≥16

耐药性及机制	• 耐药性：耐药株少见 • 耐药机制：可产生 β 内酰胺酶
治　疗	• 首选药物：左氧氟沙星 • 次选药物：亚胺培南/西司他丁、美罗培南、米诺环素
其　他	• 此菌广泛分布于淡水河海水中，是冷血动物（淡水鱼、爬虫类及水蛭）的肠道共生菌 • 人类感染通常是接触或饮用污染的水

■ 微生物名称	铜绿假单胞菌（*Pseudomonas aeruginosa*）
描　述	专性需氧革兰阴性杆菌，无芽胞
常见感染	• 致病物质：黏附素、多糖荚膜样物质、内毒素、外毒素、绿脓菌素、弹性蛋白等 • 常见感染：皮肤软组织感染、支气管扩张合并感染、囊性纤维病、肾盂肾炎等

续 表

检 测	• 标本采集：血液、尿液、痰液、脓液、穿刺液等 　✓注意事项：标本采集后及时送检 • 检测技术：革兰染色镜检；培养分离鉴定；血清学检测；核酸检测

	抗菌药物	纸片扩散法折点（mm）			MIC折点（μg/ml）	
		纸片含药量	敏感（S）	耐药（R）	敏感（S）	耐药（R）
药敏结果判定 折点	头孢他啶	30μg	≥18	≤14	≤8	≥32
	哌拉西林	100μg	≥21	≤14	≤16	≥128
	哌拉西林/ 他唑巴坦	100/10μg	≥21	≤14	≤16/4	≥128/4
	亚胺培南	10μg	≥19	≤15	≤2	≥8
	美罗培南	10μg	≥19	≤13	≤2	≥8
	环丙沙星	5μg	≥21	≤15	≤1	≥4
	多黏菌素B	300U	≥12	≤11	≤2	≥8

耐药性及机制	• 耐药性：对碳青霉烯类耐药25%左右，对阿米卡星、哌拉西林/他唑巴坦、头孢哌酮/舒巴坦耐药率介于10%~20% • 耐药机制：分为天然耐药及获得性耐药。包含多种耐药机制，其中高产AmpC酶和oprD通道缺失是对β内酰胺类药物耐药的主要原因

治 疗	• 首选药物：头孢他啶、哌拉西林、哌拉西林/他唑巴坦、头孢哌酮/舒巴坦、头孢他啶/他唑巴坦钠、亚胺培南/西司他丁、美罗培南、帕尼培南/倍他米隆、环丙沙星 • 次选药物：对泛耐药的菌株、可选多黏菌素B

其 他	• 本菌普遍存在，而在潮湿环境尤甚 • 它偶尔可在腋下和肛门生殖道周围的正常皮肤，在粪中甚为罕见 • 该菌感染通常发生于医院内，通过医护人员可将病菌传给患者，特别在灼伤和新生儿重症监护室

■ 微生物名称	嗜麦芽窄食单胞菌（*Stenotrophomonas maltophilia*）
描 述	专性需氧的非发酵型革兰阴菌，无芽胞，无荚膜
常见感染	肺部感染最为常见、尿路感染、心内膜炎、血流感染、伤口感染
检 测	• 标本采集：痰液、尿液、胆汁、引流液、血液、分泌物等 　✓注意事项：标本采集后及时送检 • 检测技术：革兰染色镜检；培养分离鉴定

	抗菌药物	纸片扩散法折点（mm）			MIC 折点（μg/ml）	
		纸片含药量	敏感（S）	耐药（R）	敏感（S）	耐药（R）
药敏结果判定折点	磺胺甲噁唑/甲氧苄啶	1.25/23.75μg	≥16	≤10	≤2/38	≥4/76
	替卡西林/克拉维酸	–	–	–	≤16/2	≥128/2
	左氧氟沙星	5μg	≥17	≤13	≤2	≥8

耐药性及机制	• 耐药性：对碳青霉烯类天然耐药，对米诺环素、左氧氟沙星和复方磺胺甲噁唑/甲氧苄啶耐药率低 • 耐药机制：天然产金属酶和头孢菌素酶是对β内酰胺类药物耐药的主要原因
治 疗	• 首选药物：磺胺甲噁唑/甲氧苄啶、替卡西林/克拉维酸 • 次选药物：左氧氟沙星、环丙沙星、头孢哌酮/舒巴坦、莫西沙星
其 他	• 该菌为条件致病菌，感染患者多伴有严重基础性疾患，免疫障碍，广谱抗生素的大量使用（或对碳青霉烯类抗生素天然耐药） • 创伤性的检查和治疗都大大提高了嗜麦芽窄食单胞菌感染的概率，可能与检查设备上存在的生物被膜相关

■ 微生物名称	鲍曼不动杆菌（*Acinetobacter baumanii*）
描 述	专性需氧革兰阴性球杆菌
常见感染	呼吸道感染、伤口及皮肤感染、泌尿生殖系统感染、菌血症、脑膜炎
检 测	• 标本采集：痰液、脓液、血液、尿液、脑脊液、胸腹腔积液等 　✓ 注意事项：标本采集后及时送检 • 检测技术：革兰染色镜检；培养分离鉴定

	抗菌药物	纸片扩散法折点（mm）			MIC 折点（μg/ml）	
		纸片含药量	敏感（S）	耐药（R）	敏感（S）	耐药（R）
药敏结果判定折点	黏菌素	–	–	–	≤2	≥4
	多黏菌素 B	–	–	–	≤2	≥4
	米诺环素	30μg	≥16	≤12	≤4	≥16

耐药性及机制	• 耐药性：我国碳青霉烯类耐药株比例已达50%以上，其中约50%为XDR株（仅替加环素和黏菌素敏感） • 耐药机制：多种耐药机制并存，其中产OXA-23酶鲍曼不动杆菌克隆株CC22是导致耐药性居高不下的重要原因

续 表

治疗	• 碳青霉烯类敏感 　✓ 首选药物：头孢他啶、头孢哌酮/舒巴坦、亚胺培南/西司他丁 　✓ 次选药物：美罗培南、帕尼培南/倍他米隆、环丙沙星、左氧氟沙星、头孢吡肟 • 碳青霉烯类耐药 　✓ 首选药物：多黏菌素 B、替加环素、头孢哌酮/舒巴坦+米诺环素
其他	• 在正常人的皮肤及咽部可存在，也存在于结膜、唾液、胃肠道及阴道分泌物中 • 为条件致病菌，只有在免疫力下降时才致病 • 该菌在医院环境中分布很广且可以长期存活，耐肥皂，感染者多是老年患者、危重疾病及机体抵抗力弱的患者，以及使用各种侵入性操作和长期使用广谱抗生素治疗的患者

■ 微生物名称	木糖产碱杆菌（*Alcaligenes xylosoxidans*）
描述	专性需氧革兰阴性杆菌，有动力
常见感染	败血症、中耳炎、化脓性胰腺炎、支气管扩张合并感染
检测	• 标本采集：痰液、尿液、血液、脑脊液等 　✓ 注意事项：标本采集后及时送检 • 检测技术：革兰染色镜检；培养分离鉴定

药敏结果判定折点	抗菌药物	纸片扩散法折点（mm）			MIC 折点（μg/ml）	
		纸片含药量	敏感（S）	耐药（R）	敏感（S）	耐药（R）
	头孢他啶	–	–	–	≤8	≥32
	替卡西林/ 克拉维酸	–	–	–	≤16/2	≥128/2
	美罗培南	–	–	–	≤4	≥16
	亚胺培南	–	–	–	≤4	≥16

耐药性及机制	• 耐药性：多重耐药菌，氨曲南、妥布霉素、庆大霉素、阿米卡星和头孢吡肟的耐药率高 • 耐药机制：固有耐药机制报道较少，可通过整合子获得的金属 β 内酰胺酶 IMP 或 VIM，导致对碳青霉烯药物和部分第三代头孢菌素耐药
治疗	• 首选药物：头孢他啶、头孢哌酮/舒巴坦、替卡西林/克拉维酸 • 次选药物：亚胺培南/西司他丁、美罗培南、帕尼培南/倍他米隆
其他	• 人体正常菌群，可存在于皮肤和黏膜，主要侵犯免疫力较差者

■ 微生物名称	脑膜炎败血黄杆菌（*Flavobacterium meningospticum*)					
描　述	需氧革兰阴性杆菌，无芽胞、无荚膜					
常见感染	化脓性脑膜炎、菌血症（术后）、亚急性心内膜炎、医院获得性肺炎					
检　测	• 标本采集：痰液、血液、脑脊液等 　✓ 注意事项：标本采集后及时送检 • 检测技术：革兰染色镜检；培养分离鉴定					

药敏结果判定折点	抗菌药物	纸片扩散法折点（mm）			MIC 折点（μg/ml）	
		纸片含药量	敏感（S）	耐药（R）	敏感（S）	耐药（R）
	哌拉西林/他唑巴坦	–	–	–	≤16/4	≥128/4
	头孢哌酮	–	–	–	≤16	≥64
	环丙沙星	–	–	–	≤1	≥4
	左氧氟沙星	–	–	–	≤2	≥8

耐药性及机制	• 耐药性：复方磺胺甲噁唑/甲氧苄啶、头孢哌酮/舒巴坦、哌拉西林/他唑巴坦敏感性较高，其余大部分药物敏感性较低，亚胺培南和美罗培南几乎完全耐药 • 耐药机制：产染色体介导的金属 β 内酰胺酶 *blaB*，导致对碳青霉烯耐药
治　疗	• 首选药物：万古霉素±利福平 • 次选药物：哌拉西林/他唑巴坦、头孢哌酮/舒巴坦、环丙沙星、左氧氟沙星
其　他	• 在正常人的口腔及鼻咽部存在 • 一般不致病，只形成带菌状态，只有在免疫力下降时才致病，尤其在呼吸道病毒感染后或婴幼儿，对婴儿有很高选择性和毒性，特别是早产儿，年老体弱者易发生肺部感染 • 本菌引起的化脓性脑膜炎婴儿占 95.5%，死亡率达 69.5% • 体外敏感性可能与临床疗效不相关

■ 微生物名称	啮蚀艾肯菌（*Eikenella corrodens*)
描　述	兼性厌氧、苛养革兰阴性球杆菌
常见感染	感染性心内膜炎、脑膜炎、败血性关节炎、肺炎、软组织脓肿
检　测	• 标本采集：痰液、脓液、血液、脑脊液、关节液等 　✓ 注意事项：标本采集后及时送检 • 检测技术：革兰染色镜检；培养分离鉴定

续　表

药敏结果判定折点	抗菌药物	纸片扩散法折点（mm）			MIC折点（μg/ml）	
		纸片含药量	敏感（S）	耐药（R）	敏感（S）	耐药（R）
	青霉素	–	–	–	≤1	≥4
	氨苄西林	–	–	–	≤1	≥4
	氨苄西林/舒巴坦	–	–	–	≤2/1	≥4/2
	环丙沙星	–	–	–	≤1	≥4
	磺胺甲噁唑/甲氧苄啶	–	–	–	≤0.5/9.5	≥4/76

耐药性及机制	• 耐药性：对第一代头孢、大环内酯类、克林霉素、氨基糖苷类耐药 • 耐药机制：暂无数据
治　疗	• 首选药物：青霉素，氨苄西林，氨苄西林/舒巴坦 • 次选药物：环丙沙星，磺胺甲噁唑/甲氧苄啶
其　他	• 啮蚀艾肯菌是人类黏膜表面的定植菌，一般不致病，当机体免疫力下降或黏膜表面破损时，进入周围组织引起感染 • 此菌通常与链球菌和肠杆菌科细菌一起引起混合感染，常发生在头颈部和腹部

■ 微生物名称	洋葱伯克霍尔德菌（*Burkholderia cepacia*）
描　述	需氧革兰阴性杆菌
常见感染	医院获得性肺炎、心内膜炎、尿路感染、败血症、慢性肉芽肿病
检　测	• 标本采集：血液、脓液、尿液等 　✓ 注意事项：标本采集后及时送检 • 检测技术：革兰染色镜检；培养分离鉴定

药敏结果判定折点	抗菌药物	纸片扩散法折点（mm）			MIC折点（μg/ml）	
		纸片含药量	敏感（S）	耐药（R）	敏感（S）	耐药（R）
	磺胺甲噁唑/甲氧苄啶	1.25/23.75μg	≥16	≤10	≤2/38	≥4/76
	美罗培南	10μg	≥20	≤15	≤4	≥16
	左氧氟沙星	–	–	–	≤2	≥8
	米诺环素	30μg	≥19	≤14	≤4	≥16
	氯霉素	–	–	–	≤8	≥32
	头孢他啶	30μg	≥21	≤17	≤8	≥32
	替卡西林/克拉维酸	–	–	–	≤16/2	≥128/2

续 表

耐药性及机制	• 耐药性：除头孢他啶、哌拉西林/他唑巴坦、左氧氟沙星、米诺环素敏感性较高外，对其他药物普遍耐药 • 耐药机制：具有固有耐药性，且可通过自发变异或通过质粒或整合子的基因转移等从其他细菌获得耐药性
治 疗	• 首选药物：磺胺甲噁唑/甲氧苄啶 • 次选药物：美罗培南、左氧氟沙星、米诺环素、氯霉素、头孢他啶、替卡西林/克拉维酸、头孢哌酮/舒巴坦
其 他	• 此菌广泛存在于自然界和医院环境中，常以患者与患者之间传播而引起医院感染 • 感染本菌患者多是医院环境及用具被污染的结果

■ 微生物名称	军团菌（Legionella）
描 述	专性需氧革兰阴性杆菌，无芽胞、无荚膜，绝大多数病例由嗜肺军团菌引起
常见感染	• 致病物质：内毒素 • 常见感染：军团菌肺炎、肺外综合征、庞蒂亚克热
检 测	• 标本采集：下呼吸道分泌物、胸腔积液、尿液等 ✓ 注意事项：标本采集后及时送检 • 检测技术：革兰染色镜检；培养分离鉴定；血清学检测；核酸检测
药敏结果判定折点	• 暂无数据
耐药性及机制	• 耐药性：国内极少有嗜肺军团菌对大环内酯类和喹诺酮类耐药的报道 • 耐药机制：无相关报道
治 疗	• 首选药物：阿奇霉素（或红霉素）±利福平 • 次选药物：氟喹诺酮类
其 他	• 军团菌肺炎发病呈现明显的季节性，夏秋季多发 • 加强水源管理和输水管道设施消毒，防止军团菌污染空气和水源

■ 微生物名称	嗜沫嗜血杆菌（Haemophilus aphrophilus）
描 述	需氧革兰阴性球杆菌
常见感染	咽部正常菌群、牙菌斑中常见病，偶致感染性心内膜炎，罕见脑脓肿（多见于儿童）
检 测	• 标本采集：痰液、脓液、血液、脑脊液、鼻咽分泌物等 • 检测技术：革兰染色镜检；培养分离鉴定；血清学检测；核酸检测

续　表

药敏结果判定折点	抗菌药物	纸片扩散法折点（mm）			MIC折点（μg/ml）	
		纸片含药量	敏感（S）	耐药（R）	敏感（S）	耐药（R）
	青霉素	–	–	–	≤1	≥4
	氨苄西林	–	–	–	≤1	≥4
	氨苄西林/舒巴坦	–	–	–	≤2/1	≥4/2
	阿莫西林/克拉维酸	–	–	–	≤4/2	≥8/4

耐药性及机制	• 耐药性：对氨苄西林和阿莫西林耐药性增加，对万古霉素，克林霉素，以及对青霉素酶稳定的青霉素类抗感染药物耐药 • 耐药机制：与菌株产β内酰胺酶有关
治　疗	• 首选药物：（青霉素或氨苄西林）±庆大霉素；或氨苄西林/舒巴坦±庆大霉素 • 次选药物：注射用第二、三代头孢菌素±庆大霉素
其　他	• HACEK细菌群中的一种，此群系人类口腔、呼吸道、生殖道的正常菌群，在一定条件下可引起严重感染 • HACEK是由5个英文单词的字头组成，H代表嗜血杆菌属（*Haemophilus*），A代表放线杆菌属（*Actinobacillus*），C代表心杆菌属（*Cardiobacterium*），E代表艾肯菌属（*Eikenella*），K代表金杆菌属（*Kingella*）。其共同特征是生长缓慢，需48~72小时才见菌落，生长需要CO_2，在营养丰富的培养基，如巧克力血平板生长

■ 微生物名称	杜克嗜血杆菌（*Haemophilus ducreyi*）
描　述	兼性厌氧、无芽胞的革兰阴性小杆菌
常见感染	软下疳
检　测	• 标本采集：生殖器溃疡部位的脓性分泌物 　✓ 注意事项：标本最好取自未破的横痃 • 检测技术：革兰染色镜检；培养分离鉴定；血清学检测；核酸检测

药敏结果判定折点	抗菌药物	纸片扩散法折点（mm）			MIC折点（μg/ml）	
		纸片含药量	敏感（S）	耐药（R）	敏感（S）	耐药（R）
	阿奇霉素	–	–	–	≤4	–
	头孢曲松	–	–	–	≤2	–
	环丙沙星	–	–	–	≤1	≥4

耐药性及机制	• 耐药性：对氨苄西林和氯霉素耐药 • 耐药机制：与质粒介导的β内酰胺酶以及青霉素结合蛋白的改变有关

续　表

治　疗	• 首选药物：头孢曲松或阿奇霉素 • 次选药物：环丙沙星或红霉素
其　他	• 7 天后判断疗效，溃疡应有客观好转，症状在 7 天内改善 • 所有患者均应检测 HIV 和梅毒

■ 微生物名称	流感嗜血杆菌（*Haemophilus influenzae*）
描　述	需氧或兼性厌氧革兰阴性短小球杆菌，有荚膜，无芽胞、无鞭毛
常见感染	肺炎、急性细菌性脑膜炎、菌血症、中耳炎
检　测	• 标本采集：痰液、血液、脓液、脑脊液等 　✓ 注意事项：标本采集后及时送检 • 检测技术：革兰染色镜检；培养分离鉴定

药敏结果判定折点

抗菌药物	纸片扩散法折点（mm）			MIC 折点（μg/ml）	
	纸片含药量	敏感（S）	耐药（R）	敏感（S）	耐药（R）
阿莫西林/克拉维酸	20/10μg	≥20	≤19	≤4/2	≥8/4
氨苄西林/舒巴坦	10/10μg	≥20	≤19	≤2/1	≥4/2
头孢呋辛	30μg	≥20	≤16	≤4	≥16
头孢丙烯	30μg	≥18	≤14	≤8	≥32
头孢曲松	30μg	≥26	–	≤2	–
阿奇霉素	15μg	≥12	–	≤4	–
头孢噻肟	30μg	≥26	–	≤2	–
环丙沙星	5μg	≥21	–	≤1	–

耐药性及机制	• 耐药性：对青霉素类产生耐药性，耐药率约 10%；对林可霉素天然耐药 • 耐药机制：与质粒介导的 TEM 型和 ROB 型 β 内酰胺酶以及青霉素结合蛋白的改变有关
治　疗	• 首选药物：阿莫西林/克拉维酸、氨苄西林/舒巴坦、头孢呋辛、头孢丙烯 • 次选药物：氟喹诺酮类、阿奇霉素、头孢噻肟、头孢曲松
其　他	• 大部分流感嗜血杆菌都是机会性感染细菌，即它们会在寄生宿主体内而不引起任何疾病，但当某一些因素（如病毒感染或免疫力下降）出现后则会引发病症

■ 微生物名称	卡他莫拉菌（*Moraxella catarrhalis*）
描 述	革兰阴性球杆菌，具有多形性
常见感染	细菌性鼻窦炎、急性中耳炎、慢性支气管炎急性发作、菌血症、感染性心内膜炎等
检 测	• 标本采集：痰液、鼻分泌物、耳分泌物等 ✓ 注意事项：标本采集后及时送检 • 检测技术：革兰染色镜检；培养分离鉴定

药敏结果判定折点	抗菌药物	纸片扩散法折点（mm）		MIC 折点（μg/ml）	
		纸片含药量	敏感（S） 耐药（R）	敏感（S）	耐药（R）
	阿莫西林/克拉维酸	–	– –	≤4/2	≥8/4
	头孢克洛	–	– –	≤8	≥32
	头孢呋辛	–	– –	≤4	≥16
	头孢曲松	–	– –	≤2	–
	阿奇霉素	–	– –	≤2	≥8

耐药性及机制	• 耐药性：常对青霉素和阿莫西林耐药，对除青霉素和阿莫西林外几乎所有的抗霉药物均有效；对林可霉素、糖肽类和甲氧苄啶天然耐药 • 耐药机制：与 β 内酰胺酶的产生有关，主要是 *bro-1* 和 *bro-2*
治 疗	• 首选药物：阿莫西林/克拉维酸、头孢克洛、头孢丙烯、头孢呋辛 • 次选药物：阿奇霉素、红霉素、头孢曲松、头孢吡肟
其 他	• 革兰染色镜下形态和脑膜炎奈瑟菌和淋病奈瑟菌类似 • 通常导致接触性疾病，而不是侵入性疾病

■ 微生物名称	布鲁菌（*Brucella*）
描 述	需氧革兰阴性小球杆菌或短杆菌，无芽胞、无荚膜
常见感染	• 致病物质：内毒素、侵袭力 • 常见感染：菌血症、毒血症、滑囊炎、腱鞘炎、关节炎、关节周围炎
检 测	• 标本采集：血液、骨髓、尿液、脑脊液、脓液等 ✓ 注意事项：标本采集后及时送检 • 检测技术：革兰染色镜检；培养分离鉴定；血清学检测；核酸检测

药敏结果判定折点	抗菌药物	纸片扩散法折点（mm）		MIC 折点（μg/ml）	
		纸片含药量	敏感（S） 耐药（R）	敏感（S）	耐药（R）
	多西环素	–	– –	≤4	≥16
	庆大霉素	–	– –	≤4	≥16
	磺胺甲噁唑	–	– –	≤256	≥512

续 表

耐药性及机制	• 耐药性：偶有少数菌株对四环素、链霉素、利福平等耐药 • 耐药机制：与外排泵相关
治 疗	• 首选药物：多西环素+庆大霉素 • 次选药物：多西环素+利福平或磺胺甲噁唑/甲氧苄啶+庆大霉素
其 他	• 布鲁菌病为人畜共患传染病，人类主要通过接触病畜及其分泌物或被污染的畜产品，经皮肤黏膜和消化道、呼吸道等多种途径感染 • 可引起IV型超敏反应，病程中免疫保护和病理损伤往往交织存在 • 机体感染布鲁菌后可产生一定免疫力，对再次感染有较强免疫力 • 采用 ELISA 法快速诊断布鲁菌感染，可取急性期和恢复期双份患者血清（间隔 2 周以上）进行明确诊断 • 对怀疑神经系统布鲁菌病者，可取脑脊液进行血清学测定 • 目前尚无安全有效的人用预防疫苗

■ 微生物名称	多杀巴斯德菌（*Pasteurella multocida*）
描 述	需氧或兼性厌氧的革兰阴性杆菌
常见感染	蜂窝织炎、关节感染、上呼吸道感染、菌血症、脑膜炎
检 测	• 标本采集：伤口分泌物、痰液、脓液、血液、脑脊液、尿液等 　✓ 注意事项：标本采集后及时送检 • 检测技术：革兰染色镜检；培养分离鉴定

	抗菌药物	纸片扩散法折点（mm）			MIC 折点（μg/ml）	
		纸片含药量	敏感（S）	耐药（R）	敏感（S）	耐药（R）
药敏结果判定折点	青霉素	10units	≥25	—	≤0.5	—
	氨苄西林	10μg	≥27	—	≤0.5	—
	阿莫西林	—			≤0.5	—
	多西环素	30μg	≥23	—	≤0.5	—
	阿莫西林/克拉维酸	20/10μg	≥27	—	≤0.5/0.25	—

耐药性及机制	• 耐药性：一般对青霉素、四环素或氯霉素敏感，对大环内酯类耐药的菌株已有报道 • 耐药机制：对大环内酯类耐药与 *erm*（42）、*msr*（E）和 *mph*（E）的表达有关
治 疗	• 首选药物：青霉素、氨苄西林、阿莫西林 • 次选药物：多西环素、氨苄西林/舒巴坦、阿莫西林/克拉维酸

续 表

其 他	<ul><li>多杀巴斯德菌为动物致病菌，感染多通过被狗、猫咬伤或抓伤所致，患者大多为老人或免疫力低下者</li><li>咬伤感染多为多种微生物混合感染，因此，舒巴坦常被推荐为具有广谱覆盖性的经验用药</li><li>多杀巴斯德菌不会引起"猫抓病"（这种疾病完全由汉赛巴尔通体引起），可能会引起类似A群链球菌或弧菌属感染的快速发展感染</li><li>心内膜炎罕见，心内膜炎患者往往无动物接触史</li></ul>

■ 微生物名称	类志贺邻单胞菌（*Plesiomonas shigelloides*）					
描 述	兼性厌氧革兰阴性杆菌，无芽胞、无荚膜					
常见感染	感染性腹泻、败血症					
检 测	<ul><li>标本采集：粪便、血液、脑脊液、伤口分泌物等 　✓ 注意事项：标本采集后及时送检</li><li>检测技术：革兰染色镜检；培养分离鉴定</li></ul>					
药敏结果判定折点	抗菌药物	纸片扩散法折点（mm）			MIC折点（μg/ml）	
		纸片含药量	敏感（S）	耐药（R）	敏感（S）	耐药（R）
	环丙沙星	–	–	–	≤1	≥4
	磺胺甲噁唑/甲氧苄啶	–	–	–	≤2/38	≥4/76
耐药性及机制	<ul><li>耐药性：较少报道</li><li>耐药机制：较少报道</li></ul>					
治 疗	<ul><li>首选药物：环丙沙星</li><li>次选药物：磺胺甲噁唑/甲氧苄啶</li></ul>					
其 他	<ul><li>类志贺邻单胞菌在海产品中广泛存在</li><li>沿海地区感染高发，与喜食鱼、贝类的日常饮食习惯有关</li><li>是沿海地区夏秋季腹泻中较为常见的病原菌之一</li></ul>					

■ 微生物名称	弯曲菌属（*Campylobacter*）
描 述	微需氧革兰阴性弯曲杆菌，无芽胞、无荚膜，有动力
常见感染	肠道感染、败血症、蜂窝织炎、关节炎、脑膜炎
检 测	<ul><li>标本采集：粪便、肛拭子、血液、脑脊液等 　✓ 注意事项：空肠弯曲菌培养温度为42℃，胎儿弯曲菌最适生长温度是37℃。如怀疑感染需要提醒微生物实验室，临床标本需分别置于37℃和42℃培养方不致漏检</li><li>检测技术：革兰染色镜检；培养分离鉴定；核酸检测</li></ul>

药敏结果判定折点	抗菌药物	纸片扩散法折点（mm）			MIC 折点（μg/ml）	
		纸片含药量	敏感（S）	耐药（R）	敏感（S）	耐药（R）
	红霉素	15μg	–	6	≤8	≥32
	环丙沙星	5μg	–	6	≤1	≥4
	四环素	–	–	–	≤4	≥16
	多西环素	–	–	–	≤2	≥8

耐药性及机制	• 耐药性：对氟喹诺酮类耐药率增加，空肠弯曲菌通常对红霉素耐药率小于10%，通常对氨基糖苷类、氯霉素、克林霉素和碳青霉烯类药物敏感 • 耐药机制：对红霉素耐药与核糖体基因突变有关
治　疗	• 空肠弯曲菌 　✓ 首选药物：阿奇霉素、环丙沙星 　✓ 次选药物：红霉素 • 胎儿弯曲菌 　✓ 首选药物：庆大霉素 　✓ 次选药物：注射用第三代头孢菌素
其　他	• 空肠弯曲菌是一种人畜共患病病原菌，可以引起人和动物发生多种疾病，并且是一种食物源性病原菌，被认为是引起全世界人类细菌性腹泻的主要原因 • 标本在初分离前需要放在冰箱或冷处保存，在37℃能生长，但最适培养温度是42℃ • 主要通过人与人之间的传播，也可通过污染的食物、接触感染的动物使人类致病 • 目前尚无预防疫苗，加强肉食品、乳制品的卫生监督，注意饮食卫生，接触病畜禽及污染物时注意个人防护，是防止人类通过动物感染该菌的重要措施

■ 微生物名称	幽门螺杆菌（Helicobacter pylori）
描　述	微需氧的革兰阴性菌
常见感染	慢性胃炎、胃溃疡、十二指肠溃疡、复合型溃疡
检　测	• 标本采集：胃黏膜活检标本 　✓ 注意事项：标本采集后及时送检 • 检测技术：革兰染色镜检；培养分离鉴定；血清学检测；^{14}C 呼气试验、尿素酶抗体检测；核酸检测
药敏结果判定折点	• 暂无数据

续　表

耐药性及机制	• 耐药性：对甲硝唑、呋喃唑酮的耐药性日益增加 • 耐药机制：与基因突变（包括 *rdxA* 基因、*porD* 基因、*oorD* 基因等）有关
治　疗	• 首选药物：初治方案（一线方案）：质子泵抑制剂+克拉霉素+阿莫西林；质子泵抑制剂+克拉霉素+甲硝唑；铋剂+甲硝唑+四环素 • 次选药物：复治方案（补救方案）：质子泵抑制剂+铋剂+甲硝唑+四环素；质子泵抑制剂+铋剂+呋喃唑酮+四环素；质子泵抑制剂+铋剂+呋喃唑酮+阿莫西林；质子泵抑制剂+左氧氟沙星+阿莫西林
其　他	• 以往建议的三联疗法（质子泵抑制剂 + 克拉霉素+阿莫西林）治疗失败率高达 20%，序贯治疗根治率为 90% • 美国首选方案为序贯治疗：（奥美拉唑或雷贝拉唑+阿莫西林）bid×5，然后（奥美拉唑或雷贝拉唑+克拉霉素+替硝唑）bid×5d；次选方案为 14 天治疗方案：铋剂-枸橼酸铋钾颗粒或胶囊 1 包或 1 粒（含铋0.11g）qid+四环素+甲硝唑 tid+奥美拉唑 bid • 有关治愈的检测：治疗结束>8 周后复查粪抗原和（或）尿素酶抗体检测或 ^{14}C 呼吸试验

■ 微生物名称	炭疽芽胞杆菌（Bacillus anthracis）
描　述	需氧或兼性厌氧的革兰阳性杆菌，有芽胞、有荚膜
常见感染	• 致病物质：荚膜、炭疽毒素 • 常见感染：皮肤炭疽、肺炭疽、肠炭疽、脑膜炎炭疽和败血症炭疽
检　测	• 标本采集：脓液（皮肤炭疽、渗出物），痰液（吸入性炭疽），粪便（肠炭疽）以及血液、胸腔积液或脑脊液等 • 注意事项：标本采集后及时送检 • 检测技术：革兰染色镜检；培养分离鉴定；血清学检测；核酸检测
药敏结果判定折点	• 暂无数据
耐药性及机制	• 耐药性：大部分菌株仍保持对青霉素敏感；头孢菌素类药敏结果不能预测体内疗效，部分菌株对其耐药 • 耐药机制：与 β 内酰胺酶的产生有关
治　疗	• 首选药物：青霉素、环丙沙星、左氧氟沙星 • 次选药物：多西环素
其　他	• 注射炭疽外毒素中保护性抗原于机体，能形成抗毒素免疫，对炭疽接触者有保护作用 • 患者应强制住院，严格隔离 • 皮肤损害禁忌挤压及手术切开

■ 微生物名称	产单核细胞李斯特菌（*Listeria monocytogenes*）					
描 述	兼性厌氧革兰阳性短小杆菌，无芽胞、无荚膜					
常见感染	脑膜炎、肠胃炎、心内膜炎、败血症					
检 测	• 标本采集：全身感染及脑膜炎患者取血液、脑脊液标本；局部病灶取脓性分泌物或咽拭子；新生儿可取脐带残端、羊水、粪便等 • 检测技术：革兰染色镜检；培养分离鉴定；血清学检测；核酸检测					

药敏结果判定折点	抗菌药物	纸片扩散法折点（mm）			MIC 折点（µg/ml）	
		纸片含药量	敏感（S）	耐药（R）	敏感（S）	耐药（R）
	氨苄西林	–	–	–	≤2	–
	磺胺甲噁唑/甲氧苄啶	–	–	–	≤0.5/9.5	≥4/76

耐药性及机制	• 耐药性：对亚胺培南、环丙沙星、四环素、多西环素、红霉素、氯霉素和磺胺甲噁唑/甲氧苄啶耐药性增加 • 耐药机制：ABC 转运蛋白的缺失与部分 β 内酰胺类药物耐药相关
治 疗	• 首选药物：氨苄西林 • 次选药物：磺胺甲噁唑/甲氧苄啶
其 他	• 典型的胞内寄生菌，能在巨噬细胞、上皮细胞、内皮细胞和肝细胞内增殖 • 最适的生长温度是 30~37℃，并可在 4℃条件下进行冷增菌 • 占 85%~90% 的病例是由被污染的食品引起，潜伏期 3~70 天 • 易感人群是孕妇、老人以及免疫抑制者（如 AIDS 患者）

■ 微生物名称	猪红斑丹毒丝菌（*Erysipelothrix rhusiopathiae*）
描 述	厌氧或微需氧的革兰阳性杆菌，无芽胞、无荚膜、无鞭毛
常见感染	局部皮肤感染、败血症、脑脓肿
检 测	• 标本采集：尿液、血液、皮肤、脑部脓液等 ✓注意事项：标本在初次分离时必须在厌氧环境中培养，传代后可在有氧环境中生长 • 检测技术：革兰染色镜检；培养分离鉴定

药敏结果判定折点	抗菌药物	纸片扩散法折点（mm）			MIC 折点（µg/ml）	
		纸片含药量	敏感（S）	耐药（R）	敏感（S）	耐药（R）
	氨苄西林	–	–	–	≤0.25	–
	青霉素	–	–	–	≤0.12	–
	头孢噻肟	–	–	–	≤1	–
	环丙沙星	–	–	–	≤1	–

续 表

耐药性及机制	• 耐药性：对万古霉素、氨基糖苷类、磺胺甲噁唑/甲氧苄啶耐药 • 耐药机制：暂无数据
治 疗	• 首选药物：青霉素、氨苄西林 • 次选药物：注射用第三代头孢菌素、氟喹诺酮类
其 他	• 人感染猪红斑丹毒的主要途径为皮肤创伤感染，接触了动物及其肉类或粪便等；其次为消化道感染，患猪丹毒的病猪是该病的传染源 • 还未发现人与人之间的传播 • 肾替代治疗、恶性肿瘤患者和长期饮酒者被认为是导致红斑丹毒丝菌全身性感染的潜在因素

■ 微生物名称	土拉热弗朗西斯菌 (*Francisella tularensis*)
描 述	需氧的革兰阴性杆菌
常见感染	兔热病，皮肤溃疡，淋巴结增大，结膜炎，咽炎，吸入获得性肺炎、败血症
检 测	• 标本采集：痰液、淋巴结穿刺物、脓液、血液、支气管灌洗液等 　✓ 注意事项：感染性强，注意自我防护，若疑似土拉弗朗西斯菌感染的标本应通知实验室 • 检测技术：革兰染色镜检；培养分离鉴定；血清学诊断；核酸检测
药敏结果判定折点	• 暂无数据
耐药性及机制	• 耐药性：耐药少见
治 疗	• 首选药物：链霉素、庆大霉素（兔热病治疗），多西环素（暴露后预防） • 次选药物：多西环素、环丙沙星、四环素（兔热病治疗），环丙沙星（暴露后预防）
其 他	• 土拉弗朗西斯菌可引起多种野生动物、家畜及人共患病，亦称野兔热 • 临床上以体温升高、淋巴结增大、脾和其他内脏坏死为特征

■ 微生物名称	阴道加德纳菌 (*Gardnerella vaginalis*)
描 述	高浓度血清培养呈革兰阳性菌，兼性厌氧，无芽胞、无荚膜
常见感染	细菌性阴道炎、泌尿道感染
检 测	• 标本采集：阴道分泌物 • 检测技术：革兰染色镜检；培养分离鉴定；核酸检测；血清学检测

药敏结果判定折点	• 暂无数据
耐药性及机制	• 耐药性：耐药少见
治 疗	• 首选药物：甲硝唑、奥硝唑 • 次选药物：克林霉素、氨苄西林
其 他	• 阴道加德纳菌的分离率与阴道分泌物的 pH 值、白细胞数、取材部位相关 • 由阴道菌群失调引起的细菌性阴道感染，临床症状较轻，但治疗后易于复发，未经及时诊断治疗，其不良妊娠、盆腔炎和泌尿系感染的发生率可明显增高 • BV 感染大多数病例是由阴道菌群失调引起，建议应用乳酸杆菌制剂重建阴道菌落治疗 • 该菌可引起流产、早产、产后菌血症、脓毒性流产、产褥热、子宫颈炎、非淋病性尿道炎、新生儿菌血症、败血症等；与男性前列腺炎具相关性 • 停止性活动或使用避孕套者治疗成功率可能增加

■ 微生物名称	白喉棒状杆菌（*Corynebacterium diphtheriae*）
描 述	需氧或兼性厌氧的革兰阳性菌，无芽胞、无荚膜
常见感染	• 致病物质：白喉毒素 • 常见感染：白喉、神经系统疾病、皮肤感染
检 测	• 标本采集：喉部或鼻咽部拭子 　✓ 注意事项：标本需要迅速转运并且需要使用特殊培养基 • 检测技术：革兰染色镜检、免疫荧光染色法；培养分离鉴定；毒力试验；免疫力检测

药敏结果判定折点	抗菌药物	纸片扩散法折点（mm）			MIC 折点（μg/ml）	
		纸片含药量	敏感（S）	耐药（R）	敏感（S）	耐药（R）
	红霉素	－	－	－	≤0.5	≥2
	青霉素	－	－	－	≤1	≥4

耐药性及机制	• 耐药性：耐药少见 • 耐药机制：缺少相关数据
治 疗	• 首选药物：红霉素 • 次选药物：青霉素，利福平，克林霉素

续　表

其　他	• 疑似病例尽快使用抗毒素，不需要等到确诊 • 病愈后 3 周行鼻咽分泌物培养来明确病菌有无清除 • 必须找出接触者和携带者以控制传染流行

■ 微生物名称　**百日咳鲍特菌（Bordetella pertussis）**

描　述	专性需氧革兰阴性小杆菌，无芽胞、有荚膜
常见感染	• 致病物质：菌毛、荚膜、内毒素、百日咳毒素、丝状血细胞凝集素等 • 常见感染：百日咳
检　测	• 标本采集：鼻咽分泌物 • 检测技术：革兰染色镜检；培养分离鉴定；血清学诊断；核酸检测
药敏结果判定折点	• 暂无数据
耐药性及机制	• 耐药性：目前有对红霉素耐药的报道 • 耐药机制：与靶位点突变相关
治　疗	• 首选药物：阿奇霉素、红霉素 • 次选药物：克拉霉素、磺胺甲噁唑/甲氧苄啶
其　他	• 百日咳的诊断依赖于临床诊断，实验室诊断仅占 2% 左右 • 百白破疫苗：一般于出生后 3 个月开始初种，每月 1 次，共 3 次，次年再加强注射 1 次 • 脑病、癫痫等或有既往病史者，以及属于过敏体质的人不能接种百白破疫苗

■ 微生物名称　**JK 群棒状杆菌（Corynebacterium jeikeium-CDC group JK）**

描　述	革兰阳性球杆菌
常见感染	常见感染：血流、尿道、伤口感染
检　测	• 标本采集：血液、尿液、脑脊液、深部组织、腹腔积液、伤口分泌物、假体植入物等 　✓ 注意事项：标本采集后及时送检 • 检测技术：革兰染色镜检；培养分离鉴定

药敏结果判定折点	抗菌药物	纸片扩散法折点（mm）			MIC 折点（μg/ml）	
		纸片含药量	敏感（S）	耐药（R）	敏感（S）	耐药（R）
	万古霉素	–	–	–	≤4	–
	克林霉素	–	–	–	≤0.5	≥4

耐药性及机制	• 耐药性：对青霉素、头孢唑啉、头孢美唑、头孢吡肟、亚胺培南、阿米卡星、克林霉素、环丙沙星、红霉素、米诺环素等均耐药，且表现为多重耐药 • 耐药机制：与 *ermX* 基因表达对大环内酯类、林可酰胺类耐药有关
治 疗	• 首选药物：万古霉素或去甲万古霉素、替考拉宁
其 他	• 医院内感染菌，人类皮肤正常菌群 • 感染常见于免疫力低下、粒细胞缺乏症、心脏手术患者，常与应用静脉导管有关

■ 微生物名称	溶血隐秘杆菌（*Arcanobacterium haemolyticum*）
描 述	兼性厌氧革兰阳性杆菌
常见感染	咽炎、扁桃体炎、皮肤和软组织感染、败血症
检 测	• 标本采集：咽拭子 • 检测技术：革兰染色镜检；培养分离鉴定
药敏结果判定折点	• 暂无数据
耐药性及机制	• 耐药性：对磺胺甲噁唑/甲氧苄啶耐药 • 耐药机制：暂无数据
治 疗	• 首选药物：红霉素 • 次选药物：青霉素，苄星青霉素 G 等 β 内酰胺类，阿奇霉素，去甲万古霉素，万古霉素，克林霉素，四环素和喹诺酮类
其 他	人和家禽的专性寄生菌

■ 微生物名称	脆弱类杆菌（*Bacteroides fragilis*）
描 述	专性厌氧的革兰阴性杆菌，无芽胞
常见感染	口腔感染、肠道感染、泌尿道感染、女性生殖感染
检 测	• 标本采集：血液、脓液、组织等 　✓ 注意事项：①针筒运送：用无菌针筒抽取标本后，排尽空气，针头插入无菌橡皮塞隔绝空气，立即送检；②无菌小瓶运送：先观察瓶内氧化还原指示剂的颜色，以判断瓶内是否为无菌环境，如合格将用无菌注射器将液体标本注入瓶中即可；③厌氧罐或厌氧袋运送，确保无氧环境，用于运送较大的组织或床边接种的培养皿等 • 检测技术：革兰染色镜检；培养分离鉴定；抗生素敏感性鉴定试验；核酸检测；气液相色谱技术

续　表

	抗菌药物	纸片扩散法折点（mm）			MIC折点（μg/ml）	
		纸片含药量	敏感（S）	耐药（R）	敏感（S）	耐药（R）
药敏结果判定折点	甲硝唑	－	－	－	≤8	≥32
	阿莫西林/克拉维酸	－	－	－	≤4/2	≥16/8
	哌拉西林/他唑巴坦	－	－	－	≤32/4	≥128/4
	氨苄西林/舒巴坦	－	－	－	≤8/4	≥32/16

耐药性及机制	• 耐药性：对克林霉素、头孢西丁、头孢替坦和莫西沙星耐药逐渐增多 • 耐药机制：对头孢菌素类耐药与β内酰胺酶的产生有关；*cfiA*金属β内酰胺酶的产生与碳青霉烯类耐药相关；对克林霉素耐药与*ermF*耐药基因有关；RecA蛋白的过度表达可导致对甲硝唑的耐药
治　疗	• 首选药物：甲硝唑、奥硝唑、阿莫西林/克拉维酸、哌拉西林/他唑巴坦、氨苄西林/舒巴坦、替卡西林/克拉维酸 • 次选药物：左奥硝唑、克林霉素、厄他培南、莫西沙星
其　他	• 脆弱类杆菌等厌氧菌感染已日益受到重视 • 是正常菌群的主要组成部分，可引起人体任何组织和器官的感染 • 老年脑血管病患者，意识障碍、吞咽困难患者，慢性疾病、肿瘤、器官移植、血液病患者，以及长期应用免疫抑制剂、糖皮质激素的患者均为易感人群

■ 微生物名称	艰难梭菌（*Clostridium difficile*）
描　述	专性厌氧的革兰阳性杆菌，有芽胞，无荚膜
常见感染	• 致病物质：肠毒素、细胞毒素 • 常见感染：假膜性肠炎、肾盂肾炎、脑膜炎
检　测	• 标本采集：粪便、直肠拭子等 　✓注意事项：为了减少与空气的接触，必须采取至少多于容器容量的新鲜粪便，连同容器置于加盖密封的广口瓶内快速送检 • 检测技术：革兰染色镜检；培养分离鉴定；血清学检测；核酸检测

药敏结果判定折点	抗菌药物	纸片扩散法折点（mm）			MIC折点（μg/ml）	
		纸片含药量	敏感（S）	耐药（R）	敏感（S）	耐药（R）
	甲硝唑	－	－	－	≤8	≥32

续　表

耐药性及机制	• 耐药性：对克林霉素、第三代头孢菌素、氟喹诺酮类耐药 • 耐药机制：靶位突变导致四环素耐药
治　疗	• 首选药物：甲硝唑（口服） • 次选药物：万古霉素（口服）
其　他	• 艰难梭菌在自然界分布广泛，但不是成人肠道常居菌，成人带菌率仅5%，新生儿和婴儿高达90%，正常肠道仅占2%～3%，长期大量使用广谱抗生素后，增至10%～20% • 艰难梭状芽胞杆菌产生的毒素有A毒素、B毒素、动力改变因子和不稳定因子，侵入肠黏膜后引起细胞病变，导致一系列感染相关临床表现 • 在抗生素相关的腹泻中有20%～30%系该菌所致。减少林可霉素和头孢菌素的应用，可能有助于减少CDI的发生 • 尽管氟喹诺酮的应用与NAP1/BI/027艰难梭状芽胞杆菌感染有关，但也没有充分的证据支持限制这类抗生素中某些特定药物或这类抗生素的使用 • 艰难梭状芽胞杆菌芽胞对酒精具有很强的耐受能力，现推荐使用以氯为主（或其他杀芽胞性）的清洁剂对CDI高发区进行消毒 • 不推荐将益生菌用于原发性艰难梭状芽胞杆菌感染的预防性治疗，益生菌可作为艰难梭状芽胞杆菌感染的辅助治疗

■ 微生物名称	产气荚膜梭菌（*Clostridium perfringens*）
描　述	非严格厌氧的革兰阳性杆菌，有芽胞、有荚膜
常见感染	• 致病物质：外毒素、侵袭性酶类 • 常见感染：气性坏疽
检　测	• 标本采集：创伤深部的分泌物、穿刺物及坏死组织块等 ✓ 注意事项：厌氧运送，及时送检；在标本采集和运送过程中应注意生物安全 • 检测技术：革兰染色镜检；培养分离鉴定

药敏结果判定折点

抗菌药物	纸片扩散法折点（mm）			MIC折点（μg/ml）	
	纸片含药量	敏感（S）	耐药（R）	敏感（S）	耐药（R）
克林霉素	-	-	-	≤2	≥8
青霉素	-	-	-	≤0.5	≥2

常见微生物抗感染治疗

续　表

耐药性及机制	• 耐药性：对头孢西丁、克林霉素、甲硝唑、头孢他啶敏感性差，对常用抗生素（四环素类、大环内酯类、林可酰胺类等）的耐药性增加 • 耐药机制：四环素耐药基因 *tetM*、*tetA*、*tetB*、*tetK* 和 *tetL*；大环内酯类耐药基因 *ermB*、*ermQ* 和 *mefA*；林可酰胺类耐药基因 *lnuA*、*lnuB* 和 *lnuP*
治　疗	• 首选药物：青霉素±克拉霉素 • 次选药物：多西环素，其他有效药物可选红霉素、头孢唑林、五水头孢唑林钠、哌拉西林或碳青霉烯类
其　他	• 该菌广泛存在于自然界及人和动物的肠道中，是气性坏疽的主要病原菌，也可引起食物中毒和坏死性肠炎 • 及时对伤口进行外科清创，再辅助抗菌药物和高压氧治疗

■ 微生物名称	破伤风梭菌（*Clostridium tetani*）
描　述	专性厌氧的革兰阳性杆菌，有芽胞、无荚膜
常见感染	• 致病物质：外毒素 • 常见感染：全身性破伤风、局部性破伤风、头部破伤风
检　测	• 标本采集：通常不做标本采集 • 检测技术：根据病史及典型的临床症状即可做出临床诊断，破伤风梭菌需在厌氧环境中才能生长繁殖，一般不采集标本进行细菌学检查

药敏结果判定折点	抗菌药物	纸片扩散法折点（mm）		MIC 折点（μg/ml）	
		纸片含药量	敏感（S）	耐药（R）	敏感（S）	耐药（R）
	甲硝唑	-	-	-	≤8	≥32
	青霉素	-	-	-	≤0.5	≥2

耐药性及机制	• 耐药性：暂无数据 • 耐药机制：暂无数据
治　疗	• 首选药物：甲硝唑或青霉素 • 次选药物：多西环素
其　他	• 该菌需在厌氧环境中才能生长繁殖，在伤口局部查到破伤风梭菌及芽胞，不一定表面患病 • 典型临床症状：①经典的三联征，即肌肉强直、肌肉痉挛和自主神经功能障碍；②"痉笑"，即苦笑面容；③角弓反张

第二节 真 菌

■ 微生物名称	皮肤真菌（*Permatophyte*）
描 述	厌氧/需氧/兼性厌氧属种
常见感染	• 常见感染：头癣、体癣、股癣、手癣、足癣、甲癣等
检 测	• 标本采集：采集皮屑前先用 70% 乙醇消毒，取新发生的皮肤损害边缘皮屑；指甲近尖端下面或背面外表用刀刮去，再采集甲屑；头发本用消毒镊子拔取无光泽病发，有些断发要用无菌刀尖掘出，如吴氏光（一种波长 365 ~ 366nm 紫外线的光源）阳性者（其病发和头皮出现荧光），仅拔发荧光的头发；黄癣采集黄癣痂 　✓ 注意事项：将采集标本盛于清洁纸袋，鳞屑要用黑纸包好 • 检测技术：革兰染色镜检，乳酸酚棉蓝染色等；培养分离鉴定
药敏结果判定折点	• 暂无数据
耐药性及机制	• 暂无数据
治 疗	• 首选药物： 　✓ 通常使用局部用药，但很少有对照试验来确定推荐原则 　✓ 大部分甲癣感染，所有毛发感染和大面积感染，应进行系统治疗 　✓ 头癣：①灰斑癣：查找并治疗感染犬小孢子菌的宠物；②黑点癣：查找无疾病携带者，使用硫化砷香波或口服药物治疗 　✓ 如果可能，甲癣应口服抗真菌药物治疗：伊曲康唑或特比奈芬 　✓ 深部感染：数据仅来自病例报道。可考虑抗真菌药物：伊曲康唑或氟康唑 　✓ 局部药物：①角质剥脱剂：水杨酸或苯甲酸，用于脚掌和手掌；②抗真菌药物：唑类（咪康唑、克霉唑、酮康唑和奥西康唑等）或其他（特比奈芬、布替萘芬） 　✓ 口服药物：灰黄霉素、特比奈芬、伊曲康唑和氟康唑 • 次选药物： 　✓ 甲癣口服治疗的替代方案：氟康唑
其 他	• 皮肤真菌可以是亲动物源性的（猫、狗、马、猪等），亲土壤性的（土壤），或亲人性的（人类自然致病菌） • 通过关节孢子从动物、土壤或人传播 • 获得感染不一定要有直接接触 • 感染甲癣的危险因素为：高龄、足癣、游泳、家人感染和牛皮癣

■ 微生物名称	念珠菌属（*Candida*）
描 述	酵母样菌，有假菌丝
常见感染	皮肤黏膜感染、播散性感染、尿路感染、骨髓炎、心内膜炎
检 测	• 标本采集：尿液、分泌物、血液、脑脊液等 ✓注意事项：血培养中培养念珠菌使用专用真菌瓶或需氧培养瓶 • 检测技术：革兰染色镜检；培养分离鉴定；血清学检测

药敏结果判定折点	抗菌药物	菌种	MIC 折点（µg/ml）	
			敏感（S）	耐药（R）
	氟康唑	白念珠菌	≤2	≥8
		光滑念珠菌	–	≥64
		克柔念珠菌	–	–
		近平滑念珠菌	≤2	≥8
		热带念珠菌	≤2	≥8
	伏立康唑	白念珠菌	≤0.12	≥1
		光滑念珠菌	–	–
		克柔念珠菌	≤0.5	≥2
		近平滑念珠菌	≤0.12	≥1
		热带念珠菌	≤0.12	≥1

| 耐药性及机制 | • 耐药性：不同的念珠菌对不同药物的敏感性存在较大差异。白念珠菌、近平滑念珠菌和热带念珠菌对伏立康唑、氟康唑较敏感，而光滑念珠菌对氟康唑耐药率升高。克柔念珠菌对氟康唑天然耐药，对两性霉素 B 敏感度降低。皱褶念珠菌普遍对多烯类耐药，但对唑类抗真菌药物和卡泊芬净敏感。伏立康唑和棘白菌素类对侵袭性念珠菌分离株的体外抗菌活性仍然很好。白念珠菌、热带念珠菌、光滑念珠菌、克柔念珠菌和乳酒念珠菌对所有棘白菌素类药物敏感性高，而近平滑念珠菌、季也蒙念珠菌、葡萄牙念珠菌和无名念珠菌对棘白菌素类药物敏感性减低。热带念珠菌对唑类的交叉耐药性较其他几种念珠菌要高。葡萄牙念珠菌通常对两性霉素 B 耐药
• 耐药机制：耐药机制尚不清楚，可能与以下因素有关：唑类药物作用靶酶结构的改变，真菌细胞膜上外排泵的过度表达，真菌内药物蓄积减少等。有研究表明，念珠菌对氟康唑耐药机制与靶酶基因 *ERG*11 的位点突变和外排泵基因 *MDR*1 的过度表达有关 |

续　表

治　疗	<ul><li>念珠菌血流感染</li><ul><li>✓ 轻至中度感染</li><ul><li>◆ 首选药物：氟康唑或卡泊芬净或米卡芬净</li><li>◆ 次选药物：两性霉素 B 或伏立康唑</li></ul><li>✓ 中度至重度感染</li><ul><li>◆ 首选药物：卡泊芬净或米卡芬净</li><li>◆ 次选药物：两性霉素 B、两性霉素 B 脂质体、两性霉素 B 脂质复合物或伏立康唑</li></ul></ul><li>念珠菌食管炎</li><ul><li>✓ 首选药物：卡泊芬净或米卡芬净</li><li>✓ 次选药物：伊曲康唑或伏立康唑</li></ul><li>外阴阴道炎</li><ul><li>✓ 首选药物：局部用药：制霉菌素；阴道用药或全身用药：氟康唑</li><li>✓ 次选药物：伊曲康唑或酮康唑</li></ul><li>泌尿系感染</li><ul><li>✓ 首选药物：无症状者可不用药；有症状者使用氟康唑</li><li>✓ 次选药物：两性霉素 B 或 5-氟胞嘧啶</li></ul><li>眼内炎</li><ul><li>✓ 首选药物：两性霉素 B、5-氟胞嘧啶或氟康唑</li><li>✓ 次选药物：两性霉素 B 脂质体、两性霉素 B 脂质复合物或伏立康唑</li></ul><li>心内膜炎</li><ul><li>✓ 首选药物：卡泊芬净、两性霉素 B 或 5-氟胞嘧啶</li><li>✓ 次选药物：两性霉素 B、5-氟胞嘧啶或米卡芬净</li></ul><li>腹膜炎</li><ul><li>✓ 首选药物：氟康唑、卡泊芬净或米卡芬净</li><li>✓ 次选药物：两性霉素 B</li></ul><li>脑膜炎</li><ul><li>✓ 首选药物：两性霉素 B 脂质体、5-氟胞嘧啶后，氟康唑</li><li>✓ 次选药物：氟康唑</li></ul></ul>
其　他	<ul><li>念珠菌通常为污染菌，在判断其是否为真正致病菌时（尤其是肺部和泌尿生殖道来源），应考虑培养标本来源，革兰染色结果，培养浓度和宿主因素</li><li>抗真菌药物：两性霉素 B 有效，通常首选唑类</li><li>念珠菌血培养阳性应至少抗真菌治疗 14 天</li><li>外源性植入物引起的念珠菌感染，处于治疗目的必须去除植入物</li><li>对于深部、难治性和复发性感染和（或）有抗真菌治疗史的患者，应进行抗真菌药物敏感性试验</li></ul>

■ 微生物名称	新型隐球菌（*Crytococcus neoformans*）
描 述	酵母样、圆形、有荚膜
常见感染	• 致病物质：荚膜 • 常见感染：中枢神经系统感染、肺部感染、泌尿生殖道感染、播散性真菌血症
检 测	• 标本采集：脑脊液、痰液、脓液、血液等 • 检测技术：墨汁染色镜检；培养分离鉴定；抗原检测
药敏结果判定折点	• 暂无数据
耐药性及机制	• 耐药性：对棘白菌素类药物天然耐药。目前，公认的可用于治疗隐球菌病的药物为两性霉素 B、5-氟胞嘧啶和氟康唑 • 耐药机制：尚不清楚

治 疗	• 免疫健全宿主
	 ✓ 轻症局限性肺隐球菌感染
	  ◆ 首选药物：氟康唑
	  ◆ 次选药物：伊曲康唑
	 ✓ 中枢神经系统或播散性隐球菌病
	  ◆ 首选药物：两性霉素 B、5-氟胞嘧啶，2 周后改为氟康唑或伊曲康唑
	  ◆ 次选药物：两性霉素 B、5-氟胞嘧啶
	• 免疫抑制宿主
	 ✓ 培养阳性、无/轻度症状肺隐球菌病
	  ◆ 氟康唑或伊曲康唑，6~12 个月，随后转为二级预防
	 ✓ 中枢神经系统或播散性隐球菌病急性期治疗
	  ◆ 首选药物：两性霉素 B、氟胞嘧啶，2 周后改为氟康唑或伊曲康唑，8 周，随后维持
	  ◆ 次选药物：两性霉素 B、氟胞嘧啶，6~8 周，随后维持；或两性霉素 B 脂质剂型 6~10 周，随后维持
	 ✓ 中枢神经系统或播散性隐球菌病
	  ◆ 首选药物：氟康唑
	  ◆ 次选药物：伊曲康唑

其 他	• 该真菌具有很强的嗜中枢神经系统性；行腰椎穿刺实验室检查新型隐球菌以排除脑膜炎 • 包括脑膜炎患者在内感染患者经常无临床症状，但如果不对脑膜炎进行治疗死亡率 100% • 最严重的处理失误是在 OP>200mm H_2O 时降低颅压失败；可能需要每天进行腰椎穿刺引流

■ 微生物名称	曲霉菌（*Aspergillus*）
描 述	丝状真菌，菌丝宽 2～4μm，通常分隔，成45°角分枝。主要菌种有烟曲霉、黄曲霉、土曲霉、黑曲霉等
常见感染	呼吸道感染、鼻窦炎、中枢神经系统感染、皮肤感染
检 测	• 标本采集：痰液、耳鼻喉部拭子、脑脊液等 • 检测技术：乳酸酚棉蓝染色镜检；培养分离鉴定；GM 试验；G 试验
药敏结果判定折点	• 暂无数据
耐药性及机制	• 耐药性：曲霉菌对氟康唑和5-氟胞嘧啶天然耐药；黄曲霉和土曲霉对两性霉素 B 常耐药 • 耐药机制：较为复杂，可能与以下因素有关：唑类药物作用靶酶编码基因突变，靶酶表达水平升高，真菌内药物蓄积减少等
治 疗	• 首选药物：伏立康唑 ✓脑膜炎、脑脓肿：首选两性霉素 B。伏立康唑、棘白霉素类和两性霉素 B 脂质体作用尚不明确。棘白霉素类中枢神经系统穿透能力差 • 次选药物：棘白霉素类、伊曲康唑和两性霉素 B（黄曲霉和土曲霉除外）也可选择，但黄曲霉和土曲霉因对两性霉素 B 天然耐药而不可使用该药
其 他	• 广泛存在于自然界，常见于土壤、植物、地下室等 • 为呼吸道定植菌，一般不致病，在免疫力下降时可致病，也是实验室常见污染菌，因此培养结果需谨慎解释 • 移植后、化疗后或长期用全身糖皮质激素等免疫功能低下者高度易感 • 通常推荐侵袭性肺曲霉病的疗程最短为 6～12 周，免疫缺陷患者应在免疫缺陷时期持续治疗直至病灶吸收

■ 微生物名称	接合菌（*Zygomycetes*）
描 述	菌丝宽大、无隔、飘带样、钝角分枝、菌落无色素；典型名称为毛霉，包括毛霉属、根霉属、根毛霉属、犁头霉、小可汉银霉属和 *Ssaksanea* 属
常见感染	鼻脑部感染、肺部感染、播散性感染、皮肤外伤感染
检 测	• 标本采集：鼻窦抽取物、痰液、皮屑、脓液、血液等 ✓注意事项：在标本处理过程中将组织切碎，会破坏真菌结构。若怀疑毛霉病，应告示实验室，以便实验室能够正确处理标本 • 检测技术：直接镜检；培养分离鉴定
药敏结果判定折点	• 暂无数据

续 表

耐药性及机制	• 耐药性：多烯类药物对其有效，氟康唑、伏立康唑等唑类和棘白菌素类对其无效 • 耐药机制：暂无数据
治 疗	• 首选药物：两性霉素或两性霉素脂质体。早期诊断、早期治疗是治疗成败的关键，应尽力纠正患者的免疫缺陷状态，有条件者应手术清除坏死组织；小规模临床回顾性研究显示，多烯类与棘白菌素类联合治疗能提高疗效 • 次选药物：无
其 他	• 酮症酸中毒、粒细胞缺乏、铁超负荷、铁离子螯合剂和免疫抑制剂的使用是发生毛霉病的危险因素；造血干细胞移植患者或恶性血液肿瘤患者，长期使用伏立康唑进行预防治疗或治疗侵袭性真菌感染，也是发生毛霉病的危险因素 • 死亡率（11%–100%），接近100%的播散性感染或免疫抑制患者无法治愈 • 主要通过吸入，也可通过皮肤外伤和食物摄取

■ 微生物名称	孢子丝菌（*Sporotrix*）
描 述	双相真菌，37℃为酵母相，25℃为菌丝相，产生有隔真菌丝和分生孢子
常见感染	皮肤炎性结节、肺炎或慢性空洞、骨关节感染、脑膜炎、鼻窦炎
检 测	• 标本采集：脓液、痰液、血液、痂皮或病理组织等 • 检测技术：直接镜检；培养分离鉴定
药敏结果判定折点	• 暂无数据
耐药性及机制	• 耐药性：对伊曲康唑敏感，对伏立康唑和棘白菌素类天然耐药 • 耐药机制：暂无数据

治 疗	• 皮肤炎性结节
	  ✓ 首选药物：伊曲康唑
	  ✓ 次选药物：特比萘芬或饱和碘化钾溶液
	当首选治疗或替代治疗无反应时，才选用氟康唑；局部高温治疗可能有效
	• 骨关节感染
	  ✓ 首选药物：伊曲康唑。总疗程不短于12个月；有条件应监测伊曲康唑的血药浓度
	  ✓ 次选药物：两性霉素B或脂质两性霉素B
	• 肺、脑膜炎或播散性
	  ✓ 首选药物：两性霉素B或脂质两性霉素B直至有效，然后伊曲康唑序贯治疗
	  ✓ 次选药物：伊曲康唑
	总疗程不短于12个月；有条件应监测伊曲康唑的血药浓度

其　他	<ul><li>存在于土壤和植物，以存在于玫瑰荆棘和水藓中著称，也有分离于猫的报道</li><li>大部分病例是淋巴皮肤性的；具有职业性，如农民、园丁；也有亲动物性传播（感染的猫、犰狳）通常在 1 ~ 12 周开始出现体征；免疫正常患者通常为局部感染</li><li>该真菌喜低温，这也是其分布特点的原因</li></ul>

■ 微生物名称	荚膜组织胞浆菌（*Histoplasma capsulatum*）
描　述	双相真菌，有荚膜，37℃呈酵母相，25℃为菌丝相
常见感染	急性肺炎、慢性肺炎、脑膜炎、纵隔炎、心包炎
检　测	<ul><li>标本采集：痰液、脓液、血液、肺组织及脑脊液等</li><li>检测技术：直接镜检；培养分离鉴定；血清学检测</li></ul>
药敏结果判定 折点	<ul><li>暂无数据</li></ul>
耐药性及机制	<ul><li>耐药性：唑类和多烯类对其有效，棘白菌素类对其无效</li><li>耐药机制：暂无数据</li></ul>
治　疗	<ul><li>轻度肺组织胞浆菌病：伊曲康唑</li><li>中、重度肺组织胞浆菌病 ✓ 首选药物：两性霉素±激素 1 ~ 2 周，此后伊曲康唑，12 周。伊曲康唑治疗 2 周时应考虑监测血药浓度；监测肝肾功能 ✓ 次选药物：肾功能不全者优选两性霉素 B 脂质体</li><li>慢性肺组织胞浆菌病：伊曲康唑，疗程 12 ~ 24 月。治疗至影像学病灶稳定；停药后应监测有无复发</li><li>进行性播散性组织胞浆菌病：两性霉素 B 脂质体或两性霉素；此后伊曲康唑疗程 12 ~ 24 月。长期免疫抑制者需维持治疗；监测抗原可用于判断治疗效果；注意监测肝肾功能</li></ul>
其　他	<ul><li>常见暴露：在土壤表层工作，如养鸡场；在有鸟粪，洞穴暴露，损坏的老建筑周围区域工作</li><li>没有人与人之间传播的记录</li><li>纵隔炎纤维化时，真菌载量少，培养或镜检常阴性</li></ul>

■ 微生物名称	粗球孢子菌（*Coccidioides immitis*）
描　述	双相真菌，37℃为大的球形体，有内生孢子
常见感染	急、慢性肺炎、脑膜炎、骨、关节炎、皮肤感染

续　表

检　测	• 标本采集：痰液、脓液、分泌物、脑脊液等 • 检测技术：直接镜检；培养分离鉴定；补体结合滴度（1：16＝可能播散性感染）；球孢子菌素皮肤试验
药敏结果判定折点	• 暂无数据
耐药性及机制	• 耐药性：对棘白菌素类无效 • 耐药机制：尚不明确
治　疗	• 免疫健全宿主： 　✓ 原发性肺球孢子菌 　　◆ 首选药物：多数不需治疗 　　◆ 次选药物：免疫缺陷患者妊娠晚期、糖尿病患者、CF 抗体>1：16、肺部浸润病变或全身播散的患者：氟康唑或伊曲康唑，疗程 3~6 个月 　✓ 肺空洞 　　◆ 首选药物：不治疗 　　◆ 次选药物：持续咳痰或咯血、持续性胸痛、空洞增大或血清滴度升高的患者考虑治疗，应用氟康唑或伊曲康唑，疗程 3~6 个月或更长，直至空洞和症状稳定 　✓ 弥漫性肺部病变：两性霉素 B 脂质体；或两性霉素，直至症状改善，随后应用氟康唑，或伊曲康唑，至少使用 1 年 　✓ 播散性、非黏膜（包括骨骼）：氟康唑，或伊曲康唑，至少 1 年，直至临床改善和稳定；重症病例应用两性霉素 B 脂质体或两性霉素，直至症状改善，随后应用氟康唑，或伊曲康唑，至少再 1 年 　✓ 脑膜感染：氟康唑，或伊曲康唑终身治疗；某些患者需鞘内注射两性霉素 B • 免疫抑制宿主 　✓ 原发性肺球孢子菌：氟康唑，或伊曲康唑，疗程 3~6 个月或更长，取决于临床治疗反应 　✓ 肺结节：显著免疫抑制期间氟康唑，或伊曲康唑 　✓ 弥漫性肺部病变：两性霉素 B 脂质体或两性霉素 B，直至症状改善，随后应用氟康唑，或伊曲康唑，至少再 1 年；免疫抑制长期使用者考虑长期使用唑类药物维持治疗 　✓ 播散性，非粘膜（包括骨骼）：氟康唑，或伊曲康唑，至少 1 年，直至临床改善和稳定；重症患者应用两性霉素 B 脂质体或两性霉素 B，直至症状改善，随后应用氟康唑，或伊曲康唑，至少再 1 年 　✓ 脑膜感染：氟康唑或伊曲康唑，终身治疗；某些病例需鞘内注射两性霉素 B

其 他	• 粗球孢子菌的关节孢子经呼吸道进入人体以后，多数人仅引起短暂而轻度的肺部感染，无需治疗即可恢复 • 在免疫抑制或易感人群中，可引起慢性的肺部感染或播散性感染，如不治疗常可致死亡

■ 微生物名称	皮炎芽生菌（*Blastomyces dermatitidis*）
描 述	双相真菌，自然状态下呈菌丝相，组织中呈酵母相
常见感染	肺部感染、皮肤感染、骨、关节感染、泌尿道感染、播散性感染
检 测	• 标本采集：肺、皮肤、骨、关节、泌尿道及中枢神经系统等部位标本 • 检测技术：革兰染色镜检、银染色镜检；培养分离鉴定
药敏结果判定折点	• 暂无数据
耐药性及机制	• 耐药性：唑类和两性霉素 B 有效。偶尔会出现唑类药物治疗失败 • 耐药机制：尚不明确
治 疗	• 首选药物：两性霉素 B 治疗直至有效，然后伊曲康唑序贯治疗 6～12 个月 • 次选药物：伊曲康唑 6～12 个月
其 他	• 最常见的临床表现为慢性肺部感染，表现为肺部浸润、结节、空洞 • 大部分病例需要治疗，通常使用伊曲康唑，监测伊曲康唑血药浓度

■ 微生物名称	镰刀菌（*Fusarium*）
描 述	丝状真菌，菌丝无色素分隔，锐角分枝；在环境中广泛存在；主要菌种为尖孢镰刀菌和茄病镰刀菌
常见感染	皮肤感染、呼吸道感染、播散性镰刀菌病
检 测	• 标本采集：皮肤或组织活检、呼吸道、静脉导管、血液等 　✓注意事项：皮肤损害在真菌血症之前发生，对于免疫抑制患者一旦发现新的皮肤损害，应进行活检 • 检测技术：乳酸酚棉蓝染色镜检；培养分离鉴定
药敏结果判定折点	• 暂无数据
耐药性及机制	• 耐药性：伏立康唑和多烯类（脂质制剂）对其有效 • 耐药机制：暂无数据

续　表

治　疗	• 首选药物： ✓ 泊沙康唑体外对镰刀菌活性最强。对难治性病理考虑使用泊沙康唑（FDA 没有批准此项适应证，但资料显示有效） • 次选药物： ✓ 免疫抑制患者：恢复粒细胞缺乏非常重要［许多学者推荐粒细胞集落刺激因子（G-CSF），而对白细胞输血存在争议］。可选择伏立康唑、两性霉素 B 或两性霉素 B 脂质体。对大的单个损害进行外科清创，推荐拔除感染导管 ✓ 免疫正常患者：皮肤损害，外科清创，使用局部抗真菌药物（那他霉素），伏立康唑。眼部受累，局部使用那他霉素滴眼液，密切观察，严重角膜炎患者可能需要进行角膜移植术。眼内使用抗真菌药物和玻璃体切除术通常无效，伏立康唑和泊沙康唑可能有效
其　他	• 常见于免疫抑制宿主，粒细胞缺乏是非常重要的危险因素 • 典型表现为广谱抗菌药物治疗无效的难治性发热 • 免疫抑制患者感染扩散快，而免疫正常患者通常为局部感染 • 如果发生播散性感染，死亡率高 • 如果不能恢复粒细胞缺乏，免疫抑制者生存率为 0%。30%～50% 患者在粒缺恢复后能够存活 • 培养对诊断非常重要，皮肤或组织活检，组织病理可以与曲霉菌相区别

■ 微生物名称	尖端赛多孢子菌（*Scedosporium apiospermum*）
描　述	薄壁，分隔，分枝菌丝，2.5～5μm
常见感染	心内膜炎、眼内炎、脑脓肿
检　测	• 标本采集：脓液、支气管肺泡灌洗液、组织活检等 ✓ 注意事项：肺移植患者在治疗的全过程中，都应该进行支气管肺泡灌洗液培养 • 检测技术：直接镜检；培养分离鉴定；对活检标本进行组织病理学检查
药敏结果判定折点	• 暂无数据
耐药性及机制	• 耐药性：对伏立康唑敏感，对氟康唑、棘白菌素类、两性霉素 B 耐药 • 耐药机制：暂无数据
治　疗	• 首选药物：伏立康唑。药物治疗联合外科手术非常重要 • 次选药物：伊曲康唑
其　他	• 主要存在于土壤、污物、有盐味和污染的水中 • 血液肿瘤、骨髓移植、实体器官移植和 AIDS 等免疫抑制患者具有感染的危险因素 • 具有侵入血管壁的趋势，临床表现与曲霉菌和镰刀菌相似

第三节 分枝杆菌

■ 微生物名称	结核分枝杆菌（*Mycobacterium tuberculosis*)
描 述	专性需氧的抗酸染色阳性杆菌、无芽胞、有荚膜
常见感染	• 致病物质：荚膜、脂质、蛋白质 • 常见感染：肺结核、肺外感染
检 测	• 标本采集：痰液、尿液、粪便、脑脊液等 ✓ 注意事项：确定诊断的涂片检查应采集 3 份痰标本（即时痰、夜间痰、晨痰） • 检测技术：抗酸染色镜检、荧光染色镜检；培养分离鉴定；核酸检测；免疫学诊断

药敏结果判定折点	抗菌药物	纸片扩散法折点（mm）		MIC 折点（μg/ml）	
		敏感（S）	耐药（R）	敏感（S）	耐药（R）
	利福平	–	–	–	≥1
	异烟肼	–	–	–	≥0.1
	乙胺丁醇	–	–	–	≥5
	吡嗪酰胺	–	–	–	≥100

耐药性及机制	• 耐药性：对一线抗菌药异烟肼、利福平、乙胺丁醇、吡嗪酰胺、链霉素等均存在不同程度耐药 • 耐药机制：编码过氧化氢-过氧化物酶的 *katG* 基因突变是异烟肼耐药的主要分子机制；利福平耐药大部分是由于编码 RNA 聚合酶 β 亚单位的 *rpoB* 基因突变；编码阿拉伯糖转移酶的 *embB* 基因突变是乙胺丁醇耐药的主要分子机制；编码吡嗪酰胺酶的 pncA 基因突变是吡嗪酰胺产生耐药的主要分子机制
治 疗	• 首选药物：异烟肼、利福平、吡嗪酰胺、乙胺丁醇、链霉素
其 他	• 结核病化学治疗的原则应遵循早期、适量、规律、联合、全程 • 广泛接种卡介苗能在一定程度上起到预防作用，降低结核病的发病率

■ 微生物名称	鸟-胞内分枝杆菌（Mycobacterium avium-intracellulare complex)
描 述	需氧抗酸染色阳性杆菌，属不产色素非结核分枝杆菌
常见感染	肺部感染、皮肤软组织感染、淋巴结炎、播散性感染
检 测	• 标本采集：痰液、脓液、血液等 ✓ 注意事项：确定诊断的涂片检查应采集 3 份痰标本（即时痰、晨痰、夜间痰） • 检测技术：抗酸染色镜检、荧光染色镜检；培养分离鉴定；核酸检测

续 表

药敏结果判定折点	抗菌药物	纸片扩散法折点（mm）		MIC 折点（μg/ml）	
		敏感（S）	耐药（R）	敏感（S）	耐药（R）
	克拉霉素	–	–	≤8	≥32
	利奈唑胺	–	–	≤8	≥32
	莫西沙星	–	–	≤1	≥4

耐药性及机制	• 耐药性：对传统一线抗结核药异烟肼、利福平、乙胺丁醇、吡嗪酰胺等高度耐药，对克拉霉素也存在不同程度耐药 • 耐药机制：克拉霉素耐药主要为 23S rRNA 基因突变所致
治 疗	• 首选药物：克拉霉素、阿奇霉素、乙胺丁醇、阿米卡星
其 他	• 该菌为引起非结核性分枝杆菌病的第一位病原菌，为机会性致病菌 • 治疗应遵循早期、规律、全程、适量、联合的原则

■ 微生物名称	脓肿分枝杆菌（Mycobacterium abscessus）及龟分枝杆菌（Mycodacteriun chelonei)
描 述	专性需氧的抗酸染色阳性杆菌，属快速生长非结核分枝杆菌
常见感染	肺部感染、皮肤软组织感染、淋巴结炎、播散性感染
检 测	• 标本采集：痰液、尿液、粪便、脑脊液等 　✓ 注意事项：确定诊断的涂片检查应采集 3 份痰标本（即时痰、晨痰、夜间痰） • 检测技术：抗酸染色镜检、荧光染色镜检；培养分离鉴定；核酸检测

药敏结果判定折点	抗菌药物	纸片扩散法折点（mm）		MIC 折点（μg/ml）	
		敏感（S）	耐药（R）	敏感（S）	耐药（R）
	克拉霉素	–	–	≤2	≥8
	多西环素	–	–	≤1	≥8
	阿米卡星	–	–	≤16	≥64
	莫西沙星	–	–	≤1	≥4

耐药性及机制	• 耐药性：对传统一线抗结核药异烟肼、利福平、乙胺丁醇、吡嗪酰胺等高度耐药，对克拉霉素也存在不同程度耐药 • 耐药机制：克拉霉素耐药主要为 23S rRNA 基因突变所致
治 疗	• 首选药物：克拉霉素、阿米卡星、亚胺培南/西司他丁或头孢西丁 • 次选药物：克拉霉素、多西环素、环丙沙星等
其 他	• 化学治疗的原则应遵循早期、规律、全程、适量、联合用药 • 皮肤感染可不失时机进行外科清创

■ 微生物名称	偶发分枝杆菌 (*Mycobacter foruitum*)				
描 述	专性需氧的抗酸染色阳性杆菌，属快速生长非结核分枝杆菌				
常见感染	肺部感染、皮肤软组织感染、淋巴结炎、播散性感染				
检 测	• 标本采集：痰液、尿液、粪便、脑脊液等 ✓ 注意事项：确定诊断的涂片检查应采集3份痰标本（即时痰、晨痰、夜间痰） • 检测技术：抗酸染色镜检、荧光染色镜检；培养分离鉴定；核酸检测				
药敏结果判定折点	抗菌药物	纸片扩散法折点 (mm)		MIC 折点 (μg/ml)	
		敏感 (S)	耐药 (R)	敏感 (S)	耐药 (R)
	克拉霉素	–	–	≤2	≥8
	多西环素	–	–	≤1	≥8
	阿米卡星	–	–	≤16	≥64
	莫西沙星	–	–	≤1	≥4
耐药性及机制	• 耐药性：对传统一线抗结核药异烟肼、利福平、乙胺丁醇、吡嗪酰胺等高度耐药，对克拉霉素也存在不同程度耐药 • 耐药机制：克拉霉素耐药主要为23S rRNA基因突变所致				
治 疗	• 首选药物：阿米卡星，头孢西丁，丙磺舒，磺胺多辛或多西环素				
其 他	• 化学治疗的原则应遵循早期、规律、全程、适量、联合用药 • 皮肤感染应及时进行外科清创				

■ 微生物名称	堪萨斯分枝杆菌 (*Mycobacterium kansasii*)				
描 述	专性需氧的抗酸染色阳性杆菌，属光产色非结核分枝杆菌				
常见感染	肺部感染、皮肤软组织感染、淋巴结炎、播散性感染				
检 测	• 标本采集：痰液、尿液、粪便、脑脊液等 ✓ 注意事项：确定诊断的涂片检查应采集3份痰标本（即时痰、晨痰、夜间痰） • 检测技术：抗酸染色镜检、荧光染色镜检；培养分离鉴定；核酸检测				
药敏结果判定折点	抗菌药物	纸片扩散法折点 (mm)		MIC 折点 (μg/ml)	
		敏感 (S)	耐药 (R)	敏感 (S)	耐药 (R)
	克拉霉素	–	–	–	>16
	利福平	–	–	–	>1
	阿米卡星	–	–	–	>32
耐药性及机制	• 耐药性：对传统一线抗结核药异烟肼、利福平、乙胺丁醇、吡嗪酰胺等高度耐药，对克拉霉素也存在不同程度耐药 • 耐药机制：克拉霉素耐药主要为23S rRNA基因突变所致				

续　表

治　疗	• 首选药物：异烟肼+利福平+乙胺丁醇 • 次选药物：异烟肼+磺胺甲噁唑+乙胺丁醇
其　他	• 该菌为机会性致病菌，一般对大多数抗结核药物敏感 • 化学治疗的原则应遵循早期、规律、全程、适量、联合用药

■ 微生物名称	海分枝杆菌（*Mycobacterium marinum*）
描　述	专性需氧的抗酸染色阳性杆菌，属光产色非结核分枝杆菌
常见感染	肺部感染、皮肤软组织感染、淋巴结炎、播散性感染
检　测	• 标本采集：痰液、尿液、粪便、脑脊液等 　✓ 注意事项：确定诊断的涂片检查应采集 3 份痰标本（即时痰、晨痰、夜间痰） • 检测技术：抗酸染色镜检、荧光染色镜检；培养分离鉴定；核酸检测

药敏结果判定折点	抗菌药物	纸片扩散法折点（mm）			MIC 折点（μg/ml）	
		纸片含药量	敏感（S）	耐药（R）	敏感（S）	耐药（R）
	克拉霉素	–	–	–	–	>16
	米诺环素	–	–	–	–	>4
	多西环素	–	–	–	–	>4
	磺胺甲噁唑/甲氧苄啶	–	–	–	–	>2/38

耐药性及机制	• 耐药性：对传统一线抗结核药异烟肼、利福平、乙胺丁醇、吡嗪酰胺等高度耐药，对克拉霉素也存在不同程度耐药 • 耐药机制：克拉霉素耐药主要为 23S rRNA 基因突变所致
治　疗	• 克拉霉素、米诺环素、多西环素、磺胺甲噁唑/甲氧苄啶、利福平+异烟肼
其　他	• 化学治疗的原则应遵循早期、规律、全程、适量、联合用药 • 病变局部可采取外科清创治疗

■ 微生物名称	溃疡分枝杆菌（*Mycobacterium ulcerans*）
描　述	专性需氧的抗酸染色阳性杆菌，属不产色非结核分枝杆菌
常见感染	肺部感染、皮肤软组织感染、淋巴结炎、播散性感染
检　测	• 标本采集：痰液、尿液、粪便、脑脊液等 　✓ 注意事项：确定诊断的涂片检查应采集 3 份痰标本（即时痰、晨痰、夜间痰） • 检测技术：抗酸染色镜检、荧光染色镜检；培养分离鉴定；核酸检测

药敏结果判定折点	• 暂无数据
耐药性及机制	• 耐药性：对传统一线抗结核药异烟肼、利福平、乙胺丁醇、吡嗪酰胺等高度耐药，对克拉霉素也存在不同程度耐药 • 耐药机制：克拉霉素耐药主要为 23S rRNA 基因突变所致
治 疗	• 首选药物：利福平+阿米卡星、乙胺丁醇+磺胺甲噁唑/甲氧苄啶 • 次选药物：利福平+链霉素、利福平+环丙沙星
其 他	• 肺部感染以中老年多见，多发生于有慢性疾病或抵抗力低下的患者 • 化学治疗的原则应遵循早期、规律、全程、适量、联合用药

■ 微生物名称	麻风分枝杆菌（*Mycobacterium leprae*)
描 述	抗酸染色阳性的胞内寄生菌，无芽胞，无荚膜
常见感染	瘤型麻风、结核样麻风、界限型麻风
检 测	• 标本采集：患者鼻黏膜或皮肤病变处刮取物等 ✓ 注意事项：皮肤查菌取材部位要选取活动性皮损，如结节、斑块、红斑等；取材深度要够，并防止出血 • 检测技术：抗酸染色镜检、革兰染色镜检；核酸检测；组织病理学检查；血清学检测
药敏结果判定折点	• 暂无数据
耐药性及机制	• 耐药性：主要为氨苯砜及利福平耐药 • 耐药机制：*fol P1* 突变与氨苯砜耐药相关，利福平耐药多为 *rpoB* 基因变异（TCG→TTC）所致
治 疗	• 首选药物 ✓ 多菌型：利福平+氨苯砜+氯法齐明，疗程24个月 ✓ 少菌型：利福平+氨苯砜，疗程6个月 • 次选药物 ✓ 多菌型：氯法齐明＋氧氟沙星＋米诺环素，6个月之后，继用氯法齐明＋氧氟沙星（米诺环素），18个月 ✓ 少菌型：氯法齐明＋米诺环素，疗程6个月
其 他	• 自然状态下麻风分枝杆菌只侵害人，主要通过呼吸道、破损的皮肤黏膜和密切接触等方式传播 • 目前尚无特异性疫苗，在某些麻风病高发国家和地区可用卡介苗来预防麻风病

第四节 病　　毒

■ 微生物名称	流行性感冒病毒（Influenza virus）
描　述	正黏液病毒科有包膜、分节段单负链 RNA 病毒；流感病毒分为甲、乙和丙三型
常见感染	流行性感冒、中耳炎、病毒性肺炎
检　测	<ul><li>标本采集：鼻吸液、鼻洗液和鼻拭子，血清（间隔至少 10 天的急性期和恢复期双份血清标本） ✓ 注意事项：标本采集后应置于病毒运输保护液（VTM）内，2～8℃保存，24h 内运送至实验室检测，否则冻存于–70℃或以下温度待检测</li><li>检测技术：病毒分离；血清学检测；抗原检测；核酸检测</li></ul>
耐药性及机制	<ul><li>耐药性：至 2012 年，所有在循环的季节性甲 1 型流感病毒（H1N1，包括 2009 年的甲流）和甲 3 型（H3N2）流感病毒均对 M2 质子通道蛋白阻断剂金刚烷胺存在不同程度耐药。神经氨酸酶抑制剂仍然敏感，尽管有少数耐药报道</li><li>耐药机制：神经氨酸酶蛋白质第 274 氨基酸上组氨酸被酪氨酸取代，即 H274Y 位点突变是流感病毒对神经氨酸酶抑制剂的主要耐药机制</li></ul>
治　疗	<ul><li>首选药物：神经氨酸酶抑制剂，即奥司他韦、扎那米韦、帕拉米韦（我国已上市）</li><li>次选药物：金刚烷胺</li></ul>
其　他	<ul><li>咽拭子标本检出率低不建议采集</li><li>流感病毒疫苗：来自鸡胚接种的产物，蛋白含量为 15g/人份，疫苗成分含甲 1 型（H1N1）、甲 3 型（H3N2）和乙型流感病毒三种毒株的抗原</li><li>疫苗有效性：甲型流感病毒变异频繁，但如果疫苗免疫株与流行株匹配良好，在健康年轻成人中有 70%～95% 保护率，减少老人因流感所致肺炎 19%～63% 的住院率</li><li>疫苗安全性：截至 2009 年 12 月 31 日，我国内地累计完成接种新型甲型流感病毒 H1N1 疫苗接种 4991 万人，疑似预防接种异常反应报告发生率约为 12.4/10 万，严重异常反应报告发生率仅 1/100 万</li></ul>

■ 微生物名称	狂犬病毒（Rabies virus）
描　述	为单股负链 RNA 病毒，属弹状病毒科拉沙病毒属
常见感染	狂犬病
检　测	<ul><li>标本采集：唾液、血液、脑脊液等</li><li>检测技术：病毒分离；血清学检测；抗原检测；核酸检测</li></ul>

耐药性及机制	• 暂无数据
治　疗	• 首选药物：尚缺乏特效药物，病死率几乎100% • 次选药物：无
其　他	• 发病前伤口处理非常关键，尽快用20%肥皂水或0.1%苯扎溴铵（新洁尔灭）充分冲洗创口，不少于30分钟，后用5%碘酊反复涂拭，除非伤及大血管需紧急止血外，伤口一般不予缝合或包扎 • 疫苗注射：被犬、猫、狼等动物咬、抓伤或舔后均应尽早注射疫苗，共接种5次，每次一个剂量，在0、3、7、14、30日各注射1次，严重咬伤者，可于0～6日，每日注射疫苗1针，以后分别于10、14、30、90日各注射1次，成人注射三角肌，小儿注射大腿肌肉前外侧 • 免疫血清注射：用于伤口深而广及头颈、面、手部咬伤，常用马或人抗免疫血清，以后者为佳，按20IU/kg，一半伤口浸润注射，一半肌内注射。过敏者可以脱敏注射

■ 微生物名称	流行性乙型脑炎病毒（Epidemic encephalitis B）
描　述	单股正链RNA病毒，有包膜，属黄病毒属
常见感染	流行性乙型脑炎，又称日本脑炎
检　测	• 标本采集：急性期和恢复期双份血液、脑脊液等 • 检测技术：病毒分离；血清学检测
耐药性及机制	• 暂无数据
治　疗	• 目前尚无特效的抗病毒治疗药物，可在病程早期试用干扰素、利巴韦林，应积极采用对症和支持治疗
其　他	• 预防乙脑的关键是抓好灭蚊防蚊、疫苗注射及动物宿主的管理 • 目前我国使用的是地鼠肾组织培养制成的灭活疫苗，经流行季节试验，保护率可达60%～90%。第一年接种2次，间隔7～10天；第二年加强注射一次。接种对象为10岁以下的儿童和从非流行区进入流行区的人员，但高危的成人也应考虑。接种时应注意：（1）不能与伤寒三联菌苗同时注射；（2）有中枢神经系统疾患和慢性酒精中毒者禁用。有人报道乙脑疫苗注射后（约2周后）出现急性播散性脑脊髓炎，经口服泼尼松龙［2mg/（kg·d）］迅速恢复。疫苗的免疫力一般在第二次注射后2～3周开始，维持4～6个月，因此，疫苗接种须在流行前一个月完成 • 减毒活疫苗我国正在试用中，该疫苗系选用60年代SA14株经地鼠肾细胞连续传代，紫外线照射等措施后获得的三个减毒活疫苗株，远较国外的减毒株毒力低，而免疫原性好

■ 微生物名称	脊髓灰质炎病毒（Poliovirus）
描　述	单股正链 RNA 病毒，无包膜，属小 RNA 病毒科肠道病毒属
常见感染	脊髓灰质炎，俗称"小儿麻痹症"
检　测	<ul><li>标本采集：粪便、鼻咽分泌物、咽拭子、血液、脑脊液等</li><li>检测技术：分离培养；血清学检测；核酸检测</li></ul>
耐药性及机制	<ul><li>暂无数据</li></ul>
治　疗	<ul><li>卧床休息，消化道隔离</li><li>瘫痪前期尽量避免肌内注射药物或手术，以免诱发瘫痪</li><li>瘫痪期应把瘫痪肢体放于功能位元，以免发生关节畸形</li><li>应用促进神经肌肉传导的药物，以促进瘫痪的恢复</li><li>对症处理</li></ul>
其　他	<ul><li>我国目前普遍采用口服脊髓灰质炎减毒活疫苗进行主动免疫</li><li>诊断依据流行病学史、临床表现可做出临床疑似病例诊断，脑脊液和/或血液中查到特异性 IgM 抗体，或双份血清 4 倍以上增长可确诊</li><li>从粪便、咽部、脑脊液、血液、脑组织中分离到脊髓灰质炎病毒可确诊，人是唯一宿主，可经过粪-口传播</li><li>人感染后从咽喉部分离到病毒的时间为从潜伏期 3～5 天到病后 1 周，病前 1 周即从粪便中排除病毒，排毒率最高是病后 1～2 周内，病毒检出时间最长是 84～123 天</li><li>急性弛缓性麻痹（AFP）病例监测：(1) 任何小于 15 岁出现急性弛缓性麻痹症状的病例；(2) 任何年龄临床诊断为脊髓灰质炎的病例，均作为 AFP 病例上报</li></ul>

■ 微生物名称	麻疹病毒（Measles virus）
描　述	单股负链 RNA 病毒，有包膜，属副粘病毒科麻疹病毒属
常见感染	麻疹及其并发症
检　测	<ul><li>标本采集：咽拭子、鼻咽洗液、痰液、血液、尿液、双份血清等</li><li>检测技术：病毒分离；血清学检测；抗原检测；核酸检测</li></ul>
耐药性及机制	<ul><li>暂无数据</li></ul>
治　疗	<ul><li>尚无特效抗病毒药物，主要为对症处理，预防和治疗并发症</li></ul>
其　他	<ul><li>主动免疫：我国计划免疫定于 8 月龄初种，7 岁时复种，应急接种时，最好在麻疹流行季节前 1 个月，接种 12 日后产生抗体</li><li>被动免疫：年幼、体弱患病的易感儿接触麻疹后，可采用被动免疫。接触患者后 5 日内注射可有保护作用；6 日后注射可减轻症状；有效期 3～8 周。常用的制剂是丙种球蛋白</li></ul>

■ 微生物名称	肠道病毒 70 型（Humanenterovirus 70）
描 述	为单股正链 RNA 病毒，无包膜，属小 RNA 病毒科的肠道病毒属
常见感染	急性出血性结膜炎、脑膜炎、脑炎
检 测	• 标本采集：眼结膜分泌物、血液、脑脊液等 • 检测技术：分离培养；血清学检测；核酸检测
耐药性及机制	• 暂无数据
治 疗	• 首选药物：尚无特效抗病毒药，可用 0.1% 利巴韦林或 0.1% 羟苄唑滴眼剂滴眼
其 他	• 肠道病毒 70 型引起的急性出血性结膜炎传染性强，常发生暴发流行 • 患者为传染源，眼泪及分泌物含大量病毒，主要通过直接接触或游泳池等间接传播，人群普遍易感，常有家庭聚集现象，在学校及工厂等可引起暴发流行 • 疫苗尚在研制中

■ 微生物名称	柯萨奇病毒 A 组 24 型
描 述	为单股正链 RNA 病毒，属小 RNA 病毒科的肠道病毒属
常见感染	急性出血性结膜炎
检 测	• 标本采集：眼结膜分泌物、血液等 • 检测技术：分离培养；核酸检测；血清学检测
耐药性及机制	• 暂无数据
治 疗	• 首选药物：尚无特效抗病毒药，可用 0.1% 利巴韦林或 0.1% 羟苄唑滴眼剂滴眼
其 他	• 在我国，柯萨奇病毒 A 组 24 型曾多次引起急性出血性结膜炎暴发流行 • 患者为传染源，眼泪及分泌物含大量病毒，主要通过直接接触或游泳池等间接传播，常有家庭聚集现象，在学校、幼儿园及工厂等可引起暴发流行，秋季为发病高峰 • 疫苗尚在研制中

■ 微生物名称	腺病毒 11 型（Adenovirus 11）
描 述	为线性双链 DNA 病毒，属腺病毒科
常见感染	儿童急性出血性膀胱炎、急性咽炎、肺炎

续 表

检 测	• 标本采集：咽拭子、鼻腔洗液、角膜拭子、肛拭子、尿液、粪便、血液等 • 检测技术：分离培养；核酸检测；抗原检测；血清学检测
耐药性及机制	• 暂无数据
治 疗	• 尚无特效抗病毒药
其 他	• 腺病毒 11 型可引起儿童及成人肺炎，部分患者表现为重症肺炎 • 儿童还可引起出血性膀胱炎 • 疫苗尚在研制中

■ 微生物名称	肠道病毒 71 型（Humanenterovirus 71）
描 述	单股正链 RNA 病毒，无包膜，属小 RNA 病毒科肠道病毒属
常见感染	婴幼儿手足口病、疱疹性咽峡炎、神经源性肺水肿、中枢神经系统感染
检 测	• 标本采集：咽拭子、鼻咽分泌物、疱疹液、血液、粪便、脑脊液等 • 检测技术：分离培养；血清学检测；核酸检测
耐药性及机制	• 暂无数据
治 疗	尚无特效治疗，以对症支持治疗为主 抗病毒治疗：尚无确切有效的抗病毒药物，可选用利巴韦林重症可使用静脉丙种球蛋白
其 他	• 普通型及轻型可临床诊断，重症及危重症病例可实验室检查确诊 • 重症病例病情凶险、病死率高

■ 微生物名称	腮腺炎病毒（Mumps virus）
描 述	单股负链 RNA 病毒；有包膜，属副粘病毒属
常见感染	流行性腮腺炎
检 测	• 标本采集：唾液、尿液、脑脊液、双份血清等 • 检测技术：分离培养；血清学检测；核酸检测
耐药性及机制	• 暂无数据
治 疗	• 无特异性治疗 • 对症处理 • 并发症治疗

其 他	<ul><li>通过飞沫传播，传染性强，病愈后可获得持久免疫力</li><li>减毒活疫苗有一定预防效果，目前有麻腮疫苗、麻腮风疫苗，90% 以上的人产生保护性抗体</li><li>1.5 岁接种一针，6 岁接种一针。15 岁以下儿童均可接种</li></ul>

■ 微生物名称	汉坦病毒（Hantaan virus）
描 述	为单股负链 RNA 病毒，属布尼亚病毒科汉坦病毒属
常见感染	肾综合征出血热（又称流行性出血热）、汉坦病毒肺综合征
检 测	<ul><li>标本采集：急性期血液或疫区鼠肺</li><li>检测技术：分离培养；血清学检测；核酸检测</li></ul>
耐药性及机制	<ul><li>暂无数据</li></ul>
治 疗	<ul><li>首选药物：利巴韦林</li><li>次选药物：干扰素 a</li></ul>
其 他	<ul><li>汉坦病毒引起的肾综合征出血热为自然免疫源性急性传染性，鼠为主要传染源，可通过直接接触、呼吸道飞沫、消化道、革螨叮咬及母婴垂直传播，人群普遍易感，青壮年高发。我国除青海和新疆外均有本病发生</li><li>高发区 16～60 岁人群可注射灭活疫苗，0 天、7 天、28 天各注射一针，1 年后加强 1 针</li></ul>

■ 微生物名称	登革病毒（Dengue virus）
描 述	为 RNA 病毒，属黄病毒科黄病毒属
常见感染	登革热、登革休克综合征
检 测	<ul><li>标本采集：血液</li><li>检测技术：分离培养；血清学检测；核酸检测</li></ul>
耐药性及机制	<ul><li>暂无数据</li></ul>
治 疗	<ul><li>尚无特效抗病毒药，对症治疗</li></ul>
其 他	<ul><li>登革病毒引起的登革热及登革出血热/登革休克综合征为虫媒传染病，患者和隐性感染者为主要传染源，通过埃及伊蚊和白纹伊蚊传播，本病流行于热带及亚热带地区，我国主要发生在南方地区如广东、广西和海南等省，雨季高发</li><li>登革出血热多发生于再感染登革病毒的患者</li></ul>

■ 微生物名称	西尼罗河病毒（West Nile virus）
描　述	为 RNA 病毒，属黄病毒科黄病毒属
常见感染	西尼罗河热、西尼罗河病毒性脑炎、脑膜炎和脑膜脑炎
检　测	• 标本采集：血液、脑脊液等 • 检测技术：血清学检测；核酸检测
耐药性及机制	• 暂无数据
治　疗	• 尚无特效抗病毒药
其　他	• 西尼罗河病毒主要由鸟类携带，通常由蚊子叮咬鸟后传播给其他动物和人 • 患者和隐性感染者为主要传染源，人普遍易感，但多隐性感染，发病多见于儿童和年老体弱者 • 本病好发于温带，曾在非洲、欧洲、美洲多个地区暴发，据报道 2004 年我国新疆有感染病例，2012 年我国上海报道部分鸟类尤其留鸟携带西尼罗河病毒

■ 微生物名称	黄热病毒（Yellow fever virus）
描　述	为 RNA 病毒，属黄病毒科黄病毒属
常见感染	黄热病（我国尚未有报道）
检　测	• 标本采集：血液 • 检测技术：血清学检测；核酸检测
耐药性及机制	• 暂无数据
治　疗	• 尚无特效抗病毒药
其　他	• 黄热病为伊蚊传播的急性传染病，城市型传染源为患者和隐性感染者，丛林型传染源主要为猴及其他灵长类。城市型多见于儿童，丛林型多见于成年男性 • 本病主要流行于中南美洲和非洲等热带地区，我国尚未有感染病例 • 疫苗接种：对于进入流行区的人员需接种疫苗，皮下注射 0.5ml，注射一次即可，接种后 7～9 天产生免疫力，可维持 10 年或更长。因对未成熟神经毒性，6 个月以下婴儿禁止接种

■ 微生物名称	人轮状病毒（Rotavirus）
描　述	双链分节段 RNA 病毒，属呼肠病毒科轮状病毒属
常见感染	婴幼儿急性腹泻病、上呼吸道感染、神经系统疾病、暴发性心肌炎

检　测	• 标本采集：腹泻期粪便 ✓ 注意事项：采集粪便时最好不要混合尿液，新鲜粪便不能及时检测时可放 2~8℃ 冰箱或冻存 • 检测技术：分离培养；血清学检测；核酸检测
耐药性及机制	• 暂无数据

治　疗	• 无特异性病原治疗，主要是针对腹泻和脱水的对症和补液治疗
	  ✓ 不间断喂养：在腹泻期间继续提供富含营养素的食物（例如母乳），可以打破营养不良和腹泻的恶性循环
	  ✓ 使用锌片：补锌可将腹泻持续时间减少 25%，并可将粪便量降少 30%
	  ✓ 补液：在出现严重脱水或休克时采用静脉输液方式，以及/或者针对中度脱水或者无脱水的情况使用口服补液盐溶液。口服补液盐可在家中用洁净水、盐和糖配制而成
	• 次选药物：
	  ✓ 更昔洛韦，利巴韦林，干扰素，思密达，消旋卡多曲颗粒等

其　他	• 传染源是患者和无症状带毒者，粪-口是主要的传播途径，病毒还可能通过呼吸道传播，年长儿童和成人常呈无症状感染 • 疫苗是预防轮状病毒中重度腹泻、减低死亡率的主要方法，目前临床应用的疫苗有：LLR（兰州生物制品研究所）、RotaTeq（默沙东，美国）、Rotarix（葛兰素史克，比利时） • 口服轮状病毒活疫苗：接种人群为 6 个月~5 岁的婴幼儿。该疫苗口服免疫后，可刺激机体产生对 A 群轮状病毒的免疫力，用于预防婴幼儿 A 群轮病毒引起的腹泻

■ 微生物名称	诺如病毒（Norovirus）
描　述	单股正链 RNA 病毒，无包膜，属诺如病毒属
常见感染	暴发性急性胃肠炎
检　测	• 标本采集：粪便标本 • 检测技术：核酸检测
耐药性及机制	• 暂无数据
治　疗	• 对症处理
其　他	• 预防重点为保证饮水及食物清洁，重视生、冷饮食、水产品贝壳类的消毒 • 以村、居委会、学校、托儿所、养老院或其他集体为单位，一周内出现 20 例及以上病毒性腹泻临床病例应按暴发疫情上报

■ 微生物名称	风疹病毒（Rubella virus）
描　述	正链 RNA 病毒，有包膜，属披膜病毒科
常见感染	风疹病毒原发性感染、孕妇风疹病毒原发性感染
检　测	• 标本采集：鼻咽分泌物、咽拭子等；单份或急性期和恢复期双份血清标本 　✓ 检测技术：分离培养；血清学检测；核酸检测
耐药性及机制	• 暂无数据
治　疗	• 目前尚无上市抗病毒药物
其　他	• 风疹减毒活疫苗：国际上自 1968 年上市后，风疹感染病例大幅度下降。风疹病毒疫苗通常与麻疹减毒株和腮腺炎病毒株联合接种，即三联疫苗，接种对象为 15 个月以上的人群。消灭 CRS 的基本条件是预防育龄妇女风疹的发生 • 风疹病毒免疫状态筛查及疫苗接种后效果判断：定量检测血清风疹病毒抗体 IgG 浓度，IgG 抗体≥10～15IU/ml，系具有风疹病毒免疫力或疫苗接种有效的标准

■ 微生物名称	鼻病毒（Rhinovirus）
描　述	正链单股 RNA 病毒，无包膜，属小 RNA 病毒科
常见感染	普通感冒、哮喘、下呼吸道感染
检　测	• 标本采集：鼻洗液最好，其次为鼻拭子 • 检测技术：分离培养；核酸检测
耐药性及机制	• 暂无数据
治　疗	• 目前尚无上市抗病毒药物
其　他	

■ 微生物名称	呼吸道合胞病毒（Respiratory sycytial virus，RSV）
描　述	负链、非节段单链 RNA 病毒，有包膜，属副粘病毒科肺炎病毒属
常见感染	婴幼儿下呼吸道感染
检　测	• 标本采集：鼻腔洗液最好，其次为鼻拭子 • 检测技术：分离培养；核酸检测
耐药性及机制	• 临床尚未常规建立利巴韦林和帕利珠单抗药敏试验和耐用性测定

治　疗	<ul><li>首选药物：目前尚无特异的治疗药物和有效的预防疫苗</li><ul><li>✓ 大多数症状较轻的患者不需要特殊药物治疗，仅对症处理</li><li>✓ 利巴韦林，气溶胶吸入治疗，临床应用并不广泛，原因是疗效不确定，目前仅限于病情严重和免疫抑制患者 RSV 感染</li></ul><li>次选药物：</li><ul><li>✓ 帕利珠单抗 Palivizumab（Synagis 公司），系人源化的鼠单克隆抗体，美国已经上市，对慢性肺部疾病、极度早产低体重儿和严重先天性心脏病等高危婴幼儿预防用药，能够降低因 RSV 感染住院率。但是，Palivizumab 在治疗重症 RSV 感染方面疗效不明显</li></ul></ul>
其　他	<ul><li>RSV 病原学检测在发病的数天内阳性率最高，发病后一周血清学检测和病毒培养检出率仅 50%，因此应尽早采集标本非常重要</li></ul>

■ 微生物名称	人类偏肺病毒（Human metapneumo virus）
描　述	单股负链 RNA 病毒，有包膜，属副黏液病毒科偏肺病毒属
常见感染	毛细支气管炎、肺炎、上呼吸道感染、中耳炎及结合膜炎等
检　测	<ul><li>标本采集：咽拭子、鼻咽分泌物等</li><li>检测技术：血清学检测；核酸检测</li></ul>
耐药性及机制	<ul><li>暂无数据</li></ul>
治　疗	<ul><li>首选药物：无特异性抗病毒药物，主要是对症治疗</li><li>次选药物：在病程早期应用干扰素、利巴韦林有一定疗效</li></ul>
其　他	<ul><li>与 RSV 感染的临床表现相似，病情较 RSV 感染缓和，病程略短，但可在小婴儿或免疫功能受损患儿中引起致死性感染</li></ul>

■ 微生物名称	细小病毒 B19（Human parvovirus B19）
描　述	单链线状 DNA 病毒，无包膜，属细小病毒属
常见感染	骨髓衰竭、关节炎
检　测	<ul><li>标本采集：血清、骨髓等</li><li>检测技术：血清学检测；核酸检测</li></ul>
耐药性及机制	<ul><li>暂无数据</li></ul>

续 表

治 疗	• 首选药物:对症治疗:在发热时,可服用中西退热剂治疗;一般关节病患者不需要治疗;对严重关节炎的关节疼痛,特别是有慢性症状者可用非皮质类固醇类药物治疗。并发严重贫血患者需进行成分输血治疗,一般用输入同型红细胞治疗
	• 次选药物:
	  ✓ 抗病毒治疗:轻症一般不必给以抗病毒治疗。重症患者可用利巴韦林、干扰素 α 等抗病毒药物,特别是在病程早期应用干扰素、利巴韦林有一定疗效。但对多数患者或病程晚期患者无效
	  ✓ 免疫球蛋白治疗:有免疫缺陷的患者,应当用含有 B19 IgG 抗体的免疫球蛋白治疗

其 他	• 临床不典型表现很难与其他出疹性疾病鉴别,需要病毒病原学检查明确 • 尚无疫苗应用于临床

■ 微生物名称	单纯疱疹病毒(Herpes simplex virus,HSV)
描 述	线性双链 DNA,有包膜,属疱疹病毒科 α 亚科
常见感染	口唇疱疹,生殖器疱疹
检 测	• 标本采集:皮肤和黏膜皮损标本、疱疹水疱液、支气管吸取物、尿液标本等 ✓ 注意事项:标本采集后应置于病毒运输保护液(VTM)内,2~8℃保存,48h 内运送至实验室检测,否则冻存于−70℃或以下 • 检测技术:病毒分离;血清学检测;抗原检测;核酸检测
耐药性及机制	• 耐阿昔洛韦 HSV 突变株主要是编码病毒胸苷激酶基因突变,而 DNA 聚合酶突变则很少见
治 疗	• 首选药物:阿昔洛韦 • 次选药物:更昔洛韦、伐昔洛韦、喷昔洛韦、泛昔洛韦
其 他	• 抗原检测敏感性关键是标本中必需采集足量皮损细胞标本 • 尽管近年来 HSV 疫苗的设计、方法取得进步,但是,作为潜伏感染病毒的 HSV 疫苗实质性研究进展仍然艰难

■ 微生物名称	水痘–带状疱疹病毒（Varicella-Zoster virus，VZV）
描 述	线性双股 DNA，有包膜，属于疱疹病毒科 α 亚科
常见感染	水痘和带状疱疹
检 测	• 标本采集：疱疹水疱液、皮肤刮取物、脑脊液、血清等 ✓ 注意事项：标本采集后应置于病毒运输保护液（VTM）内，2～8℃保存，48h 内如果不能检测，核酸检测标本冻存-20℃，培养标本冻存于-70℃或以下 • 检测技术：病毒分离；血清学检测；抗原检测；核酸检测
耐药性及机制	• 大多数 VZV 分离株对抗病毒药物敏感，耐阿昔洛韦 VZV 突变株主要是病毒 TK 基因突变，而 DNA 聚合酶突变则很少见
治 疗	• 首选药物：阿昔洛韦、喷昔洛韦 • 次选药物： ✓ 伐昔洛韦和泛昔洛韦，系口服生物活性更高药物 ✓ 抗 VZV 免疫球蛋白，用于严重 VZV 感染和高危人群，妊娠 21 周内孕妇在暴露后 72 小时内使用，以预防先天性胎儿水痘综合征。免疫抑制患者在暴露后 96 小时内使用，预防严重的 VZV 感染
其 他	• 疫苗：VZV 减毒活疫苗，疫苗使用日本 Oka 株，VZV 疫苗的使用大幅度降低了水痘的发病率 • 来自 Oka 株加强 T 细胞功能的预防老年患者 VZV 复发的疫苗也研制成功

■ 微生物名称	EB 病毒（Epstein-Barr virus，EBV）
描 述	双链 DNA，有包膜，属疱疹病毒科 γ 亚科
常见感染	传染性单核细胞增多症
检 测	• 标本采集：漱口水、血液、脑脊液、组织活检等 ✓ 注意事项：血清或血浆标本、CSF 标本、鼻咽部毛刷和活检采集后 2～8℃保存数天，长期冻存于-70℃或以下 • 检测技术：病毒分离；血清学检测；核酸检测
耐药性及机制	• EBV-PK（蛋白激酶）突变系主要耐药机制，更昔洛韦 IC_{50} 高达 19.6μM，阿昔洛韦 IC_{50} 可达 36.4μM

续 表

治 疗	• 首选药物： ✓ 更昔洛韦：主要应用于有严重并发症的 EBV 感染，如 EBV 肝炎、神经系统并发症、PTLD ✓ 利妥昔单抗：系 CD20 阳性的 PTLD 一线治疗药物 • 次选药物：阿昔洛韦、缬更昔洛韦、抗 EBV 高效价 immunoglobulin（IG）
其 他	• 目前没有上市的 EBV 疫苗

■ 微生物名称	巨细胞病毒（Cytomegalo virus，CMV）
描 述	双链 DNA，有包膜，属于疱疹病毒科 β 亚科
常见感染	原发性感染（尤其是孕妇）、潜伏感染及复发
检 测	• 标本采集：各种组织及分泌物、尿液、血液、组织等 ✓ 注意事项：标本采集后置于病毒运输保护液（VTM）内，2～8℃保存，48h 内运送至实验室检测，否则冻存于−70℃或以下。CMVpp65 抗原血症检测标本要求 EDTA-K3 抗凝的静脉血 2～5ml，白细胞过低患者，如 200 个/mm^3，需要采集 5～10ml，以便获得足够数量的外周血白细胞 • 检测技术：病毒分离；血清学检测；抗原检测；核酸检测
耐药性及机制	• CMV 化疗耐药表型的发生率仍为 5%～25%。对更昔洛韦耐药机制是 UL97 CMV 磷酸转移酶基因发生突变，可选择膦甲酸替代。当 UL54 CMV DNA 多聚酶基因突变，导致对膦甲酸的耐药。更昔洛韦耐药株同时有 UL54 基因突变，可交叉耐药西多福韦，甚至膦甲酸均耐药
治 疗	• 首选药物：更昔洛韦 • 次选药物：伐昔洛韦、膦甲酸、西多福韦和福米韦生
其 他	• 尽管许多 CMV 候选疫苗在临床试验前或某一临床试验阶段，但是目前没有上市的 CMV 疫苗 • 孕妇 CMV 感染预防：幼儿和儿童唾液和尿液的暴露是孕妇 CMV 原发性感染的主要途径，因此对孕妇进行个人卫生教育，如经常洗手等，将大大降低孕期 CMV 感染的风险。这种预防方法简单，花费少、效果明显

■ 微生物名称	腺病毒（Adenovirus）
描　述	双链 DNA 病毒，无包膜，腺病毒科
常见感染	上呼吸道感染、肺炎、咽结合膜热、病毒性胃肠炎、急性出血性膀胱炎等
检　测	<ul><li>标本采集：咽拭子、鼻拭子、鼻咽部吸出物、肺泡灌洗液、血液、脑脊液、粪便、角膜拭子等</li><li>检测技术：直接镜检；分离培养；血清学检测；核酸检测</li></ul>
耐药性及机制	<ul><li>暂无数据</li></ul>
治　疗	<ul><li>尚无特效治疗，以支持和对症疗法为主</li><li>抗病毒治疗：尚无特异的抗病毒药物，在病程早期应用干扰素、利巴韦林有一定疗效</li></ul>
其　他	<ul><li>在 2 岁以下婴幼儿可引起重症肺炎，部分患儿遗留慢性肺炎、肺纤维化和支气管扩张等</li><li>国内尚无疫苗应用于临床</li></ul>

■ 微生物名称	人类疱疹病毒 6 型（Human herpes virus 6，HHV-6）
描　述	双股 DNA，有包膜，属疱疹病毒科 β 亚科
常见感染	成人原发感染、潜伏感染
检　测	<ul><li>标本采集：血液、唾液、脑脊液、尿液、宫颈分泌物、皮损等</li><li>检测技术：分离培养；血清学检测；核酸检测</li></ul>
耐药性及机制	<ul><li>耐药性：免疫功能正常患者发生阿昔洛韦（ACV）耐药突变很少（<1%），免疫功能降低患者发生 ACV 耐药突变率为 3.5%～8.6%，尤其是骨髓移植患者高达 14%。膦甲酸钠耐药株见于免疫功能减弱患者</li><li>耐药机制：耐药突变与单疱病毒编码的胸腺嘧啶核苷激酶（thymidine kinase，TK）及单疱病毒编码的 DNA 聚合酶（DNAP）的基因突变密切相关，其机制有 3 种：（1）TK 缺失突变，病毒不能表达 TK；（2）TK 底物特异性改变；（3）DNAP 活性改变。95% ACV 耐药株为 TK 缺失表型</li></ul>
治　疗	<ul><li>首选药物：更昔洛韦、膦甲酸钠、西多福韦</li><li>次选药物：静脉用丙种球蛋白治疗 HHV-6 相关的慢性疲劳综合征及多发性淋巴细胞增生有效，IFN-α 和 IFN-β 能够抑制 HHV-6 在体外的复制</li></ul>

续　表

其　他	<ul><li>阿昔洛韦（ACV）的预防治疗并不能阻止骨髓移植后感染 HHV-6 产生的中枢神经系统（CNS）疾病</li><li>可能的预防方法：对供血者进行 HHV-6 常规筛选；开展血液的病毒灭活；采用输注去除白细胞制备成分血，对采集后的每袋血液滤除白细胞后再用于临床是目前减少病毒传播与感染，降低 HHV-6 受血者感染，特别是避免给器官移植患者或免疫功能低下患者带来损害的最可行的方法</li></ul>

■ 微生物名称	人类疱疹病毒 8 型（Human herpes virus 8，HHV-8）
描　述	双股 DNA，有包膜，属疱疹病毒科 γ 亚科
常见感染	潜伏感染、潜伏感染激活
检　测	<ul><li>标本采集：血液、唾液、尿液、肉瘤组织等</li><li>检测技术：核酸检测</li></ul>
耐药性及机制	<ul><li>耐药性：同人类疱疹病毒 6 型</li><li>耐药机制：同人类疱疹病毒 6 型</li></ul>
治　疗	<ul><li>首选药物：<ul><li>✓ 目前未发现对 HHV-8 有效的抗病毒药物。但膦甲酸钠的治疗可以明显减少艾滋病患者发生 KS 的危险</li><li>✓ 高效抗反转录病毒治疗（HAART）可通过降低 HIV-1 病毒含量，促进宿主免疫细胞包括对 HHV-8 有作用的 T 细胞的功能恢复而达到治疗 HHV-8 感染的目的</li></ul></li><li>次选药物：<ul><li>✓ 无疫苗，预防按照呼吸系统病毒感染性疾病预防。必要时可使用免疫球蛋白</li><li>✓ 其他可能的预防方法：（1）对供血者进行 HHV-8 常规筛选；（2）开展血液的病毒灭活；（3）采用输注去除白细胞制备成分血，对采集后的每袋血液滤除白细胞后再用于临床是目前减少病毒传播与感染，降低 HHV-8 受血者感染，特别是避免给器官移植患者或免疫功能低下患者带来损害的最可行的方法</li></ul></li></ul>
其　他	<ul><li>无疫苗，按照呼吸系统病毒感染性疾病预防，必要时可使用免疫球蛋白</li><li>可能的预防方法：对供血者进行 HHV-8 常规筛选；开展血液的病毒灭活；采用输注去除白细胞制备成分血，对采集后的每袋血液滤除白细胞后再用于临床是目前减少病毒传播与感染，降低 HHV-8 受血者感染，特别是避免给器官移植患者或免疫功能低下患者带来损害的最可行的方法</li></ul>

■ 微生物名称	乙型肝炎病毒 （Hepatitis B virus）
描　述	双股 DNA，有包膜，属于嗜肝病毒科正嗜肝病毒属
常见感染	急性乙型肝炎、慢性乙型肝炎、慢性 HBV 携带、隐匿性慢性乙型肝炎
检　测	<ul><li>标本采集：血液、肝组织等</li><li>检测技术：血清学检测；核酸检测</li></ul>
耐药性及机制	<ul><li>耐药性：<ul><li>乙型肝炎病毒对核苷（酸）类药物耐药分为原发性耐药（开始抗病毒治疗后 3 个月内，血清 HBV-DNA 下降<1×log10 IU/ml）和继发性耐药（初始抗病毒治疗有效，但一段时间后病毒反跳，血清 HBV-DNA 比治疗中最低值升高≥1×log10 IU/ml</li><li>乙型肝炎病毒对 IFN-α 及 PEG-IFN-α 均有较高的耐药率</li></ul></li><li>耐药机制：<ul><li>乙型肝炎病毒对核苷（酸）类药物的耐药机制：HBV 的复制过程中，病毒反转录酶没有 3′~5′核酸外切酶活性，无法对错配的核苷（酸）进行校读，HBV-DNA 的天然复制错误率比其他 DNA 病毒高 10 倍左右，导致抗病毒药物作用位点的变化。此外继发性耐药与药物的选择压力、病毒复制强度、耐药突变株的生存能力及复制空间有关</li><li>乙型肝炎病毒对干扰素的耐药机制：与不同位点的突变导致 HBV 免疫逃逸的发生、乙肝病毒影响宿主细胞的某些基因表达而减低药物抗病毒作用及宿主细胞的干扰素受体表达下降有关</li></ul></li></ul>
治　疗	<ul><li>首选药物：<ul><li>急性乙型肝炎一般不需抗病毒治疗，因为在 90%~95% 的情况下病情自然缓解。</li><li>针对慢性乙型肝炎有多种药物可逼选：干扰素（α 干扰素、Peg 干扰素）及核苷类似物（恩替卡韦、拉米夫定、替比夫定、阿德福韦、替诺福韦等）。其中 ETV 和 TDF 是强效 HBV 抑制剂，有较高的耐药基因屏障，作为单药治疗的一线用药。</li><li>目前认为干扰素联合核苷类似物治疗慢性乙肝可获得更高的 e 抗原及表面抗原的转阴/转换率，可为首选治疗方案</li></ul></li><li>次选药物：单用核苷类似物或干扰素</li></ul>

续　表

其　他	<ul><li>抗病毒治疗过程中需定期检查肝功能、乙肝五项、HBV-DNA 等及影像学指标及时了解患者病情变化，并根据情况适当调节治疗方案</li><li>主动免疫：注射乙肝疫苗是最有效的预防方法，目前我国 HBV 感染率为 7.18%，儿童和青少年均应该主动免疫。如果家庭或伴侣中有人患有乙肝，应对其家人或伴侣等常接触者接种疫苗，此外，医务人员、经常接触血液的人员、托幼机构工作人员、器官移植患者、经常接受输血或血液制品者、免疫功能低下者、易发生外伤者、男男同性恋或有多个性伴侣和静脉内注射毒品者等也尤其应该免疫。HBV 慢性感染母亲的婴儿出生后 24 小时内接受乙型肝炎的疫苗，同时在 1 月和 6 月相继重复才能达到完全免疫</li><li>被动免疫：在意外接触 HBV 感染者的血液和体液后，如未接种过乙型肝炎疫苗，或虽接种过乙型肝炎疫苗，但抗 HBs<10IU/ml 或抗 HBs 水平不详，应立即注射 HBIG200-400IU 行被动免疫，并同时在不同部位接种 1 针乙型肝炎疫苗（20μg），于 1 个月和 6 个月后分别接种第 2 针和第 3 针乙型肝炎疫苗（各 20μg）</li><li>疫苗加强针：免疫力较低的患者，如慢性肾衰竭的患者等，则应定期检测抗 HBs 滴度及加强接种；当注射乙肝疫苗产生表面抗体之后，大概三到五年，需要再次检查是否需要接受加强剂注射</li><li>在乙肝表面抗原呈阴性的前提下：乙肝表面抗体滴度大于 10IU/ml，即阳性，暂不需要注射加强针；乙肝表面抗体滴度小于 10IU/ml，为弱阳性，甚至到达 3～4 个单位时，则需要注射加强针；乙肝表面抗体滴度呈阴性时，则需要重新按照 0－1－6（三次疫苗注射，注射序分别为 0、1 及 6 个月）注射疫苗</li></ul>

■ 微生物名称	丙型肝炎病毒（Hepatitis C virus）
描　述	单股正链 RNA 病毒，有包膜，属肝炎病毒属
常见感染	急性丙型肝炎、慢性丙型肝炎
检　测	<ul><li>标本采集：血液、肝组织等</li><li>检测技术：血清学检测；核酸检测</li></ul>

常见微生物抗感染治疗

耐药性及机制	• 耐药性： 　✓ 丙型肝炎病毒对干扰素的耐药分为四型：（1）应答—复发型：在抗病毒治疗时，血清 HCV-RNA 阴性，停药后很快转为阳性；（2）应答—突破型：抗病毒治疗过程中 HCV-RNA 一度转为阴性，但尚未停药就转为阳性；（3）部分应答型：表现为在抗病毒治疗过程中 HCV-RNA 水平降低 1 个 log 10 以上，但不能转为阴性；（4）无应答型：表现为在抗病毒治疗过程中 HCV-RNA 水平始终无明显变化 　✓ HCV 对直接抗病毒药物（direct-acting antiviral，DAA）的耐药分为基因型耐药与表型耐药 • 耐药机制： 　✓ 干扰素耐药机制：机制不完全清楚，与病毒基因型、宿主因素、干扰素抗体的产生等相关 　✓ DAA 耐药机制：HCV 的复制依赖于 RNA 聚合酶，该酶对其复制产物无校对功能，导致复制的 HCV 存在高频率的核苷酸错配和突变，导致对 DAA 耐药的产生
治　疗	• 首选药物： 　✓ 急性丙型肝炎：IFN-α 治疗能显著降低急性丙型肝炎的慢性化率。在感染后 12 周仍未出现 HCV 清除者应开始 IFN-α 或 Peg-IFN-α 单药治疗。基因 1 型治疗时间为 24 周，基因 2 型或 3 型的治疗时间为 12 周 　✓ 慢性丙型肝炎：确诊 HCV RNA 阳性的慢性丙肝患者才需要抗病毒治疗，首选方案：PEG-IFN-α+利巴韦林，基因 1 型治疗时间为 48 周，基因 2 型或 3 型的治疗时间为 24 周 　✓ 代偿期肝硬化（Child-Pugh A 级）：尽管对治疗的耐受性和效果有所降低，但为使病情稳定、延缓或阻止肝衰竭和 HCC 等并发症的发生，建议在严密观察下给予抗病毒治疗 　✓ 失代偿期肝硬化患者：多难以耐受 IFN a 治疗的不良反应，有条件者应行肝脏移植术 • 次选药物：普通 IFNα 或复合 IFNα+利巴韦林、普通 IFNα、PEG-IFNα 单用
其　他	• 注意监测治疗不良反应：定期复查甲状腺功能、心电图检查、心功能判断和评估精神状态 • 目前尚无丙肝疫苗

■ 微生物名称	**人类免疫缺陷病毒**（Human Immunodeficiency Virus，HIV）
描　述	反转录病毒，两条单股正链 RNA 病毒，有包膜
常见感染	艾滋病

续　表

检　测	• 标本采集：血液、精液和阴道分泌物及腔隙液中，唾液、眼泪和乳汁等 • 检测技术：病毒分离培养；血清学检测；核酸检测
耐药性及机制	• 耐药性：HIV 耐药可发生在每一种抗病毒药物。在接受抗反转录病毒治疗（ART）的患者中，大约有 50% 的患者会发生一个以上主要的耐药性突变，原发耐药性突变发生率为 5% ~ 20% • 耐药机制：与参与 HIV-1 复制的反转录酶（RT）只具有 DNA 聚合酶的合成功能，而不具有 DNA 聚合酶的校正功能有关。新合成的 RNA 链表现出较高的突变频率，其中某些突变导致反转录酶、蛋白酶和 gp41 穿膜蛋白氨基酸的变化，造成药物作用位点结构和功能的改变，导致耐药的发生
治　疗	• 首选药物：成人及青少年初治：TDF+3TC+EFV/LPV/r/RAV/ETV。儿童一线方案：3TC+AZT/D4T+NVP/EFV（3 岁以上或体重大于 10kg 的儿童）；3TC+AZT/D4T+NVP（3 岁以下或体重小于 10kg 的儿童） • 次选药物：成人及青少年：3TC+AZT+NVP 或 D4T+3TC+NVP 治疗 6 个月后改为 3TC+AZT+NVP 或改为 3TC+ABC+NVP。儿童：AZT/D4T+3TC+LPV/RPV
其　他	• 暴露前预防：使用抗反转录病毒药物对高危患者进行暴露前预防，其前景比较乐观 • 治疗性预防：早期治疗显著降低感染者将 HIV-1 传播给性伴侣的风险 • 职业暴露后尽量在 2h 内服药，最好不超过 24h，但即使超过 24h，也建议实施预防性用药 • 目前无有效疫苗

第五节　其　他

■ 微生物名称	肺炎支原体（*Mycoplasma pneumomiae*）
描　述	缺乏细胞壁、呈高度多形性、能通过滤菌器、在无生命培养基中能生长繁殖的最小原核细胞型微生物
常见感染	支原体肺炎
检　测	• 标本采集：痰液、咽拭子、鼻咽洗液、支气管分泌物等 　✓ 注意事项：标本采集后如不能及时送检需 4℃保存 • 检测技术：分离培养鉴定；血清学检测；核酸检测

续　表

耐药性及机制	• 耐药性：中国大环内酯类耐药高 • 耐药机制：大环内酯类耐药多为 23S rRNA 基因突变所致
治　疗	• 首选药物：红霉素敏感首选：红霉素、乙酰麦迪霉素、琥乙红霉素 • 次选药物： 　✓ 红霉素敏感可选：阿奇霉素、罗红霉素、克拉霉素等 　✓ 红霉素耐药可选：氧氟沙星、左氧氟沙星、莫西沙星、司帕沙星等
其　他	• 病原体由呼吸道分泌物排出，由飞沫或气溶胶传播，人群普遍易感，病后免疫力不持久，可反复感染 • 目前尚无特殊预防措施

■ 微生物名称	肺炎衣原体（*Chlamydia pneumoniae*）
描　述	革兰染色阴性，严格细胞内寄生的病原体
常见感染	肺炎、支气管炎、咽炎和鼻窦炎等，是呼吸道疾病的重要病原体
检　测	• 标本采集：痰、鼻咽拭子及支气管肺泡灌洗液等 　✓ 注意事项：标本最好用膜式滤菌器去除杂菌，并用含抗生素的二磷酸蔗糖运送培养基 • 检测技术：分离培养鉴定；血清学检测；核酸检测
药敏结果判定折点	• 暂无数据
耐药性及机制	• 耐药性：存在对四环素类、喹诺酮类、大环内酯类等抗生素耐药，且以四环素类耐药最为普遍，对大环内酯类药物的耐药报道相对较少 • 耐药机制：喹诺酮类耐药的部分机制为 DNA 螺旋酶和拓扑异构酶变异、细胞膜通透性改变和主动外排所致
治　疗	• 首选药物：四环素 • 次选药物：红霉素、阿奇霉素、多西环素
其　他	• 肺炎衣原体寄生于人类，经呼吸道飞沫传播，以隐性感染为主，显性感染常表现为肺炎 • 目前尚无特殊预防措施

■ 微生物名称	沙眼衣原体（*Chlamydia trachomatis*）
描　述	革兰染色阴性，严格细胞内寄生
常见感染	沙眼、包涵体结膜炎、泌尿生殖道感染、婴幼儿肺炎、性病淋巴肉芽肿

检　测	• 标本采集：眼结膜刮片、眼穹隆部及眼结膜分泌物、泌尿生殖道试纸、宫颈刮片、淋巴结脓肿、脓液、生殖器溃疡及直肠组织等 　✓ 注意事项：标本最好用膜式滤菌器去除杂菌，并用含抗生素的二磷酸蔗糖运送培养基 • 检测技术：涂片镜检（仅限于眼结膜标本）；分离培养；血清学检测；核酸检测
药敏结果判定折点	• 暂无数据
耐药性及机制	• 耐药性：存在对四环素类、喹诺酮类、大环内酯类等抗生素耐药，且以四环素类耐药最为普遍，对大环内酯类药物的耐药报道相对较少 • 耐药机制：喹诺酮类耐药的部分机制为 DNA 螺旋酶和拓扑异构酶变异、细胞膜通透性改变和主动外排所致
治　疗	• 首选药物：多西环素 • 次选药物：罗红霉素、阿奇霉素、加替沙星
其　他	• 注意个人卫生，避免直接或间接的接触传播 • 目前尚无有效地沙眼衣原体疫苗

■ 微生物名称	鹦鹉热衣原体（*Chlamydia psittaci*）
描　述	碘染色阴性，严格细胞内寄生
常见感染	呼吸道感染
检　测	• 标本采集：血液、痰液及咽拭子等 　✓ 注意事项：标本最好用膜式滤菌器去除杂菌，并用含抗生素的二磷酸蔗糖运送培养基 • 检测技术：涂片镜检；分离培养；血清学检测；核酸检测
药敏结果判定折点	• 暂无数据
耐药性及机制	• 耐药性：存在对四环素类、喹诺酮类、大环内酯类等抗生素耐药，且以四环素类耐药最为普遍，对大环内酯类药物的耐药报道相对较少 • 耐药机制：喹诺酮类耐药的部分机制为 DNA 螺旋酶和拓扑异构酶变异、细胞膜通透性改变和主动外排所致
治　疗	• 首选药物：多西环素 • 次选药物：红霉素、氯霉素
其　他	• 严格控制传染源，对饲养的鸟类与禽类加强管理

■ 微生物名称	贝纳考柯克斯体（Coxiella burnetii）
描　述	革兰染色阴性，有荚膜
常见感染	Q 热病、呼吸道感染
检　测	• 标本采集：血液 　✓注意事项：标本采集后如不能及时送检需常温保存 • 检测技术：分离培养；血清学检测；核酸检测
药敏结果判定折点	• 暂无数据
耐药性及机制	• 耐药性：暂无数据 • 耐药机制：暂无数据
治　疗	• 首选药物：多西环素 • 次选药物：四环素、氯霉素
其　他	• 着重防止家畜的感染，要定期检疫，隔离传染源；严格控制鲜乳和乳制品的卫生指标

■ 微生物名称	普氏立克次体（Rickettsia prowazekii）
描　述	严格细胞内寄生
常见感染	流行性斑疹伤寒
检　测	• 标本采集：血液 　✓注意事项：标本采集后如不能及时送检需常温保存 • 检测技术：分离培养；血清学检测；核酸检测
药敏结果判定折点	• 暂无数据
耐药性及机制	• 耐药性：暂无数据 • 耐药机制：暂无数据
治　疗	• 首选药物：多西环素 • 次选药物：四环素、氯霉素
其　他	• 注意改善生活条件，讲究个人卫生，消灭体虱，加强个人防护

■ 微生物名称	莫氏立克次体（Rickettsia mooseri）
描　述	严格细胞内寄生的，大小介于细菌和病毒之间的原核细胞微生物
常见感染	地方性斑疹伤寒

检　测	• 标本采集：血液 　✓ 注意事项：标本采集后如不能及时送检需常温保存 • 检测技术：分离培养；血清学检测；核酸检测
药敏结果判定 折点	• 暂无数据
耐药性及机制	• 耐药性：暂无数据 • 耐药机制：暂无数据
治　疗	• 首选药物：多西环素 • 次选药物：四环素、氯霉素
其　他	• 注意改善生活条件，讲究个人卫生，加强个人防护，灭虱，灭蚤，灭鼠

■ 微生物名称	恙虫病立克次体（*Rickettsia tsutsugamushi*）
描　述	严格细胞内寄生的，大小介于细菌和病毒之间的原核细胞微生物
常见感染	恙虫病
检　测	• 标本采集：血液 • 检测技术：分离培养；血清学检测；核酸检测
药敏结果判定 折点	• 暂无数据
耐药性及机制	• 耐药性：暂无数据 • 耐药机制：暂无数据
治　疗	• 首选药物：多西环素 • 次选药物：四环素、氯霉素、环丙沙星
其　他	• 在流行区要加强个人防护，防止恙螨幼虫叮咬，灭草除鼠

■ 微生物名称	奴卡菌属（*Nocardia*）
描　述	具有弱抗酸性的革兰阳性杆菌
常见感染	脑奴卡菌病、肺奴卡菌病，血行播散性脓肿
检　测	• 标本采集：痰液、脑脊液、脓液或病灶内渗出物等 　✓ 注意事项：痰液标本采集后如不能及时送检需4℃保存 • 检测技术：革兰染色镜检；培养分离鉴定；核酸检测

续　表

| 药敏结果判定折点 | 抗菌药物 | 纸片扩散法折点（mm） | | | MIC折点（μg/ml） | |
		纸片含药量	敏感（S）	耐药（R）	敏感（S）	耐药（R）
	磺胺甲噁唑/甲氧苄啶	－	－	－	≤2/38	≥4/76
	米诺环素	－	－	－	≤1	≥8

耐药性及机制	• 耐药性：利福平耐药 • 耐药机制：奴卡菌通过多个基因和多种途径抵抗利福平的作用，最主要的 rpoB2 基因的作用
治　疗	• 首选药物：磺胺甲噁唑/甲氧苄啶 • 次选药物：米诺环素等
其　他	• 广泛分布于土壤中，多为腐物寄生性的非病原菌

■ 微生物名称	衣氏放线菌（*Actinomyces israelii*）
描　述	革兰染色阳性、无芽胞、无荚膜
常见感染	放线菌病
检　测	• 标本采集：脓液、痰液等 　✓ 注意事项：痰液标本采集后如不能及时送检需4℃保存 • 检测技术：标本直接镜检（硫磺颗粒）；培养分离鉴定

| 药敏结果判定折点 | 抗菌药物 | 纸片扩散法折点（mm） | | | MIC折点（μg/ml） | |
		纸片含药量	敏感（S）	耐药（R）	敏感（S）	耐药（R）
	青霉素	－	－	－	≤1	≥4
	磺胺甲噁唑/甲氧苄啶	－	－	－	≤2/38	≥4/76
	克拉霉素	－	－	－	≤2	≥8

耐药性及机制	• 耐药性：暂无数据 • 耐药机制：暂无数据
治　疗	• 首选药物：青霉素 • 次选药物：甲氧苄啶磺胺甲基异噁唑、克林达霉素、红霉素、林可霉素等
其　他	• 在脓汁标本中可见到分枝缠绕的小菌落，即硫磺颗粒

■ 微生物名称	回归热疏螺旋体（*Borrelia recurrentis*）
描　述	细长、柔软、弯曲呈螺旋状、运动活泼的原核细胞型微生物，螺旋稀疏且两端尖锐
常见感染	回归热
检　测	• 标本采集：血液 　✓注意事项：标本采集后如不能及时送检需常温保存 • 检测技术：直接镜检；培养分离鉴定；血清学检测；核酸检测
药敏结果判定折点	• 暂无数据
耐药性及机制	• 耐药性：暂无数据 • 耐药机制：暂无数据
治　疗	• 首选药物：多西环素 • 次选药物：红霉素
其　他	• 预防主要在于切断传播途径和加强传染源的管理 • 目前尚无有效的人工免疫措施

■ 微生物名称	伯氏疏螺旋体（*Borrelia burgdorferi*）
描　述	细长、柔软、弯曲呈螺旋状、运动活泼的原核细胞型微生物，螺旋稀疏且两端稍尖
常见感染	莱姆病
检　测	• 标本采集：血液 　✓注意事项：标本采集后如不能及时送检需常温保存 • 检测技术：直接镜检；培养分离鉴定；血清学检测；核酸检测
药敏结果判定折点	• 暂无数据
耐药性及机制	• 耐药性：暂无数据 • 耐药机制：暂无数据

续　表

治　疗	- 首选药物 　✓ 游走性红斑：多西环素 　✓ 心肌炎：头孢曲松、头孢噻肟、青霉素 　✓ 面神经麻痹：多西环素、阿莫西林 　✓ 脑膜（脑）炎：头孢曲松 　✓ 关节炎：多西环素、阿莫西林 　✓ 孕妇：阿莫西林 - 次选药物 　✓ 游走性红斑：阿莫西林、头孢呋辛酯、红霉素 　✓ 心肌炎：多西环素、阿莫西林 　✓ 面神经麻痹：头孢曲松 　✓ 脑膜（脑）炎：头孢噻肟、青霉素 　✓ 关节炎：头孢曲松、青霉素 　✓ 孕妇：红霉素、阿奇霉素
其　他	- 以预防为主，疫区人员加强个人防护，避免硬蜱的叮咬 - 目前尚无特异性疫苗

■ 微生物名称	钩端螺旋体（*Leptospira interrogans*）
描　述	细长、柔软、弯曲呈螺旋状、运动活泼的原核细胞型微生物，具有细密而规则的螺旋，菌体一端或两端呈钩状
常见感染	钩体血症
检　测	- 标本采集：血液、尿液、脑脊液等 　✓ 注意事项：尿液标本采集后如不能及时送检需 4℃ 保存 - 检测技术：银染色镜检；培养分离鉴定；血清学检测；核酸检测
药敏结果判定折点	- 暂无数据
耐药性及机制	- 耐药性：暂无数据 - 耐药机制：暂无数据
治　疗	- 首选药物：青霉素，阿莫西林，头孢曲松 - 次选药物：多西环素，氨苄西林
其　他	- 做好防鼠、灭鼠工作，加强对带菌家畜的管理 - 可接种钩端螺旋体外膜疫苗

常见微生物抗感染治疗

■ 微生物名称	鼠咬热小螺菌 (*Spirillum minus*)
描 述	小螺菌形态短粗，两端尖，有 2~6 个规则螺旋
常见感染	鼠咬热
检 测	• 标本采集：血液 　✓ 注意事项：标本采集后如不能及时送检需常温保存 • 检测技术：分离培养鉴定；免疫学检测；核酸检测
药敏结果判定折点	• 暂无数据
耐药性及机制	• 耐药性：暂无数据 • 耐药机制：暂无数据
治 疗	• 首选药物：青霉素 • 次选药物：四环素、链霉素等
其 他	• 螺菌型鼠咬热首剂青霉素注射时应注意赫氏反应的发生 • 目前尚无特殊预防措施

■ 微生物名称	梅毒螺旋体 (*Treponema pallidum*)
描 述	苍白密螺旋体在暗视野显微镜易观察，细长、柔软、弯曲呈螺旋状
常见感染	梅毒
检 测	• 标本采集：一期取硬下疳分泌物；二期取梅毒疹、病灶渗出物或淋巴结穿刺液 　✓ 注意事项：标本采集后如不能及时送检需常温保存 • 检测技术：镀银染色镜检；分离培养；血清学检测；核酸检测
药敏结果判定折点	• 暂无数据
耐药性及机制	• 耐药性：目前尚无青霉素耐药的报道，大环内酯类耐药 • 耐药机制：大环内酯类耐药为 23S rRNA 基因突变所致
治 疗	• 首选药物：青霉素 • 次选药物：对于青霉素过敏患者，美国 CDC 推荐脱敏疗法后仍然使用青霉素治疗。国内对于青霉素过敏患者，一般选择其他抗生素，如红霉素、阿奇霉素、四环素及多西环素，但对于妊娠梅毒的治疗不能使用四环素与强力霉素（多西环素）治疗
其 他	• 预防的根本措施是加强性卫生宣教和严格社会管理 • 对患者应早期确诊并彻底治疗

第三章　临床路径抗感染治疗药物

第一节　天然抗生素与半合成抗生素

一、β 内酰胺类抗生素

青霉素类：

1. 天然青霉素

■ 药品名称	青霉素（Benzylpenicillin）
抗菌谱与适应证	用于治疗溶血性链球菌、肺炎球菌、不产青霉素酶葡萄球菌等敏感菌所致的急性感染，如菌血症、败血症、猩红热、丹毒、肺炎、脓胸、扁桃体炎、中耳炎、心内膜炎、骨髓炎、流行性脑膜炎、钩端螺旋体病、奋森咽峡炎、创伤感染、回归热、气性坏疽、炭疽等感染。治疗破伤风、白喉宜与相应的抗毒素联用
制剂与规格	(1) 注射用青霉素钠：①0.12g（20 万 U）；②0.24g（40 万 U）；③0.48g（80 万 U）；④0.6g（100 万 U）；⑤0.96g（160 万 U）；⑥2.4g（400 万 U） (2) 注射用青霉素钾：①0.125g（20 万 U）；②0.25g（40 万 U）；③0.5g（80 万 U）；④0.625g（100 万 U）
用法用量	(1) 肌内注射：一日 80 万 ~ 200 万 U，分 3 ~ 4 次给药 (2) 静脉滴注：一日 200 万 ~ 2000 万 U，分 2 ~ 4 次给药
儿童剂量	(1) 肌内注射或者静脉滴注给药：新生儿、婴儿以及重症感染推荐静脉给药。肌内注射以灭菌注射用水溶解，不应以氯化钠注射液为溶剂。静脉注射时溶于 5% 葡萄糖注射液或者氯化钠注射液，滴注时间 15 ~ 30 分钟以上。避免静脉快速大剂量给药以免产生神经毒性反应 (2) 剂量：①敏感菌所致轻中度感染（包括咽炎、中耳炎、肺炎、蜂窝织炎等）：早产儿和 7 天以内新生儿，一次 5 万 U/kg，每 12 小时给药 1 次；7 ~ 28 天新生儿，一次 5 万 U/kg，每 8 小时给药 1 次；1 个月 ~ 12 岁儿童，肌内注射：一次 2.5 万 U/kg，每 12 小时 1 次。静脉滴注：一日 5 万 ~ 20 万 U/kg，分 2 ~ 4 次给药；重症感染剂量加倍；②脑膜炎奈瑟球菌感染：静脉滴注。早产儿和 7 天以内新生儿，一次 10 万 U/kg，每 12 小时给药 1 次；7 ~ 28 天新生儿，一次 10 万 U/kg，每 8 小时给药 1 次；1 个月 ~ 12 岁儿童，一次 8 万 ~ 10 万 U/kg（最大剂量每 4 小时

续 表

	400 万 U），每 4 ~ 6 小时给药 1 次；③先天性梅毒：静脉或肌内给药。<2 岁婴幼儿，出生后 7 天内，一次 5 万 U/kg，每 12 小时给药 1 次；7 天以后，一次 5 万 U/kg，每 8 小时给药 1 次；总疗程 10 ~ 14 天。≥2 岁儿童，一次 5 万 U/kg，每 4 ~ 6 小时给药 1 次，一日最大剂量 240 万 U，疗程 10 ~ 14 天；④肾功能减退患儿：轻、中度肾功能损害者使用常规剂量不需减量，严重肾功能损害者应延长给药间期或调整剂量。肌酐清除率每分钟 10 ~ 50ml/1.73m²，给药间期延长至 8 ~ 12 小时或给药间期不变、剂量减少 25%，肌酐清除率每分钟 <10ml/1.73m²，给药间期延长至 12 ~ 18 小时或一次剂量减至正常剂量的 25% ~ 50%，而给药间期不变，严重肾功能损害时，一日最大剂量不超过 1000 万 U
注意事项	ADR：过敏反应、大剂量应用可出现神经–精神症状、赫氏反应和治疗矛盾 CI：青霉素类药物过敏者禁用 DI：丙磺舒可阻碍青霉素类药物排泄，使其血药浓度升高；与华法林同服可能加强抗凝效果；同时服用避孕药物可能影响避孕效果 PI：有哮喘、湿疹、荨麻疹等过敏性疾病患者应慎用；妊娠妇女给药属美国 FDA 妊娠风险 B 级。哺乳期妇女用药时宜暂停哺乳
药典与处方集	USP、Ph. Eur.、Chin. P.；CNF
目录类别	【基（基），保（甲）】
备注	

■ 药品名称	普鲁卡因青霉素（Procaine benzylpenicillin）
抗菌谱与适应证	适用于梅毒和一些敏感菌所致的慢性感染
制剂与规格	注射用普鲁卡因青霉素：①40 万 U［普鲁卡因青霉素 30 万 U，青霉素钠（钾）10 万 U］；②80 万 U［普鲁卡因青霉素 60 万 U，青霉素钠（钾）20 万 U］
用法用量	肌内注射：每次 40 万 ~ 80 万 U，一日 1 ~ 2 次
儿童剂量	(1) 肌内注射，临用前加适量灭菌注射用水使成混悬液。注射时应缓慢均匀，避免针头阻塞 (2) 用量：①儿童肺炎：一日 5 万 U（50mg）/kg，疗程 10 天；②2 岁以内先天性梅毒（除外神经性梅毒），一日 5 万 U（50mg）/kg，疗程 10 天

续　表

注意事项	ADR：与青霉素相仿，偶可致注射药物当时或 1~2 分钟内，自觉濒危恐惧、头晕、心悸、幻听等特异反应 CI：青霉素类药物或普鲁卡因过敏者禁用 DI：丙磺舒可阻碍青霉素类药物排泄，使其血药浓度升高；与华法林同服可能加强抗凝效果；同时服用避孕药物可能影响避孕效果 PI：有哮喘、湿疹、荨麻疹等过敏性疾病患者应慎用；妊娠妇女给药属 USPFDA 妊娠风险 B 级。哺乳期妇女用药时宜暂停哺乳
药典与处方集	USP、Ph. Eur.、Chin. P.；CNF
目录类别	【保（乙）】
备注	

■ 药品名称	苄星青霉素（Benzathine benzylpenicillin）
抗菌谱与适应证	与青霉素相仿，但由于吸收极缓慢、血药浓度较低，适用于需长期使用青霉素预防的患者，如慢性风湿性心脏病
制剂与规格	注射用苄星青霉素：①30 万 U；②60 万 U；③120 万 U
用法用量	肌内注射：一次 60 万~120 万 U，2~4 周 1 次
儿童剂量	肌内注射：一次 30 万~60 万 U，2~4 周 1 次
注意事项	参见青霉素
药典与处方集	USP、Ph. Eur.、Chin. P.；CNF
目录类别	【基（基），保（乙）】
备注	

2. 苯氧青霉素

■ 药品名称	青霉素 V（Phenoxymethypenicillin）
抗菌谱与适应证	用于治疗青霉素敏感菌株所致的轻、中度感染，包括链球菌所致的扁桃体炎、咽喉炎、猩红热、丹毒等；肺炎球菌所致的支气管炎、肺炎、中耳炎、鼻窦炎及敏感葡萄球菌所致的皮肤软组织感染等；螺旋体感染和作为风湿热复发和感染性心内膜炎的预防用药
制剂与规格	青霉素 V 钾片：①100 万 U；②60 万 U；③0.25g（40 万 U）；④0.125g（20 万 U）；⑤0.5g（80 万 U）

续 表

用法用量	口服: (1) 链球菌感染:一次 125~250mg,每 6~8 小时 1 次,疗程 10 日 (2) 肺炎球菌感染:一次 250~500mg,每 6 小时 1 次,疗程至退热后至少 2 日 (3) 葡萄球菌感染、螺旋体感染:一次 250~500mg,每 6~8 小时 1 次。预防风湿热复发:一次 250mg,bid (4) 预防心内膜炎:在拔牙或上呼吸道手术前 1 小时口服给药 2g,6 小时后再加服 1g
儿童剂量	口服: (1) 1 个月~1 岁:一次 62.5mg(10 万 U),qid,严重感染剂量增加,至少 12.5mg(2 万 U)/kg,qid (2) 1~6 岁:一次 125mg(20 万 U),qid,严重感染剂量增加,至少 12.5mg(2 万 U)/kg,qid (3) 6~12 岁:一次 250mg(40 万 U),qid,严重感染剂量增加,至少 12.5mg(2 万 U)/kg,qid (4) 12~18 岁:一次 500mg(80 万 U),严重感染剂量增加至 1g,qid
注意事项	参见青霉素
药典与处方集	USP、Ph. Eur.;CNF
目录类别	【保(甲)】
备注	

3. 耐酶青霉素类

■ 药品名称	苯唑西林(Oxacillin)
□ 其他名称	爽尔利
抗菌谱与适应证	用于治疗 (1) 产青霉素酶葡萄球菌感染,包括败血症、心内膜炎、肺炎和皮肤、软组织感染等 (2) 化脓性链球菌或肺炎球菌与耐青霉素葡萄球菌所致的混合感染
制剂与规格	注射用苯唑西林钠:①0.5g;②1.0g 苯唑西林钠片:0.25g 苯唑西林钠胶囊:0.25g
用法用量	(1) 肌内注射:一日 4~6g,分 4 次给药 (2) 静脉滴注:一日 4~8g,分 2~4 次给药,严重感染每日剂量可增加至 12g (3) 空腹口服:一般感染:一次 0.5~1.0g(2~4 粒);重症患者一次 1~1.5g(4~6 粒),一日 3~4 次。儿童:每日按体重 70~100mg/kg,分 3~4 次

儿童剂量	(1) 肌内注射或者静脉滴注：①肌内注射：每500mg溶于灭菌注射用水2.8ml。②静脉滴注：每1g溶于灭菌注射用水或者氯化钠注射液10ml。静脉滴注苯唑西林浓度一般为20～40mg/ml，快速滴注 (2) 空腹口服：新生儿，体重2.5kg以下者，一日120mg；体重在2.5kg以上者，一日160mg。轻、中度肾功能减退患者不需调整剂量，严重肾功能减退患者应避免应用大剂量，以防中枢神经系统毒性反应发生 (3) 用量：①早产儿、新生儿体重<2kg：日龄1～14日者，一次25mg/kg，每12小时1次；日龄15～30日者，一次25mg/kg，每8小时1次。新生儿体重>2kg：日龄1～14日者，一次25mg/kg，每8小时1次；日龄15～30日者，一次25mg/kg，每6小时1次；②儿童<40kg者：一次12.5～25mg/kg，每6小时1次≥40kg者：可按成人剂量
注意事项	ADR：①过敏反应、大剂量应用可出现神经-精神症状；②静脉使用偶可见恶心、呕吐、ALT及AST升高 其余与青霉素相同
药典与处方集	USP、Ph. Eur、Chin. P.；CNF
目录类别	【基（基）、保（乙）】
备注	

■ 药品名称	氯唑西林（Cloxacillin）
抗菌谱与适应证	治疗产青霉素酶葡萄球菌感染，包括败血症、心内膜炎、肺炎和皮肤、软组织感染等；也可用于化脓性链球菌或肺炎球菌与耐青霉素葡萄球菌所致的混合感染
制剂与规格	(1) 注射用氯唑西林钠：①0.5g；②1.0g (2) 氯唑西林钠胶囊：①0.125g；②0.25g；②0.5g (3) 氯唑西林钠颗粒：①0.125g；②50mg
用法用量	(1) 肌内注射：一日2g，分4次 (2) 静脉滴注：一日4～6g，分2～4次
儿童剂量	《WHO 儿童示范处方集》2010 版推荐： (1) 肌内注射：注射时可加0.2%利多卡因减少局部疼痛。一日25～50mg/kg，分4次 (2) 静脉滴注：①新生儿<2kg者：日龄1～14日，一次25mg/kg，每12小时1次；日龄15～30日，一次25mg/kg，每8小时1次。新生儿体重>2kg者：日龄1～14日，一次25mg/kg，每8小时1次；日龄15～30日，一次25mg/kg，每6小时1次；②儿童：一日50～200mg/kg，分2～4次 (3) 口服：一日50～200mg/kg，分4次，餐前半小时口服，不适宜用于严重感染

续 表

注意事项	ADR：①过敏反应、大剂量应用可出现神经－精神症状；②静脉使用偶可见恶心、呕吐、ALT 及 AST 升高 其余与青霉素相仿
药典与处方集	USP；CNF
目录类别	【保（甲）】
备注	

4. 广谱青霉素类

■ 药品名称	氨苄西林（Ampicillin）
抗菌谱与适应证	用于治疗敏感菌所致的呼吸道感染、胃肠道感染、泌尿道感染、软组织感染、脑膜炎、败血症，心内膜炎等感染
制剂与规格	(1) 氨苄西林钠胶囊（按氨苄西林计）：①0.25g；②0.5g (2) 注射用氨苄西林钠（按氨苄西林计）：①0.5g；②1.0g；③2.0g
用法用量	(1) 口服：一次 0.5g，tid (2) 肌内注射：一日 2～4g，分 4 次给药 (3) 静脉滴注或注射：①一日 4～8g，分 2～4 次给药；②重症感染者一日剂量可增至 12g。一日最高剂量为 14g，分 2～4 次给药；③肾功能不全者依据肌酐清除率 10～50ml/min 者，给药间隔延长至 6～12 小时；④肌酐清除率>10ml/min 者，给药间隔延长至 12～24 小时
儿童剂量	口服，至少饭前 30 分钟口服给药。静脉滴注或肌内注射，静脉注射浓度 50～100mg/ml，溶于 5% 或者 10% 葡萄糖、0.45% 或者 0.9% 氯化钠液，当剂量超过 50mg/kg 时，静脉滴注时间应>30 分钟，以避免神经毒性反应，包括惊厥 BNFC（2010～2011）推荐： (1) 治疗敏感菌所致的感染包括尿路感染，中耳炎、鼻窦炎、口腔感染、流感嗜血杆菌感染等：①口服：<7 天新生儿，一次 30mg/kg（最大剂量 62.5mg），bid；7～21 天新生儿，一次 30mg/kg（最大剂量 62.5mg），tid；21～28 天新生儿，一次 30mg/kg（最大剂量 62.5mg），qid；1 个月～1 岁儿童，一次 62.5mg，qid；1～5 岁儿童，一次 125mg，qid；5～12 岁儿童，一次 250mg，qid；12～18 岁儿童，一次 500mg，qid。重症感染剂量加倍；②肌内注射：1 个月～18 岁儿童，一次 12.5～25mg/kg（最大剂量 500mg），每 6 小时 1 次；③静脉滴注：<7 天新生儿，一次 12.5～25mg/kg，每 12 小时 1 次；7～21 天新生儿，一次 12.5～25mg/kg，每 8 小时 1 次；21～28 天新生儿，一次 12.5～25mg/kg，每 6 小时 1 次；1 个月～18 岁儿童，一次 25mg/kg（最大剂量 1g），每 6 小时 1 次。严重感染时剂量加倍 (2) 治疗无并发症的社区获得性肺炎：①口服：1 个月～1 岁儿童，一次 125mg，qid；1～5 岁儿童，一次 250mg，qid；5～18 岁儿童，一次 500mg，qid。②静脉滴注：<7 天新生儿，一次 50mg/kg，每 12 小时 1

	次。7～21天新生儿，一次50mg/kg，每8小时1次；21～28天新生儿，一次50mg/kg，每6小时1次；1个月～18岁儿童，一次50mg/kg（最大剂量1g），每6小时1次 （3）李斯特菌脑膜炎、B组链球菌感染、肠球菌心内膜炎（联合其他抗菌药），静脉滴注：①<7天新生儿，一次50mg/kg，每12小时1次；②7～21天新生儿，一次50mg/kg，每8小时1次；③21～28天新生儿，一次50mg/kg，每6小时1次；1个月～18岁儿童，一次50mg/kg（最大剂量2g，每4小时1次），每4～6小时1次。脑膜炎时剂量加倍
注意事项	ADR：①可致过敏性休克，皮疹发生率较其他青霉素为高，可达10%或更多；②偶见粒细胞和血小板减少，少见肝功能异常；③大剂量应用可出现神经-精神症状；④婴幼儿可出现颅压增高，表现为前囟隆起；其余与青霉素相仿
药典与处方集	USP、Ph. Eur.；CNF
目录类别	【基（基），保（甲）】
备注	

■ **药品名称**	阿莫西林（Amoxicillin）
抗菌谱与适应证	用于治疗敏感菌所致的：①中耳炎、鼻窦炎、咽炎、扁桃体炎等上呼吸道感染；②急性支气管炎、肺炎等下呼吸道感染；③泌尿、生殖道感染；④皮肤、软组织感染；⑤适用于治疗急性单纯性淋病；⑥尚可用于治疗伤寒、伤寒带菌者及钩端螺旋体病；⑦亦可与克拉霉素、兰索拉唑联合治疗幽门螺杆菌感染
制剂与规格	（1）阿莫西林片：①0.125g；②0.25g （2）阿莫西林胶囊：①0.125g；②0.25g （3）阿莫西林干混悬剂：袋装：①0.125g，②0.25g。瓶装：①1.25g，②2.5g （4）阿莫西林颗粒剂：125mg （5）注射用阿莫西林钠：①0.5g；②2g
用法用量	（1）口服：一次0.5g，每6～8小时1次，日剂量不超过4g （2）肌内注射或稀释后静脉滴注：一次0.5～1g，每6～8小时1次 （3）肾功能不全时剂量：①肌酐清除率10～30ml/min者，1次0.25～0.5g，每12小时1次；②肌酐清除率>10ml/min者，1次0.25～0.5g，每24小时1次 （4）透析时剂量：每次血液透析后应补充给予1g剂量
儿童剂量	口服、肌内注射、静脉滴注，可空腹或餐后口服给药。肌内注射用利多卡因稀释可减轻注射局部疼痛。静脉滴注液的浓度为50～100mg/ml，溶于5%或者10%葡萄糖、0.45%或者0.9%氯化钠，当剂量超过50mg/kg时，静脉滴注时间30分钟以上，以避免神经毒性

续　表

	（1）敏感菌所致的感染包括尿路感染、中耳炎、鼻窦炎、流感嗜血杆菌感染：①口服：<7 天新生儿，一次 30mg/kg（最大剂量 62.5mg），bid；7~28 天新生儿，一次 30mg/kg（最大剂量 62.5mg），tid；1 个月~1 岁儿童，一次 62.5mg，tid；1~5 岁儿童，一次 125mg，tid；5~12 岁儿童，一次 250mg，tid；12~18 岁儿童，500mg/d，分 3 次。重症感染剂量加倍；②肌内注射：1 个月~18 岁儿童，一次 30mg/kg（最大剂量 500mg），每 8 小时一次；③静脉滴注：>7 天新生儿，一次 30mg/kg，每 12 小时 1 次；7~28 天新生儿，一次 30mg/kg，每 8 小时 1 次；1 个月~18 岁儿童，一次 20~30mg/kg（最大剂量 500mg），每 8 小时 1 次。严重感染时剂量加倍 （2）无并发症的社区获得性肺炎：①口服：1 个月~1 岁儿童，一次 125mg，qid；1~5 岁儿童，一次 250mg，qid；5~18 岁儿童，一次 500mg，qid；②静脉滴注：<7 天新生儿，一次 50mg/kg，每 12 小时 1 次；7~28 天新生儿，一次 50mg/kg，每 8 小时 1 次；1 个月~18 岁儿童，一次 30mg/kg（最大剂量 4g），每 6 小时 1 次 （3）李斯特菌脑膜炎、B 组链球菌感染、肠球菌心内膜炎（联合其他抗菌药），静脉滴注。<7 天新生儿，一次 50mg/kg，每 12 小时 1 次；7~21 天新生儿，一次 50mg/kg，每 8 小时 1 次；21~28 天新生儿，一次 50mg/kg，每 6 小时 1 次；1 个月~18 岁儿童，一次 50mg/kg（最大剂量 2g），每 4~6 小时 1 次。治疗脑膜炎时剂量加倍
注意事项	ADR：①恶心、呕吐、抗生素相关性肠炎等胃肠道反应；②皮疹、过敏性休克等过敏反应；③偶见粒细胞和血小板减少和嗜酸性粒细胞增多等；④ALT、AST 可轻度升高；⑤大剂量应用可出现神经-精神症状 其余与青霉素相仿
药典与处方集	Ph. Eur.、Chin. P.；CNF
目录类别	【基（基），保（甲）】
备注	

■ **药品名称**	磺苄西林（Sulbenicillin）
抗菌谱与适应证	用于治疗敏感的铜绿假单胞菌、某些变形杆菌属以及其他敏感革兰阴性菌所致肺炎、尿路感染、复杂性皮肤软组织感染和败血症等。对本品敏感菌所致腹腔感染、盆腔感染宜与抗厌氧菌药物联合应用
制剂与规格	注射用磺苄西林钠：1.0g；100 万 U
用法用量	静脉滴注或静脉注射：①中度感染：成人 1 日剂量 8g；②重症感染或铜绿假单胞菌感染时剂量需增至一日 20g，分 4 次静脉给药
儿童剂量	静脉滴注或静脉注射：每日剂量按体重 80~300mg/kg，分 4 次给药

注意事项	ADR：①皮疹、发热等过敏反应常见，过敏性休克偶见；②可见恶心、呕吐等胃肠道反应；③可见白细胞或粒细胞减少和 ALT、AST 一过性增高；④注射部位局部疼痛、硬结；⑤大剂量应用可出现血小板功能或凝血机制异常，发生出血倾向 其余与青霉素相仿
药典与处方集	Chin. P.；CNF
目录类别	【保（乙）】
备注	

■ 药品名称	哌拉西林（Piperacillin）
抗菌谱与适应证	治疗铜绿假单胞菌和敏感革兰阴性杆菌所致的各种感染，如败血症、尿路感染、呼吸道感染、胆管感染、腹腔感染、盆腔感染以及皮肤、软组织感染等；与氨基糖苷类药联用治疗粒细胞减少症免疫缺陷患者的感染
制剂与规格	注射用哌拉西林钠（按哌拉西林计）：①0.5g；②1g；③2g
用法用量	静脉滴注或静脉注射：①中度感染 8g/d，分 2 次给药；②严重感染一次 3～4g，每 6 小时 1 次；③一日最大剂量不可超过 24g
儿童剂量	静脉滴注或静脉注射： （1）婴幼儿和 12 岁以下儿童的剂量为一日 100～200mg/kg （2）新生儿：①体重低于 2kg 者：出生后第 1 周每 12 小时 50mg/kg，第二周起每 8 小时 50mg/kg；②体重 2kg 以上者：出生后第 1 周每 8 小时 50mg/kg，1 周以上者，每 6 小时 50mg/kg
注意事项	ADR：可致皮疹、偶见过敏性休克；可见腹泻、恶心、呕吐等胃肠道反应；可见白细胞或粒细胞减少和凝血功能障碍 CI：对青霉素类药物过敏者禁用 PI：有出血史者，溃疡性结肠炎、克罗恩病或假膜性肠炎者，慎用。妊娠妇女给药属 USPFDA 妊娠风险 B 级。哺乳妇女用药应权衡利弊或暂停哺乳
药典与处方集	USP、Ph. Eur.、Chin. P.；CNF
目录类别	【基（基），保（甲）】
备注	

■ 药品名称	美洛西林（Mezlocillin）
□ 其他名称	力扬
抗菌谱与适应证	用于治疗大肠埃希菌、肠杆菌属、变形杆菌等革兰阴性杆菌中敏感菌株所致的呼吸、泌尿、消化、妇科和生殖器官等感染，如败血症、化脓性脑膜炎、腹膜炎、骨髓炎、皮肤和软组织感染以及眼、耳、鼻、喉科感染

续 表

制剂与规格	注射用美洛西林钠：①0.5g；②1g；③2g；④2.5g；⑤3g；⑥4g
用法用量	(1) 肌内注射、静脉注射或静脉滴注。①肌内注射临用前加注射用水溶解，静脉注射通常加入5%葡萄糖氯化钠注射液或5%~10%葡萄糖注射液溶解后使用。②肌内注射一日2~4次，静脉滴注按需要每6~8小时1次，其剂量根据病情而定，严重者可每4~6小时静脉注射1次 (2) 用量：成人 一日2~6g，严重感染者可增至8~12g，最大可增至15g
儿童剂量	用法：同成人 用量：按体重，一日0.1~0.2g/kg，严重感染者可增至0.3g/kg
注意事项	ADR：可致皮疹、偶见过敏性休克；可见腹泻、恶心、呕吐等胃肠道反应；可见白细胞或粒细胞减少和凝血功能障碍 CI：对青霉素类药物过敏者禁用 PI：有过敏性疾病者慎用。妊娠安全风险B级，哺乳妇女用药应权衡利弊或暂停哺乳
药典与处方集	USP；CNF
目录类别	【保（乙）】
备注	

■ 药品名称	阿洛西林 （Azlocillin）
抗菌谱与适应证	治疗敏感的革兰阳性及革兰阴性菌（包括铜绿假单胞菌）所致的呼吸道、泌尿道、生殖器官、胆管、胃肠道、败血症、脑膜炎、心内膜炎等严重感染以及手术、烧伤后感染、骨、皮肤及软组织感染
制剂与规格	注射用阿洛西林钠：①0.5g；②1g；③2g；④3g
用法用量	静脉滴注：一日6~10g，严重病例可增至10~16g，分2~4次
儿童剂量	静脉滴注（加入适量5%葡萄糖氯化钠注射液或5%~10%葡萄糖注射液中）：一日75mg/kg，分2~4次滴注；婴儿及新生儿，一日100mg/kg，分2~4次滴注
注意事项	ADR：可致皮疹、药物热和哮喘等过敏反应；可见腹泻、恶心、呕吐等胃肠道反应；可见贫血、血小板减少，嗜酸性粒细胞增多；ALT和AST轻度升高等 CI：对青霉素类药物过敏者禁用 PI：有过敏性疾病者慎用。妊娠妇女给药属美国FDA妊娠风险B级。哺乳妇女用药应权衡利弊或暂停哺乳
药典与处方集	Pol. P.；CNF

续　表

目录类别	【保（乙）】
备注	

二、头孢菌素类

1. 第一代头孢菌素

■ 药品名称	头孢唑林（Cefazolin）
□ 其他名称	新泰林
抗菌谱与适应证	第一代头孢菌素。除肠球菌属、耐甲氧西林葡萄球菌属外，对其他革兰阳性球菌均有良好抗菌活性，肺炎链球菌和溶血性链球菌对其高度敏感，对部分大肠埃希菌、奇异变型杆菌和肺炎克雷伯菌有良好抗菌活性。临床用于敏感菌所致的呼吸道、尿路感染，皮肤软组织、骨和关节、肝胆系统感染以及心内膜炎、败血症、眼、耳、鼻、咽喉部感染；外科手术预防用药
制剂与规格	（1）注射用头孢唑林钠：①0.5g；②1g；③1.5g；④2g （2）注射用五水头孢唑林钠：①0.5g；②1g；③1.5g；④2g
用法用量	肌内注射、静脉滴注或静脉推注：一次0.5~1g，一日2~4次。①严重感染可增至6g/d，分2~4次静脉给予，或遵医嘱；②外科手术预防用药：术前0.5~1小时给药1g，手术超过6小时者术中加用0.5~1g，术后每6~8小时给药0.5~1g，至术后24小时
儿童剂量	（1）静脉缓慢推注、静脉滴注或肌内注射：①肌内注射：临用前加灭菌注射用水或氯化钠注射液溶解后使用；②静脉推注：临用前加适量注射用水完全溶解后于3~5分钟静脉缓慢注射；③静脉滴注：加适量注射用水溶解后，再加入氯化钠或葡萄糖注射液100ml稀释后静脉滴注 （2）儿童常用剂量：一日50~100mg/kg，分2~3次静脉缓慢注射、静脉滴注或肌内注射
注意事项	ADR：不良反应发生率低，偶有皮疹、药物热等过敏反应，极少见过敏性休克；少有恶心、呕吐、食欲减退等胃肠道反应；用药后可出现暂时性肝功能异常，少数可见血小板、粒细胞及血红蛋白等减少 CI：对头孢菌素过敏者及有青霉素过敏性休克或即刻反应者禁用 DI：与肾毒性药物联用可增加肾毒性；与华法林同用可增加出血风险 PI：肾功能减退者应按肌酐清除率调节用量和给药间隔；妊娠期、哺乳期用药需权衡利弊；老年患者宜适当减量或延长给药间隔
药典与处方集	USP、Ph. Eur、Chin. P.；CNF
目录类别	【基（基），保（甲）】
备注	

■ 药品名称	头孢拉定（Cefradine）
抗菌谱与适应证	第一代头孢菌素。治疗敏感菌所致的轻、中度感染，如急性咽炎、扁桃体炎、中耳炎、支气管炎急性发作、肺炎等呼吸道感染，泌尿生殖道感染及皮肤软组织感染等
制剂与规格	（1）头孢拉定胶囊：①0.25g；②0.5g （2）头孢拉定片：①0.25g；②0.5g （3）头孢拉定颗粒：①0.125g；②0.25g （4）头孢拉定干混悬剂：①0.125g；②0.25g；③1.5g；④3g （5）注射用头孢拉定：①0.5g；②1g
用法用量	（1）口服：①一次0.25～0.5g，每6小时1次；②严重感染时可增至1次1g，一日最高剂量为4g （2）肌内注射、静脉滴注及静脉注射：一次0.5～1g，每6小时1次。1日最高剂量为8g。肌酐清除率>20ml/min时，其推荐剂量为每6小时0.5g；肌酐清除率为5～20ml/min时，其剂量为每6小时0.25g；肌酐清除率<5ml/min时，其剂量为每12小时0.25g
儿童剂量	（1）口服、静脉滴注、静脉注射或肌内注射。①肌内注射：将2ml注射用水加入0.5g瓶装内，须做深部肌内注射；②静脉注射：0.5g装瓶，至少用10ml注射用水或5%葡萄糖注射液溶解稀释，于5分钟内注射完毕；③静脉滴注：0.5g装瓶，用适宜的稀释液10ml溶解稀释，然后再以氯化钠注射液或5%葡萄糖液做进一步稀释；④干混悬剂：加饮用水至瓶上刻度线后摇匀成混悬液，混悬液室温贮放，7日内服用完；冰箱内贮放，14日内服用完 （2）用量：①口服：儿童一次6.25～12.5mg/kg，每6小时1次；②静脉滴注、静脉注射或肌内注射：儿童（1周岁以上）一次12.5～25mg/kg，每6小时1次；③若肌酐清除率每分钟<20ml/1.73m², 剂量应减少
注意事项	ADR：与头孢唑啉类似，另国内上市后不良反应报道，可导致血尿，儿童为易感人群，故应谨慎并监测用药 CI：对头孢菌素过敏者及有青霉素过敏性休克或即刻反应者禁用 DI：与肾毒性药物联用可增加肾毒性；与华法林同用可增加出血风险 PI：肾功能减退者应按肌酐清除率调节用量和给药间隔；妊娠期、哺乳期用药需权衡利弊；老年患者宜适当减量或延长给药间隔
药典与处方集	USP、Ph. Eur.、Chin. P.；CNF
目录类别	【基（基），保（甲/乙）】
备注	

■ 药品名称	头孢氨苄（Cefalexin）
抗菌谱与适应证	第一代口服给药头孢菌素。治疗金黄色葡萄球菌、大肠埃希菌、肺炎杆菌、流感杆菌等敏感菌所致的感染：①扁桃体炎、扁桃体周炎、咽喉炎、支气管炎、肺炎、支气管扩张感染以及手术后胸腔感染；②急性及慢性肾盂肾炎、膀胱炎、前列腺炎及泌尿生殖系感染；③中耳炎、外耳炎、鼻窦炎；④上颌骨周炎、上颌骨骨膜炎、上颌骨骨髓炎、急性腭炎、牙槽脓肿、根尖性牙周炎、智齿周围炎、拔牙后感染；⑤睑腺炎、睑炎、急性泪囊炎；⑥毛囊炎、疖、丹毒、蜂窝织炎、脓疱、痈、痤疮感染、皮下脓肿、创伤感染、乳腺炎、淋巴管炎等
制剂与规格	（1）头孢氨苄胶囊：①125mg；②250mg （2）头孢氨苄片：①125mg；②250mg （3）头孢氨苄颗粒：①50mg；②125mg （4）头孢氨苄干混悬剂：1.5g （5）头孢氨苄泡腾片：125mg
用法用量	口服： （1）次250～500mg，每6小时1次。一日最高剂量为4g （2）单纯性膀胱炎、单纯皮肤软组织感染以及链球菌咽峡炎：一次500mg，每12小时1次
儿童剂量	口服： （1）一日25～50mg/kg，qid （2）皮肤软组织感染及链球菌咽峡炎：一次12.5～50mg/kg，bid
注意事项	参见头孢唑啉
药典与处方集	USP、Ph. Eur.、Chin. P.；CNF
目录类别	【基（基），保（甲）】
备注	

■ 药品名称	头孢羟氨苄（Cefadroxil）
抗菌谱与适应证	第一代口服给药头孢菌素。治疗敏感菌所致的尿路感染，呼吸道感染，皮肤软组织感染，骨关节感染
制剂与规格	（1）头孢羟氨苄胶囊：①0.125g；②0.25g；③0.5g （2）头孢羟氨苄片：①0.125g；②0.25g （3）头孢羟氨苄颗粒：①0.125g；②0.25g
用法用量	口服： （1）一次0.5～1g，bid （2）肾功能不全者首次给予1g负荷剂量，根据肌酐清除率（Ccr）调整剂量：Ccr为25～50ml/min者，1次0.5g，每12小时1次；Ccr为10～25ml/min者，1次0.5g，每24小时1次；Ccr为0～10ml/min者，1次0.5g，每36小时1次

续　表

儿童剂量	口服： (1) 片剂或胶囊：一次 15～20mg/kg，bid。A 组溶血性链球菌咽炎及扁桃体炎，每 12 小时一次，疗程至少 10 日。肾功能减退的患者，应根据肾功能减退的程度，减量用药 (2) 颗粒剂：溶于 40℃以下的温开水内口服。一日 30mg/kg，分 2 次服
注意事项	参见头孢唑啉
药典与处方集	USP；CNF
目录类别	【保（乙）】
备注	

■ 药品名称	头孢硫脒（Cefathiamidin）
抗菌谱与适应证	第一代头孢菌素。治疗敏感菌所引起呼吸系统、肝胆系统、五官、尿路感染及心内膜炎、败血症感染
制剂与规格	注射用头孢硫脒：①0.5g；②1g；③2g
用法用量	(1) 肌内注射，一次 0.5～1g，qid (2) 静脉滴注，一次 2g，一日 2～4 次
儿童剂量	(1) 肌内注射：一日 50～100mg/kg，分 3～4 次给药 (2) 静脉注射：一日 50～100mg/kg，分 2～4 次给药。用前加灭菌注射用水或氯化钠注射液适量溶解
注意事项	参见头孢唑啉
药典与处方集	CNF
目录类别	【保（乙）】
备注	

2. 第二代头孢菌素

■ 药品名称	头孢呋辛（Cefuroxime）
□ 其他名称	悦康明可欣
抗菌谱与适应证	第二代用头孢菌素。用于治疗对革兰阳性球菌的活性与第一代头孢菌素相似或略差，但对葡萄球菌和革兰阴性杆菌产生的 β 内酰胺酶显得相当稳定。适用于治疗敏感菌或敏感病原体所致的下列感染：①呼吸系统感染；②泌尿生殖系统感染；③骨和关节感染；④皮肤软组织感染；⑤预防手术感染；⑥其他，如败血症、脑膜炎等严重感染

制剂与规格	（1）注射用头孢呋辛钠：①0.25g；②0.5g；③0.75g；④1.0g；⑤1.25g；⑥1.5g；⑦1.75g；⑧2.0g；⑨2.25g；⑩2.5g；⑪3.0g （2）头孢呋辛酯片：①0.25g；②0.125g；③0.5g （3）头孢呋辛酯干混悬剂：0.125g （4）头孢呋辛酯胶囊：①0.125g；②0.25g
用法用量	口服：一日0.5g，分2次服用；①下呼吸道感染：一日1g，分2次服用；②泌尿道感染：一日0.25g，分2次服用；③无并发症的淋病：单剂口服给药1g
儿童剂量	口服：①急性咽炎或扁桃体炎等一般感染：1次10mg/kg，1日2次，1日最大剂量为0.5g；②急性中耳炎、脓疱病等严重感染：1次15mg/kg，1日2次，1日最大剂量为1g
注意事项	ADR：常见皮肤瘙痒、胃肠道反应、血红蛋白降低、转氨酶和血胆红素升高、肾功能改变等，肌内注射可导致局部疼痛 CI：对头孢菌素过敏者禁用 DI：不可与氨基糖苷类药物置同一容器中；与高效利尿药联合应用，可致肾损害 PI：口服给药制剂餐后服用以提高血药浓度，同时减少胃肠道反应；孕期、哺乳期用药需权衡利弊；老年患者宜适当减量或延长给药间隔
药典与处方集	USP、Ph. Eur.、Chin. P.；CNF
目录类别	【保（甲）】
备注	参考药品说明书

■ **药品名称**	头孢克洛（Cefaclor）
抗菌谱与适应证	第二代口服给药头孢菌素。治疗敏感菌所致下列部位的轻、中度感染：呼吸系统感染、泌尿生殖系统感染、皮肤软组织感染、口腔科感染、眼科感染
制剂与规格	（1）头孢克洛胶囊：①125mg；②250mg （2）头孢克洛缓释胶囊：187.5mg （3）头孢克洛片：250mg （4）头孢克洛缓释片：375mg （5）头孢克洛分散片：①125mg；②375mg （6）头孢克洛颗粒：①100mg；②125mg；③250mg （7）头孢克洛混悬液：①30ml：0.75g；②60ml：1.5g
用法用量	口服： （1）一次250mg，每8小时1次 （2）较重的感染或敏感性较差的细菌引起的感染，剂量可加倍，但一日总量不超过4g

续　表

儿童剂量	口服： (1) 1 个月~12 岁儿童，一日 20mg/kg，分 3 次，重症感染剂量加倍，最大剂量一日 1g；或者 1 个月~1 岁儿童，一次 62.5mg，tid，严重感染剂量加倍 (2) 1~5 岁儿童，一次 125mg，tid，严重感染剂量加倍 (3) 5~12 岁儿童，一次 250mg，tid，严重感染剂量加倍 (4) 12~18 岁儿童，一次 250mg，tid，严重感染剂量加倍，最大剂量一日 4g
注意事项	参见头孢呋辛
药典与处方集	USP、Ph. Eur.、Chin. P.；CNF
目录类别	【保（乙）】
备注	

■ 药品名称	头孢替安 （Cefotiam）
抗菌谱与适应证	第二代注射用头孢菌素。治疗敏感菌所致的肺炎、支气管炎、胆管感染、腹膜炎、尿路感染以及手术和外伤所致的感染和败血症感染
制剂与规格	注射用盐酸头孢替安：①0.5g；②1g
用法用量	(1) 肌内注射、静脉注射或静脉滴注：一日 1~2g，分 2~4 次给予。败血症时可增至一日 4g (2) 肌酐清除率 ≥16.6ml/min 者，不需调整剂量；肌酐清除率 <16.6ml/min 者，每 6~8 小时用量应减为常用剂量的 75%
儿童剂量	(1) 肌内注射：用 0.25% 利多卡因注射液溶解后做深部肌内注射 (2) 静脉注射：用灭菌注射用水、氯化钠注射液或 5% 葡萄糖注射液溶解，每 0.5g 药物稀释成约 20ml，缓慢注射 (3) 静脉滴注：将 1 次用量溶于适量的 5% 葡萄糖注射液、氯化钠注射液或氨基酸输液中，于 30 分钟内滴入 (4) 一日 40~80mg/kg，严重感染可增至 160mg/kg，分 3~4 次给予
注意事项	ADR：偶见过敏、胃肠道反应、血象改变及一过性 ALT 及 AST 升高，可致肠道菌群改变，造成维生素 B、维生素 K 缺乏。大量静脉注射可导致血管疼痛和血栓性静脉炎 其余与头孢呋辛类似
药典与处方集	USP、Jpn P.；CNF
目录类别	【保（乙）】
备注	

■ 药品名称	头孢丙烯（Cefprozil）
抗菌谱与适应证	第二代口服给药头孢菌素。治疗敏感菌所致的下列轻、中度感染： （1）呼吸道感染，如化脓性链球菌性咽炎或扁桃体炎。肺炎球菌、流感嗜血杆菌和卡他莫拉菌引起的中耳炎或急性鼻窦炎、急性支气管炎继发细菌感染和慢性支气管炎急性发作 （2）金黄色葡萄球菌（包括产青霉素酶菌株）和化脓性链球菌等引起的非复杂性皮肤和皮肤软组织感染
制剂与规格	（1）头孢丙烯片：①0.25；②0.5g （2）头孢丙烯分散片：0.25g （3）头孢丙烯咀嚼片：0.25g （4）头孢丙烯胶囊：①0.125g；②0.25g （5）头孢丙烯颗粒：0.125g （6）头孢丙烯干混悬剂：①0.125g；②0.75g；③1.5g；④3.0g
用法用量	口服： （1）呼吸道感染：一次0.5g，bid （2）皮肤或皮肤软组织感染：一日0.5g，分1～2次给药 （3）严重病例，一次0.5g，bid （4）肾功能不全时，根据肌酐清除率进行剂量调整 （5）肝功能不全患者无需调整剂量
儿童剂量	口服： （1）6个月～12岁儿童：①上呼吸道感染：一次7.5mg/kg，bid；②皮肤或皮肤软组织感染：一次20mg/kg，qd；③中耳炎：一次15mg/kg，bid；④急性鼻窦炎：一次7.5mg/kg，bid。严重病例，一次15mg/kg，bid。疗程一般7～14日，但β溶血性链球菌所致急性扁桃体炎、咽炎的疗程不少于10日 （2）13～18岁儿童：①上呼吸道感染：一次0.5g，qd；②下呼吸道感染：一次0.5g，bid；③皮肤或皮肤软组织感染：一日0.5g，bid。严重病例一次0.5g，bid。但β溶血性链球菌所致急性扁桃体炎，咽炎的疗程不少于10日 （3）严重肾功能不全患者服用本品应调整剂量；肌酐清除率每分钟30～120ml/1.73m^{2}时，给予常用剂量，肌酐清除率每分钟0～29ml/1.73m^{2}时，给予50%的常用剂量
注意事项	ADR：胃肠道反应包括胃部不适、恶心呕吐等；过敏反应；少见ALT、AST升高。可见眩晕、头痛、失眠等神经系统不良反应 其余与头孢呋辛类似
药典与处方集	USP；CNF
目录类别	【保（乙）】
备注	

临床路径抗感染治疗药物

■ 药品名称	头孢孟多 (Cefamandole nafate)
抗菌谱与适应证	治疗敏感菌所致的感染：①肺炎球菌、流感嗜血杆菌、克雷伯菌属、甲氧西林敏感金黄色球菌、溶血性链球菌和奇异变形杆菌所致的呼吸道感染；②大肠埃希菌、奇异变形杆菌（吲哚阳性及吲哚阴性）及克雷伯菌属所致的尿路感染；③大肠埃希菌等肠杆菌科细菌所致腹膜炎；④大肠埃希菌、甲氧西林敏感金黄色葡萄球菌、肺炎球菌、化脓性链球菌、流感嗜血杆菌和克雷伯菌属所致的血流感染；⑤甲氧西林敏感金黄色葡萄球菌及化脓性链球菌、大肠埃希菌、克雷伯菌属所致的皮肤及软组织感染；⑥甲氧西林敏感金黄色葡萄球菌所致的骨、关节感染
制剂与规格	注射用头孢孟多酯钠（按头孢孟多计）：①0.5g；②1g；③2g
用法用量	（1）肌内注射：一日2~4g，分3~4次 （2）静脉滴注：一日4~8g，分3~4次 （3）肾功能减退者用量：可按肌酐清除率计算剂量。先予以首剂饱和量（1~2g），以后肌酐清除率>50ml/min者，每6小时给予1g；肌酐清除率为25~50ml/min者和10~25ml/min者，剂量分别为每6小时和每12小时0.5g；肌酐清除率<10ml/min者，每24小时0.5g
儿童剂量	不推荐用于早产儿及新生儿患者；1个月以上婴儿和儿童用量：①肌内注射：每日50~100mg/kg，分3~4次；②静脉滴注：每日100~150mg/kg，分3~4次
注意事项	ADR：①应用头孢孟多期间饮酒或含乙醇饮料可出现双硫仑样反应，故在应用本品期间和以后数天内，应避免饮酒和含乙醇的饮料；②本品可导致低凝血酶原血症，有的患者可伴有出血现象，易发生于老年、手术后或各种原因所致维生素K缺乏的患者；③肾功能减退患者应用大量头孢孟多时，偶可发生低凝血酶原血症，有时可伴出血表现，故在治疗前和治疗过程中应检测出、凝血时间 CI：①有青霉素过敏史者慎用；②有胃肠道疾病，尤其有结肠炎史者慎用；③老年及肾功能减退患者应按肾功能减退程度减少剂量，并需注意出血并发症的发生 DI：应用本品时合用维生素K可预防出血 PI：①哺乳期妇女使用本品宜停止授乳；②过量应用可导致惊厥，尤其是肾功能不全患者。如用药期间发生惊厥，应立即停药，并予以抗惊厥治疗，必要时进行血液透析
药典与处方集	Chin. P.
目录类别	
备注	

3. 第三代头孢菌素

■ 药品名称	头孢噻肟（Cefotaxime）
抗菌谱与适应证	第三代注射用头孢菌素。治疗敏感细菌所致的肺炎及其他下呼吸道感染、尿路感染、脑膜炎、败血症、腹腔感染、盆腔感染、皮肤软组织感染、生殖道感染、骨和关节感染等。头孢噻肟可以作为小儿脑膜炎的选用药物
制剂与规格	注射用头孢噻肟钠：①0.5g；②1g；③2g
用法用量	（1）肌内注射：一次 0.5～2g，每 8～12 小时 1 次 （2）静脉滴注：①一日 2～6g，分 2～3 次给药；②严重感染者，每 6～8 小时 2～3g，一日最高剂量为 12g；③无并发症的肺炎球菌肺炎或急性尿路感染：每 12 小时 1g
儿童剂量	（1）肌内注射：本品 0.5g、1.0g 或 2.0g 分别加入 2ml、3ml 或 5ml 灭菌注射用水 （2）静脉注射：加至少 10～20ml 灭菌注射用水于上述不同量的本品内，于 5～10 分钟内缓慢静脉注入 （3）静脉滴注：将静脉注射液再加适当溶剂稀释至 100～500ml。《WHO 儿童示范处方集》2010 版建议用量： 1）治疗敏感菌所致的感染：<7 日新生儿，一次 25mg/kg，每 12 小时 1 次；7～21 日新生儿，一次 25mg/kg，每 8 小时 1 次；21～28 日新生儿，一次 25mg/kg，每 6～8 小时 1 次。新生儿严重感染和脑膜炎，剂量加倍。1 个月～18 岁儿童，一次 50mg/kg，每 8～12 小时 1 次，严重感染和脑膜炎患者剂量可增至每 6 小时一次给药，最大剂量一日 12g，静脉给药 2）严重肾功能减退患者应用本品时须适当减量。血清肌酐清除率每分钟<5ml/1.73m^{2}时，首剂按正常剂量，维持量减半 3）治疗淋病：肌内注射、静脉注射或静脉滴注。12～18 岁儿童单剂一次 500mg
注意事项	ADR：皮疹、瘙痒、发热等过敏反应，食欲减退、恶心呕吐、腹泻等；肝功能异常，一过性肌酐、尿素氮升高；偶见白细胞、粒细胞、血小板减少；长期用药可致二重感染 CI：对头孢菌素过敏者禁用 DI：与氨基糖苷类药物联用对铜绿假单胞菌有协同作用；与氨基糖苷、其他头孢类及强效利尿剂联用可能增加肾毒性；与丙磺舒合用，提高本品血药浓度 PI：妊娠期、哺乳期用药需权衡利弊；溃疡性结肠炎、克罗恩病或假膜性肠炎者慎用
药典与处方集	USP、Ph. Eur.、Chin. P.；CNF
目录类别	【保（甲）】
备注	

■ 药品名称	头孢克肟（Cefixime）
抗菌谱与适应证	第三代注射用头孢菌素。治疗敏感细菌所致的肺炎及其他下呼吸道感染、尿路感染等
制剂与规格	(1) 头孢克肟胶囊：①50mg；②100mg (2) 头孢克肟颗粒：50mg
用法用量	(1) 一次 50～100mg，bid，口服 (2) 重症一次口服给药量可增至200mg
儿童剂量	口服：①体重<30kg 儿童：一次 1.5～3mg/kg，bid；重症患者，一次6mg/kg，bid；②体重>30kg 儿童：一次 50～100mg，bid；重症患者，一次口服200mg，bid
注意事项	ADR：偶可引起过敏反应如：皮疹、瘙痒、发热等过敏反应，可致肝功能异常，白细胞、粒细胞、血小板减少；长期用药可致二重感染 CI：对头孢菌素过敏者禁用 DI：与氨基糖苷类药物联用对敏感菌有协同作用；与丙磺舒合用，提高本品血药浓度；与华法林同用可增加出血风险 PI：妊娠期、哺乳期用药需权衡利弊
药典与处方集	USP、Ph. Eur.、Chin. P.；CNF
目录类别	【保（甲）】
备注	

■ 药品名称	头孢哌酮（Cefoperazone）
抗菌谱与适应证	第三代注射用头孢菌素。治疗敏感菌所致的呼吸道感染、泌尿道感染、胆管感染、皮肤软组织感染、败血症、脑膜炎、创伤及手术后感染。与抗厌氧菌药联用，用于治疗敏感菌所致的腹膜炎、盆腔感染
制剂与规格	注射用头孢哌酮钠：①0.5g；②1g；③1.5g；④2g
用法用量	肌内注射、静脉注射或静脉滴注 (1) 一般感染：一次 1～2g，每 12 小时 1 次 (2) 严重感染：一次 2～3g，每 8 小时 1 次 (3) 一日剂量不宜超过 9g，免疫缺陷患者伴严重感染时剂量可增至一日 12g
儿童剂量	(1) 肌内注射、静脉注射或静脉滴注：①肌内注射：每1g 药物加灭菌注射用水 2.8ml 及 0.2% 利多卡因注射液 1ml，其浓度为 250mg/ml；②静脉注射：每1g 药物加葡萄糖氯化钠注射液 40ml 溶解；③静脉滴注：取 1～2g 头孢哌酮溶解于 100～200ml 葡萄糖氯化钠注射液或其他稀释液中，最后药物浓度为 5～25mg/ml。每 1g 头孢哌酮的钠含量为 1.5mmol（34mg） (2) 用量：一日 50～200mg/kg，分 2～3 次静脉滴注

注意事项	ADR：与头孢噻肟类似；另可干扰体内维生素 K 的代谢，造成出血倾向 CI：对头孢菌素过敏者禁用；肝功能不全及胆管阻塞患者禁用 DI：与氨基糖苷类药物联用对铜绿假单胞菌、大肠埃希菌等有协同作用；与氨基糖苷、其他头孢类及强效利尿剂联用可能增加肾毒性；与非甾体类抗炎药、血小板聚合抑制药合用可增加出血风险；与抗凝药物或溶栓药合用干扰维生素 K 代谢，导致低凝血酶原血症 PI：妊娠期、哺乳期用药需权衡利弊；用药前后饮酒可能导致双硫仑反应
药典与处方集	USP、Ph. Eur.、Chin. P.；CNF
目录类别	
备注	

■ 药品名称	头孢他啶（Ceftazidime）
抗菌谱与适应证	第三代注射用头孢菌素。治疗敏感革兰阴性杆菌所致的败血症、下呼吸道感染、腹腔和胆管感染、复杂性尿路感染和严重皮肤软组织感染等。对于由多种耐药革兰阴性杆菌引起的免疫缺陷者感染、医院内感染以及革兰阴性杆菌或铜绿假单胞菌所致中枢神经系统感染尤为适用
制剂与规格	注射用头孢他啶：①0.25g；②0.5g；③1g；④2g
用法用量	(1) 败血症、下呼吸道感染、胆管感染等，一日 4～6g，分 2～3 次静脉滴注或静脉注射 (2) 泌尿系统感染和重度皮肤软组织感染等，一日 2～4g，分 2 次静脉滴注或静脉注射 (3) 对于某些危及生命的感染、严重铜绿假单胞菌感染和中枢神经系统感染，可酌情增量至一日 0.15～0.2g/kg，分 3 次静脉滴注或静脉注射
儿童剂量	(1) 静脉给药或深部肌内注射给药。肌内注射时可用 1.5～3ml 0.2% 盐酸利多卡因注射液配制 (2) 用量：①新生儿，静脉滴注：<7 天新生儿，一次 25～50mg/kg。每 24 小时给药一次；7～21 天新生儿，一次 25～50mg/kg，每 12 小时给药一次；21～28 天新生儿，一次 25～50mg/kg，每 8 小时给药一次；②1个月～18 岁儿童：一次 25～50mg/kg，每 8 小时给药一次，最大剂量一日 6g，静脉注射或滴注；③患有囊性纤维化并发肺部铜绿假单胞菌感染的 1 个月～18 岁儿童，一次 50mg/kg，每 8 小时给药一次，最大剂量一日 9g，肌内注射、静脉注射或滴注；④肾功能损害者：当肌酐清除率每分钟<50ml/1.73m²，应减少剂量

续　表

注意事项	ADR：与头孢呋辛类似 CI：对头孢菌素过敏者禁用 DI：与氨基糖苷类药物联用有协同作用；与氨基糖苷、抗肿瘤药物或强效利尿剂联用可增加肾毒性；与氯霉素联用有相互拮抗作用 PI：妊娠期、哺乳期用药需权衡利弊
药典与处方集	USP、Ph. Eur.、Chin. P.；CNF
目录类别	【保（乙）】
备注	

■ 药品名称	头孢曲松（Ceftriaxone）
□ 其他名称	悦康多治
抗菌谱与适应证	第三代注射用头孢菌素。用于治疗敏感致病菌所致的下呼吸道感染、尿路、胆道感染，以及腹腔感染、盆腔感染、皮肤软组织感染、骨和关节感染、败血症、脑膜炎等及手术期感染预防。本品单剂可治疗单纯性淋病
制剂与规格	注射用头孢曲松钠：①0.25g；②0.5g；③0.75g；④1g；⑤1.5g；⑥2g；⑦3g；⑧4g
用法用量	肌内注射或静脉给药：每24小时1~2g或每12小时0.5~1g，最高剂量1日4g
儿童剂量	肌内注射或静脉给药：小儿常用量静脉给药，按体重1日20~80mg/kg
注意事项	ADR：与头孢噻肟类似 CI：对头孢菌素过敏者禁用 DI：与氨基糖苷类药物联用有协同作用；与含钙剂或含钙产品合并用药可能导致致死性不良事件；丙磺舒不影响本品的消除 PI：孕期、哺乳期用药需权衡利弊；用药前后饮酒可能导致双硫仑反应
药典与处方集	USP、Ph. Eur.、Chin. P.；CNF
目录类别	【保（甲）】
备注	参考药品说明书

■ 药品名称	头孢唑肟（Ceftizoxime）
抗菌谱与适应证	第三代注射用头孢菌素。治疗由敏感菌引起的下呼吸道感染、胆管感染、腹腔感染、盆腔感染、尿路感染、脑膜炎、皮肤软组织感染、骨和关节感染、败血症、感染性心内膜炎及创伤、烧伤、烫伤后的严重感染

制剂与规格	注射用头孢唑肟钠：①0.5g；②1g；③2g
用法用量	静脉滴注：①1次1～2g，每8～12小时1次；②严重感染：剂量可增至1次3～4g，每8小时1次；③治疗非复杂性尿路感染：1次0.5g，每12小时1次；④肾功能损害的患者在给予0.5～1g的首次负荷剂量后，需根据其损害程度调整剂量
儿童剂量	(1) 静脉注射或静脉滴注：本品可用灭菌注射用水、氯化钠注射液、5%葡萄糖注射液溶解后缓慢静脉注射，亦可加在10%葡萄糖注射液、电解质注射液或氨基酸注射液中静脉滴注0.5～2小时 (2) 剂量：6个月及6个月以上的婴儿和儿童，一次50mg/kg，每6～8小时1次
注意事项	ADR：皮疹、瘙痒、发热等过敏反应，食欲减退、恶心呕吐、腹泻等；肝功能异常，偶见白细胞、粒细胞、血小板减少，头痛麻木等；极少数患者可发生黏膜念珠菌病 CI：对头孢菌素过敏者禁用 DI：与氨基糖苷、其他头孢类联用可能增加肾毒性；丙磺舒可使本品血药浓度升高 PI：妊娠期、哺乳期用药需权衡利弊；溃疡性结肠炎、克罗恩病或假膜性肠炎者慎用
药典与处方集	USP；CNF
目录类别	【保（乙）】
备注	

临床路径抗感染治疗药物

■ 药品名称	头孢泊肟酯（Cefpodoxime）
抗菌谱与适应证	第三代注射用头孢菌素。治疗由金黄色葡萄球菌、大肠埃希菌、肺炎球菌等敏感菌引起的下呼吸道感染、泌尿系感染、皮肤软组织感染及中耳、扁桃体等部位感染
制剂与规格	(1) 头孢泊肟酯片：①0.1g；②0.2g (2) 头孢泊肟酯干混悬剂：① 0.1g；② 50mg；③ 36g：0.6g；④ 36g：1.2g
用法用量	口服，成人或>12岁的儿童： (1) 一般感染每日200mg，分2次服 (2) 中度感染每日400mg，分2次服 (3) 皮肤软组织感染每日800mg，分2次服 (4) 妇女淋球菌感染，服用单剂量200mg

续　表

儿童剂量	餐后口服： (1) 敏感菌感染：15 天 ~ 6 个月儿童，一次 4mg/kg, bid；6 个月 ~ 2 岁儿童，一次 40mg, bid；3 ~ 8 岁儿童，一次 80mg, bid；9 ~ 12 岁儿童，一次 100mg, bid；12 ~ 18 岁儿童，一次 100mg, bid。鼻窦炎、皮肤软组织感染、无并发症上尿路感染和下呼吸道感染，剂量可增至一次 200mg, bid (2) 无并发症淋病：12 ~ 18 岁儿童，单剂一次 200mg
注意事项	ADR：偶可致过敏，可致人体菌群失调，引起消化道症状、维生素缺乏和二重感染以及眩晕、头痛、晕厥等；可致 ALT、AST 和胆红素等一过性升高及各种形式的血象改变 CI：对头孢菌素过敏者禁用 DI：与氨基糖苷、其他头孢类联用可能增加肾毒性；丙磺舒可使本品血药浓度升高；与抗酸药或 H_2 受体拮抗剂联用可使胃内 pH 升高，可降低血药浓度，不宜联用 PI：妊娠期、哺乳期用药需权衡利弊；溃疡性结肠炎、克罗恩病或假膜性肠炎者慎用
药典与处方集	USP；CNF
目录类别	
备注	

■ 药品名称	头孢特仑 (Cefteram)
抗菌谱与适应证	第三代注射用头孢菌素。治疗大肠埃希菌、肺炎球菌、流感嗜血杆菌等敏感菌引起的呼吸道感染、泌尿生殖系感染、胆囊炎、胆管炎及猩红热
制剂与规格	头孢特仑匹酯片：①50mg；②0.1g
用法用量	口服：一次 500 ~ 100mg, tid
儿童剂量	口服：按体重一次 9 ~ 18mg/kg, tid
注意事项	ADR：皮疹、瘙痒、发热等过敏反应，食欲减退、恶心、呕吐、腹泻等消化道症状；偶见肝功能异常，白细胞、粒细胞、血小板减少 CI：对头孢菌素过敏者 DI：与氨基糖苷或强利尿剂联用，可增加肾毒性；抗酸剂、H_2 受体拮抗剂可影响本品吸收和疗效，不宜合用 PI：妊娠期、哺乳期用药需权衡利弊；饭后口服给药
药典与处方集	USP
目录类别	
备注	

■ 药品名称	头孢地尼（Cefdinir）
抗菌谱与适应证	第三代口服给药头孢菌素。治疗对本品敏感的葡萄球菌、大肠埃希菌、克雷伯杆菌、奇异变形杆菌等引起的感染：①咽喉炎、扁桃体炎、支气管炎急性发作、肺炎；②中耳炎、鼻窦炎；③肾盂肾炎、膀胱炎、淋菌性尿道炎；④附件炎、宫内感染、前庭大腺炎；⑤乳腺炎、肛门周围脓肿、外伤或手术伤口的继发感染；⑥皮肤软组织感染；⑦眼睑炎、睑腺炎、睑板腺炎、猩红热
制剂与规格	（1）头孢地尼胶囊：①50mg；②100mg （2）头孢地尼分散片：①50mg；②100mg
用法用量	（1）一次 100mg，tid，口服 （2）严重肾功能障碍者应酌减剂量及延长给药间隔时间 （3）血液透析患者，建议剂量为一次 100mg，qid，口服
儿童剂量	口服：一日 9～18mg/kg，分 3 次口服
注意事项	ADR：皮疹、瘙痒、发热等过敏反应，食欲减退、恶心、呕吐、腹泻等消化道症状；偶见肝功能异常，白细胞、粒细胞、血小板减少，偶见急性肾衰 CI：对头孢菌素过敏者 DI：与氨基苷或强利尿剂联用，可增加肾毒性 PI：妊娠期、哺乳期用药需权衡利弊
药典与处方集	Chin. P.；CNF
目录类别	【保（乙）】
备注	

■ 药品名称	头孢妥仑（Cefditoren）
抗菌谱与适应证	第三代注射用头孢菌素。治疗由金黄色葡萄球菌、大肠埃希菌、肺炎球菌等敏感菌引起的下呼吸道感染、泌尿生殖系感染、皮肤软组织感染、胆囊炎、胆管炎及中耳、扁桃体等部位感染
制剂与规格	头孢妥仑匹酯片：①0.1g；②0.2g
用法用量	口服：每次 200～400mg，bid （1）中度感染一日 400mg （2）皮肤软组织感染每日 800mg （3）妇女淋球菌感染，服用单剂量 200mg
儿童剂量	12 岁以下儿童用药安全性尚未确定

续　表

注意事项	ADR：皮疹、瘙痒、发热等过敏反应，食欲减退、恶心呕吐、腹泻等消化道症状；偶见肝功能异常，白细胞、粒细胞、血小板减少 CI：对头孢菌素过敏者、对酪蛋白过敏者禁用 DI：与氨基糖苷或强利尿剂通用，可增加肾毒性；抗酸剂、H_2受体拮抗剂可影响本品吸收和疗效，不宜合用；与高脂药物食物同服，可增加吸收 PI：妊娠期、哺乳期用药需权衡利弊
药典与处方集	USP
目录类别	
备注	

■ 药品名称	头孢曲松钠他唑巴坦钠（Ceftriaxone Sodium Tazobactam Sodium）
□ 其他名称	优他能
抗菌谱与适应证	治疗对头孢曲松单方耐药、对本复方敏感的产 β 内酰胺酶细菌引起的中、重度感染：①下呼吸道感染：由产 β 内酰胺酶的肺炎链球菌、金黄色葡萄球菌、大肠埃希菌、克雷伯菌属、流感嗜血杆菌等敏感菌所致的肺炎、慢性支气管炎急性发作、急性支气管炎、肺脓肿和其他肺部感染；②急性细菌性中耳炎：由产 β 内酰胺酶的肺炎链球菌、流感嗜血杆菌、莫拉菌属等敏感菌导致；③皮肤和皮肤软组织感染：由产 β 内酰胺酶的金黄色葡萄球菌、表皮链球菌、化脓性链球菌和其他链球菌、大肠埃希菌、肠杆菌属、克雷伯菌属、铜绿假单胞菌属、厌氧球菌等敏感菌导致；④尿路感染：由产 β 内酰胺酶的大肠埃希菌、奇异变形杆菌、肺炎克雷伯菌等敏感菌导致；⑤单纯性淋病：由产 β 内酰胺酶的淋球菌导致；⑥盆腔炎：由产 β 内酰胺酶的淋球菌导致；⑦细菌性败血症：由产 β 内酰胺酶的金黄色葡萄球菌、肺炎链球菌、大肠埃希菌、克雷伯菌属等敏感菌导致的菌血症和败血症；⑧骨和（或）关节感染：由产 β 内酰胺酶的金黄色葡萄球菌、肺炎链球菌、大肠埃希菌、梭状芽胞杆菌、奇异变形杆菌等敏感菌导致；⑨腹腔内感染：由产 β 内酰胺酶的大肠埃希菌、克雷伯菌属、脆弱拟杆菌、梭状芽胞杆菌等敏感菌导致；⑩其他：由产 β 内酰胺酶的奈瑟菌属、流感嗜血杆菌等敏感菌导致的脑膜炎，以及外科手术预防感染等
制剂与规格	注射用头孢曲松钠他唑巴坦钠：①1.0g（头孢曲松 0.75g，他唑巴坦 0.25g）；②2.0g（头孢曲松 1.5g，他唑巴坦 0.5g）

用法用量	（1）静脉滴注：用灭菌注射用水或 0.9% 氯化钠注射液溶解本品后，加到 5% 葡萄糖注射液、0.9% 氯化钠注射液或 5% 葡萄糖氯化钠注射液 250ml 中静脉滴注。滴注时间>1 小时。成年人及 12 岁以上儿童，体重 50kg 以上儿童均使用成人剂量，通常剂量每日 2.0g~4.0g，分 1~2 次给药。12 岁以下儿童，每日 40mg/kg，分 1~2 次给予 （2）肝、肾功能不全：肝肾功能不全患者一般不需调整剂量，但严重的肝、肾功能障碍者（如透析患者）应进行血药浓度监测，以决定是否需要调整剂量 （3）疗程：疗程取决于病程，通常 4~14 天，严重复杂感染可适当延长。与一般抗菌药物治疗方案一样，在发热消退或得到细菌被消除的证据之后，应继续使用本品至少 48~72 小时
儿童剂量	儿童应用本品需仔细权衡利弊，具体见【用法用量】。头孢曲松可将胆红素从血清白蛋白上置换下来，患有高胆红素血症的新生儿（尤其是早产儿）可能发展成核黄疸，应慎用或避免使用本品
注意事项	①对头孢菌素类及 β 内酰胺酶抑制剂类药物过敏的患者禁用本品。治疗中，如发生过敏反应，应立即停药。严重过敏反应者，应立即给予肾上腺素急救，给氧，静注皮质激素类药物；②有胃肠道疾病史者，特别是溃疡性结肠炎、局限性肠炎或抗生素相关性结肠炎（头孢菌素类很少产生假膜性结肠炎）者应慎用；③因为他唑巴坦钠动力学变化与肾功能减退程度相关，在伴有肾功能不全患者使用本品后，$T_{1/2}$ 延长，消除率降低，分布容积增大，所以严重肾功能不全患者每日应用本品剂量应少于 2g。血液透析清除本品的量不多，透析后无需增补剂量；④因为头孢菌素类毒性低，所以有慢性肝病患者应用本品时不需调整剂量。患者有严重肝损害或肝硬化者应调整降低剂量；⑤在使用本品进行较长时间治疗时，应定期检查患者肝、肾、血液等系统功能；⑥本品为钠盐，需要控制盐摄入量的患者使用本品时，应定期检查血清电解质水平；对于同时接受细胞毒药物或利尿剂治疗的患者，要警惕发生低血钾症的可能；⑦对诊断的干扰：应用本品的患者以硫酸铜法测尿糖时可获得假阳性反应，以葡萄糖酶法则不受影响；血尿素氮和血清肌酐可有暂时性升高；血清胆红素、碱性磷酸酶、丙氨酸氨基转移酶（ALT）和门冬氨酸氨基转移酶（AST）皆可升高；⑧由于本品药物配伍禁忌较多，联合用药时应注意本说明书【药物相互作用】项下说明
药典与处方集	
目录类别	
备注	

4. 第四代头孢菌素

■ 药品名称	头孢吡肟（Cefepime）
抗菌谱与适应证	第四代头孢菌素。治疗敏感菌所致的中、重度感染：①下呼吸道感染，如肺炎、支气管炎等；②泌尿系统感染；③非复杂性皮肤或皮肤软组织感染；④复杂性腹腔内感染；⑤妇产科感染；⑥其他：如败血症、儿童脑脊髓膜炎及中性粒细胞减少性发热患者的经验治疗
制剂与规格	注射用盐酸头孢吡肟：①0.5g；②1g
用法用量	肌内注射或静脉滴注： （1）一次 1~2g，每 12 小时 1 次 （2）轻、中度感染：一次 0.5~1g，每 12 小时 1 次 （3）重度泌尿道感染：一次 2g，每 12 小时 1 次 （4）严重感染、中性粒细胞减少性发热的经验治疗：一次 2g，每 8 小时 1 次
儿童剂量	（1）静脉滴注或深部肌内注射：①静脉给药：静脉滴注时，将药物 1~2g 溶于 50~100ml 0.9% 氯化钠注射液，5% 或 10% 葡萄糖注射液，1/6mmol/L 乳酸钠注射液，葡萄糖氯化钠注射液，乳酸林格和 5% 葡萄糖混合注射液中，药物浓度不应超过 40mg/ml，于 30 分钟滴注完毕；②肌内注射：将 0.5g 加 1.5ml 注射用水，或 1g 加 3.0ml 注射用水溶解后，经深部肌群注射 （2）用量：2 个月~12 岁儿童，一次 40mg/kg（最大剂量不超过 2g），每 12 小时 1 次；①细菌性脑脊髓膜炎儿童：一次 50mg/kg，每 8 小时 1 次；②中性粒细胞减少伴发热治疗：一次 50mg/kg。每 8 小时 1 次。2 个月以下儿童慎用，必须使用时则一次 30mg/kg，每 8 小时或 12 小时 1 次 （3）肾功能不全患者，其初始剂量与肾功能正常的患者相同，但维持剂量和给药间隔需按肌酐清除率（CCr）调整，CCr30~60ml/min 者，一次 0.5~2.0g，每 24 小时 1 次；CCr11~29ml/min 者，一次 0.5~1.0g，每 24 小时 1 次；CCr<11ml/min 者，一次 0.25~0.5g，每 24 小时 1 次
注意事项	ADR：局部刺激、二重感染、消化道反应、药物热、头痛、恶心、呕吐等；可见白细胞、粒细胞、血小板减少，ALT、AST 升高等 CI：对头孢菌素过敏者、对 L-精氨酸过敏者禁用 DI：与氨基糖苷、抗肿瘤药或强利尿剂联用，可增加肾毒性 PI：妊娠期、哺乳期用药需权衡利弊
药典与处方集	USP、Jpn P.；CNF
目录类别	【保（乙）】
备注	

■ 药品名称	头孢匹罗（Cefpirome）
抗菌谱与适应证	第四代头孢菌素。治疗敏感菌引起的严重感染：①严重的下呼吸道感染（如大叶性肺炎、肺脓肿、支气管扩张合并感染等）；②严重的泌尿道感染（如复杂性尿路感染）；③严重的皮肤及软组织感染；④中性粒细胞减少患者所患严重感染；⑤败血症、化脓性脑膜炎、腹腔内感染、肝胆系统感染、盆腔内感染
制剂与规格	注射用头孢匹罗：①0.5g；②1g；③2.0g
用法用量	静脉注射或静脉滴注： （1）上、下泌尿道合并感染，严重皮肤及软组织感染：一次 1g，每 12 小时 1 次 （2）严重下呼吸道感染：一次 1～2g，每 12 小时 1 次 （3）败血症：一次 2g，每 12 小时 1 次 （4）中性粒细胞减少患者所患严重感染：一次 2g，每 12 小时 1 次 （5）肾功能不全时剂量：先给予 1～2g 负荷剂量，再根据肌酐清除率进行剂量调整 （6）血液透析患者（肌酐清除率<5ml/min），一次 0.5～1g，qid，透析后再给于 0.25～0.5g 的补充剂量
儿童剂量	儿童禁用
注意事项	ADR：局部刺激、二重感染、消化道反应、药物热、头痛、恶心、呕吐等；可见粒细胞、血小板减少，ALT、AST 或胆红素升高等 CI：对头孢菌素过敏者禁用 DI：与氨基糖苷、抗肿瘤药或强利尿剂联用，可增加肾毒性 PI：妊娠期、哺乳期用药需权衡利弊
药典与处方集	Jpn P．；CNF
目录类别	【保（乙）】
备注	

三、头霉素类

■ 药品名称	头孢美唑（Cefmetazole）
抗菌谱与适应证	第二代注射用头霉素类，抗菌活性与第二代头孢菌素相近。治疗葡萄球菌、大肠埃希菌、克雷伯杆菌、变形杆菌、脆弱拟杆菌、消化球菌等所致的感染：呼吸道感染，尿路感染，胆管炎、胆囊炎，腹膜炎，女性生殖系统感染，败血症，颌骨周围蜂窝织炎、颌炎感染

续　表

制剂与规格	注射用头孢美唑钠：①1g；②2g
用法用量	静脉注射或静脉滴注：①一日 1～2g，分 2 次给药；②重度感染：剂量可至一日 4g，分 2～4 次静脉滴注；③肾功能不全者本药血药浓度升高，半衰期延长，应调整用量
儿童剂量	(1) 静脉注射或滴注：①静脉注射，一次用量溶于灭菌注射用水中（1g 溶于 10ml），缓慢静脉注射（不少于 4～6 分钟）；②静脉滴注，一次用量溶于氯化钠注射液、5%～10% 葡萄糖液 60～100ml 中（1g 溶于 20ml），于半小时内静脉滴注 (2) 用量：一日 25～100mg/kg，分 2～4 次。严重感染（如细菌性脑膜炎、血流感染），一日 150mg/kg，分 2～4 次。肾功能损害患者酌情减少剂量和用药间隔
注意事项	ADR：可致过敏，偶可致休克。偶可致 BUN 升高，停药可恢复，可见白细胞减少、嗜酸性粒细胞升高，消化道不良反应等 CI：对头孢菌素过敏者禁用 DI：与氨基糖苷、抗肿瘤药或强利尿剂联用，可增加肾毒性；丙磺舒可提高本品血药浓度 PI：妊娠期、哺乳期用药需权衡利弊
药典与处方集	USP；CNF
目录类别	【保（乙）】
备注	

■ 药品名称	头孢西丁 （Cefoxitin）
□ 其他名称	唯可欣
抗菌谱与适应证	第二代注射用头霉素类。治疗敏感菌所致的下呼吸道、泌尿生殖系统、骨、关节、皮肤软组织、心内膜感染以及败血症。尤适用于需氧菌和厌氧菌混合感染导致的吸入性肺炎、糖尿病患者下肢感染及腹腔或盆腔感染
制剂与规格	注射用头孢西丁钠：①1g；②2g
用法用量	肌内注射、静脉注射或静脉滴注：一次 1～2g，每 6～8 小时 1 次 (1) 单纯感染：每 6～8 小时 1g，一日总量 3～4g (2) 中、重度感染：每 4 小时 1g 或每 6～8 小时 2g，一日总量 6～8g (3) 严重感染：每 4 小时 2g 或每 6 小时 3g，一日总量 12g (4) 肾功能不全者首次剂量为 1～2g，此后按其肌酐清除率制订给药方案

儿童剂量	（1）肌内注射、静脉注射或静脉滴注：①肌内注射，每克溶于0.5%盐酸利多卡因注射液2ml；②静脉注射时，每克溶于10ml无菌注射用水；③静脉滴注，每1~2g溶于50ml或100ml氯化钠注射液，或5%或10%葡萄糖注射液中 （2）用量：①早产儿（体重>1500g）：一次20~40mg/kg，每12小时1次；②新生儿：一次20~40mg/kg，每8~12小时1次；③婴儿和儿童：一次20~40mg/kg，每6~8小时1次。严重感染病例，一日总剂量可增加至200mg/kg，最大剂量不超过12g。肾功能不全的儿童，剂量和用药次数应适当减少。3个月以内婴儿，不建议肌内注射
注意事项	ADR：常见皮肤瘙痒、胃肠道反应、血红蛋白降低、转氨酶和血胆红素升高、肾功能改变等，肌内注射可导致局部疼痛；长期用药可致二重感染及维生素B、维生素K缺乏 CI：对头孢菌素过敏者禁用 DI：与多数头孢菌素有拮抗作用 PI：妊娠期、哺乳期用药需权衡利弊；老年患者宜适当减量或延长给药间隔
药典与处方集	USP、Ph. Eur.；CNF
目录类别	【保（乙）】
备注	

■ 药品名称	头孢米诺（Cefminox）
抗菌谱与适应证	第三代头霉素类，抗菌活性与第三代头孢菌素相近。治疗敏感菌所致的感染：①呼吸系统感染；②腹腔感染，③泌尿生殖系统感染：肾盂肾炎、膀胱炎、盆腔腹膜炎、子宫附件炎、子宫内感染、盆腔死腔炎、子宫旁组织炎；④其他：败血症等
制剂与规格	注射用头孢米诺钠：①0.5g；②1g；③1.5g；④2g
用法用量	静脉给药：①1次1g，bid；②败血症和重症感染：一日6g，分3~4次给药
儿童剂量	（1）静脉注射或静脉滴注：①静脉注射：每1g可用20ml灭菌注射用水、5%~10%葡萄糖注射液或0.9%氯化钠注射液溶解；②静脉滴注：每1g可用100~500ml的5%~10%葡萄糖注射液或0.9%氯化钠注射液溶解，滴注1~2小时。本品应临时配制，溶解后尽快使用 （2）用量：一次20mg/kg，每日3~4次

续　表

注意事项	ADR：可致过敏，偶可致休克。偶可致 BUN 升高，停药可恢复，可见白细胞减少、嗜酸性粒细胞升高，消化道不良反应等 CI：对头孢菌素过敏者禁用 DI：与氨基糖苷、抗肿瘤药或强利尿剂联用，可增加肾毒性 PI：妊娠期、哺乳期用药需权衡利弊
药典与处方集	Jpn P.；CNF
目录类别	【保（乙）】
备注	

四、氧头孢烯类

■ 药品名称	拉氧头孢（Latamoxef）
抗菌谱与适应证	第三代注射用头霉素类，抗菌性能与第三代头孢菌素相近。治疗敏感菌所致的感染：①呼吸系统感染，如肺炎、支气管炎、支气管扩张症继发感染、肺脓肿、脓胸等；②消化系统感染，如胆囊炎、胆管炎等；③腹腔内感染，如肝脓肿、腹膜炎等；④泌尿生殖系统感染；⑤骨、关节、皮肤和软组织感染等；⑥其他严重感染，如败血症、脑膜炎等感染
制剂与规格	注射用拉氧头孢钠：①1g；②2g
用法用量	静脉注射或静脉滴注：①1 次 0.5～1g，bid；②重度感染，一日剂量可增加至 4g
儿童剂量	(1) 静脉注射或静脉滴注，静脉滴注时间至少要>30 分钟 (2) 用量：①早产儿、新生儿，一次 20mg/kg，出生后 3 日内一日给药 2～3 次，出生 4 日后一日给药 3～4 次；②儿童，一日 60～80mg/kg，分 3～4 次给药。严重感染时早产儿、新生儿、儿童可增量到一日 150mg/kg，分 3～4 次给药
注意事项	ADR：可致过敏，偶可致休克。偶可致 BUN 升高，停药可恢复，可见白细胞减少、嗜酸性粒细胞升高，消化道不良反应等 CI：对头孢菌素过敏者禁用 DI：与氨基糖苷、抗肿瘤药或强利尿剂联用，可增加肾毒性 PI：妊娠期、哺乳期用药需权衡利弊；妊娠安全性分级为 C 级
药典与处方集	Jpn P.；CNF
目录类别	【保（乙）】
备注	

五、碳青霉烯类与青霉烯类

■ 药品名称	亚胺培南/西司他丁（Imipenem and cilastatin）
抗菌谱与适应证	对大多数革兰阳性、革兰阴性的需氧菌和厌氧菌有抗菌作用。用于治疗敏感革兰阳性菌及革兰阴性杆菌所致的严重感染（如败血症、感染性心内膜炎、下呼吸道感染、腹腔感染、盆腔感染、皮肤软组织感染、骨和关节感染、尿路感染）以及多种细菌引起的混合感染
制剂与规格	注射用亚胺培南西司他丁钠（1∶1）：①0.5g；②1g；③2g
用法用量	静脉滴注： （1）轻度感染：每6小时0.25g （2）中度感染：1次1g，bid （3）严重感染：每8小时1g。日最高剂量不超过4g （4）肾功能不全时剂量：肌酐清除率为30～70ml/min者，每6～8小时用0.5g；肌酐清除率为20～30ml/min者，每8～12小时用0.25～0.5g；肌酐清除率<20ml/min者，每12小时用0.25g （5）透析时建议血液透析后补充1次用量
儿童剂量	（1）静脉滴注：用氯化钠注射液或5%葡萄糖溶解稀释，配成5mg/ml浓度，500mg以下滴注时间20～30分钟，500mg以上滴注时间40～60分钟 （2）用量（以亚胺培南计）：①新生儿：<7天新生儿，一次20mg/kg，每12小时1次；7～21天新生儿，一次20mg/kg，每8小时1次；21～28天新生儿，一次20mg/kg，每6小时1次；②儿童：1～3个月婴儿，一次20mg/kg，每6小时1次；3个月～18岁或者体重<40kg儿童，一次15mg/kg（最大剂量500mg），每6小时1次；体重≥40kg儿童，一次250～500mg，每6小时1次 （3）对肾功能损害的儿童患者（血清肌酐>2mg/dl），尚无足够的临床资料作为推荐依据
注意事项	ADR：可致恶心、呕吐、腹泻等胃肠道症状及假膜性肠炎；血液学方面可见嗜酸性粒细胞增多、白细胞中性粒细胞减少。转氨酶、胆红素、肌酐升高等 CI：对本品过敏者及对β内酰胺类有过敏性休克史者禁用 DI：与氨基糖苷合用对铜绿假单胞菌有协同作用；与环孢菌素同用可增加神经毒性，与更昔洛韦合用可引起癫痫发作；与丙戊酸合用可致丙戊酸血药浓度降低；不可与含乳酸钠的溶液或其他碱性药液配伍 PI：婴儿、妊娠期、哺乳期用药需权衡利弊；妊娠安全性分级为C级
药典与处方集	USP、Ph. Eur.、Jpn P.；CNF
目录类别	【保（乙）】
备注	

■ 药品名称	帕尼培南/倍他米隆 (Panipenem betamipron)
抗菌谱与适应证	治疗敏感的金黄色葡萄球菌、表皮葡萄球菌、大肠埃希菌、肺炎杆菌、流感杆菌、阴沟杆菌、变形杆菌、枸橼酸杆菌、类杆菌属、铜绿假单胞菌等所致的感染：①呼吸系统感染；②腹腔感染；③泌尿、生殖系统感染；④眼科感染，皮肤、软组织感染；⑤耳、鼻、喉感染；⑥骨、关节感染；⑦其他严重感染，如败血症、感染性心内膜炎等
制剂与规格	注射用帕尼培南倍他米隆 (1:1)：①250mg (以帕尼培南计)；②500mg (以帕尼培南计)
用法用量	静脉滴注：①一日 1g，分 2 次给药；②重症或顽固性感染疾病：剂量可增至 1 日 2g，分 2 次静滴
儿童剂量	静脉滴注：30 分钟以上。一日 30~60mg/kg (按帕尼培南计，下同)，分 3 次给药。重症或难治感染，可增至一日 100mg/kg，分 3~4 次给药，一日不得超过 2g
注意事项	ADR：恶心、呕吐、食欲缺乏等胃肠道症状，偶见假膜性肠炎、肝功能损害、皮疹、发热、抽搐等；罕见休克、急性肾功能不全、意识障碍、粒细胞缺乏等 CI：对本品或碳青霉烯类过敏者禁用 DI：与氨基糖苷合用对铜绿假单胞菌有协同作用；与丙戊酸合用可致丙戊酸血药浓度降低 PI：婴儿、妊娠期、哺乳期用药需权衡利弊
药典与处方集	Jpn P.；CNF
目录类别	【保（乙）】
备注	

■ 药品名称	美罗培南 (Meropenem)
抗菌谱与适应证	治疗敏感菌所致的感染：①呼吸系统感染；②腹内感染；③泌尿、生殖系统感染；④骨、关节及皮肤、软组织感染；⑤眼及耳鼻喉感染；⑥其他严重感染，如脑膜炎、败血症等感染
制剂与规格	注射用美罗培南：①0.25g；②0.5g
用法用量	静脉给药：每 8 小时 1 次，一次 0.5~1g (1) 脑膜炎：每 8 小时 1 次，一次 2g (2) 中性粒细胞减少伴发热的癌症患者，腹膜炎：每 8 小时 1 次，一次 1g (3) 皮肤和软组织感染：每 8 小时 1 次，一次 0.5g (4) 尿路感染：一次 0.5g，bid

儿童剂量	（1）静脉注射 5 分钟以上或者静脉滴注 （2）剂量：①新生儿：<7 天新生儿，一次 20mg/kg，每 12 小时 1 次；7～28 天新生儿，一次 20mg/kg，每 8 小时 1 次；②儿童：1 个月～12 岁或者体重<50kg 儿童，一次 10mg/kg，每 8 小时 1 次；12～18 岁或者体重≥50kg 儿童，一次 500mg，每 8 小时 1 次。治疗院内感染的肺炎、腹膜炎、血流感染以及中性粒细胞缺乏的感染时。剂量可加倍 （3）治疗脑膜炎：①新生儿：<7 天新生儿，一次 4.0mg/kg，每 12 小时 1 次；7～28 天新生儿，一次 40mg/kg，每 8 小时 1 次；②儿童：1 个月～12 岁或者体重<50kg 儿童，一次 40mg/kg，每 8 小时 1 次；12～18 岁或者体重≥50kg 儿童，一次 2g，每 8 小时 1 次 （4）对肾功能损害患者，如果肌酐清除率过滤每分钟 25～50ml/1.73m^2，正常剂量每 12 小时 1 次；如果肌酐清除率每分钟 10～25ml/1.73m^2，正常半量每 12 小时 1 次；如果肌酐清除率每分钟<10ml/1.73m^2，正常半量 24 小时 1 次
注意事项	ADR：可致恶心、呕吐、腹泻等胃肠道症状及假膜性肠炎；血液学方面可见嗜酸性粒细胞增多、中性粒细胞减少。可致多种神经、精神症状 CI：对本品过敏者或碳青霉烯类过敏者禁用 DI：与氨基糖苷合用对铜绿假单胞菌有协同作用；与丙磺舒合用可致本品血药浓度升高；与丙戊酸合用可致丙戊酸血药浓度降低；不可与含乳酸钠的注射液或其他碱性药液配伍 PI：婴儿、妊娠期、哺乳期用药需权衡利弊，妊娠安全性分级为 B 级
药典与处方集	USP、Chin. P.、Jpn P.；CNF
目录类别	【保（乙）】
备注	

■ 药品名称	法罗培南（Faropenem）
抗菌谱与适应证	治疗由葡萄球菌、链球菌、肺炎球菌、肠球菌、柠檬酸杆菌、肠杆菌、消化链球菌、拟杆菌等所致的感染（对铜绿假单胞菌无效）：①泌尿系统感染；②呼吸系统感染；③子宫附件炎、子宫内感染、前庭大腺炎；④浅表性皮肤感染症、深层皮肤感染症、痤疮；⑤淋巴管炎、淋巴结炎、乳腺炎、肛周脓肿、外伤、烫伤和手术创伤等继发性感染
制剂与规格	（1）法罗培南钠片：①0.15g；②0.2g （2）法罗培南钠胶囊：0.1g

续 表

用法用量	口服： （1）浅表性皮肤感染症、深层皮肤感染症等轻度感染：一次 150 ~ 200mg，tid （2）肺炎、肺脓肿、肾盂肾炎、膀胱炎、前列腺炎、睾丸炎、中耳炎、鼻窦炎：一次 200 ~ 300mg，tid （3）老年人剂量：老年患者应从一次 150mg 开始用药
儿童剂量	儿童用药的安全性尚未确定
注意事项	ADR：常见不良反应有腹泻、便软等胃肠道症状、还可见皮疹、发热等 CI：对本品过敏者及碳青霉烯类过敏者禁用 DI：与丙磺舒合用可致本品血药浓度升高；与丙戊酸合用可致丙戊酸血药浓度降低；不可与含乳酸钠的输液或其他碱性药液配伍 PI：婴儿、妊娠期、哺乳期用药需权衡利弊；妊娠安全性分级为 C 级；妊娠安全性分级为 B 级。哺乳期妇女用药应权衡利弊；使用丙戊酸钠的患者禁用本品
药典与处方集	Jpn P.；CNF
目录类别	【保（乙）】
备注	

■ 药品名称	比阿培南（Biapenem）
抗菌谱与适应证	用于治疗由敏感细菌所引起的败血症、肺炎、肺部脓肿、慢性呼吸道疾病引起的二次感染、难治性膀胱炎、肾盂肾炎、腹膜炎、妇科附件炎等感染
制剂与规格	注射用比阿培南：0.3g
用法用量	（1）静脉滴注：一次 0.3g，滴注 30 ~ 60 分钟，bid，1 日的最大给药量不得超过 1.2g （2）老年患者生理功能下降，需注意调整用药剂量及用药间隔时间
儿童剂量	儿童用药的安全性尚未确定
注意事项	ADR：常见不良反应有腹泻、恶心、呕吐等胃肠道症状和过敏症状。ALT、AST 升高，嗜酸性粒细胞增多等 CI：对本品过敏者及碳青霉烯类过敏者禁用 DI：与丙磺舒合用可致本品血药浓度升高；与丙戊酸合用可致丙戊酸血药浓度降低 PI：妊娠期、哺乳期用药需权衡利弊；妊娠安全性分级为 B 级
药典与处方集	USP、Ph. Eur.、Jpn P.；CNF

目录类别	【保（乙）】
备注	

■ 药品名称	厄他培南（Ertapenem）
抗菌谱与适应证	用于治疗敏感菌引起的感染：社区获得性肺炎；复杂性皮肤和（或）皮下组织感染；复杂性腹部感染；复杂性泌尿道感染；急性盆腔感染
制剂与规格	注射用厄他培南：1g
用法用量	（1）静脉滴注：13 岁及以上患者中的常用剂量为 1g，每日 1 次，最长可使用 14 天 （2）肌内注射：13 岁及以上患者中的常用剂量为 1g，每日 1 次，最长可使用 7 天
儿童剂量	对儿童的安全性和疗效尚不明确，不推荐<18 岁的患者使用
注意事项	ADR：常见不良反应有腹泻、恶心、呕吐等胃肠道症状以及静脉炎、头痛、女性阴道炎。癫痫发生率 0.5%。ALT、AST、肌酐升高等 CI：对本品过敏者禁用 DI：与丙戊酸合用可致丙戊酸血药浓度降低 PI：妊娠期、哺乳期用药需权衡利弊；妊娠安全性分级为 B 级
药典与处方集	USP、Ph. Eur.、Jpn P.；CNF
目录类别	
备注	

六、单环菌素类

■ 药品名称	氨曲南（Aztreonam）
抗菌谱与适应证	单环 β 内酰胺类，用于治疗敏感需氧革兰阴性菌所致的多种感染，如败血症、下呼吸道感染、尿路感染、腹腔内感染、子宫内膜炎、盆腔炎、术后伤口及烧伤、溃疡等皮肤软组织感染等
制剂与规格	注射用氨曲南：①0.5g；②1.0g；③2.0g
用法用量	肌内注射或静脉给药：①泌尿道感染：一次 0.5~1g，每 8~12 小时 1 次；②中度感染：一次 1~2g，每 8~12 小时 1 次；③危重患者或由铜绿假单胞菌所致的严重感染：一次 2g，每 6~8 小时 1 次，一日最大剂量不宜超过 8g；④肾功能不全时应根据肌酐清除率调整剂量；⑤每次血液透析后，除维持量外，应另给予起始量的 1/8

续　表

儿童剂量	(1) 静脉滴注、静脉注射或肌内注射：①静脉滴注：每 1g 至少用注射用水 3ml 溶解，再用适当注射液（0.9% 氯化钠注射液、5% 或 10% 葡萄糖注射液或林格注射液）稀释，浓度不得超过 2%，滴注时间 20～60 分钟；②静脉注射：每瓶用注射用水 6～10ml 溶解，于 3～5 分钟缓慢注入；③肌内注射：每 1g 至少用注射用水或氯化钠注射液 3ml 溶解，深部肌内注射 (2) 用量：①体重<1200g 新生儿，一次 30mg/kg，每 12 小时 1 次；②7 日龄以下新生儿，体重 1200～2000g 者，一次 30mg/kg，每 12 小时 1 次；体重>2000g 者，一次 30mg/kg，每 8 小时 1 次；③7 日龄以上新生儿，体重 1200～2000g 者，一次 30mg/kg，每 8 小时 1 次；体重>2000g 者，一次 30mg/kg，每 6 小时 1 次；④儿童：轻中度感染，一日 90mg/kg，分 3 次，一日最大剂量不超过 3g；重度感染，一日 90～120mg/kg，分 3～4 次，一日最大剂量不超过 8g
注意事项	ADR：皮肤症状，如皮疹、紫癜、瘙痒等；消化道症状，如腹泻、恶心、呕吐、味觉改变、黄疸及药物性肝炎；局部刺激症状，其他尚有神经系统症状、阴道炎、口腔损害、乏力、眩晕等 CI：对本品过敏者禁用 DI：与氨基糖苷类联合对多数肠杆菌和铜绿假单胞菌有协同抗菌作用；与头孢西丁在体内与体外均有拮抗作用 PI：妊娠期、哺乳期用药需权衡利弊；妊娠安全性分级为 B 级
药典与处方集	USP、Jpn P.；CNF
目录类别	【保（乙）】
备注	

七、β 内酰胺类抗生素与 β 内酰胺酶抑制剂复合制剂

■ 药品名称	舒巴坦（Sulbactam）
抗菌谱与适应证	β 内酰胺酶抑制剂与青霉素类或头孢菌素类药合用，用于治疗敏感菌所致的尿路感染、肺部感染、支气管感染、胆管感染、腹腔和盆腔感染、耳鼻喉科感染、皮肤软组织感染、骨和关节感染、败血症等感染
制剂与规格	注射用舒巴坦：①0.25g；②0.5g；③1.0g
用法用量	(1) 静脉滴注或肌内注射：①舒巴坦与氨苄青霉素以 1：2 剂量比应用：一般感染，成人剂量为舒巴坦每日 1～2g，氨苄西林每日 2～4g，分 2～3 次；②轻度感染亦可舒巴坦 1 日 0.5g，氨苄西林 1g，分 2 次 (2) 静脉滴注：重度感染可增大剂量至每日舒巴坦 3～4g，氨苄西林 6～8g，分 3～4 次

儿童剂量	肌内注射或静脉给药：按体重，150mg/kg，每6~8小时给药1次
注意事项	ADR：注射部位疼痛、皮疹、静脉炎、腹泻、恶心等反应偶有发生，偶见一过性嗜酸性粒细胞增多，血清ALT、AST升高等，极个别患者发生剥脱性皮炎、过敏性休克 CI：对本品过敏者禁用 PI：妊娠期、哺乳期用药需权衡利弊
药典与处方集	USP、Ph. Eur.、Chin. P.、Jpn P.；CNF
目录类别	【保（乙）】
备注	

■ 药品名称	哌拉西林/舒巴坦（Piperacillin and sulbactam）
抗菌谱与适应证	用于治疗对哌拉西林耐药对本品敏感的产β内酰胺酶致病菌引起的感染：呼吸系统感染（如急性支气管炎、肺炎、慢性支气管炎急性发作、支气管扩张伴感染等）、泌尿生殖系统感染（如单纯型泌尿系感染、复杂型泌尿系感染等）
制剂与规格	注射用哌拉西林钠舒巴坦钠：①2.5g；②5g
用法用量	(1) 静脉滴注：一次2.5~5g，每12小时1次；严重或难治性感染时，每8小时1次。一日最大用量不能超过20g（舒巴坦最大剂量为一日4g）。疗程通常为7~14日 (2) 肾功能不全时应酌情调整剂量 (3) 老年患者剂量酌减
儿童剂量	儿童用药的安全性尚未确定
注意事项	ADR：皮疹及皮肤瘙痒、静脉炎、腹泻、恶心、肝功能异常、头痛、头晕等精神经症状 CI：对青霉素类、头孢类过敏者禁用 DI：丙磺舒可延长本品半衰期，与肝素、口服给药抗凝药物、非甾体类抗炎药物、溶栓药物等合用可增加出血风险 PI：妊娠期、哺乳期用药需权衡利弊
药典与处方集	USP、Ph. Eur.、Chin. P.；CNF
目录类别	【保（乙）】
备注	

■ 药品名称	哌拉西林/他唑巴坦（Piperacillin and tazobactam）
□ 其他名称	瑞阳永康
抗菌谱与适应证	用于治疗对哌拉西林耐药，但对哌拉西林他唑巴坦敏感的产 β 内酰胺酶的细菌引起的中、重度感染：①大肠埃希菌和拟杆菌属所致的阑尾炎、腹膜炎；②金黄色葡萄球菌所致的中、重度医院获得性肺炎、非复杂性和复杂性皮肤软组织感染；③大肠埃希菌所致的产后子宫内膜炎或盆腔炎性疾病；④流感嗜血杆菌所致的社区获得性肺炎感染
制剂与规格	注射用哌拉西林钠他唑巴坦钠：①1.125g（哌拉西林钠1g、他唑巴坦钠0.125g）；②2.25g（哌拉西林钠2g、他唑巴坦钠0.25g）；③3.375g（哌拉西林钠3g、他唑巴坦钠0.375g）；④4.5g（哌拉西林钠4g、他唑巴坦钠0.5g）
用法用量	静脉滴注： (1) 一般感染：一次 3.375g（含哌拉西林 3.0g、他唑巴坦 0.375g；下同），每 6 小时 1 次，或 4.5g，每 8 小时 1 次，疗程 7～10 日 (2) 医院获得性肺炎：起始量 3.375g，每 4 小时 1 次，疗程 7～14 日，也可根据病情及细菌学检查结果进行调整 (3) 肾功能不全者应根据肌酐清除率调整剂量 (4) 血液透析者 1 次最大剂量为 2.25g，每 8 小时 1 次，并在每次血液透析后可追加 0.75g
儿童剂量	(1) 静脉注射（3～5 分钟）或静脉滴注，溶于 5% 葡萄糖注射液或氯化钠注射液，稀释浓度 15～90mg/ml，滴注时间至少 30 分钟 (2) 用量（以哌拉西林钠他唑巴坦复合物计算）：①下呼吸道感染、尿路感染、腹腔感染、皮肤感染、细菌性脓毒血症：新生儿，一次 90mg/kg，每 8 小时 1 次；1 个月～12 岁儿童，一次 90mg/kg，每 6～8 小时 1 次，最大剂量每 6 小时 4.5g；12～18 岁儿童，一次 2.25～4.5g，每 6～8 小时 1 次，通常每 8 小时 4.5g；②伴并发症的阑尾炎：2～12 岁儿童，一次 112.5mg/kg，每 8 小时 1 次，最大剂量每 8 小时 4.5g，疗程 5～14 天
注意事项	ADR：皮疹及皮肤瘙痒、静脉炎、腹泻、恶心、肝功能异常、头痛、头晕等精神神经症状 CI：对青霉素类、头孢类过敏者禁用 DI：丙磺舒可延长本品半衰期，与肝素、口服给药抗凝药物、非甾体类抗炎药物、溶栓药物等合用可增加出血风险 PI：妊娠期、哺乳期用药需权衡利弊
药典与处方集	USP、Ph. Eur.、Chin. P.；CNF
目录类别	【保（乙）】
备注	

■ 药品名称	美洛西林/舒巴坦（Mezlocillin and Sulbactam）
□ 其他名称	开林
抗菌谱与适应证	用于治疗产酶耐药菌引起的呼吸系统、泌尿生殖系统、腹内感染、皮肤及软组织感染以及脑膜炎、细菌性心内膜炎、败血症等严重感染
制剂与规格	注射用美洛西林舒巴坦：①0.625g；②1.25g；③2.5g；④3.75g
用法用量	静脉滴注： （1）一次 2.5~3.75g，每 8 小时或 12 小时 1 次，疗程 7~14 日 （2）每日最高剂量不超过 15g
儿童剂量	静脉滴注： （1）对 1~14 岁儿童或体重大于 3kg 的婴儿：一次 75mg/kg，一日 2~3 次 （2）体重不足 3kg 的婴儿：一次 75mg/kg，一日 2 次
注意事项	ADR：偶见皮疹及皮肤瘙痒等过敏反应、罕见静脉炎；可见腹泻、恶心、肝功能异常，高剂量用药可出现焦虑、肌肉痉挛及惊厥等 CI：对青霉素类、头孢类过敏者禁用 DI：与丙磺舒、阿司匹林等合用可使本品血药浓度升高，与甲氨蝶呤合用和增加后者毒性反应，与肌松药合用可延长其神经肌肉组织作用，与华法林等抗凝药物合用增加出血风险 PI：孕期、哺乳期用药需权衡利弊
药典与处方集	USP
目录类别	
备注	

临床路径抗感染治疗药物

■ 药品名称	阿莫西林/克拉维酸（Amoxicillin and Clavulanate）
□ 其他名称	安灭菌
抗菌谱与适应证	用于预防大手术感染或治疗上呼吸道鼻窦炎、扁桃体炎、咽炎等感染；下呼吸道急性支气管炎、慢性支气管炎急性发作、肺炎、肺脓肿和支气管合并感染等；泌尿系统膀胱炎、尿道炎、肾盂肾炎、前列腺炎、盆腔炎、淋病奈瑟菌尿路感染；皮肤和软组织疖、脓肿、蜂窝织炎、伤口感染、腹内脓毒症等感染；中耳炎、骨髓炎、败血症、腹膜炎和手术后感染等
制剂与规格	阿莫西林/克拉维酸片：①375mg；②1g 阿莫西林/克拉维酸分散片：①156.25mg；②228.5mg 阿莫西林/克拉维酸咀嚼片：①228.5mg 阿莫西林/克拉维酸颗粒：①156.25mg；②187.5mg；③228.5mg 阿莫西林/克拉维酸干混悬剂：①1g；②156.25mg；③1.5g；④228.5mg；⑤2g；⑥156.25mg 阿莫西林/克拉维酸混悬液：①5ml：228mg；②5ml：312.5mg 注射用阿莫西林钠克拉维酸钾：①0.6g；②1.2g

续 表

用法用量	(1) 口服：①轻至中度感染：一次 375mg，每 8 小时 1 次，疗程 7～10 日；②肺炎及其他严重感染：一次 625mg，每 8 小时 1 次，疗程 7～10 日 (2) 静脉滴注：①成人及 12 岁以上儿童，一次 1.2g，一日 2～3 次，疗程 7～14 日；②严重感染者可增加至一日 4 次
儿童剂量	(1) 口服：①新生儿及 3 个月以内婴儿，按阿莫西林计算（下同），按体重一次 15mg/kg，每 12 小时 1 次；②体重≤40kg 的小儿，一般感染，按体重一次 25mg/kg，每 12 小时 1 次，或按体重一次 20mg/kg，每 8 小时 1 次；较重感染，按体重一次 45mg/kg，每 12 小时 1 次，或按体重一次 40mg/kg，每 8 小时 1 次，疗程 7～10 日。其他感染剂量减半。40kg 以上的儿童，可按成人剂量给药 (2) 静脉注射或静脉滴注：3 个月至 12 岁，一次 30mg/kg，每 8 小时 1 次，严重感染可 6 小时 1 次；新生儿及 3 个月以内的婴儿，一次 30mg/kg，每 12 小时 1 次，随后每 8 小时 1 次
注意事项	ADR：恶心、呕吐、抗生素相关性肠炎等胃肠道反应；皮疹、过敏性休克等过敏反应；偶见粒细胞和血小板减少及嗜酸性粒细胞增多等；ALT、AST 可轻度升高；大剂量应用可出现神经–精神症状 CI：对青霉素类、头孢类过敏者禁用 DI：与丙磺舒、阿司匹林等合用可使本品血药浓度升高，与华法林等抗凝药物合用增加出血风险 PI：孕期用药需权衡利弊。哺乳期可以使用本品。分泌到乳汁中的微量本品，除了过敏的危险性外，对哺乳期的婴儿没有危害
药典与处方集	USP、Ph. Eur.、Chin. P.、Jpn P.；CNF
目录类别	【基（基），保（甲）】
备注	

■ 药品名称	阿莫西林/舒巴坦（Amoxicillinand and sulbactam）
抗菌谱与适应证	用于治疗呼吸道感染；泌尿系统感染：膀胱炎、尿道炎、肾盂肾炎等；皮肤和软组织感染：疖、脓肿、蜂窝织炎、伤口感染；其他感染：中耳炎、骨髓炎、败血症、腹膜炎和手术后感染等
制剂与规格	(1) 阿莫西林/舒巴坦片：0.5g (2) 注射用阿莫西林钠舒巴坦钠：①0.375g；②0.75g；③1.5g
用法用量	(1) 口服：一次 0.5～1.0g，tid (2) 静脉滴注：①一日 4.6～6g，分 2～3 次给药；②严重感染者每日用量可增加至 9.0g 或 150mg/kg
儿童剂量	口服：①3 个月～2 岁患儿：一次 0.125g，tid；②2～6 岁患儿：一次 0.25g，tid；③6～12 岁患儿：一次 0.5g，tid；④12 岁以上患儿：一次 0.5～1.0g，tid

注意事项	ADR：恶心、呕吐、抗生素相关性肠炎等胃肠道反应；皮疹、过敏性休克等过敏反应；偶见粒细胞和血小板减少和嗜酸性粒细胞增多等；ALT、AST可轻度升高；大剂量应用可出现神经-精神症状 CI：对青霉素类、头孢类过敏者禁用 DI：与丙磺舒、阿司匹林等合用可使本品血药浓度升高，与华法林等抗凝药物合用增加出血风险 PI：妊娠期、哺乳期用药需权衡利弊
药典与处方集	USP
目录类别	【保（乙）】
备注	

■ **药品名称**	氨苄西林/舒巴坦（Ampicillin and sulbactam）
抗菌谱与适应证	用于治疗敏感菌（包括产β内酰胺酶菌株）所致的呼吸道感染、肝胆系统感染、泌尿系统感染、皮肤软组织感染；治疗需氧菌与厌氧菌混合感染（特别是腹腔感染和盆腔感染）
制剂与规格	注射用氨苄西林钠舒巴坦钠：①0.75g（氨苄西林钠0.5g，舒巴坦钠0.25g）；②1.5g（氨苄西林钠1g，舒巴坦钠0.5g）；③2.25g（氨苄西林1.5g、舒巴坦0.75g）；④3g（氨苄西林钠2g、舒巴坦钠1g）
用法用量	肌内注射、静脉注射或静脉滴注：1次1.5~3g，每6小时1次。肌内注射1日剂量不超过6g，静脉用药1日剂量不超过12g（舒巴坦1日剂量最高不超过4g）
儿童剂量	（1）深部肌内注射、静脉注射或静脉滴注（将一次药量溶于50~100ml稀释液中，于10~15分钟静脉滴注）。肌内注射应作深部注射，配以0.2%利多卡因可减少疼痛，肌内注射液应在配制后1小时内使用 （2）用量：<7天新生儿和早产儿：一次75mg/kg（相当于氨苄西林50mg/kg和舒巴坦25mg/kg），每12小时给药1次；7天以上新生儿、婴儿和儿童：一日150mg/kg（相当于氨苄西林100mg/kg和舒巴坦50mg/kg），分6~8小时1次
注意事项	ADR：皮疹发生率较其他青霉素类药物高，偶有剥脱性皮炎、过敏性休克，少数患者可见转氨酶一过性升高 CI：对本品成分过敏者或对青霉素类过敏者禁用 DI：与丙磺舒、阿司匹林等合用可使本品血药浓度升高，与别嘌呤醇合用皮疹风险增加，多见于高尿酸血症的患者，应避免应用；与避孕药合用降低避孕效果 PI：妊娠期、哺乳期用药需权衡利弊
药典与处方集	USP、Ph. Eur.、Chin. P.、Jpn P.；CNF

续 表

目录类别	【保（乙）】
备注	

■ 药品名称	替卡西林/克拉维酸（Ticarcillin and clavulanate）
□ 其他名称	尤素
抗菌谱与适应证	治疗敏感菌所致的败血症、腹膜炎、呼吸道感染、胆管感染、泌尿系统感染、骨和关节感染、术后感染、皮肤和软组织感染、耳鼻喉感染等
制剂与规格	注射用替卡西林钠克拉维酸钾：①1.6g（替卡西林钠1.5g、克拉维酸钾0.1g）；②3.2g（替卡西林钠3g、克拉维酸钾0.2g）
用法用量	(1) 静脉滴注：一次1.6~3.2g，每6~8小时1次，最大剂量，一次3.2g，每4小时1次 (2) 肾功能不全时剂量：肌酐清除率>30ml/min者，每8小时3.2g；肌酐清除率为10~30ml/min者，每8小时1.6g；肌酐清除率<10ml/min者，每16小时1.6g
儿童剂量	静脉滴注：①小儿用量：一次80mg/kg，每6~8小时1次；②早产儿及足月新生儿：一次80mg/kg，每12小时1次
注意事项	ADR：过敏反应：皮疹、荨麻疹药物热偶见过敏性休克。恶心、呕吐、腹泻等胃肠道反应，少数可出现肝功能异常，高浓度用药偶可见惊厥、抽搐、癫痫发作，血栓性静脉炎等局部反应 CI：对本品成分过敏者或对青霉素类过敏者禁用 DI：与氨基糖苷类药物存在配伍禁忌 PI：妊娠期、哺乳期用药需权衡利弊
药典与处方集	USP、Ph. Eur.、Jpn P.；CNF
目录类别	【保（乙）】
备注	

■ 药品名称	头孢哌酮/舒巴坦（Cefoperazone and sulbactam）
□ 其他名称	斯坦定
抗菌谱与适应证	用于治疗敏感细菌所致感染：①呼吸系统感染；②腹内感染，如腹膜炎、胆囊炎、胆管炎；③泌尿、生殖系统感染，如尿路感染、盆腔炎、子宫内膜炎、淋病等；④皮肤、软组织感染；⑤骨、关节感染；⑥其他严重感染，如败血症、脑膜炎等
制剂与规格	(1) 注射用头孢哌酮钠舒巴坦钠（1:1）：①1g（头孢哌酮钠0.5g、舒巴坦钠0.5g）；②2g（头孢哌酮钠1g、舒巴坦钠1g） (2) 注射用头孢哌酮钠舒巴坦钠（2:1）：①1.5g（头孢哌酮钠1g、舒巴坦钠0.5g）；②3g（头孢哌酮钠2g、舒巴坦钠1g）

续 表

用法用量	静脉滴注：①1 日 2～4g；②严重或难治性感染可增至 1 日 8g。分等量每 12 小时静脉滴注 1 次。舒巴坦每日最高剂量不超过 4g
儿童剂量	（1）静脉注射或静脉滴注：①静脉滴注时，每瓶头孢哌酮舒巴坦用适量的 5% 葡萄糖注射液或氯化钠注射液或灭菌注射用水溶解，然后再用上述相同溶液稀释至 50～100ml，静脉滴注时间应至少为 30～60 分钟；②静脉注射时，每瓶头孢哌酮舒巴坦应按上述方法溶解，静脉注射时间至少应超过 3 分钟 （2）用量：①常用量：一日 40～80mg/kg，分 2～4 次；严重或难治性感染可增一日 160mg/kg，分 2～4 次。新生儿出生第一周内，应每隔 12 小时给药 1 次。舒巴坦一日最高剂量不超过 80mg/kg；②肝功能障碍患者用药：一日给药剂量不应超过 2g；③肾功能障碍患者用药：肾功能明显降低的患者，舒巴坦清除减少。肌酐清除率每分钟为 15～30ml/1.73m^2 的患者，一日舒巴坦的最高剂量为 1g，分等量，每 12 小时注射 1 次。肌酐清除率每分钟<15ml/1.73m^2 的患者，一日舒巴坦的最高剂量为 0.5g，分等量，每 12 小时注射 1 次。对严重感染者，必要时可单独增加头孢哌酮的用量
注意事项	ADR：胃肠道反应常见，少数患者用药后可出现一过性肝功能异常、中性粒细胞及血小板减少或尿素、肌酐升高。另可干扰体内维生素 K 的代谢，造成出血倾向 CI：对头孢菌素过敏者禁用，肝功能不全及胆管阻塞患者禁用 DI：与氨基糖苷类药物联用对铜绿假单胞菌、大肠埃希菌等有协同作用；与氨基糖苷、其他头孢类及强效利尿剂联用可能增加肾毒性；与非甾体类抗炎药、血小板聚集抑制药合用可增加出血风险；与抗凝药物或溶栓药同用干扰维生素 K 代谢，导致低凝血酶原血症 PI：妊娠期、哺乳期用药需权衡利弊；用药前后饮酒可能导致双硫仑反应
药典与处方集	USP、Ph. Eur.、Chin. P.；CNF
目录类别	【保（乙）】
备注	

八、氨基糖苷类抗生素

■ 药品名称	链霉素（Streptomycin）
抗菌谱与适应证	与其他抗结核药联用于治疗结核分枝杆菌所致的各种结核病或其他分枝杆菌感染；治疗土拉菌病，或与其他抗菌药联合用于治疗鼠疫、腹股沟肉芽肿、布鲁杆菌病、鼠咬热；与青霉素联合用于预防或治疗草绿色链球菌或肠球菌所致的心内膜炎感染

续 表

制剂与规格	注射用硫酸链霉素：①0.75g（75万U）；②1g（100万U）；③2g（200万U）；④5g（500万U）
用法用量	肌内注射：①结核病：一次0.5g，每12小时1次；或一次0.75g，qd；②草绿色链球菌心内膜炎：一次1g，每12小时1次，连续用药1周；然后一次0.5g，每12小时1次，连续用药1周；③肠球菌心内膜炎：一次1g，每12小时1次，连续用药2周；然后一次0.5g，每12小时1次，连续用药4周；④土拉菌病、鼠疫：一次0.5~1g，每12小时1次；⑤布鲁菌病：一日1~2g，分2次给药
儿童剂量	肌内注射：①按体重一日15~25mg/kg，分2次给药；②治疗结核病，按体重20mg/kg，qd
注意事项	ADR：血尿、排尿次数减少或尿量减少、食欲减退、口渴等肾毒性症状；影响前庭功能时可有步履不稳、眩晕等症状；影响听神经时出现听力减退、耳鸣、耳部饱满感；部分患者可出现面部或四肢麻木等周围神经炎症状，偶可见视力减退、皮疹、瘙痒等 CI：对链霉素或其他氨基糖苷类过敏者禁用 DI：与多黏菌素合用增加肾毒性、神经肌肉阻滞作用；与神经肌肉阻滞剂合用可加重神经肌肉阻滞作用。与呋塞米、顺铂、万古霉素等药物联用增加肾毒性 PI：给药期间如出现神经肌肉阻滞现象应停药；肾功能不全患者、接受肌肉松弛药治疗患者、老年患者应采用较小治疗量且尽可能在疗程中监测血药浓度。妊娠安全性分级为D级，哺乳妇女在用药期间暂停哺乳
药典与处方集	USP、Ph. Eur.、Chin. P.、Jpn P.；CNF
目录类别	【基（基），保（甲）】
备注	

■ 药品名称	庆大霉素（Gentamicin）
抗菌谱与适应证	用于治疗敏感革兰阴性杆菌，如大肠埃希菌、克雷伯菌属、肠杆菌属、铜绿假单胞菌以及甲氧西林敏感的葡萄球菌所致的严重感染，如败血症、下呼吸道感染、肠道感染、盆腔感染、腹腔感染、皮肤软组织感染、复杂性尿路感染等。治疗腹腔感染及盆腔感染应与抗厌氧菌药物合用。与青霉素（或氨苄西林）合用治疗肠球菌属感染；用于敏感细菌所致中枢神经系统感染，可鞘内注射作为辅助治疗
制剂与规格	（1）硫酸庆大霉素片（每10mg相当于1万U）：①20mg；②40mg （2）硫酸庆大霉素注射液：①1ml：20mg；②1ml：40mg；③2ml：80mg （3）硫酸庆大霉素颗粒：10mg

续　表

用法用量	（1）肌内注射、静脉滴注：一次 80mg，或按体重 1 次 1~1.7mg/kg，每 8 小时 1 次；体重<60kg 者，1 日 1 次给药 3mg/kg；体重>60kg 者，总量不超过 160mg，每 24 小时 1 次。疗程为 7~10 日；肾功能减退患者根据肌酐清除率调整剂量 （2）鞘内或脑室内给药：成人一次 4~8mg （3）肾功能减退患者根据肌酐清除率调整剂量
儿童剂量	（1）口服：一日 5~10mg/kg，分 4 次服用，用于肠道感染或手术前准备 （2）肌内注射或静脉滴注：①一日 1 次用药（静脉滴注），不适用于心内膜炎或脑膜炎，1 个月~18 岁儿童，初始剂量为 7mg/kg，以后的治疗剂量依据血药浓度来调整；②一日多次用药（肌内注射或静脉滴注），1 个月~12 岁儿童，一次按体重 2.5mg/kg，每 8 小时 1 次；12~18 岁儿童，一次 2mg/kg，每 8 小时 1 次 （3）鞘内及脑室内给药：小儿（3 个月以上），一次 1~2mg，每 2~3 日 1 次。注射时将药液稀释至不超过 0.2% 的浓度，抽入 5ml 或 10ml 的无菌针筒内，进行腰椎穿刺后先使用当量的脑脊液流入针筒内，边抽边推，将全部药液于 3~5 分钟内缓缓注入 （4）肾功能减退患者的用量：肾功能正常者每 8 小时 1 次，一次的正常剂量为 1~1.7mg/kg；肌酐清除率为每分钟 10~50ml/1.73m^2 时，每 12 小时 1 次，给予正常剂量的 30%~70%；肌酐清除率<每分钟 10ml/1.73m^2 时，每 24~48 小时给予正常剂量的 20%~30%
注意事项	ADR：血尿、排尿次数减少或尿量减少、食欲减退、口渴等肾毒性症状；影响前庭功能时可有步履不稳、眩晕等症状；影响听神经时出现听力减退、耳鸣、耳部饱满感；全身给药合并鞘内注射可能引起腿部抽搐、皮疹、发热和全身痉挛 CI：对本品或其他氨基糖苷类过敏者禁用 DI：与多黏菌素合用增加肾毒性、神经肌肉阻滞作用；与神经肌肉阻滞剂合用可加重神经肌肉阻滞作用。与呋塞米、顺铂、万古霉素等药物联用增加肾毒性 PI：给药期间如出现神经肌肉阻滞现象应停药；肾功能不全患者、接受肌肉松弛药治疗患者、老年患者应采用较小治疗量且尽可能在疗程中监测血药浓度。妊娠安全性分级为 D 级，哺乳妇女在用药期间暂停哺乳
药典与处方集	USP、Ph. Eur.；CNF
目录类别	【基（基），保（甲/乙）】
备注	

■ 药品名称	妥布霉素（Tobramycin）
抗菌谱与适应证	用于治疗铜绿假单胞菌、大肠埃希杆菌、克雷伯菌属、沙雷菌属所致的新生儿脓毒血症、败血症、中枢神经系统感染、泌尿生殖系统感染、肺部感染、胆管感染、腹腔感染及腹膜炎、骨骼感染、烧伤感染、皮肤软组织感染、急性及慢性中耳炎、鼻窦炎等；与其他抗菌药物联合用于治疗葡萄球菌所致感染（耐甲氧西林菌株感染除外）
制剂与规格	硫酸妥布霉素注射液（每10mg相当于1万）：2ml：80mg
用法用量	肌内注射或静脉滴注：一次1~1.7mg/kg，每8小时1次，疗程7~14日
儿童剂量	按体重，早产儿或出生0~7日小儿，一次2mg/kg，每12~24小时1次。其他小儿，一次2mg/kg，每8小时1次
注意事项	ADR：发生率较多的为血尿、排尿次数减少或尿量减少、食欲减退、口渴等肾毒性症状；影响前庭功能时可有步履不稳、眩晕等症状；影响听神经时出现听力减退、耳鸣、耳部饱满感；发生率较低的有呼吸困难、嗜睡、极度软弱无力。引起肾功能减退的发生率较庆大霉素低 CI：对本品或其他氨基糖苷类过敏者禁用；本人或家族中有因使用链霉素引起耳聋者禁用；肾衰竭者禁用；孕妇禁用 DI：与多黏菌素合用增加肾毒性、神经肌肉阻滞作用；与神经肌肉阻滞剂合用可加重神经肌肉阻滞作用。与呋塞米、顺铂、万古霉素等药物联用增加肾毒性 PI：给药期间如出现神经肌肉阻滞现象应停药；肾功能不全患者、接受肌肉松弛药治疗患者慎用；老年患者应采用较小治疗量且尽可能在疗程中监测血药浓度。妊娠安全性分级为D级，哺乳妇女在用药期间暂停哺乳
药典与处方集	USP；CNF
目录类别	【保（乙）】
备注	

■ 药品名称	大观霉素（Spectionmycin）
抗菌谱与适应证	主要用于奈瑟淋球菌所致的尿道炎、前列腺炎、宫颈炎和直肠感染，以及对青霉素、四环素等耐药菌株引起的感染。因多数淋病患者同时合并沙眼衣原体感染，故应用本品治疗后应继续以7日疗程的四环素或红霉素治疗
制剂与规格	注射用大观霉素：2g

用法用量	本药 2g 溶于 3ml 稀释液 0.9% 苯甲醇中。在加入稀释剂后至吸取前应加以摇动，配置后的悬浮液可置于室温 25℃ 下，但必须在 24 小时以内使用。使用 20 号注射针头为宜，应当注射于臀肌上部外侧，深入臀肌中。不能静脉给药
儿童剂量	本药 2g 溶于 3ml 稀释液 0.9% 苯甲醇中。在加入稀释剂后至吸取前应加以摇动，配置后的悬浮液可置于室温 25℃ 下，但必须在 24 小时以内使用。治疗儿童淋病，40mg/kg，肌内注射。使用 20 号注射针头为宜，应注射于臀肌上部外侧，深入臀肌中，不能静脉给药
注意事项	本药对治疗梅毒无效，于短期大量使用抗生素治疗淋病时，可能会掩盖或延迟潜伏性梅毒的症状。故治疗淋病患者时，如认为有梅毒可能，应每个月做血清学检查，至少 3 个月。过敏体质者慎用
药典与处方集	CNF
目录类别	【保（乙）】
备注	

■ 药品名称	阿米卡星 （Amikacin）
抗菌谱与适应证	用于治疗对大肠埃希菌、铜绿假单胞菌及其他假单胞菌、变形杆菌、克雷伯杆菌、不动杆菌、沙雷杆菌和肠杆菌等敏感革兰阴性杆菌与葡糖球菌属所致严重感染，如下呼吸道感染、腹腔感染、胆管感染、骨、关节、皮肤及软组织感染、泌尿系统感染、细菌性心内膜炎、菌血症或败血症等；对庆大霉素、妥布霉素和卡那霉素耐药菌株所致的严重感染
制剂与规格	硫酸阿米卡星注射液：①1ml：100mg（10 万 U）；②2ml：200mg（20 万 U）；③注射用硫酸阿米卡星：200mg
用法用量	肌内注射或静脉滴注：①单纯性尿路感染：每 12 小时 200mg；②其他全身感染：每 8 小时 5mg/kg，或每 12 小时 7.5mg/kg。一日不超过 1.5g；③烧伤合并感染：一次 5 ~ 7.5mg/kg，每 6 小时 1 次；④肾功能不全者根据肌酐清除率调整剂量
儿童剂量	根据 BNFC（2010-2011）推荐：①严重革兰阴性菌感染，缓慢静脉注射（>3 ~ 5 分钟）。1 个月 ~ 18 岁儿童，一次 7.5mg/kg，每 12 小时用药 1 次；严重感染剂量可增加至 7.5mg/kg，每 8 小时用药 1 次；最大剂量为 500mg，每 8 小时 1 次，疗程最长为 10 日（最大累计剂量为 15g）；②一日 1 次用药（静脉滴注或静脉注射），不适用于心内膜炎或脑膜炎。1 个月 ~ 18 岁儿童，初始剂量为 15mg/kg，然后依据血药浓度调整剂量

续　表

注意事项	ADR：有一定肾毒性，大多数属可逆，如血尿、排尿次数减少或尿量减少、食欲减退、口渴等；可发生步履不稳、眩晕、听力减退、耳鸣、耳部饱满感等；少见呼吸困难、嗜睡、极度软弱无力 CI：对本品或其他氨基糖苷类过敏者、肾衰竭、孕妇禁用 DI：与多黏菌素合用增加肾毒性、神经肌肉阻滞作用；与神经肌肉阻滞剂合用可加重神经肌肉阻滞作用。与呋塞米、顺铂、万古霉素等药物联用增加肾毒性 PI：给药期间如出现神经肌肉阻滞现象应停药；老年患者应采用较小治疗量且尽可能在疗程中监测血药浓度。妊娠安全性分级为 D 级，哺乳妇女在用药期间暂停哺乳
药典与处方集	USP、Ph. Eur.、Chin. P.；CNF
目录类别	【基（基），保（甲）】
备注	

■ 药品名称	新霉素 （Neomycin）
抗菌谱与适应证	用于敏感菌所致肠道感染；肠道感染和结肠手术前准备
制剂与规格	硫酸新霉素片（以新霉素计）：①100mg（10 万 U）；②250mg（25 万 U）
用法用量	口服： （1）常用剂量：一次 250～500mg，qid （2）感染性腹泻：一次 8.75mg/kg，每 6 小时 1 次，疗程 2～3 日 （3）结肠手术前准备：每小时 500mg，用药 4 小时；继以每 4 小时 500mg，共 24 小时
儿童剂量	一日 25～50mg/kg，分 4 次服用
注意事项	ADR：常见血尿、排尿次数减少或尿量减少、口渴等；可发生步履不稳、眩晕、听力减退、耳鸣等；少见瘙痒、荨麻疹等过敏反应，呼吸困难、嗜睡、极度软弱无力 CI：对本品或其他氨基糖苷类过敏者、肠梗阻者禁用 DI：与多黏菌素合用增加肾毒性、神经肌肉阻滞作用；与神经肌肉阻滞剂合用可加重神经肌肉阻滞作用。与呋塞米、顺铂、万古霉素等药物联用增加肾毒性。与青霉素 V 钾同服可使其血药浓度降低 50% PI：给药期间如出现神经肌肉阻滞现象应停药；妊娠安全性分级为 D 级，哺乳妇女在用药期间暂停哺乳
药典与处方集	USP、Ph. Eur.、Chin. P.、Jpn P.；CNF
目录类别	【保（乙）】
备注	

■ 药品名称	异帕米星（Isepamicin）
抗菌谱与适应证	用于治疗敏感菌所致肺炎、支气管炎、肾盂肾炎、膀胱炎、腹膜炎、败血症、外伤或烧伤创口感染
制剂与规格	硫酸异帕米星注射液：①2ml：200mg（20万U）；②2ml：400mg
用法用量	肌内注射或静脉滴注：一日400mg，分1～2次注射
儿童剂量	早产儿、新生儿和婴幼儿禁用
注意事项	ADR：口服给药可见胃肠道反应，可见血尿、排尿次数减少或尿量减少、口渴等；可发生步履不稳、眩晕、听力减退、耳鸣等；可见瘙痒、荨麻疹等过敏反应 CI：对本品或其他氨基糖苷类过敏者禁用，本人或家族中有因使用链霉素引起耳聋者禁用；肾衰竭者禁用；孕妇禁用 DI：与多黏菌素合用增加肾毒性、神经肌肉阻滞作用；与神经肌肉阻滞剂合用可加重神经肌肉阻滞作用。与呋塞米、顺铂、万古霉素、右旋糖酐等血浆代用品联用增加肾毒性 PI：给药期间如出现神经肌肉阻滞现象应停药；妊娠安全性分级为D级，哺乳妇女在用药期间暂停哺乳
药典与处方集	Jpn P.；CNF
目录类别	【保（乙）】
备注	

■ 药品名称	奈替米星（Netilmicin）
抗菌谱与适应证	用于治疗敏感革兰阴性杆菌所致的严重感染，如大肠埃希菌、肠杆菌属、变形杆菌、铜绿假单胞菌等所致的下呼吸道感染、复杂性尿路感染、腹腔感染、胃肠感染、骨及关节感染、皮肤软组织感染、烧伤或创伤感染、手术感染、败血症等；与其他抗菌药物联合用于治疗葡萄球菌感染（耐甲氧西林葡萄球菌除外）；某些耐庆大霉素菌株所致严重感染
制剂与规格	注射用硫酸奈替米星：①1ml（5万U）；②2ml（10万U）
用法用量	肌内注射或静脉滴注： （1）1.3～2.2mg/kg，8小时1次或2～3.25mg/kg，12小时1次，疗程7～14日。一日最高剂量不超过7.5mg/kg （2）复杂性尿路感染：一次1.5～2mg/kg，每12小时1次，疗程7～14日。一日最高剂量不超过7.5mg/kg （3）肾功能不全者：按照血药浓度进行调整，或根据肌酐清除率计算调整剂量

续 表

儿童剂量	肌内注射或静脉滴注：①6 周以内者：按体重每 12 小时 2 ~ 3mg/kg；②6 周 ~ 12 岁者：按体重每 8 小时 1.7 ~ 2.3mg/kg，或按体重每 12 小时 2.5 ~ 3.5mg/kg，疗程 7 ~ 14 日
注意事项	ADR：肾毒性轻微并较少见；神经毒性发生率及程度较低，偶可见头痛、视觉障碍、心悸、皮疹、发热、呕吐及腹泻等 CI：对本品或其他氨基糖苷类过敏者禁用；孕妇、新生儿禁用 DI：与多黏菌素合用增加肾毒性、神经肌肉阻滞作用；与神经肌肉阻滞剂合用可加重神经肌肉阻滞作用。与呋塞米、顺铂、万古霉素、右旋糖酐等血浆代用品联用增加肾毒性 PI：给药期间如出现神经肌肉阻滞现象应停药；妊娠安全性分级为 D 级，哺乳妇女在用药期间暂停哺乳
药典与处方集	USP、Ph. Eur.、Chin. P.；CNF
目录类别	【保（乙）】
备注	

■ 药品名称	依替米星（Etimicin）
抗菌谱与适应证	用于敏感菌所致的感染：①呼吸系统感染：如急性支气管炎、慢性支气管炎急性发作、社区肺部感染、支气管扩张并发肺部感染等；②泌尿生殖系统感染：如急性肾盂肾炎、膀胱炎、前列腺炎、慢性肾盂肾炎或慢性膀胱炎急性发作等；③皮肤软组织感染；④创伤和手术后感染
制剂与规格	注射用硫酸依替米星：①50mg（5 万 U）；②100mg（10 万 U）
用法用量	静脉滴注：①一次 100 ~ 150mg，每 12 小时 1 次。疗程为 5 ~ 10 日；②肾功能不全者：应调整剂量，并应监测本药血药浓度
儿童剂量	儿童慎用按照体表面积或体重计算，遵医嘱给药
注意事项	ADR：耳毒性、肾毒性发生情况与奈替米星相似 CI：对本品或其他氨基糖苷类过敏者禁用 DI：与多黏菌素合用增加肾毒性、神经肌肉阻滞作用；与神经肌肉阻滞剂合用可加重神经肌肉阻滞作用。与呋塞米、顺铂、万古霉素、右旋糖酐等血浆代用品联用增加肾毒性 PI：给药期间如出现神经肌肉阻滞现象应停药；妊娠安全性分级为 D 级，哺乳妇女在用药期间暂停哺乳
药典与处方集	CNF
目录类别	【保（乙）】
备注	

九、大环内酯类抗生素

■ 药品名称	红霉素（Erythromycin）
抗菌谱与适应证	作为青霉素过敏患者治疗下列感染的替代用药。用于治疗溶血性链球菌、肺炎球菌所致的急性扁桃体炎、急性咽炎、鼻窦炎；溶血性链球菌所致的猩红热、蜂窝织炎；白喉及白喉带菌者；气性坏疽、炭疽、破伤风；放线菌病；梅毒；李斯特菌病等；肺炎支原体肺炎、肺炎衣原体肺炎；军团菌病；百日咳；泌尿生殖系统感染；沙眼衣原体结膜炎；空肠弯曲菌肠炎；厌氧菌所致口腔感染
制剂与规格	(1) 红霉素片：①0.125g；②0.25g (2) 红霉素软膏：1%；0.5%栓：①0.1g；②0.2g (3) 硬脂酸红霉素片：①0.05g；②0.125g；③0.25g (4) 硬脂酸红霉素胶囊：①0.1g；②0.125g (5) 硬脂酸红霉素颗粒：50mg (6) 注射用乳糖酸红霉素：①0.25g；②0.3g
用法用量	(1) 口服：①一日0.75~2g，分3~4次；②军团菌病：一日1~4g，分3次服用；③风湿热复发的预防：一次250mg，bid；④感染性心内膜炎的预防：术前1小时口服给药1g，术后6小时再服用500mg (2) 静脉滴注：①一次0.5~1.0g，一日2~3次；②军团菌病，一日3~4g，分4次；③栓剂直肠给药：成人一次0.1g，bid
儿童剂量	(1) 口服：一日20~40mg/kg，分3~4次 (2) 静脉滴注：一日20~30mg/kg，分2次，滴注速度宜缓，静脉滴注药液浓度以1%~5%为宜
注意事项	ADR：潜在的肝毒性，长期及大剂量服用可引起胆汁淤积和肝酶升高，还可致耳鸣、听力减退，其他常见消化道反应、药物热、皮疹等 CI：对本品或其他大环内酯类过敏者、慢性肝病及肝功能损害者禁用 DI：可抑制阿司咪唑、西沙比利等药物的代谢，诱发尖端扭转性心律失常；可升高茶碱血药浓度，与口服给药避孕药合用可使之降效 PI：整片吞服；妊娠安全性分级为B级；哺乳妇女慎用
药典与处方集	USP、Ph. Eur.、Chin. P.、Jpn P.；CNF
目录类别	【基（基），保（甲）】
备注	

■ 药品名称	乙酰螺旋霉素 （Acetylspiramycin）
抗菌谱与适应证	用于治疗敏感菌所致的呼吸系统感染和皮肤软组织感染，包括咽炎、扁桃体炎、急性支气管炎、慢性支气管炎急性发作、肺炎、脓皮病、丹毒和猩红热等；治疗敏感菌所致的口腔及耳鼻咽喉科感染，如中耳炎、牙周炎、急性鼻窦炎等；可作为治疗隐孢子虫病以及弓形虫病的选用药物
制剂与规格	乙酰螺旋霉素片：100mg（10万U）
用法用量	口服：①一日 800～1200mg，分 3～4 次服；②重症一日可用至 1600～2000mg
儿童剂量	口服：一日量为 20～30mg/kg，分 4 次服
注意事项	ADR：腹痛、恶心、呕吐等胃肠道反应，常发生于大剂量给药时，停药后可自行消失；变态反应极少，主要为药疹 CI：对本品或其他大环内酯类过敏者 DI：可升高经细胞色素 P450 酶系统代谢药物的血药浓度，如卡马西平、苯妥英钠、特非那定等 PI：妊娠安全性分级为 C 级
药典与处方集	Ph. Eur.、Jpn P.；CNF
目录类别	【保（乙）】
备注	

■ 药品名称	琥乙红霉素 （Erythromycin ethylsuccinate）
抗菌谱与适应证	用于治疗敏感菌或敏感病原体引起的感染性疾病：①呼吸系统感染：轻、中度呼吸道感染；肺炎支原体及肺炎衣原体所致的肺炎；白喉；军团菌病；李斯特菌病；百日咳；②泌尿生殖系统感染：淋球菌引起的急性盆腔炎；梅毒；沙眼衣原体、衣原体引起的妊娠期泌尿生殖器感染及成人无并发症的尿道、宫颈或直肠感染等；③轻、中度皮肤和软组织感染；④其他：肠阿米巴病；空肠弯曲菌肠炎；厌氧菌所致口腔感染；沙眼衣原体结膜炎；放线菌病；猩红热；气性坏疽；炭疽；破伤风。预防风湿热初发或复发；感染性心内膜炎
制剂与规格	琥乙红霉素片：①200mg；②400mg
用法用量	口服： （1）一般用量，每 6 小时 400mg （2）预防链球菌感染：一次 400mg，bid （3）军团菌：一次 400～1000mg，qid （4）沙眼衣原体和解脲脲原体引起的尿道炎：一次 800mg，tid，连服 7 日

儿童剂量	口服： (1) 按体重一次 7.5~12.5mg/kg，qid；或一次 15~25mg/kg，bid (2) 对于更严重的感染，剂量可加倍 (3) 百日咳：一次 10~12.5mg/kg，qid，疗程 14 日
注意事项	ADR：发生肝毒性反应者较其他红霉素制剂为多见；可见恶心、呕吐、腹泻等胃肠道反应；大剂量应用时，可能引起听力减退，停药后大多可恢复，变态反应主要表现为药物热、皮疹、嗜酸性粒细胞增多等，发生率 0.5%~1% CI：对本品或其他大环内酯类过敏者 DI：可升高经细胞色素 P450 酶系统代谢药物的血药浓度，如卡马西平、苯妥英钠、特非那定等；与华法林等抗凝药物同服可增加出血风险 PI：妊娠安全性分级为 B 级；哺乳妇女慎用或暂停哺乳
药典与处方集	USP、Ph. Eur.、Chin. P.、Jpn P.；CNF
目录类别	【保（乙）】
备注	

■ 药品名称	罗红霉素（Roxithromycin）
抗菌谱与适应证	用于治疗呼吸道感染：化脓性链球菌引起的咽炎及扁桃体炎；敏感菌所致的鼻窦炎、中耳炎、急性支气管炎、慢性支气管炎急性发作；肺炎支原体或肺炎衣原体所致的肺炎；泌尿生殖系统感染：沙眼衣原体引起的尿道炎和宫颈炎；皮肤软组织感染
制剂与规格	罗红霉素片：150mg
用法用量	口服： (1) 成人一次 150mg，bid；或一次 300mg，qd。疗程一般为 5~12 日 (2) 肾功能不全者可发生累计效应，肾功能轻度减退者不需调整剂量，严重肾功能不全者给药时间延长 1 倍（1 次 150mg，qd） (3) 严重肝硬化者的半衰期延长至正常水平 2 倍以上，如确实需要使用，则一日 150mg 1 次给药
儿童剂量	口服：5~10mg/kg，bid
注意事项	ADR：常见恶心、呕吐、腹泻等胃肠道反应；偶见皮疹、头痛、头晕等 CI：对本品或其他大环内酯类过敏者 DI：可升高经细胞色素 P450 酶系统代谢药物的血药浓度，如卡马西平、苯妥英钠、特非那定、环孢素、茶碱等；与华法林等抗凝药物同服可增加出血风险 PI：饭前空腹服用有利于吸收及提高疗效；哺乳妇女慎用或暂停哺乳
药典与处方集	Ph. Eur.、Chin. P.、Jpn P.；CNF

续　表

目录类别	【保（乙）】
备注	

■ 药品名称	地红霉素（Dirithromycin）
抗菌谱与适应证	用于治疗12岁以上患者，对本品敏感菌所致的轻、中度感染：慢性阻塞性肺疾病急性加重或慢性支气管炎急性发作、急性支气管炎、社区获得性肺炎、咽炎和扁桃体炎、单纯性皮肤和软组织感染
制剂与规格	地红霉素肠溶片：250mg 地红霉素肠溶胶囊：250mg
用法用量	口服： （1）慢性支气管炎急性发作：一次500mg，qd，疗程5~7日 （2）急性支气管炎：一次500mg，qd，疗程7日 （3）社区获得性肺炎：一次500mg，qd，疗程14日 （4）咽炎和扁桃体炎：一次500mg，qd，疗程10日 单纯性皮肤和软组织感染：一次500mg，qd，疗程5~7日
儿童剂量	12岁以下儿童禁用
注意事项	ADR：可见恶心、呕吐、腹泻、头痛、头晕、皮疹等 CI：对本药和其他大环内酯类抗生素过敏者、可疑或潜在菌血症患者禁用 DI：下列药物与本品的药物相互作用尚不明确，建议慎重联合，如地高辛、抗凝药物、环孢素、卡马西平等药物 PI：餐时服药，肠溶衣片不可掰开服用；妊娠安全性分级为C级；哺乳妇女用药应权衡利弊
药典与处方集	USP、Ph. Eur.；CNF
目录类别	【基（基），保（乙）】
备注	

■ 药品名称	阿奇霉素（Azithromycin）
抗菌谱与适应证	用于治疗化脓性链球菌引起的急性咽炎、急性扁桃体炎以及敏感细菌引起的鼻窦炎、急性中耳炎、急性支气管炎、慢性支气管炎急性发作；肺炎球菌、流感杆菌以及肺炎支原体所致的肺炎；衣原体及非多种耐药淋病奈瑟菌所致的尿道炎、宫颈炎及盆腔炎；敏感菌所致的皮肤软组织感染

制剂与规格	(1) 阿奇霉素片：①250mg；②500mg (2) 阿奇霉素分散片：①125mg；②250mg (3) 阿奇霉素胶囊：①125mg；②250mg (4) 阿奇霉素颗粒：①100mg；②250mg；③500mg (5) 阿奇霉素干混悬剂：2g：0.1g (6) 阿奇霉素混悬剂：① 0.125g；② 0.25g。阿奇霉素糖浆：25ml：500mg (7) 注射用乳糖酸阿奇霉素（以阿奇霉素计）：①125mg；②250mg；③500mg (8) 阿奇霉素注射液：①2ml：125mg；②2ml：250mg；③5ml：500mg (9) 阿奇霉素葡萄糖注射液：①100ml（阿奇霉素125mg、葡萄糖5g）；②100ml（阿奇霉素200mg、葡萄糖5g）
用法用量	(1) 口服：①饭前1小时或餐后2小时服用；②沙眼衣原体、杜克嗜血杆菌或敏感淋球菌所致的性传播疾病，仅需单次口服给药1g；③其他感染的治疗：第1日，0.5g顿服，第2～5日，一日0.25g顿服；或一日0.5g顿服，连服3日 (2) 静脉滴注：①社区获得性肺炎：一次0.5g，qd，静脉滴注至少2日后转为口服给药，1次500mg，qd，7～10日为一疗程；②盆腔炎：一次0.5g，qd，静脉滴注1～2日后转为口服给药，1次250mg，qd，7日为一疗程
儿童剂量	根据BNFC（2010～2011）推荐：口服：适用于6个月以上儿童，餐前1小时或餐后2小时服用 (1) 中耳炎、呼吸道感染、皮肤和软组织感染：一日10mg/kg（一日最大量为500mg），qd，连用3日 (2) 非复杂性生殖器衣原体感染和非淋病尿道炎，12～18岁的儿童，一剂1g治疗
注意事项	ADR：恶心、呕吐、腹泻、消化不良等胃肠道反应、注射部位疼痛等局部反应、皮疹、瘙痒、头晕、呼吸困难等 CI：对本品或其他大环内酯类过敏者 DI：与H₁受体拮抗剂阿司咪唑等联用可引起心律失常；与华法林等抗凝药物同服可增加出血风险；与抗酸药物合用峰浓度降低25% PI：抗酸药服用前1小时或服用后2小时给药。妊娠安全性分级为B级；哺乳妇女慎用或暂停哺乳
药典与处方集	USP、Ph. Eur.、Chin. P.；CNF
目录类别	【基（基），保（甲/乙）】
备注	

■ 药品名称	克拉霉素 (Clarithromycin)
□ 其他名称	百红优
抗菌谱与适应证	用于治疗敏感菌所致感染：①耳鼻咽喉感染：急性中耳炎、扁桃体炎、咽炎、鼻窦炎；②下呼吸道感染：急性支气管炎、慢性支气管炎急性发作、肺炎；③皮肤软组织感染：脓疱病、丹毒、蜂窝织炎、毛囊炎、疖及伤口感染；④沙眼衣原体感染的尿道炎及宫颈炎；⑤与其他药物联用，可根除幽门螺杆菌，减低十二指肠溃疡复发率
制剂与规格	(1) 克拉霉素片：①125mg；②250mg (2) 克拉霉素分散片：①50mg；②125mg；③250mg (3) 克拉霉素缓释片：500mg (4) 克拉霉素胶囊：①125mg；②250mg (5) 克拉霉素颗粒：2g：125mg (6) 克拉霉素干混悬剂：①1g：125mg；②2g：125mg；③2g：250mg
用法用量	口服： (1) 轻症，一次 250mg，bid (2) 重症，一次 500mg，bid，疗程 5～14 日
儿童剂量	口服：6 个月以上者一次 7.5mg/kg，每 12 小时 1 次。根据感染的严重程度应连续服用 5～10 日
注意事项	ADR：恶心、呕吐、腹泻、消化不良等胃肠道反应、注射部位疼痛等局部反应、皮疹、瘙痒、头晕、呼吸困难等 CI：对本品或其他大环内酯类过敏者 DI：可抑制特非那定、阿司咪唑、西沙比利等药物的代谢，诱发尖端扭转性心律失常；可升高茶碱血药浓度，可提高地高辛肝肠循环提高其血药浓度 PI：妊娠安全性分级为 C 级；哺乳妇女使用应暂停哺乳
药典与处方集	USP、Ph. Eur.、Chin. P.、Jpn P.；CNF
目录类别	【基（基），保（乙）】
备注	

十、四环素类抗生素

■ 药品名称	四环素 (Tetracycline)
抗菌谱与适应证	用于治疗立克次体病，包括流行性斑疹伤寒、地方性斑疹伤寒、洛矶山热、恙虫病和 Q 热、支原体属感染、回归热、布鲁菌病（与氨基糖苷类联合应用）、霍乱、鼠疫（与氨基糖苷类联合应用）、兔热病感染

制剂与规格	盐酸四环素片：①0.125g；②0.25g 盐酸四环素胶囊：0.25g 注射用盐酸四环素：①0.125g；②0.25g；③0.5g
用法用量	(1) 口服：一次 0.25~0.5g，每 6 小时 1 次 (2) 静脉滴注：一日 1~1.5g，分 2~3 次给药
儿童剂量	(1) 静脉滴注：8 岁以上儿童，一日 10~20mg/kg，分 2 次给药，一日剂量不超过 1g，药物浓度不超过 1mg/ml (2) 口服：8 岁以上儿童，一日 25~50mg/kg，分 4 次服用。疗程 7~14 日，支原体肺炎、布氏杆菌病则需 3 周
注意事项	ADR：可致牙齿发生不同程度黄染、牙釉质发育不全，可见恶心、呕吐、腹泻；少见肝肾功能损害，过敏反应较青霉素类少见，某些患者服用期间有光敏现象 CI：对四环素类药物过敏者、8 岁以下小儿禁用 DI：与碳酸氢钠等制酸药物、葡萄糖酸钙等含金属离子的药物同用可使本品吸收下降；降低口服给药避孕药效果。降低凝血因子 II 活性，与抗凝药物同服需调整剂量 PI：不要直接暴露在阳光或紫外线下。宜空腹服用；孕妇避免使用本药。妊娠安全性分级为 D 级。哺乳妇女用药须权衡利弊或暂停哺乳
药典与处方集	USP、Ph. Eur.；CNF
目录类别	【保（甲/乙）】
备注	

■ 药品名称	土霉素（Oxytetracycline）
抗菌谱与适应证	用于治疗立克次体病，包括流行性斑疹伤寒、地方性斑疹伤寒、洛矶山热、恙虫病和 Q 热；衣原体属感染，包括鹦鹉热、性病淋巴肉芽肿、非特异性尿道炎、输卵管炎、宫颈炎及沙眼等感染；回归热；布鲁菌病（与氨基糖苷类药联用）；霍乱；鼠疫（与氨基糖苷类药联用）；兔热病；软下疳等感染
制剂与规格	土霉素片：0.25g
用法用量	口服：一次 250~500mg，每 6 小时 1 次
儿童剂量	口服：8 岁以上儿童，一日 30~40mg/kg，分 3~4 次

续 表

注意事项	ADR：可致牙齿发生不同程度黄染、牙釉质发育不全，可见恶心、呕吐、腹泻；少见肝肾功能损害，过敏反应较青霉素类少见，某些患者服用期间有光敏现象 CI：对四环素类药物过敏者、8 岁以下小儿禁用 DI：与碳酸氢钠等制酸药物、葡萄糖酸钙等含金属离子的药物同用可使本品吸收下降；降低凝血因子 Ⅱ 活性，与抗凝药物同服需调整剂量 PI：不要直接暴露在阳光或紫外线下。孕妇避免使用本药。妊娠安全性分级为 D 级。哺乳妇女用药须权衡利弊或暂停哺乳
药典与处方集	USP、Ph. Eur.；CNF
目录类别	【保（甲）】
备注	

■ 药品名称	多西环素（Doxycycline）
抗菌谱与适应证	首选用于立克次体病、支原体属感染、衣原体属感染、回归热、布鲁菌病（与氨基糖苷类药联用）、霍乱、鼠疫（与氨基糖苷类药联用）、兔热病、软下疳；可用于治疗对青霉素类过敏患者的破伤风、气性坏疽、梅毒、淋病和钩端螺旋体病；中、重度痤疮患者的辅助治疗
制剂与规格	盐酸多西环素片：①50mg；②100mg 盐酸多西环素胶囊：①250mg；②100mg
用法用量	口服： （1）一般感染：首次 200mg，以后 1 次 100mg，一日 1～2 次，疗程为 3～7 日 （2）抗寄生虫感染：第 1 日，1 次 100mg，每 12 小时 1 次；以后 1 次 100～200mg，qd（或 1 次 50～100mg，每 12 小时 1 次） （3）淋病奈瑟菌性尿道炎和宫颈炎、沙眼衣原体所致的单纯性尿道炎、宫颈炎或直肠感染：一次 100mg，bid，疗程至少 7 日 （4）梅毒：一次 150mg，每 12 小时 1 次，疗程至少 10 日
儿童剂量	根据 BNFC（2010～2011）推荐： 口服：①8 岁以上儿童，第 1 日 2mg/kg，每 12 小时 1 次；继以 2mg/kg，qd（最大剂量 100mg），严重感染 bid，一日最大剂量为 200mg；②12～18 岁儿童，第 1 日 200mg，然后一日 100mg，严重感染（复杂性尿路感染）可加量至一日 200mg

注意事项	ADR：不良反应与其他四环素类相似，但无明显的肾毒性 CI：对四环素类药物过敏者、8 岁以下小儿禁用 DI：与碳酸氢钠等制酸药物、葡萄糖酸钙等含金属离子的药物同用可使本品吸收下降；降低口服给药避孕药效果。降低凝血因子 Ⅱ 活性，与抗凝药物同服需调整剂量 PI：不要直接暴露在阳光或紫外线下。饭后服药可减轻胃肠道不良反应；孕妇避免使用本药。妊娠安全性分级为 D 级。哺乳妇女用药须权衡利弊或暂停哺乳
药典与处方集	USP、Ph. Eur. ；CNF
目录类别	【基（基），保（甲）】
备注	

■ 药品名称	米诺环素 （Minocycline）
□ 其他名称	美克威
抗菌谱与适应证	用于对本品敏感的葡萄球菌、链球菌、肺炎球菌、淋病奈瑟菌、痢疾杆菌、大肠埃希菌、克雷伯菌、变形杆菌、铜绿假单胞菌、梅毒螺旋体及衣原体等引起的感染： （1）败血症、菌血症 （2）浅表性化脓性感染：毛囊炎、脓皮症、扁桃体炎、肩周炎、泪囊炎、牙龈炎、外阴炎、创伤感染、疖、疖肿症、痤疮、手术后感染等 （3）深部化脓性疾病：乳腺炎、淋巴管（结）炎、颌下腺炎、骨髓炎、骨炎 （4）急慢性支气管炎、喘息型支气管炎、支气管扩张、支气管肺炎、细菌性肺炎、异型肺炎、肺部化脓症 （5）痢疾、肠炎、感染性食物中毒、胆管炎、胆囊炎 （6）腹膜炎 （7）肾盂肾炎、肾盂膀胱炎、尿道炎、膀胱炎、前列腺炎、附睾炎、宫内感染、淋病、男性非淋菌性尿道炎 （8）中耳炎、耳旁窦炎副鼻窦炎、颌下腺炎 （9）梅毒
制剂与规格	盐酸米诺环素胶囊：①50mg（5 万 U）；②100mg（10 万 U） 盐酸米诺环素片：①50mg（5 万 U）；②100mg（10 万 U）
用法用量	口服 成人首次 0.2g，以后每 12 小时 0.1g；或每 6 小时 50mg
儿童剂量	8 岁以下小儿禁用

续　表

注意事项	（1）肝、肾功能不全、食管通过障碍者、老年人、口服吸收不良或不能进食者及全身状态恶化患者（因易引发维生素 K 缺乏症）慎用 （2）由于具有前庭毒性，米诺环素已不作为脑膜炎奈瑟菌带菌者和脑膜炎奈瑟菌感染的治疗药物 （3）对米诺环素过敏者有可能对其他四环素类也过敏 （4）由于可致头晕、倦怠等，汽车驾驶员、从事危险性较大的机器操作及高空作业者应避免服用 （5）米诺环素滞留于食管并崩解时，会引起食管溃疡，故应多饮水，尤其临睡前服用时 （6）急性淋病奈瑟菌尿道炎患者疑有初期或二期梅毒时，通常应进行暗视野检查，疑有其他类型梅毒时，每月应进行血清学检查，并至少进行 4 个月 （7）严重肾功能不全患者的剂量应低于常用剂量，如需长期治疗，应监测血药浓度 （8）用药期间应定期检查肝、肾功能 （9）较易引起光敏性皮炎，故用药后应避免日晒 （10）可与食品、牛奶或含碳酸盐饮料同服 （11）可透过血-胎盘屏障进入胎儿体内，沉积在牙齿和骨的钙质区中，引起胎儿牙釉质发育不良，并抑制胎儿骨骼生长；在动物实验中有致畸胎作用。故孕妇和准备妊娠的妇女禁用 （12）在乳汁中浓度较高，虽然可与乳汁中的钙形成不溶性络合物，吸收甚少，但可引起牙齿永久性变色，牙釉质发育不良，并抑制婴幼儿骨骼的发育生长，故哺乳期妇女用药期间应暂停哺乳 （13）可引起牙齿永久性变色，牙釉质发育不良，并抑制骨骼的发育生长
药典与处方集	Eur. P. 、USP；CNF
目录类别	【保（乙）】
备注	

■ 药品名称	替加环素（Tigecyline）
抗菌谱与适应证	用于治疗对革兰阴性菌（如大肠埃希菌、铜绿假单胞菌）以及革兰阳性菌（如 MRSA 致病菌）所致的复杂性皮下软组织感染、复杂性腹腔感染
制剂与规格	注射用替加环素 50mg
用法用量	静脉注射：①初始剂量为 100mg，随后 1 次 50mg，每 12 小时 1 次，根据病情严重程度、感染部位、临床表现及细菌学进展持续治疗 5～14 日；②肾功能不全不需调整剂量，重度肝功能不全初始剂量 100mg，维持剂量 1 次 25mg，每 12 小时 1 次
儿童剂量	18 岁以下儿童用药安全性和有效性尚未建立

续 表

注意事项	ADR：可见胃肠道反应、转氨酶升高，与其他四环素类药物相似，有抗合成代谢的作用可致血尿素氮升高、氮质血症、酸中毒、低磷血症，可见感染性休克 CI：对四环素类药物过敏者禁用 DI：降低口服给药避孕药效果。与华法林合用，可增加华法林血药浓度 PI：孕妇避免使用本药。妊娠安全性分级为 D 级。哺乳妇女用药须权衡利弊或暂停哺乳
药典与处方集	USP
目录类别	
备注	

十一、林可霉素类抗生素

■ 药品名称	林可霉素（Lincomycin）
抗菌谱与适应证	用于治疗敏感葡萄球菌属、链球菌属、肺炎球菌及厌氧菌所致的呼吸道感染、腹腔感染、女性生殖道感染、盆腔感染、皮肤软组织感染等；对青霉素过敏的或不适于用青霉素类药物的感染性疾病的治疗
制剂与规格	(1) 盐酸林可霉素片：①0.25g；②0.5g (2) 盐酸林可霉素胶囊：①0.25g；②0.5g (3) 盐酸林可霉素口服给药溶液：①10ml：0.5g；②100ml：5g (4) 盐酸林可霉素注射液：①1ml：0.2g；②2ml：0.6g
用法用量	(1) 口服：一日 1.5~2g，分 3~4 次给药；肌内注射：一日 0.6~1.2g，分次注射 (2) 静脉滴注：严重感染时一次 0.6~1g，每 8~12 小时 1 次
儿童剂量	(1) 口服：宜空腹服用，一日 30~60mg/kg，分 3~4 次口服，<4 周者不用 (2) 肌内注射：一日 10~20mg/kg，分 2~3 次注射，<4 周者不用 (3) 静脉滴注：一日 10~20mg/kg，分 2~3 次给药。需注意静脉滴注时每 0.6g 溶于不少于 100ml 的溶液中，滴注时间不少于 1 小时。<4 周者不用
注意事项	ADR：可见恶心、呕吐等胃肠道反应、可见舌炎、肛门瘙痒等。长期应用可致假膜性肠炎。尚可致皮疹、荨麻疹等过敏反应 CI：对本品或克林霉素过敏者、新生儿、深部真菌感染者禁用 DI：不与抗蠕动止泻药合用，可增加致结肠内毒素排出延迟，增加引起假膜性肠炎的危险 PI：妊娠安全性分级为 B 级；哺乳妇女应暂停哺乳

续　表

药典与处方集	USP、Ph. Eur.、Chin. P.、Jpn P.；CNF
目录类别	【保（甲/乙）】
备注	

■ 药品名称	克林霉素（Clindamycin）
□ 其他名称	力派
抗菌谱与适应证	用于治疗革兰阳性菌和厌氧菌引起的感染：①呼吸系统感染；②泌尿系统感染；③厌氧菌所致的妇产科感染，如子宫内膜炎、非淋病奈瑟球菌性卵巢-输卵管脓肿、盆腔炎等；④皮肤软组织感染；⑤骨、关节感染，如骨髓炎（是金黄色葡萄球菌性骨髓炎的首选治疗药物）、化脓性关节炎；⑥腹腔内感染；⑦其他，如心内膜炎、败血症、扁桃体炎和口腔感染等
制剂与规格	（1）盐酸克林霉素胶囊：①75mg；②150mg （2）注射用盐酸克林霉素：0.5g （3）盐酸克林霉素注射液：①2ml：0.3g；②4ml：0.3g；③8ml：0.6g （4）注射用克林霉素磷酸酯：①0.3g；②0.6g；③1.2g （5）克林霉素磷酸酯注射液：①2ml：0.3g；②4ml：0.6g （6）盐酸克林霉素棕榈酸酯颗粒：①1g：37.5mg；②2g：75mg；③24g：0.9g （7）盐酸克林霉素棕榈酸酯分散片：75mg
用法用量	（1）口服：一次150～300mg，qid。重症感染可增至一次450mg，qid （2）肌内注射或静脉滴注：①一次量不宜超过600mg；②中度感染或革兰阳性需氧菌感染：一日0.6～1.2g，分2～4次给药，每12或8或6小时1次；③严重感染或厌氧菌感染：一日1.2～2.4g，分2～4次给药，每12或8或6小时1次；④轻中度肾功能损害的患者不需调整剂量，无尿及重度肾功能损害患者的剂量应减至正常剂量的一半；⑤中度以上肝功能损害患者应避免使用，如确有指征使用时应减量
儿童剂量	（1）口服：4周或4周以上小儿，一日8～16mg/kg，分3～4次 （2）肌内注射或静脉滴注：4周及4周以上小儿，一日15～25mg/kg，分3～4次应用；严重感染，一日25～40mg/kg，分3～4次应用。<4周者禁用
注意事项	ADR：全身性损害主要表现为过敏性休克、高热、寒战等，呼吸系统损害主要表现为喉水肿、呼吸困难，可见血尿、急性肾功能损害以及皮疹、剥脱性皮炎等 CI：对本品过敏者、新生儿禁用 DI：不与抗蠕动止泻药合用，可增加致结肠内毒素排出延迟，增加引起假膜性肠炎的危险 PI：妊娠安全性分级为B级；哺乳妇女应暂停哺乳

药典与处方集	USP、Ph. Eur.、Chin. P.、Jpn P.；CNF
目录类别	【基（基），保（甲/乙）】
备注	

十二、肽类抗生素

■ 药品名称	多黏菌素 B（Polymyxin B）
抗菌谱与适应证	用于治疗铜绿假单胞菌及其他假单胞菌引起的创面、尿路以及眼、耳、气管等部位感染，也可用于治疗败血症感染；鞘内注射用于铜绿假单胞菌脑膜炎
制剂与规格	注射用多黏菌素 B：50mg
用法用量	（1）肌内注射：一日 2.5～3mg/kg，分 2 次 （2）静脉给药：一日 1.5～2.5mg/kg，分 2 次
儿童剂量	肌内注射、静脉给药：儿童同成人，婴儿肾功能正常者可耐受 1 日 4mg/kg 的用量
注意事项	ADR：对肾脏的损害较多见，可见血尿、蛋白尿、管型尿、尿素氮、肌酐升高，甚至发生肾小管坏死及肾衰竭 CI：对多黏菌素过敏者禁用 DI：不与其他有肾毒性或神经肌肉阻滞作用的药物联用；与地高辛合用可使其作用增强 PI：妊娠安全性分级为 B 级；哺乳妇女应暂停哺乳
药典与处方集	USP、Ph. Eur.、Chin. P.、Jpn P.；CNF
目录类别	【保（乙）】
备注	

■ 药品名称	多黏菌素 E（Polymyxin E）
抗菌谱与适应证	用于大肠埃希菌肠炎和对其他药物耐药的菌痢。外用于烧伤和外伤引起的铜绿假单胞菌局部感染和眼、耳等部位敏感菌感染
制剂与规格	硫酸黏菌素片：①50 万 U；②100 万 U；③300 万 U
用法用量	（1）口服：一日 150 万～300 万 U，分 2～3 次服用，重症时上述剂量可加倍 （2）外用：溶液剂 1 万～5 万 U/ml，氯化钠注射液溶解

续　表

儿童剂量	(1) 口服：1 次 25 万 ~ 50 万 U，1 日 3 ~ 4 次，重症时上述剂量可加倍 (2) 外用：溶液剂 1 万 ~ 5 万 U/ml，氯化钠注射液溶解
注意事项	ADR：对肾脏的损害较多见，可见血尿、蛋白尿、管型尿、尿素氮、肌酐升高，甚至发生肾小管坏死及肾衰竭 CI：对多黏菌素过敏者禁用 DI：不与其他有肾毒性或神经肌肉阻滞作用的药物联用；与地高辛合用可使其作用增强 PI：妊娠安全性分级为 B 级；哺乳妇女应暂停哺乳
药典与处方集	USP、Ph. Eur.、Chin. P.、Jpn P.；CNF
目录类别	
备注	

■ 药品名称	**万古霉素（Vancomycin）**
抗菌谱与适应证	用于治疗耐甲氧西林金黄色葡萄球菌、肠球菌所致严重感染（如心内膜炎、脑膜炎、骨髓炎、肺炎、败血症或软组织感染等）；亦用于对 β 内酰胺类抗生素过敏者的上述严重感染；血液透析患者发生葡萄球菌属所致的动静脉分流感染；口服给药适用于对甲硝唑无效的艰难梭状芽胞杆菌相关性肠炎或葡萄球菌性肠炎感染
制剂与规格	(1) 注射用盐酸万古霉素：①500mg；②1000mg (2) 盐酸万古霉素胶囊：①125mg；②250mg
用法用量	(1) 口服：一次 125 ~ 500mg，每 6 小时 1 次，治疗 5 ~ 10 日，每日剂量不宜超过 4g (2) 静脉滴注：一日 2g，分为每 6 小时 500mg 或每 12 小时 1g，每次静滴>60 分钟，可根据年龄、体重、症状适量增减。老年人每 12 小时 500mg 或每 24 小时 1g
儿童剂量	根据 BNFC (2010 ~ 2011) 推荐： (1) 口服：用于治疗由艰难梭状杆菌引起的抗菌药物相关肠炎。1 个月 ~ 5 岁，一日 20mg/kg，分 4 次服用，连服 10 ~ 14 日；5 ~ 12 岁，一次 62.5mg，qid，口服 10 ~ 14 日；12 ~ 18 岁，一次 125mg，qid，口服 10 ~ 14 日 (2) 静脉滴注：新生儿：月龄<29 周，一次 15mg/kg，每 24 小时 1 次；月龄 29 ~ 35 周，一次 15mg/kg，每 12 小时 1 次；月龄>35 周，一次 15mg/kg，每 8 小时 1 次；均依据血浆浓度调整剂量。1 个月 ~ 18 岁，一次 15mg/kg，每 8 小时 1 次，一次给药时间至少>60 分钟。依据血浆浓度调整剂量，应密切监测万古霉素的血药浓度，一日最大剂量为 2g

注意事项	ADR：输注速度过快、剂量过大可引起红斑样荨麻疹、皮肤发红等红人综合征；可致严重的耳、肾毒性，大剂量和长时间应用时尤易发生。可引起口麻、刺痛感、皮肤瘙痒、嗜酸性粒细胞增多、一过性白细胞减少、药物热、感冒样反应以及血压剧降 CI：对本药或其他万古霉素类抗生素过敏者禁用 DI：与氨基糖苷类合用对肠球菌有协同作用，但耳、肾毒性可能增加；考来烯胺可使本药失活。与耳、肾毒性药物联用可导致毒性增强 PI：妊娠安全性分级为口服给药为 B 级，静脉给药为 C 级
药典与处方集	USP、Ph. Eur.、Jpn P.；CNF
目录类别	【保（乙）】
备注	

■ **药品名称**	去甲万古霉素 （Norvancomycin）
抗菌谱与适应证	用于治疗对青霉素过敏的肠球菌、棒状杆菌属心内膜炎患者的治疗；用于对青霉素类或头孢菌素类药过敏，或经上述抗生素治疗无效的严重葡萄球菌所致心内膜炎、骨髓炎、肺炎、败血症或软组织感染患者的治疗；用于治疗血液透析患者发生葡萄球菌属所致动静脉分流感染
制剂与规格	注射用盐酸去甲万古霉素：①400mg（40 万 U）；②800mg（80 万 U）
用法用量	(1) 口服：一次 0.4g，每 6 小时 1 次 (2) 静脉滴注：一日 800～1600mg，分 2～3 次给药；肾功能减退者需减少维持剂量。可延长给药间期，每次剂量不变，或减少每次剂量，给药间期不变
儿童剂量	静脉缓慢滴注：一日 16～24mg/kg（1.6 万～2.4 万 U/kg），分 2～4 次静脉滴注
注意事项	ADR：输注速度过快、剂量过大可引起红斑样荨麻疹、皮肤发红等红人综合征；可致严重的耳、肾毒性，大剂量和长时间应用时尤异发生。可引起口麻、刺痛感、皮肤瘙痒、嗜酸性粒细胞增多、一过性白细胞减少、药物热、感冒样反应以及血压剧降 CI：对本药或其他万古霉素类抗生素过敏者禁用 DI：与氨基糖苷类合用对肠球菌有协同作用，但耳、肾毒性可能增加；考来烯胺可使本药失活。与耳、肾毒性药物联用可导致毒性增强 PI：妊娠安全性分级为口服给药为 B 级，静脉给药为 C 级。
药典与处方集	Chin. P.；CNF
目录类别	【保（乙）】
备注	

■ 药品名称	替考拉宁（Teicoplanin）
抗菌谱与适应证	用于治疗严重的革兰阳性菌感染，尤其是不能用青霉素类及头孢菌素类抗生素治疗或用上述抗生素治疗失败的严重葡萄球菌感染，或对其他抗生素耐药的葡萄球菌感染。皮肤和软组织感染、泌尿道感染、呼吸道感染、骨和关节感染、败血症、心内膜炎及持续不卧床腹膜透析相关性腹膜炎；作为万古霉素和甲硝唑的替代药
制剂与规格	注射用替考拉宁：200mg；400mg
用法用量	肌内、静脉滴注或静脉注射： (1) 中度感染：负荷量为第 1 日单次给药 400mg；维持量为 1 次 200mg，qd (2) 严重感染：负荷量为 1 次 400mg，每 12 小时 1 次，共给药 3 次；维持量为 1 次 400mg，qd (3) 严重烧伤感染或金黄色葡萄球菌心内膜炎：维持量可能需达 1 日 12mg/kg
儿童剂量	肌内、静脉注射或静脉滴注，静脉滴注时间>30 分钟 (1) 新生儿，静脉滴注首剂 16mg/kg，24 小时后 8mg/kg，qd 2.1 个月 ~ 18 岁儿童：中度感染，前 3 剂一次 10mg/kg（最大剂量 400mg），每 12 小时 1 次，然后一次 6mg/kg（最大剂量 200mg），qd；严重感染和中性粒细胞减少者，前 3 剂负荷剂量一次 10mg/kg（最大剂量 400mg），每 12 小时 1 次，随后剂量为一次 10mg/kg（最大剂量 400mg），qd。负荷量的 3 剂后，随后的用药可肌内注射
注意事项	ADR：有肾毒性，可引起血肌酐短暂升高，有耳毒性反应，可引起白细胞、中性粒细胞减少，血小板增多以及头晕、消化道反应、皮肤过敏反应等 CI：有替考拉宁过敏者禁用 DI：与氨基糖苷类、两性霉素 B、多黏菌素等耳、肾毒性药物联用可导致毒性增强。与环丙沙星合用可增加惊厥风险 PI：孕妇避免使用本药，哺乳妇女用药须权衡利弊或暂停哺乳
药典与处方集	Jpn P.；CNF
目录类别	【保（乙）】
备注	

十三、氯霉素类抗生素

■ 药品名称	氯霉素（Chloramphenicol）
抗菌谱与适应证	用于治疗敏感菌所致伤寒、副伤寒；沙门菌属感染的胃肠炎合并败血症；耐氨苄西林的 B 型流感杆菌脑膜炎、青霉素过敏者的肺炎球菌脑膜炎、脑膜炎球菌脑膜炎及敏感的革兰阴性杆菌脑膜炎；需氧菌和厌氧菌混合感染的耳源性脑脓肿；可与氨基糖苷类药联用治疗腹腔感染、盆腔感染以及敏感菌所致的其他严重感染，如败血症及肺部感染；用于 Q 热、落矶山斑点热、地方性斑疹伤寒和立克次体病的治疗
制剂与规格	(1) 氯霉素片：0.25g (2) 棕榈氯霉素片：0.05g (3) 氯霉素胶囊：0.25g (4) 棕榈氯霉素颗粒：0.1g (5) 棕榈氯霉素混悬液：1ml；25mg (6) 氯霉素注射液：①1ml：0.125g；②2ml：0.25g (7) 注射用琥珀氯霉素：①0.125g；②0.25g；③0.5g (8) 氯霉素甘油滴耳液 10ml：0.25g
用法用量	(1) 口服：一日 1.5～3.0g，分 3～4 次给药 (2) 静脉静滴：一次 0.5～1g，bid
儿童剂量	(1) 口服：一日 25～50mg/kg，分 3～4 次服用；新生儿一日不超过 25mg/kg，分 4 次服用 (2) 静脉滴注；一日 25～50mg/kg，分 3～4 次给予；新生儿一日不超过 25mg/kg，分 4 次给予。亦可肌内注射
注意事项	ADR：主要为粒细胞及血小板减少、再生障碍性贫血等。皮疹、药物热、血管神经性水肿偶有发生。灰婴综合征多见于新生儿大剂量使用时，表现为腹胀、呕吐、苍白、发绀、微循环障碍等。少见剥脱性皮炎。尚可引起溶血性贫血、心肌损害、视神经炎等；肌内注射常引起剧烈的疼痛，还可导致坐骨神经麻痹而造成下肢瘫痪，故少用 CI：对本药过敏者、精神病患者禁用 DI：肝药酶诱导剂，如利福平等可降低本品血药浓度，与口服给药避孕药合用，避孕效果降低，可拮抗铁剂、叶酸、维生素 B_{12}、维生素 B_6 的药物作用 PI：空腹服用，补充充足水分；妊娠期尤其是妊娠末期或分娩期禁用，妊娠安全性分级为 C 级；禁用于哺乳期妇女，必须应用时应暂停哺乳
药典与处方集	USP、Ph. Eur.、Chin. P.、Jpn P.；CNF
目录类别	【基（基），保（甲）】
备注	

十四、磷霉素类抗生素

■ 药品名称	磷霉素（Fosfomycin）
抗菌谱与适应证	（1）口服给药制剂适用于治疗敏感菌所致的单纯性下尿路感染、肠道、呼吸道、皮肤软组织、眼科及妇科感染等 （2）注射制剂适用于治疗敏感菌所致的呼吸道感染、尿路感染、皮肤软组织感染等，也可与其他抗菌药联合用于治疗敏感菌所致的严重感染（如败血症、腹膜炎、骨髓炎等）
制剂与规格	磷霉素钙片：①0.1g；②0.2g；③0.5g 磷霉素钙胶囊：0.1g 磷霉素钙颗粒：0.5g 注射用磷霉素钠：①1.0g；②2.0g；③4.0g
用法用量	（1）口服：治疗尿路感染等轻症感染，一日2~4g，分3~4次服用 （2）静脉给药：①治疗中度或重度系统感染，一日4~12g；②严重感染可增至16g，分2~3次静脉滴注或缓慢静脉推注 （3）肌内注射：一日2~8g，分3~4次肌内注射
儿童剂量	（1）口服：一日50~100mg/kg，分3~4次服 （2）静脉滴注：轻中度感染，一日100~200mg/kg；重度感染，一日300mg/kg，分2~3次滴注
注意事项	ADR：毒性较轻，但可致皮疹、嗜酸性粒细胞增多、转氨酶升高。口服给药可致胃肠道反应；肌内注射局部疼痛和硬结；静脉给药过快可致血栓性静脉炎、心悸等 CI：对本药过敏者禁用 DI：钙盐或抗酸药可抑制本药吸收；甲氧氯普胺可降低本药血药浓度；与氨基糖苷类、B内酰胺类有协同抗菌作用 PI：妊娠安全性分级为B级
药典与处方集	Ph. Eur.、Chin. P.、Jpn P.；CNF
目录类别	【基（基），保（甲/乙）】
备注	

十五、褐霉素类抗生素

■ 药品名称	夫西地酸（Fusidic Acid）
□ 其他名称	天兴
抗菌谱与适应证	用于敏感菌所致的骨髓炎或皮肤、软组织感染；其他抗生素治疗失败的深部感染，如败血症、肺炎、心内膜炎等治疗
制剂与规格	注射用夫西地酸：①0.125g；②0.5g 夫西地酸片：250mg 夫西地酸混悬液：5ml：250mg 夫西地酸乳膏：15g：0.3g
用法用量	(1) 静脉滴注：成人1次500mg，一日3次 (2) 口服：1次500mg，一日3次；重症加倍 (3) 局部：一日2~3次，涂于患处，疗程为7日
儿童剂量	(1) 静脉滴注：一日20mg/kg，分3次给药 (2) 口服给药：①1岁以下患儿：一日50mg/kg，分3次给药；②1~5岁患儿：1次250mg，一日3次；③5~12岁患儿：用法与用量同成人
注意事项	ADR：可见皮疹、黄疸、肝功能改变等；静脉注射可致血管痉挛、静脉炎、溶血，局部用药可致过敏症状 CI：对本药过敏者禁用 DI：与阿托伐他汀同用可使两者血药浓度明显升高，引起肌酸激酶浓度上升，出现肌无力、疼痛。与喹诺酮、免疫球蛋白、维生素 B_6 和维生素 C 等多种药物有配伍禁忌。可增加香豆素类药物抗凝作用 PI：口服给药可与食物同服，减轻胃肠道反应；可经皮肤吸收，哺乳妇女禁止局部用于乳房部位的皮肤感染。在动物实验中有致胎仔畸形的报道，但目前尚无临床对照研究
药典与处方集	Ph. Eur.；CNF
目录类别	【保（乙）】
备注	参考药品说明书

第二节　化学合成抗菌药物

一、喹诺酮类抗菌药

■ 药品名称	吡哌酸（Pipemidic acid）
抗菌谱与适应证	用于敏感菌革兰阴性杆菌所致的尿路感染、细菌性肠道感染
制剂与规格	吡哌酸片：0.25g 吡哌酸胶囊：0.25g
用法用量	口服给药：成人一次 0.5g，一日 1～2g
儿童剂量	18 岁以下的小儿及青少年禁用
注意事项	ADR：恶心、食欲减退、稀便或便秘等胃肠道反应 CI：患中枢神经系统疾病者避免应用，严重肝、肾功能减退者慎用 DI：丙磺舒可抑制本品的肾小管分泌，合用时后者血药浓度升高，半衰期延长 本品可减少咖啡因和茶碱的清除，使后者作用增强
药典与处方集	Ph. Eur.、BP、Jpn P.、Chin. P.；CNF
目录类别	【保（甲）】
备注	

■ 药品名称	诺氟沙星（Norfloxacin）
抗菌谱与适应证	敏感细菌所引起的急、慢性肾盂肾炎，膀胱炎、前列腺炎、细菌性痢疾、胆囊炎、伤寒、产前产后感染、盆腔炎、中耳炎、鼻窦炎、急性扁桃腺炎及皮肤软组织感染
制剂与规格	诺氟沙星片：0.1g 诺氟沙星滴眼液：8ml（24mg）
用法用量	口服：①大肠埃希菌、肺炎克雷伯菌及奇异变形菌所致的急性单纯性下尿路感染：一次 400mg，bid，疗程 3 日；②其他病原菌所致的单纯性尿路感染：剂量同上，疗程 7～10 日；③复杂性尿路感染：剂量同上，疗程 10～21 日；④单纯性淋球菌性尿道炎：单次 800～1200mg；⑤急性及慢性前列腺炎：一次 400mg，bid，疗程 28 日；⑥肠道感染：一次 300～400mg，bid，疗程 5～7 日；⑦伤寒沙门菌感染：一日 800～1200mg，分 2～3 次服用，疗程 14～21 日
儿童剂量	18 岁以下儿童禁用

续　表

注意事项	ADR：①常见胃肠道反应为腹痛、腹泻、恶心或呕吐；②中枢神经系统反应有头晕、头痛、嗜睡或失眠；③过敏反应为皮疹等，少数患者有光敏反应 CI：18 岁以下和孕妇禁用。哺乳期妇女禁用。老年或肾功能减退患者需减量应用 DI：①尿碱化剂可减低本品在尿中的溶解度，导致结晶尿和肾毒性；②与茶碱类、环孢菌素、华法林或咖啡因同用时增强后者的药物作用；③含铁、锌离子制剂及含铝或镁的制酸药可减少本品的吸收，降低药效；④本品与丙磺舒合用时血浓度增高 PI：为避免结晶尿发生，宜多饮水，保持 24 小时排尿量>1200ml。避免过度暴露于阳光，如发生光敏反应需停药
药典与处方集	USP、Ph. Eur.、BP、Jpn P.、Chin. P.；CNF
目录类别	【基（基），保（甲/乙）】
备注	

临床路径抗感染治疗药物

■ 药品名称	环丙沙星（Ciprofloxacin）
抗菌谱与适应证	用于治疗敏感菌引起的各种感染，包括泌尿系感染、呼吸道感染、胃肠道感染、伤寒、骨和关节炎感染等。泌尿系感染包括急性单纯性肾盂肾炎。①单纯性尿道感染（急性膀胱炎）：由大肠埃希菌、奇异变形杆菌、粪肠球菌、腐生葡萄球菌 a 所致；②复杂性尿道感染：由大肠埃希菌、肺炎克雷伯菌、粪肠球菌、奇异变形菌属、铜绿假单胞菌所致；③急性单纯性肾盂肾炎：由大肠埃希菌所致
制剂与规格	环丙沙星片：0.2g 环丙沙星注射液：①100ml：0.2g；②200ml：0.4g
用法用量	(1) 口服：①单纯性尿系感染 500mg，bid，疗程 3 天；②复杂性尿道感染 1000mg，bid，疗程 7~14 天；③急性单纯性肾盂肾炎 1000 mg，bid，疗程 7~14 天 (2) 静脉滴注：①成年人轻、中度泌尿系感染推荐剂量为每 12 小时 200mg，重度或并发感染宜每 12 小时 400mg；②轻、中度下呼吸道感染、皮肤及软组织感染、骨和关节感染推荐每 12 小时用 400mg (3) 吸入性炭疽（暴露后）尽早用药，总疗程为 60 天：①口服：500mg，bid；②静脉注射：400mg，bid
儿童剂量	18 岁以下患者禁用

续　表

注意事项	ADR：恶心、头痛、眩晕、腹泻、呕吐、阴道念珠菌病 CI：18 岁以下和孕妇禁用。哺乳期妇女禁用。老年或肾功能减退患者需减量应用 DI：与茶碱类同用时增强后者的药物作用 PI：患者避免过度暴露于阳光
药典与处方集	USP、Ph. Eur.、BP、Chin. P.；CNF
目录类别	【基（基），保（甲/乙）】
备注	

■ 药品名称	氧氟沙星（Ofloxacin）
抗菌谱与适应证	用于治疗敏感菌引起的：①泌尿生殖系统感染：包括单纯性、复杂性尿路感染，细菌性前列腺炎，淋病奈瑟菌尿道炎或宫颈炎；②呼吸道感染：包括敏感革兰阴性杆菌所致支气管感染急性发作及肺部感染；③胃肠道感染，由志贺菌属、沙门菌属、产肠毒素大肠埃希菌、亲水气单胞菌、副溶血弧菌等所致；④伤寒；⑤骨和关节感染；⑥皮肤软组织感染
制剂与规格	氧氟沙星片：0.1g 氧氟沙星氯化钠注射液 100ml：氧氟沙星 0.2g，氯化钠 0.9g
用法用量	(1) 口服：①呼吸道感染：一次 0.3g，bid，疗程 7～14 日；②急性单纯性下尿路感染：一次 0.2g，bid，疗程 5～7 日；复杂性尿路感染：一次 0.2g，bid，疗程 10～14 日；③前列腺炎：一次 0.3g，bid，疗程 6 周；衣原体宫颈炎或尿道炎，一次 0.3g，bid，疗程 7～14 日；④单纯性淋病：一次 0.4g，单剂量；⑤伤寒：一次 0.3g，bid，疗程 10～14 日；⑥铜绿假单胞菌感染或较重感染剂量可增至一次 0.4g，bid (2) 静脉滴注：一次 0.2～0.4g，bid，滴注 1 小时
儿童剂量	18 岁以下患者禁用
注意事项	ADR：①胃肠道反应：腹泻、恶心或呕吐；②中枢神经系统反应可有头晕、头痛、嗜睡或失眠；③过敏反应：皮疹、皮肤瘙痒；④偶可发生：精神异常、烦躁不安、幻觉、震颤；⑤少数患者可发生血清氨基转移酶升高、血尿素氮增高及周围血象白细胞减少 CI：对本品或喹诺酮类药物过敏者、18 岁以下儿童、孕妇、哺乳期妇女及中枢神经损伤、癫痫病患者禁用 DI：①尿碱化剂可减低本品在尿中的溶解度，导致结晶尿和肾毒性；②与环孢菌素、咖啡因同用增强后者的药物作用，易导致中毒。与茶碱类、华法林同用时增强后者的作用较弱；③丙磺舒可减少本品自肾小管分泌约 50%，合用时可因本品血浓度增高而产生毒性 PI：为避免结晶尿发生，宜多饮水，保持 24 小时排尿量>1200ml。避免过度暴露于阳光，如发生光敏反应需停药。本品每 0.2g 静脉滴注时间>30 分钟

续　表

药典与处方集	USP、Ph. Eur.、BP、Jpn P.、Chin. P.；CNF
目录类别	【保（甲/乙）】
备注	

■ 药品名称	左氧氟沙星（Levofloxacin）
抗菌谱与适应证	（1）口服给药用于治疗敏感菌引起的轻、中度呼吸系统、泌尿系统、消化系统、皮肤软组织以及口腔科、耳鼻喉科、眼科、皮肤科等感染和淋球菌、沙眼衣原体所致的尿道炎、宫颈炎等感染 （2）注射剂用于敏感细菌所引起的下列中、重度感染：①呼吸系统感染：急性支气管炎、慢性支气管炎急性发作、弥漫性细菌支气管炎、支气管扩张合并感染、肺炎；②泌尿系统感染：肾盂肾炎、复杂性尿路感染等；③生殖系统感染：急性前列腺炎、急性附睾炎、子宫内膜炎、宫颈炎、子宫附件炎、盆腔炎；④皮肤软组织感染：传染性脓疱病、蜂窝织炎、淋巴管（结）炎、皮下脓肿、肛周脓肿等；⑤胃肠道感染；⑥败血症
制剂与规格	左氧氟沙星片：①0.1g；②0.2g 左氧氟沙星注射剂100ml：①0.2g；②0.3g；③0.5g（按左氧氟沙星计）
用法用量	（1）口服：成人每次0.1~0.2g，bid （2）静脉滴注：成人每日0.4g，分2次静脉滴注 （3）重度感染患者及铜绿假单胞菌属细菌感染的治疗剂量可增至每日0.6g，分2次静脉滴注
儿童剂量	18岁以下患者禁用
注意事项	ADR：①胃肠道反应较为常见，恶心、呕吐、腹泻、食欲缺乏、腹痛、腹胀等症状；②中枢神经系统反应有头晕、头痛、嗜睡或失眠；③过敏反应：皮疹，偶发生渗出性多形红斑及血管神经性水肿。少数患者有光敏反应；④偶可发生：精神异常、意识混乱、震颤、血尿、发热等间质性肾炎表现；结晶尿，多见于高剂量应用时；⑤少数患者可出现一过性肝功能异常 CI：对喹诺酮类药物过敏者，妊娠及哺乳期妇女、18岁以下患者禁用 DI：①尿碱化剂可减低本品在尿中的溶解度，导致结晶尿和肾毒性；②与茶碱类合用时与细胞色素P450结合部位的竞争性抑制，导致茶碱类的肝消除明显减少，血消除半衰期延长，血药浓度升高，出现茶碱中毒症状，本品对茶碱类的代谢虽影响较小，但合用时仍应测定茶碱类血药浓度和调整剂量；③与环孢菌素合用，可使环孢菌素的血药浓度升高，监测环孢菌素血药浓度，并调整剂量；④与抗凝药华法林合用时虽对后者的抗凝作用增强较小，但合用时也应严密监测；⑤丙磺舒可减少本品自肾小管分泌约50%，合用时可因本品血药浓度增高而产生毒性；⑥可

续　表

	干扰咖啡因的代谢，血消除半衰期延长，并可产生中枢神经系统毒性；⑦与口服降血糖药同用时可能引起低血糖，因此，用药过程中应注意监测血糖浓度 PI：滴注时间为每 100ml>60 分钟。老年患者常有肾功能减退，因本品主要自肾排出，需减量应用。血液透析和连续腹膜透析（CAPD）不影响左氧氟沙星从体内排除
药典与处方集	Chin. P.；CNF
目录类别	【基（基），保（甲/乙）】
备注	

■ 药品名称	氟罗沙星（Fleroxacin）
抗菌谱与适应证	用于治疗敏感细菌引起的急、慢性支气管炎急性发作及肺炎等呼吸系统感染；膀胱炎、肾盂肾炎、前列腺炎、附睾炎、淋病奈瑟菌性尿道炎等泌尿生殖系统感染；伤寒沙门菌感染、细菌性痢疾等消化系统感染；皮肤软组织感染、骨关节感染、腹腔感染及盆腔感染等
制剂与规格	(1) 氟罗沙星片：0.1g (2) 氟罗沙星注射剂：①10ml：氟罗沙星 0.1g；②10ml：氟罗沙星 0.2g；③10ml：氟罗沙星 0.4g
用法与用量	(1) 口服：一日 0.2~0.4g，分 1~2 次服，一般疗程 7~14 日 (2) 避光缓慢静脉滴注：一次 0.2~0.4g，qd，稀释于 5% 葡萄糖 250~500ml 注射液中
儿童剂量	18 岁以下的儿童禁用
注意事项	ADR：①胃肠道反应较为常见，为腹部不适或疼痛、腹泻、恶心、呕吐、食欲缺乏；②中枢神经系统反应可有头晕、头痛、兴奋、嗜睡或失眠；③过敏反应有皮疹、皮肤瘙痒，偶可发生渗出性多形红斑及血管神经性水肿。少数患者有光敏反应；④少数患者可发生血氨基转移酶、血尿素氮增高及周围血象白细胞减少，多属轻度，并呈一过；⑤偶可发生癫痫发作，精神异常，烦躁不安，间质性肾炎，结晶尿或者关节疼痛 CI：①对本品或喹诺酮类药物过敏者禁用；②孕妇、哺乳期妇女及 18 岁以下患者禁用 DI：①去羟肌苷（DDI）制剂中含有的铝、镁可与氟喹诺酮类螯合，不宜合用；②尿碱化剂可减低本品在尿中的溶解度，导致结晶尿和肾毒性；③本品忌与氯化钠注射液或葡萄糖氯化钠注射液合用 PI：①肾功能减退者调整剂量；②肝功能不全者慎用，若使用，应注意监测肝功能；③患有脑动脉硬化或癫痫病史者均应避免应用；④喹诺酮类药物间存在交叉过敏反应；⑤尿 pH 值在 7 以上时易发生结晶尿，每日

	饮水量必须充足，使每日尿量保持在1200~1500ml以上；⑥至少在光照后12小时可接受治疗，治疗期间及治疗后数天内应避免过长时间暴露于强光照下。当出现光敏反应时应停止治疗；⑦本品静脉滴注速度不宜过快，每0.2g滴注时间至少为45~60分钟
药典与处方集	Chin. P. ；CNF
目录类别	【保（乙）】
备注	

■ 药品名称	洛美沙星（Lomefloxacin）
抗菌谱与适应证	用于治疗敏感细菌引起：①呼吸道感染：慢性支气管炎急性发作、支气管扩张伴感染、急性支气管炎、肺炎等；②泌尿生殖系统感染：急性膀胱炎、急性肾盂肾炎、复杂性尿路感染、慢性尿路感染急性发作、急慢性前列腺炎、单纯性淋病等；③腹腔、胆管、肠道、伤寒等感染；④皮肤软组织感染；⑤如鼻窦炎、中耳炎、眼睑炎等感染
制剂与规格	（1）洛美沙星片：①0.1g；②0.2g （2）洛美沙星注射剂：①100ml：0.2g；②10ml：0.1g；③2ml：0.1g；④250ml：0.2g
用法用量	（1）口服：一日0.6g，分2次服；病情较重者可增至一日0.8g，分2次服；①单纯性尿路感染：一次0.4g，qd；②单纯性淋病：一日0.6g，分2次口服给药，或遵医嘱 （2）静脉滴注：一次0.2g，bid，加入5%葡萄糖或0.9%生理盐水250ml中静脉滴注，每瓶滴注时间60分钟左右。尿路感染每次0.1g，每12小时1次，用法同上，疗程7~14天，或遵医嘱
儿童剂量	18岁以下的患者禁用
注意事项	ADR：可出现中上腹部不适、食欲缺乏、恶心、口干、轻微头痛、头晕等症状，偶可出现皮疹、皮肤瘙痒等过敏反应，心悸、胸闷等，偶有谷草转氨酶、谷丙转氨酶升高等 CI：孕妇、哺乳期妇女及18岁以下患者禁用 PI：对本品或喹诺酮类药物过敏者禁用
药典与处方集	CNF
目录类别	【保（甲）】
备注	

■ 药品名称	吉米沙星（Gemifloxacin）
抗菌谱与适应证	用于治疗慢性支气管炎急性发作；社区获得性肺炎感染
制剂与规格	吉米沙星片：0.32g
用法用量	口服：①慢性支气管炎急性发作，每次 0.32g，qd，疗程 5 天；②社区获得性肺炎，每次 0.32g，qd，疗程 7 天
儿童剂量	18 岁以下的患者禁用
注意事项	ADR：心血管系统：可使 QT 间期延长；中枢神经系统反应可有头晕、头痛。消化系统可出现中上腹部不适、食欲缺乏、恶心等症状，偶有谷草转氨酶、谷丙转氨酶升高；可出现皮疹、皮肤瘙痒等过敏反应 CI：孕妇、哺乳期妇女及 18 岁以下患者禁用 PI：对本品或喹诺酮类药物过敏者禁用
药典与处方集	CNF
目录类别	【保（乙）】
备注	

■ 药品名称	加替沙星（Gatifloxacin）
抗菌谱与适应证	治疗敏感病原体所致的感染性疾病：慢性支气管炎急性发作；急性鼻窦炎；社区获得性肺炎；单纯性尿路感染（膀胱炎）和复杂性尿路感染；急性肾盂肾炎；男性淋球菌性尿路炎症或直肠感染和女性淋球菌性宫颈感染
制剂与规格	(1) 加替沙星片：0.2g (2) 加替沙星氯化钠注射液 100ml：加替沙星 0.2g，氯化钠 0.9g
用法用量	(1) 口服：每次 400mg，qd (2) 静脉滴注：一次 200mg，bid，本品与口服给药片剂具生物等效，疗程中，可由静脉给药改为口服给药片剂，无需调整剂量
儿童剂量	18 岁以下的患者禁用
注意事项	ADR：引起血糖异常，且在糖尿病患者中发病率相对较高；引起血糖异常不良反应（尤其是低血糖症）后如不及时停药治疗，后果较为严重，甚至危及生命。常见的不良反应为恶心、阴道炎、腹泻、头痛、眩晕 CI：Q-T 间期延长、低血钾或急性心肌缺血患者应避免使用本品。孕妇、哺乳期妇女及 18 岁以下患者禁用 DI：本品不宜与 IA 类，如奎尼丁、普鲁卡因胺或胺碘酮、索他洛尔抗心律失常药物合用；正在使用可引起心电图 Q-T 间期延长药物（如西沙比利、红霉素、三环类抗抑郁药）的患者慎用本品 PI：避免过度日光或人工紫外线照射

药典与处方集	
目录类别	
备注	

■ 药品名称	莫西沙星（Moxifloxacin）
抗菌谱与适应证	上呼吸道和下呼吸道感染的成人（≥18 岁），如急性鼻窦炎、慢性支气管炎急性发作、社区获得性肺炎以及皮肤和软组织感染
制剂与规格	（1）莫西沙星片：0.4g （2）莫西沙星注射液 250ml：莫西沙星 0.4g，氯化钠 2.25g
用法用量	（1）口服：一次 0.4g，qd。①慢性支气管炎急性发作：疗程 5 天；②社区获得性肺炎：10 天，③急性鼻窦炎：疗程 7 天；④治疗皮肤和软组织感染的推荐治疗时间为 7 天 （2）静脉滴注：一次 0.4g，qd。输液时间应 90 分钟
儿童剂量	18 岁以下的患者禁用
注意事项	ADR：常见肝功能化验异常、头痛、头晕、情绪不稳定、真菌性二重感染、延长低钾患者心电图 Q-T 间期 CI：Q-T 间期延长、低血钾或急性心肌缺血患者应避免使用本品。孕妇、哺乳期妇女及 18 岁以下患者禁用 DI：与抗酸药、矿物质和多种维生素同时服用会因为与这些物质中的多价阳离子形成多价螯合物而减少药物的吸收。同时服用抗凝剂和包括莫西沙星在内的抗生素，抗凝活性升高 PI：轻度肝功能损伤的患者不必调整莫西沙星的剂量。任何程度的肾功能受损的患者，如血液透析和持续性腹膜透析的患者，均无需调整剂量
药典与处方集	USP、Ph. Eur.、BP；CNF
目录类别	【保（乙）】
备注	

二、恶唑烷酮类

■ 药品名称	利奈唑胺（Linezolid）
抗菌谱与适应证	用于治疗耐万古霉素的屎肠球菌引起的感染，包括并发的菌血症。院内获得性肺炎，致病菌为金黄色葡萄球菌（甲氧西林敏感或耐甲氧西林的菌株）或肺炎球菌［包括多药耐药的菌株（MDRSP）］。复杂性皮肤和皮肤软组织感染，包括未并发骨髓炎的糖尿病足部感染，由金黄色葡萄球菌（甲氧西林敏感或耐甲氧西林的菌株）、化脓链球菌或无乳链球菌引起。非复杂性皮肤和皮肤软组织感染，由金黄色葡萄球菌（仅为甲氧西林敏感的菌株）或化脓链球菌引起的非复杂性皮肤或皮肤软组织感染社区获得性肺炎及伴发的菌血症，由肺炎球菌［包括对多药耐药的菌株（MDRSP*）］，或由金黄色葡萄球菌（仅为甲氧西林敏感的菌株）所致
制剂与规格	（1）利奈唑胺片剂：①200mg；②600mg （2）利奈唑胺注射剂：①100ml：0.2g；②300ml：0.6g
用法用量	（1）耐万古霉素肠球菌感染：600mg，静脉注射或口服，每12小时1次，疗程14~28日 （2）肺炎及并发的皮肤软组织感染：600 mg，静脉注射或口服，每12小时1次，疗程10~14日 （3）无并发的皮肤软组织感染：口服，400mg，每12小时1次，疗程10~14日 （4）MRSA感染的成年患者，肌内注射，600 mg，每12小时1次
儿童剂量	口服或静脉滴注，从静脉给药转换成口服给药时无需调整剂量，滴注时间30~120分钟 （1）革兰阳性细菌引起的复杂性皮肤或皮肤软组织感染、院内获得性肺炎，疗程10~14日：①出生后7天内新生儿，一次10mg/kg，每12小时1次，治疗反应欠佳，可改为每8小时用药1次；②出生后日龄>7天新生儿，一次10mg/kg，每8小时1次；③1~12岁：一次10mg/kg（最大剂量600mg），每8小时1次；④12岁以上儿童，一次600mg，每12小时1次 （2）万古霉素耐药的屎肠球菌感染及伴发的菌血症，疗程14~28日，剂量同上
注意事项	ADR：常见腹泻、头痛和恶心。可能导致非敏感菌株的过度生长。如出现二重感染，应采取措施 CI：①对本品过敏者禁用；②孕妇与哺乳期妇女慎用；③本品可能引起血小板减少症，对于易出血者、有血小板减少症、与有减少血小板药物同服或使用本品超过2周的患者，均应监测血小板计数；④本品可引起假膜性结肠炎。轻者停药，中度和重度的患者应补充电解质、蛋白质和使用对艰难梭状芽胞杆菌有效的抗菌药 DI：利奈唑胺为可逆的、非选择性的单胺氧化酶抑制剂，与类肾上腺素

	能（拟交感神经）或5-羟色胺类制剂有潜在的相互作用 PI：使用利奈唑胺时避免食用酪氨含量高的食物及饮料（通过储存、发酵、盐渍和烟熏来矫味而引起的蛋白质变性），如陈年乳酪，发酵过或风干的肉类、泡菜、酱油、生啤、红酒
药典与处方集	CNF
目录类别	【保（乙）】
备注	

三、磺胺类抗菌药

■ 药品名称	复方磺胺甲噁唑（Compound sulfamethoxazole）
抗菌谱与适应证	用于治疗敏感菌株所致的感染：①大肠埃希杆菌、克雷伯菌属、肠杆菌属、奇异变形杆菌、普通变形杆菌和莫根菌属敏感菌株所致的尿路感染；②肺炎球菌或流感嗜血杆菌所致2岁以上小儿急性中耳炎；③肺炎球菌或流感嗜血杆菌所致成人慢性支气管炎急性发作；④由福氏或宋氏志贺菌敏感株所致的肠道感染、志贺菌感染；⑤治疗肺孢子菌肺炎，为首选；⑥肺孢子菌肺炎的预防，可用已有肺孢子菌感染至少一次发作史的患者，或HIV成人感染者，其CD4淋巴细胞计数≤200/μl或少于总淋巴细胞数的20%；⑦由产肠毒素大肠埃希菌（ETEC）所致旅游者腹泻
制剂与规格	复方磺胺甲噁唑片：磺胺甲噁唑400mg，甲氧苄啶80mg
用法用量	注射剂临用前以每支5ml溶于5%葡萄糖注射液75～125ml中供静脉滴注，滴注时间>60～90分钟 （1）成人常用量：①治疗细菌性感染，一次甲氧苄啶160mg和磺胺甲噁唑800mg，每12小时服用1次；②治疗肺孢子菌肺炎一次甲氧苄啶3.75～5mg/kg，磺胺甲噁唑18.75～25mg/kg，每6小时服用1次 （2）成人预防用药：初予甲氧苄160mg和磺胺甲噁唑800mg，bid，继以相同剂量一日服1次，或一周服3次
儿童剂量	静脉滴注： （1）2个月以下婴儿禁用 （2）2个月以上婴儿及小儿：①治疗细菌感染，2个月以上40kg以下的婴幼儿按体重口服给药一次SMZ20～30mg/kg及TMP4～6mg，每12小时1次；体重≥40kg的小儿剂量同成人常用量；②治疗寄生虫感染，如肺孢子菌肺炎，按体重一次口服给药SMZ18.75～25mg/kg及TMP3.75～5mg/kg，每6小时1次；③慢性支气管炎急性发作的疗程至少10～14日；④尿路感染的疗程7～10日；⑤细菌性痢疾的疗程5～7日；⑥儿童急性中耳炎的疗程为10日；⑦肺孢子菌肺炎的疗程为14～21日

续 表

注意事项	ADR: ①常见过敏反应为药疹、严重者可发生渗出性多形红斑、剥脱性皮炎和大疱表皮松解萎缩性皮炎等; 可有光敏反应、药物热、关节及肌肉疼痛、发热等血清病样反应。偶见过敏性休克; ②中性粒细胞减少、血小板减少症及再生障碍性贫血; ③溶血性贫血及血红蛋白尿; ④由于本品与胆红素竞争蛋白结合部位, 可致游离胆红素增高。新生儿较易发生高胆红素血症和新生儿黄疸, 偶可发生核黄疸; ⑤肝脏损害: 黄疸、肝功能减退; ⑥肾脏损害: 可发生结晶尿、血尿和管型尿; 偶有患者发生间质性肾炎或肾小管坏死的严重不良反应。如应用本品疗程长、剂量大时, 除多饮水外, 同服碳酸氢钠; ⑦恶心、呕吐、食欲减退、腹泻。偶有患者发生艰难梭菌肠炎; ⑧甲状腺肿大及功能减退偶有发生; ⑨中枢神经系统为精神错乱、定向力障碍、幻觉、欣快感或抑郁感; ⑩偶可发生无菌性脑膜炎, 有头痛、颈项强直、恶心等表现; ⑪严重不良反应, 如剥脱性皮炎、大疱表皮松解萎缩性皮炎、暴发性肝坏死、粒细胞缺乏症、再生障碍性贫血等血液系统异常。艾滋病患者的上述不良反应较多见 CI: ①对 SMZ 及 TMP 过敏者禁用; ②巨幼红细胞性贫血患者禁用; ③孕妇及哺乳期妇女禁用; ④<2 个月的婴儿禁用; ⑤重度肝肾功能损害者禁用; ⑥下列情况慎用: 缺乏葡萄糖-6-磷酸脱氢酶、血卟啉病、叶酸缺乏性血液系统疾病、失水、艾滋病、休克; ⑦用药期间检查: 血常规、治疗中每 2～3 日尿常规、肝肾功能检查
药典与处方集	USP、Ph. Eur.、BP、Jpn P.、Chin. P.; CNF
目录类别	【基 (基), 保 (乙)】
备注	

■ 药品名称	磺胺嘧啶钠 (Sulfadiazine sodium)
抗菌谱与适应证	用于敏感脑膜炎奈瑟菌所致的脑膜炎患者的治疗和预防, 也可用于治疗: ①对其敏感的流感嗜血杆菌、肺炎球菌和其他链球菌所致的急性支气管炎、轻症肺炎; ②星形奴卡菌病; ③对氯喹耐药的恶性疟疾治疗的辅助用药; ④与乙胺嘧啶联合用药治疗鼠弓形虫引起的弓形虫病
制剂与规格	磺胺嘧啶钠注射液: 2ml: 0.4g
用法用量	静脉滴注: 本品需用无菌注射用水或生理盐水稀释成 5% 的溶液, 缓慢静脉注射; 静脉滴注浓度≤1%; 治疗严重感染, 如流行性脑脊髓膜炎, 成人静脉注射剂量为首剂 50mg/kg, 继以每日 100mg/kg, 分 3～4 次静脉滴注或缓慢静脉注射
儿童剂量	静脉滴注: ①2 个月以上小儿, 一般感染, 一日 50～75mg/kg, 分 2 次应用; ②流行性脑脊髓膜炎, 每日 100～150mg/kg, 分 3～4 次静脉滴注或缓慢静脉注射

续 表

注意事项	ADR：①过敏反应较为常见，可表现为药疹，严重者可发生渗出性多形红斑、剥脱性皮炎和大疱表皮松解萎缩性皮炎等；表现为光敏反应、药物热、关节及肌肉疼痛、发热等血清病样反应；②中性粒细胞减少或缺乏症、血小板减少症及再生障碍性贫血；③溶血性贫血及血红蛋白尿：缺乏葡萄糖-6-磷酸脱氢酶（G-6PD）患者应用易发生，新生儿和小儿中较成人多见；④高胆红素血症和新生儿核黄疸；⑤肝脏损害：可发生黄疸、肝功能减退，严重者可发生急性肝坏死；⑥肾脏损害：可发生结晶尿、血尿和管型尿；⑦恶心、呕吐、食欲减退、腹泻、头痛、乏力等，偶可发生艰难梭菌肠炎，需停药；⑧甲状腺增大及功能减退偶有发生；⑨中枢神经系统毒性反应偶可发生，表现为精神错乱、定向力障碍、幻觉、欣快感或抑郁感。一旦出现均需停药 CI：下列情况应慎用：①缺乏葡萄糖-6-磷酸脱氢酶、血卟啉病、失水、艾滋病、休克和老年患者；②对呋塞米、砜类、噻嗪类利尿药、磺脲类、碳酸酐酶抑制药呈现过敏的患者，对磺胺药亦可过敏；③应用磺胺药期间多饮水，保持高尿流量，以防结晶尿的发生，亦可服药碱化尿液。 DI：①对氨基苯甲酸可代替本品被细菌摄取，不能与对氨基苯甲酸、普鲁卡因、苯佐卡因、丁卡因等合用；②与口服给药抗凝药、口服给药降血糖药、甲氨蝶呤、苯妥英钠和硫喷妥钠同用时，上述药物需调整剂量；③与骨髓抑制药同用时可能增此类药物潜在的不良反应；④与避孕药（雌激素类）长时间合用可导致避孕的可靠性减小，并增加经期外出血；⑤与溶栓药合用时可能增大其潜在的不良反应；⑥与肝毒性药物合用时可能引起肝毒性发生率的增高；⑦接受本品治疗者对维生素 K 的需要量增加 PI：合用尿碱化药可增加本品在碱性尿中的溶解度，使排泄增多
药典与处方集	USP、Ph. Eur.、BP、Jpn P.、Chin. P；CNF
目录类别	
备注	

■ 药品名称	磺胺嘧啶银（Sulfadiazine silver）
抗菌谱与适应证	用于预防或治疗 II、III度烧伤继发创面感染，包括对该药呈现敏感的肠杆菌科细菌、铜绿假单胞菌、金黄色葡萄球菌、肠球菌属及念珠菌等真菌所致者
制剂与规格	（1）软膏剂 500g：磺胺嘧啶银 5g （2）散剂
用法用量	外用：乳膏涂敷创面，约1.5mm厚度，也可用混悬剂制成油纱布敷用，1~2 天换药 1 次

续　表

儿童剂量	外用：以乳膏或软膏直接涂于创面，涂药厚度约为1.5mm，或将软膏制成油纱布敷用，每1~2日换药1次，一日最多外涂30g
注意事项	ADR：局部有轻微刺激性，偶可发生短暂性疼痛。自局部吸收后可发生各种不良反应，与磺胺药全身应用时相同 CI：①对磺胺类药物过敏者禁用；②孕妇、哺乳期妇女禁用；③肝、肾功能不良者禁用 PI：不宜大面积使用，以免增加吸收中毒
药典与处方集	USP；CNF
目录类别	【基（基），保（乙）】
备注	

■ 药品名称	甲氧苄啶（Trimethoprim）
抗菌谱与适应证	用于治疗敏感的大肠埃希菌、奇异变形杆菌、肺炎克雷伯菌和某些肠杆菌属和腐生葡萄球菌等细菌所致的急性单纯性下尿路感染初发病例，对铜绿假单胞菌感染无效
制剂与规格	甲氧苄啶片：0.1g
用法用量	口服：①单纯性尿路感染：一次0.1g，每12小时1次，或一次0.2g，qd，疗程7~10日；②肾脏损害成人患者需减量应用：肌酐清除率>30ml/min（0.5ml/s）时仍用成人常用量；肌酐清除率为15~30ml/min（0.25~0.5ml/s）时，每12小时服50mg；肌酐清除率<15ml/min（0.25ml/s）时不宜用
儿童剂量	2个月以下婴儿不宜应用
注意事项	ADR：①可出现白细胞减少，血小板减少或高铁血红蛋白性贫血。一般白细胞及血小板减少多系轻度，及时停药可望恢复，也可加用叶酸制剂；②过敏反应：可发生瘙痒、皮疹，偶可呈严重的渗出性多形红斑；③恶心、呕吐、腹泻等胃肠道反应，一般症状轻微 CI：①下列情况慎用：肝功能损害；因叶酸缺乏的巨幼红细胞性贫血或其他血液系统疾病；肾功能损害；②如因服用本品引起叶酸缺乏，可同时服用叶酸制剂，叶酸不干扰本品的抗菌活性，因细菌并不能利用已合成的叶酸。如有骨髓抑制征象发生，应立即停用，并给予叶酸肌注 DI：①不宜与抗肿瘤药、2，4-二氨基嘧啶类药物同时应用，也不宜在应用其他叶酸拮抗药物治疗的疗程之间应用，因为有产生骨髓再生不良或巨幼红细胞贫血的可能；②与利福平合用时可明显增加本品清除，血清半衰期缩短；③与环孢菌素合用可增加肾毒性；④干扰苯妥英钠的肝内代谢，并使其清除率降低30%；⑤与华法林合用时可抑制该药的代谢而增强其抗凝作用

药典与处方集	USP、Ph. Eur.、BP、Chin. P.；CNF
目录类别	【保（乙）】
备注	

四、呋喃类抗菌药

■ 药品名称	呋喃西林（Nitrofural）
抗菌谱与适应证	用于轻度化脓性皮肤病
制剂与规格	呋喃西林乳膏：①0.1%；②0.2%
用法用量	外用，适量涂患处，一日 2～3 次
儿童剂量	儿童必须在成人监护下使用
注意事项	ADR：偶见皮肤刺激（如烧灼感），或过敏反应（如皮疹、瘙痒等） CI：①皮肤破损处不宜使用；②避免接触眼和其他黏膜（如口、鼻等）；③用药部位如有烧灼感、瘙痒、红肿等情况应停药
药典与处方集	USP、BP
目录类别	
备注	

■ 药品名称	呋喃妥因（Nitrofurantoin）
抗菌谱与适应证	抗感染药，适用于敏感细菌所致的急性单纯性下尿路感染，也可用于尿路感染的预防
制剂与规格	呋喃妥因片：50mg
用法用量	口服：①成人一次 50～100mg，一日 3～4 次（单纯性下尿路感染用低剂量），疗程至少 1 周，或用至尿培养转阴后至少 3 日；②预防尿路感染反复发作：成人一日 50～100mg、儿童一日 1mg/kg，睡前服
儿童剂量	口服：①急性非复杂性尿路感染：3 个月～12 岁，一次 750μg/kg，qid，疗程 3～7 日；12～18 岁，一次 50mg，qid，疗程 3～7 日；严重的慢性反复感染，剂量可增加至一次 100mg，qid；②预防尿路感染反复发作：3 个月～12 岁，一日 1mg/kg，每晚睡前服用 1 次；12～18 岁，50～100mg，每晚睡前服用 1 次

续　表

注意事项	ADR：①恶心、呕吐、食欲减退和腹泻等胃肠道反应较常见；②皮疹、药物热、粒细胞减少、肝炎等变态反应亦可发生，有葡萄糖-6-磷酸脱氢酶缺乏者可发生溶血性贫血；③神经系统不良反应有头痛、头晕、嗜睡、肌痛、眼球震颤，严重者可发生周围神经炎；④呋喃妥因偶可引起发热、咳嗽、胸痛、肺部浸润和嗜酸性粒细胞增多等急性肺炎表现，停药后可迅速消失 CI：①新生儿、足月孕妇禁用；②肾功能减退者禁用；③对呋喃类药物过敏禁用；④长期应用>6 个月以上者，有发生弥漫性间质性肺炎或肺纤维化的可能，应严密观察，及早发现，及时停药。故将本品作长期预防应用者需权衡利弊；⑤葡萄糖-6-磷酸脱氢酶缺乏症、周围神经病变、肺部疾病患者慎用；⑥本品可干扰尿糖测定 DI：①与肝毒性药物合用有增加肝毒性反应的可能；②与神经毒性药物合用，有增加神经毒性的可能
药典与处方集	USP、Ph. Eur. 、BP、Chin. P. ；CNF
目录类别	【基（基），保（甲）】
备注	

■ 药品名称	呋喃唑酮（Furazolidone）
抗菌谱与适应证	用于治疗所致的细菌性痢疾，肠炎、霍乱，也可以用于伤寒、副伤寒、贾第鞭毛虫病、滴虫病等。与制酸剂等药物合用可治疗幽门螺杆菌所致的胃窦炎、消化性溃疡
制剂与规格	呋喃唑酮片：0.1g
用法用量	口服：①常用剂量为一次 0.1g（1 片），一日 3～4 次；②肠道感染疗程为 5～7 日；③贾第鞭毛虫病疗程为 7～10 日
儿童剂量	口服：①儿童按体重一日 5～10mg/kg，分 4 次服用；②新生儿禁用
注意事项	ADR：主要有恶心、呕吐、腹泻、头痛、头晕、药物热、皮疹、肛门瘙痒、哮喘、直立性低血压、低血糖、肺浸润等，偶可出现溶血性贫血、黄疸及多发性神经炎 CI：①一般不宜用于溃疡病或支气管哮喘患者；②口服给药期间饮酒，则可引起双硫仑样反应。故服药期间和停药后 5 天内，禁止饮酒；③葡萄糖-6-磷酸脱氢酶（G-6PD）缺乏者可致溶血性贫血；④孕妇及哺乳期妇女禁用，过敏患者、新生儿禁用 DI：①与三环类抗抑郁药合用可引起急性中毒性精神病；②本品可增强左旋多巴的作用；③拟交感胺、富含酪氨酸食物、食欲抑制药、单胺氧化酶抑制剂等可增强本品作用
药典与处方集	USP、BP、Chin. P. ；CNF

目录类别	【保（甲）】
备注	

五、硝基咪唑类

■ 药品名称	甲硝唑（Metronidazole）
抗菌谱与适应证	用于治疗肠道和肠外阿米巴病（如阿米巴肝脓肿、胸膜阿米巴病等）。还可用于治疗阴道滴虫病、小袋虫病和皮肤利什曼病、麦地那龙线虫感染等。目前还广泛用于厌氧菌感染的治疗
制剂与规格	（1）甲硝唑片：0.2g （2）甲硝唑口含片：①2.5mg；②3mg （3）甲硝唑注射液：①20ml：100mg；②100ml：0.2g；③100ml：0.5g；④250ml：0.5g；⑤250ml：1.25g （4）甲硝唑葡萄糖注射液：250ml，内含甲硝唑0.5g、葡萄糖12.5g （5）注射用甲硝唑磷酸二钠：0.915g （6）甲硝唑栓：①0.5g；②1g （7）复方甲硝唑泡腾片：每片含甲硝唑500mg，人参茎叶皂苷25mg，维生素E 40mg
用法用量	（1）口服：①肠道阿米巴病，一次0.4～0.6g（2～3片），tid，疗程7日；②肠道外阿米巴病，一次0.6～0.8g（3～4片），tid，疗程20日；③贾第虫病，一次0.4g（2片），tid，疗程5～10日；④麦地那龙线虫病，一次0.2g（1片），tid，疗程7日；⑤小袋虫病，一次0.2g（1片），bid，疗程5日；⑥皮肤利什曼病，一次0.2g（1片），bid，疗程10日。间隔10日后重复一疗程；⑦滴虫病，一次0.2g（1片），bid，疗程7日；可同时用栓剂，每晚0.5g置入阴道内，连用7～10日；⑧厌氧菌感染，每日0.6～1.2g（3～6片），分3次服，7～10日为一疗程 （2）静脉滴注：厌氧菌感染，成人或儿童，首次按体重15mg/kg（70kg成人为1g），维持量按体重7.5mg/kg，每6～8小时静脉滴注1次
儿童剂量	根据2010版WHO儿童示范处方集推荐： （1）厌氧菌感染：①口服用药：首剂15mg/kg，24小时后维持量一次7.5mg/kg，新生儿每12小时1次；婴儿或儿童，每8小时1次；②静脉滴注：首剂15mg/kg，24小时后给予维持量，一次7.5mg/kg（最大剂量500mg），新生儿每12小时静脉滴注1次；婴儿或儿童，每8小时1次 （2）抗生素相关性肠炎：口服用药：<5岁，一次5mg/kg，qid，疗程7～10日；5～12岁，一次62.5mg，qid，疗程7～10日

续　表

注意事项	ADR：以消化道反应最为常见，包括恶心、呕吐、食欲缺乏、腹部绞痛，一般不影响治疗；神经系统症状有头痛、眩晕、偶有感觉异常、肢体麻木、共济失调、多发性神经炎等，大剂量可致抽搐。少数病例发生荨麻疹、潮红、瘙痒、膀胱炎、排尿困难、口中金属味及白细胞减少等，均属可逆性，停药后自行恢复 CI：有活动性中枢神经系统疾患和血液病者禁用，孕妇及哺乳期妇女禁用 DI：增强华法林等抗凝药物的作用
药典与处方集	USP、Ph. Eur.、BP、Jpn P.、Chin. P.；CNF
目录类别	【基（基），保（甲/乙）】
备注	

◼ 药品名称	替硝唑（Tinidazole）
抗菌谱与适应证	用于治疗男女泌尿生殖道毛滴虫病；敏感厌氧菌（如脆弱拟杆菌属其他拟杆菌属、消化球菌属、梭状芽胞杆菌属、梭形杆菌等）所致的感染，如肺炎、肺脓肿等呼吸道感染，腹膜内感染、子宫内膜炎、输卵管脓肿等妇科感染，牙周炎、冠周炎等口腔感染等；预防术后感染：结肠和直肠手术后感染，如脓毒血症等；胃肠手术后及妇科手术后各种厌氧菌感染等
制剂与规格	(1) 替硝唑片：0.5g (2) 替硝唑注射液 100ml：0.4g
用法用量	(1) 口服：①泌尿生殖道毛滴虫病的治疗：a. 单次疗法：成人单次顿服2g，其配偶应同时服用，或遵医嘱；b. 多次疗法：成人每日服用1次，每次1g，首次加倍，连服3天。或遵医嘱；②厌氧菌感染的治疗：成人及12岁以上儿童，第一天口服给药2g，以后每24小时服1g。用药一般5~6天，或根据病情决定。或遵医嘱；③口腔感染的治疗：成人每日服用1次，每次1g，首次加倍，连服3天。或遵医嘱 (2) 静脉滴注：①厌氧菌感染：一次0.8g，qd，静脉缓慢滴注，一般疗程5~6日，或根据病情决定；②预防手术后厌氧菌感染：总量1.6g，1次或2次滴注，第一次于手术前2~4小时，第二次于手术期间或术后12~24小时内滴注
儿童剂量	(1) 口服：①肠阿米巴病：12岁以下儿童，一日50mg/kg，顿服；12岁以上儿童，一日2g顿服，疗程3日；②阿米巴肝脓肿：必须同时引流脓肿，12岁以上儿童，一日1.5~2g顿服，疗程5日；③泌尿生殖道滴虫病和贾第鞭毛虫病：12岁以下儿童，一日50mg/kg，单剂顿服，必要间隔3~5日重复上述剂量1次 (2) 静脉滴注：仅适合12岁以上儿童。①厌氧菌感染：一次0.8g，qd，疗程5~6日；②外科预防用药：总量为1.6g，分1~2次给药，第一次与术前2~4小时，第二次于术中或术后12~24小时内给药

注意事项	CI：有活动性中枢神经疾病和血液病者禁用 本品可干扰丙氨酸氨基转移酶、乳酸脱氢酶、三酰甘油、己糖激酶等的检验。本品能抑制华法林和其他口服给药抗凝药的代谢，加强它们的作用，引起凝血酶原时间延长 DI：与苯妥英钠、苯巴比妥等诱导肝微粒体酶的药物合用时，可加强本品代谢，使血药浓度下降，并使苯妥英钠排泄减慢 与西咪替丁等抑制肝微粒体酶活性的药物合用时，可减慢本品在肝内的代谢及其排泄，延长本品的血消除半衰期，应根据血药浓度测定的结果调整剂量 本品干扰双硫仑代谢，二者合用时，患者饮酒后可出现精神症状，故2周内应用双硫仑者不宜再用本品 本品可干扰血清氨基转移酶和乳酸脱氢酶的测定结果，可使胆固醇、三酰甘油水平下降，使其测定值降至零 PI：治疗阴道滴虫病时，需同时治疗其性伴侣
药典与处方集	USP、Ph. Eur.、BP、Jpn P.、Chin. P.；CNF
目录类别	【基（基），保（乙）】
备注	

临床路径抗感染治疗药物

■ 药品名称	奥硝唑（Ornidazole）
抗菌谱与适应证	用于治疗由厌氧菌（脆弱拟杆菌、狄氏拟杆菌、卵圆拟杆菌、多形拟杆菌、普通拟杆菌、梭状芽胞杆菌、真杆菌、消化球菌和消化链球菌、幽门螺旋杆菌、黑色素拟杆菌、梭杆菌、CO_2 噬织维菌、牙龈类杆菌等）感染引起的多种疾病；男女泌尿生殖道毛滴虫、贾第鞭毛虫感染引起的疾病（如阴道滴虫病等）；肠、肝阿米巴虫病（包括阿米巴痢疾、阿米巴肝脓肿）；肠、肝变形虫感染引起的疾病；用于预防和治疗各科手术后厌氧菌感染
制剂与规格	(1) 奥硝唑片：0.5g (2) 奥硝唑注射剂：5ml：0.5g
用法用量	(1) 口服：①防治厌氧菌感染：成人0.5g（1片）/次，bid（早晚各服一次，以下同）；②阿米巴虫病：成人0.5g（1片）/次，bid；③贾第虫病：成人1.5g（3片）/次，qd；④毛滴虫病：成人1~1.5g（2~3片）/次，qd；或遵医嘱 (2) 静脉滴注：将本品溶于100ml的0.9%氯化钠注射液或5%葡萄糖注射液中，最终浓度为5mg/ml，静脉滴注，滴注时间>30分钟，用量：①术前后预防用药：成人手术前1~2小时静脉滴注1g奥硝唑，术后12小时静脉滴注0.5g，术后24小时静脉滴注0.5g；②治疗厌氧菌引起的感染：成人起始剂量为0.5~1g，然后每12小时静脉滴注0.5g，连用3~6天。症状改善，建议改用口服给药制剂；③治疗严重阿米巴病：起始剂量为0.5~1g，然后每12小时0.5g，连用3~6天

续 表

儿童剂量	静脉滴注：一日 20~30mg/kg。每 12 小时 1 次，滴注时间 30 分钟
注意事项	ADR：轻度头晕、头痛、嗜睡、胃肠道反应、肌肉乏力 CI：禁用于脑和脊髓发生病变的患者，癫痫及各种器官硬化症患者；妊娠早期慎用；治疗期间不适于哺乳；对本品过敏者禁用 DI：①奥硝唑能抑制抗凝药华法林的代谢，使其半衰期延长，增强抗凝药的药效，当与华法林同用时，应注意观察凝血酶原时间并调整给药剂量；②巴比妥类药、雷尼替丁和西咪替丁等药物可使奥硝唑加速消除而降效并可影响凝血，因此，应禁忌合用；③同时应用苯妥英钠、苯巴比妥等诱导肝微粒体酶的药物，可加强本品代谢，使血药浓度下降，而苯妥英钠排泄减慢；④本品可延缓肌肉松弛剂维库溴铵的作用
药典与处方集	CNF
目录类别	【保（乙）】
备注	

■ 药品名称	左奥硝唑（Levornidazole）
抗菌谱与适应证	(1) 用于治疗由脆弱拟杆菌、狄氏拟杆菌、卵圆拟杆菌、多形拟杆菌、普通拟杆菌、梭状芽胞杆菌、真杆菌、消化球菌和消化链球菌、幽门螺杆菌、黑色素拟杆菌、梭杆菌、CO_2噬织维菌、牙龈类杆菌等敏感厌氧菌所引起的多种感染性疾病，包括：①腹部感染：腹膜炎、腹内脓肿、肝脓肿等；②盆腔感染：子宫内膜炎、盆腔软组织感染、嗜血杆菌阴道炎等；③口腔感染：牙周炎、尖周炎、冠周炎、急性溃疡性龈炎等；④外科感染：伤口感染、蜂窝织炎、气性坏疽等；⑤脑部感染；⑥败血症、菌血症严重厌氧菌感染等 (2) 用于手术前预防感染和手术后厌氧菌感染的治疗
制剂与规格	注射剂 100ml：左奥硝唑 0.5g，氯化钠 0.83g
用法用量	(1) 静脉滴注：滴注时间为每瓶（100ml，浓度为 5mg/ml）0.5~1 小时内滴完 (2) 用量：①术前术后预防用药：成人手术前 1~2 小时静脉滴注 1g 左奥硝唑，术后 12 小时静脉滴注 0.5g，术后 24 小时静脉滴注 0.5g；②治疗厌氧菌引起的感染：成人起始剂量为 0.5~1g，然后每 12 小时静脉滴注 0.5g，连用 5~10 天。如患者的症状改善，可以改为口服给药，每次 0.5g，每 12 小时 1 次
儿童剂量	(1) 3 岁以下儿童不用 (2) 静脉滴注：儿童剂量为每日 20~30mg/kg，每 12 小时 1 次

续 表

注意事项	ADR：神经系统有颤抖、嗜睡；胃肠道反应有胃痛、口腔异味；变态反应等 CI：禁用于 CNS 病变、器官硬化、造血功能低下和慢性酒精中毒的患者，如果患者的肝功能严重受损，建议给药期间延长 1 倍。对本品及硝基咪唑类药物过敏者禁用 DI：增强抗凝药的药效，当与华法林同用时，应注意观察凝血酶原时间并调整给药剂量
药典与处方集	CNF
目录类别	【保（乙）】
备注	

第三节　抗结核病药

一、化学合成药

■ 药品名称	异烟肼（Isoniazid）
抗菌谱与适应证	对结核杆菌有强大的抗菌作用，也作用于细胞内的杆菌；用于各种类型的结核病。治疗时常与其他抗结核药联合使用，因为单用容易产生抗药性
制剂与规格	（1）异烟肼片：①0.05g；②0.1g；③0.3g （2）异烟肼注射剂：2ml：0.1g
用法用量	（1）口服：①预防，成人一次 0.3g，qd；②治疗，5mg/kg，qd，或一次 15mg/kg（每日不超过 0.9g），1 周 2~3 次 （2）静脉滴注：加入 0.9% 氯化钠注射液或 5% 葡萄糖注射液稀释后使用。①强化期或对于重症或不能口服给药患者，一日 0.3~0.4g 或 5~10mg/kg；②急性粟粒型肺结核或结核性脑膜炎患者，成人一日 10~15mg/kg，每日不超过 0.9g（间歇疗法，成人每次 0.6~0.8g，每周 2~3 次） （3）局部用药：①雾化吸入，每次 0.1~0.2g，bid；②局部注射（胸膜腔、腹腔或椎管内），每次 50~200mg

续 表

儿童剂量	(1) 口服：①预防，一日 10mg/kg，最高 0.3g，顿服；②治疗，一日 10～15mg/kg，最高 0.3g，顿服 (2) 肌内注射或静脉滴注：极少肌内注射；一般在强化期或重症或不能口服用药的患者可静脉滴注，用氯化钠注射液或 5% 葡萄糖注射液稀释后使用，一日 10～15mg/kg，最高 0.3g (3) 局部用药：①雾化吸入，一次 0.1～0.2g，bid；②局部注射（胸膜腔、腹腔或椎管内），一次 25～200mg
注意事项	ADR：偶然可发生神经炎、精神兴奋、眩晕等反应；能引发肝炎；对癫痫病人可能引起病发作 CI：肝功能不正常者，精神病患者和癫痫患者禁用 DI：①肝药酶抑制剂；②维生素 B_6 的拮抗剂；③合用增加肝或肾毒性的药物：利福平、乙硫异烟胺或其他抗结核药、对乙酰氨基酚、安氟醚、卡马西平；④可使酮康唑或咪康唑血药浓度降低 PI：①避免饮酒，因可诱发肝脏毒性反应，并使异烟肼降效；②出现下述情况及时就诊：食欲不佳、异常乏力或软弱、恶心或呕吐及深色尿、眼或皮肤黄染；步态不稳、麻木针刺感、烧灼感或手足疼痛；视物模糊或视力减退；过敏反应等
药典与处方集	USP、Ph. Eur.、Int. P.、Jpn P.、Pol. P.、Viet. P.、Chin. P.；CNF
目录类别	【基（基），保（甲）】
备注	需注意肝功能和神经性皮炎的发生，可以合用维生素 B_6、维生素 B_1 和保肝药预防

■ 药品名称	吡嗪酰胺（Pyrazinamide）
抗菌谱与适应证	仅对人型结核杆菌敏感。且在 pH5～5.5 时，杀菌作用最强，中性或碱性环境无效。本品常与利福平联合用于初治结核病的强化期起到协同杀菌作用，是短程化疗的主要用药之一。也是结核性脑膜炎除异烟肼外的必选药物
制剂与规格	(1) 吡嗪酰胺片：①0.25g；②0.5g (2) 吡嗪酰胺胶囊剂：①0.25g；②0.5g
用法用量	(1) 口服：每日 15～30mg/kg，qd；或一次 0.25～0.5g，tid（每日最高剂量 2g） (2) 采用间歇疗法，一次 50～70mg/kg，每周 2～3 次（每周 3 次，每次最大剂量 3g，每周 2 次，每次最大剂量 4g）
儿童剂量	如临床需要，根据《实用小儿结核病学（2006）》推荐：一日 20～30mg/kg，顿服或分 2～3 次口服，儿童一日最大量不超过 1.5g

注意事项	ADR：肝损害；食欲缺乏、恶心、严重时呕吐等消化道症状；痛风样关节炎；药物热、皮疹，光敏反应等过敏反应；偶可引起溃疡病发作，低色素性贫血与溶血反应 CI：对异烟肼、烟酸或其他化学结构相似的药物过敏患者慎用；慢性肝病、高尿酸血症、糖尿病、肾功不全、血卟啉病患者慎用 DI：与别嘌醇、秋水仙碱、丙磺舒、磺吡酮合用，应调整剂量 PI：可能引起血液中尿酸增高，从而引发关节痛；定期监测肝功能和血尿酸检查
药典与处方集	USP、Ph. Eur.、Int. P.、Jpn P.、Pol. P.、Viet. P.、Chin. P.；CNF
目录类别	【基（基），保（甲）】
备注	可使血清 ALT、AST、ALP、血尿酸浓度测定值增高

■ **药品名称**	对氨基水杨酸钠（Sodium aminosalicylate）
抗菌谱与适应证	只对结核杆菌有抑菌作用，对不典型分枝杆菌无效，主要用作二线抗结核药物。与链霉素和异烟肼合用，适用于结核分枝杆菌所致的肺及肺外结核病，静脉滴注可用于治疗结核性脑膜炎及急性播散型结核病
制剂与规格	（1）对氨基水杨酸钠粉针剂：2g （2）对氨基水杨酸钠片：0.5g
用法用量	（1）口服：成人一次 2~3g，qid （2）静脉滴注：一日 4~12g，临用前加灭菌注射用水适量溶解后再用 5% 葡萄糖注射液 500ml 稀释，2~3 小时滴完。溶液需新配，滴注时应避光
儿童剂量	（1）口服：一日 0.15~0.2g/kg，分 3~4 次服 （2）静脉滴注：剂量同口服量，临用前加注射用水适量溶解后再用 5% 葡萄糖注射液 500ml 稀释（遮光），2~3 小时滴完
注意事项	ADR：瘙痒皮疹、关节酸痛与发热、极度疲乏或软弱，嗜酸性粒细胞增多；结晶尿、血尿；月经失调、发冷、男性性欲减低、皮肤干燥、颈前部肿胀、甲状腺肿，黏液水肿；黄疸、肝炎；溶血性贫血（由于 G-6-PD 缺乏）；传染性单核细胞增多样综合征 CI：对其他水杨酸类包括水杨酸甲酯（冬青油）或其他含对氨基苯基团（如某些磺胺药或染料）过敏的患者对本品亦可呈过敏 DI：对氨基苯甲酸与本品有拮抗作用；可增强抗凝药的作用；与乙硫异烟胺合用时可增加不良反应；与丙磺舒或苯磺唑酮可导致血药浓度增高和持续时间延长及毒性反应发生；可能影响利福平的吸收 PI：出现下背部疼痛、尿痛或排尿烧灼感告知医师
药典与处方集	USP、Ph. Eur.、Pol. P.、Chin. P.；CNF

续 表

目录类别	【基（基），保（甲）】
备注	为抑菌药，用于预防其他药物产生耐药性

■ 药品名称	**卷曲霉素（Capreomycin）**
抗菌谱与适应证	用于经一线抗结核药（如链霉素、异烟肼、利福平和乙胺丁醇）治疗失败者，或对上述药中的一种或数种产生毒性作用或细菌耐药时，可对上述药中的一种或数种产生毒性作用或细菌耐药时，可作为联合用药之一
制剂与规格	注射用硫酸卷曲霉素：①0.5g（50万U）；②0.75g（75万U）
用法用量	(1) 深部肌内注射：临用时，加0.9%氯化钠注射液使其溶解后使用 (2) 成人一日1g，持续60~120日，而后一周2~3次，一次1g；现多主张一次0.75g，qd
儿童剂量	不推荐在儿童患者中使用
注意事项	ADR：①具显著肾毒性，表现为肌酐、尿素氮升高，肌酐清除率减低，蛋白尿、管型尿等，用药期间需监测肾功能和尿常规；②对第8对脑神经有损害，一般在用药至2~4个月时可出现前庭功能损害，而听觉损害则较少；③有一定神经肌肉阻滞作用；④皮疹、瘙痒、皮肤红肿等过敏反应。较多发生的反应有低血钾症、肾毒性，较少发生者为过敏反应、耳毒性、耳前庭毒性、神经肌肉阻断作用、低血钙症 CI：对卷曲霉素过敏者、孕妇及哺乳期妇女禁用 DI：卷曲霉素单用时细菌可迅速产生耐药，故只能与其他抗菌药联合用于结核病的治疗。卷曲霉素与卡那霉素有交叉耐药性，但与其他抗结核药无交叉耐药性 PI：听力减退、重症肌无力、帕金森病、肾功能不全者慎用。失水患者，由于血药浓度增高，可能增加毒性反应
药典与处方集	CNF
目录类别	【保（乙）】
备注	

■ 药品名称	**乙硫异烟胺（Ethionamide）**
抗菌谱与适应证	对结核杆菌有抑菌作用，抗菌活性仅为异烟肼的1/10。对渗出性及浸润性干酪病变疗效较好。常与其他抗结核病药联合应用以增强疗效和避免病菌产生耐药性
制剂与规格	(1) 乙硫异烟胺片剂：0.1g (2) 乙硫异烟胺肠溶片：0.1g

续　表

用法用量	口服：一日 0.5～0.8g，一次服用或分次服（以一次服效果为好），必要时也可从小剂量（0.3g/d）开始
儿童剂量	口服：与其他抗结核药合用，一次 4mg/kg，每 8 小时 1 次
注意事项	ADR：有恶心、呕吐、腹痛、腹泻、厌食、胃部不适等症状；少数患者有糙皮病症状、精神抑郁、视力紊乱和头痛、末梢神经炎、经期紊乱、男子乳房女性化、脱发、关节痛、皮疹、痤疮等；20%～30% 患者可引起氨基转移酶升高、黄疸；大剂量可引起直立性低血压 CI：孕妇和 12 岁以下儿童禁用 DI：与环丝氨酸同服可使中枢神经系统反应发生率增加；与其他抗结核药合用可能加重其不良反应；为维生素 B_6 拮抗剂 PI：每月应检测肝功能 1 次；服药 2～3 周后可能发生恶心、呕吐、腹痛、腹泻、厌食、胃部不适消化道，如不等能耐受，可酌减剂量或暂停服药，待症状消失后继续服用
药典与处方集	USP、Ph. Eur.、Int. P.、Jpn P.、Pol. P.、Chin. P.
目录类别	
备注	与丙硫异烟胺片有部分交叉耐药现象

临床路径抗感染治疗药物

■ 药品名称	丙硫异烟胺（Protionamide）
抗菌谱与适应证	仅对分枝杆菌有效，本品与其他抗结核药联合用于结核病经一线药物（如链霉素、异烟肼、利福平和乙胺丁醇）治疗无效者
制剂与规格	丙硫异烟胺肠溶片：0.1g
用法用量	口服：一次 250mg，一日 2～3 次。与其他抗结核药合用
儿童剂量	口服：与其他抗结核药合用。根据《实用小儿结核病学（2006）》推荐：一次 4～5mg/kg，tid
注意事项	ADR：精神抑郁（中枢神经系统毒性）；周围神经炎、精神错乱或其他精神改变等中枢神经系统毒性、眼及皮肤黄染；视神经炎、月经失调或怕冷、性欲减退（男子）、皮肤干而粗糙、甲状腺功能减退、关节疼痛、僵直肿胀 CI：对异烟肼、吡嗪酰胺、烟酸或其他化学结构相近的药物过敏者可能对本品过敏 DI：与环丝氨酸同服可使中枢神经系统反应发生率增加；为维生素 B_6 拮抗剂，合用需增加维生素 B_6 用量 PI：出现下述情况及时就诊：①步态不稳或麻木、针刺感、烧灼感、手足疼痛；视物模糊或视力减退、眼痛等；②持续发生腹泻、唾液增多、流口水、食欲减退、口中金属味、恶心、口痛、胃痛、胃部不适、呕吐、眩晕、嗜睡、软弱

续　表

药典与处方集	Int. P. 、Jpn P. 、Chin. P. ；CNF
目录类别	【保（乙）】
备注	用药前和疗程中每2～4周测定 ALT 和 AST 出现视力减退或其他视神经炎症状时应立即进行眼部检查

■ 药品名称	对氨基水杨酸异烟肼（Aminosalicylate and isoniazid）
抗菌谱与适应证	为异烟肼（INH）与对氨基水杨酸（PAS）的化学合成物。用于治疗各型肺结核、支气管内膜结核及肺外结核；并可作为与结核病相关手术的保护药；也可用于预防长期或大剂量皮质激素、免疫抑制治疗的结核感染及复发
制剂与规格	对氨基水杨酸异烟肼片：0.1g
用法用量	口服：①治疗，与其他抗结核药合用，成人：一日10～20mg/kg；②预防，一日10～15mg/kg，qd
儿童剂量	口服：①儿童视个别需要可由成人的一日10～20mg/kg 增至一日20～40mg/kg，qd；②预防同成人，一日10～15mg/kg，qd
注意事项	ADR：偶有头晕、头痛、失眠、发热、皮疹、恶心、乏力、黄疸、周围神经炎、视神经炎及血细胞减少等不良反应发生 CI：精神病及癫痫患者、严重肝功能障碍患者禁用 DI：可加强香豆素类抗凝血药，某些抗癫痫药、降压药、抗胆碱药、三环抗抑郁药的作用，合用时需注意 PI：①避免饮酒；②至少应连续服用3个月，如无不良反应，中途不宜停药，经临床确诊痊愈后方可停药。用药期间应定期进行肝功能检查；③出现视物模糊或视力减退，应立即就诊检查
药典与处方集	CNF
目录类别	
备注	耐异烟肼菌株中，部分对它敏感，国内常用于治疗耐多药结核（MDR.TB）

■ 药品名称	乙胺丁醇（Ethambutol）
抗菌谱与适应证	抑菌抗结核药，只对生长繁殖期的分枝杆菌有效。无交叉耐药性。适用于与其他抗结核药联合治疗结核杆菌所致的肺结核，亦可用于结核性脑膜炎及非典型分枝杆菌感染的治疗
制剂与规格	乙胺丁醇片：0.25g

续　表

用法用量	(1) 口服：①与其他抗结核药合用，结核初治，15mg/kg，qd（如发生胃肠道刺激，可1日分次与食物同服）；或每次口服给药25～30mg/kg，最高2.5g，每周3次；或50mg/kg，最高2.5g，每周2次；②结核复治，25mg/kg，qd，连续60天，继以15mg/kg，qd；③非典型分枝杆菌感染，15～25mg/kg，qd (2) 老年人往往伴有生理性肾功能减退，应按肾功能调整用量
儿童剂量	口服：13岁以上儿童，与其他抗结核药合用治疗儿童结核病或非结核分枝杆菌感染，一日15～25mg/kg，一次顿服
注意事项	ADR：视神经炎（日剂量>25mg/kg时易发生）；畏寒、关节肿痛、急性痛风、高尿酸血症；皮疹、发热、关节痛等过敏反应；周围神经炎 CI：痛风、视神经炎、肾功能减退者慎用 DI：与乙硫异烟胺合用可增加不良反应；与氢氧化铝同用能减少本品的吸收；与神经毒性药物合用可增加本品神经毒性 PI：遵医嘱定期检查视力、检查尿酸。出现下述任何情况，应及时就诊：①视物模糊、眼痛、红绿色盲或视力减退、视野缩小；②痛风患者病变关节表面皮肤发热拉紧；③麻木，针刺感、烧灼痛或手足软弱无力时
药典与处方集	USP、Ph. Eur.、Int. P.、Jpn P.、Pol. P.、Viet. P.、Chin. P.；CNF
目录类别	【基（基），保（甲）】
备注	本品可透过胎盘和在乳汁分布，孕妇和哺乳期妇女使用应权衡利弊

二、利福霉素类

■ 药品名称	利福平（Rifampicin）
抗菌谱与适应证	对多种病原微生物均有抗菌活性。对结核分枝杆菌和部分非结核分枝杆菌（包括麻风分枝杆菌等）在宿主细胞内外均具有明显的杀菌作用。与其他抗结核药联用于各种结核病的初治与复治，包括结核性脑膜炎的治疗；与其他药物联合用于麻风、非结核分枝杆菌感染的治疗；与万古霉素（静脉）联合用于MRSA所致的严重感染；与红霉素联合用于军团菌属严重感染；用于无症状脑膜炎奈瑟菌带菌者，以消除鼻咽部脑膜炎奈瑟菌（但不适用于脑膜炎奈瑟菌感染的治疗）
制剂与规格	(1) 利福平胶囊：①75mg；②150mg；③225mg (2) 利福平片剂：150mg (3) 利福平注射液：5ml：0.3g (4) 利福平粉针剂：①0.15g；②0.45g；③0.6g (5) 利福平滴眼液：10ml：5mg

续 表

用法用量	口服：抗结核治疗，成人，一日 0.45g ~ 0.60g，空腹顿服，每日不超过 1.2g；老年患者每日 10mg/kg，空腹顿服；肝功能减退的患者常需减少剂量，每日剂量≤8mg/kg
儿童剂量	根据 BNFC（2010 ~ 2011）推荐： (1) 抗结核治疗：1 个月以上者，一日 10 ~ 20mg/kg，空腹顿服，一日量不超过 0.6g (2) 预防性治疗：脑膜炎奈瑟球菌感染密切接触者的预防用药，口服。新生儿，一次 5mg/kg，每 12 小时 1 次，连服 2 日；1 个月 ~ 1 岁，一次 5mg/kg，每 12 小时 1 次，连服 2 日；1 ~ 12 岁，一次 10mg/kg，每 12 小时 1 次，连服 2 日；12 ~ 18 岁，一次 600mg，每 12 小时 1 次，连服 2 日 (3) 布氏杆菌病、军团病、严重的葡萄球菌感染，需联合其他抗菌药物，口服或静脉滴注。1 岁以内，一次 5 ~ 10mg/kg，bid；1 ~ 18 岁，一次 10mg/kg（最大量 600mg），bid
注意事项	ADR：厌食、恶心、呕吐、上腹部不适、腹泻等消化道反应；少数患者可出现血清氨基转移酶升高、肝大和黄疸；大剂量间歇疗法后偶可出现"流感样症候群"；偶可发生急性溶血或肾衰竭、白细胞减少、凝血酶原时间缩短、头痛、眩晕、视力障碍等 CI：对本品或利福霉素类抗菌药过敏者禁用；肝功能严重不全、胆管阻塞者和 3 个月以内孕妇禁用 DI：①具强大的肝药酶诱导作用，注意相关的相互作用；②能降低口服给药避孕药的作用；③必须与对氨基水杨酸盐联用时二者服用间隔至少 6 小时 PI：①服药期间避免饮酒；②服药后尿便、唾液、痰液、泪液等可呈橘红，属正常现象；③进食会影响本品吸收，晨起空腹服用吸收最好，或于餐前 1 小时或餐后 2 小时服用；④监测肝功能；⑤定期检查周围血象，异常时应避免拔牙等手术，并注意口腔卫生，刷牙及剔牙均需慎重，直至血象恢复正常；⑥可能影响口服给药避孕药的功效，服药期间采用其他方法避孕
药典与处方集	USP、Ph. Eur.、Int. P.、Jpn P.、Pol. P.、Viet. P.、Chin. P.；CNF
目录类别	【基（基），保（甲）】
备注	注射液常用于重症耐甲氧西林的金葡菌、表葡菌以及难治性军团菌感染的联合治疗

■ 药品名称	利福定（Rifandin）
抗菌谱与适应证	抗菌谱与利福平相似，效用约为利福平的 3 倍。对金黄色葡萄球菌作用良好，对部分大肠埃希菌也有一定抗菌活性。此外，对沙眼病毒也有抑制作用。主要用于肺结核和其他结核病、麻风病、化脓性皮肤病、结膜炎、沙眼等
制剂与规格	(1) 利福定胶囊：①75 毫克/粒；②150 毫克/粒 (2) 利福定滴眼液：0.05%
用法用量	口服：成人每日 150～200mg，早晨空腹一次服用。治疗肺结核病的疗程为 0.5～1 年
儿童剂量	口服：3～4mg/kg，bid
注意事项	ADR：对消化道有刺激，可引起恶心、呕吐、腹泻等反应。曾有报道，可引起男性乳房女性化 CI：肝、肾功能不良者应慎用。用药期间，应定期作血、尿常规和肝、肾功能检查 DI：同利福平 PI：同利福平
药典与处方集	
目录类别	
备注	

■ 药品名称	利福霉素（Rifamycin）
抗菌谱与适应证	广谱抗菌药。用于结核杆菌感染的疾病和重症耐甲氧西林的金葡菌、表葡菌以及难治性军团菌感染的联合治疗
制剂与规格	注射液：钠盐 5ml：0.25g（25 万 U）
用法用量	(1) 静脉滴注：成人：①一般感染，一次 0.5g，加入 5% 葡萄糖注射液 250ml 中，bid；②中重度感染：一次 1g，加入 5% 葡萄糖注射液 500ml 中，bid，滴速不宜过快 (2) 静脉注射：成人：1 次 0.5g，一日 2～3 次。缓慢推注
儿童剂量	静脉滴注或肌内注射：一日 10～30mg/kg，分 2 次给药
注意事项	ADR：滴注过快时可出现暂时性巩膜或皮肤黄染；少数患者可出现一过性肝损害、黄疸及肾损害；恶心、食欲缺乏及眩晕，偶见耳鸣及听力下降、过敏性皮炎等 CI：有肝病或肝损害者、对本品过敏者禁用 DI：同利福平 PI：长期应用本品，偶见 ALT 轻度增高，停药后一般可自行恢复；用药后患者尿液呈红色，属于正常现象；用药期间应监测肝功能

临床路径抗感染治疗药物

续 表

药典与处方集	Ph. Eur. 、Pol. P. ；CNF
目录类别	【保（乙）】
备注	本品不宜与其他药物混合使用

■ 药品名称	利福布汀（Rifabutin）
抗菌谱与适应证	半合成利福霉素类药物。与其他抗结核药联合用于分枝杆菌感染所致疾病，如结核及鸟-胞内分枝杆菌复合体（MAC）感染。慢性抗药性肺结核
制剂与规格	利福布汀胶囊：0.15g
用法用量	口服推荐剂量：①结核：每次 0.15~0.3g，qd；②MAC 感染：0.3g，qd，如有恶心、呕吐等胃肠道不适者，可改为每次 0.15g，bid；③严重肾功能不全者（肌酐清除率<30ml/min）剂量减半
儿童剂量	（1）1 岁以下婴儿每日平均剂量为 18.5mg/kg （2）2~10 岁每日平均剂量为 8.6mg/kg （3）14~16 岁每日平均剂量为 4mg/kg
注意事项	ADR：同利福平 CI：对利福布汀及其他利福霉素类过敏的患者禁用 DI：同利福平 PI：偶见肌炎和眼色素层炎，如患者发现与这些疾病有关的症状应及时告诉医师，其他见利福平
药典与处方集	USP、Ph. Eur. ；CNF
目录类别	【保（乙）】
备注	耐利福平菌株中部分对它仍敏感

■ 药品名称	利福喷汀（Rifapentin）
抗菌谱与适应证	抗菌谱与利福平相同，对结核杆菌、非结核分枝杆菌、麻风杆菌、革兰阳性及阴性菌、某些病毒、衣原体有杀灭作用。与其他抗结核药联合用于治疗各类型、各系统初治与复治的结核病（对骨关节结核疗效较好，但不宜用于治疗结核性脑膜炎）；可用于治疗非结核性分枝杆菌感染；可与其他抗麻风药联合治疗麻风病；也可用于对其他抗金黄色葡萄球菌抗生素耐药的重症金黄色葡萄球菌感染
制剂与规格	（1）利福喷汀片剂：①150mg；②300mg （2）利福喷汀胶囊：①100mg；②150mg；③200mg；④300mg （3）利福喷汀滴眼液：10ml：5mg

用法用量	（1）口服：成人，①抗结核：450mg，一周2次，或一次600mg，一周1次。疗程6个月；②化脓性皮肤病：一日300mg，5日为1个疗程 （2）滴眼：0.05%滴眼液，一次1～2滴，qd，3个月为1个疗程
儿童剂量	5岁以下儿童使用本品的安全性和有效性尚未确定
注意事项	ADR：同利福平，但较利福平轻。多数肝损呈可逆性变化。有出现蛋白尿、管型尿、血尿、关节痛的报道 CI：禁用于对本药或其他利福霉素类抗菌药过敏者；胆管阻塞者；肝病及肝功能异常者，尤其黄疸患者血细胞显著减少者；孕妇 DI：①与多西环素联用，对淋球菌有协同抗菌作用；②与异烟肼联合抗TB增强，但肝毒性增加；③与氯法齐明合用，达峰时间延迟且半衰期延长；④与制酸药合用会明显降低本药的生物利用度；⑤与对氨基水杨酸盐合用时需间隔6小时；⑥可增加地西泮的消除；⑦诱导肝微粒体酶活性，注意相关的相互作用 PI：①避免饮酒，酒精可导致本药的肝毒性增加；②高脂和少量碳水化合物的早餐后服用有利于吸收；③用药后尿便、唾液、痰液、泪液、汗液等可呈橙红色，为用药后的正常现象
药典与处方集	USP、Ph. Eur.；CNF
目录类别	【保（甲）】
备注	长效制剂，与利福平有完全的交叉耐药性

三、氨基糖苷类

■ 药品名称	链霉素（Streptomycin）
抗菌谱与适应证	与其他抗结核药联合用于结核分枝杆菌所致各种结核病的初治病例，或其他敏感分枝杆菌感染
制剂与规格	链霉素粉针剂：①0.75g；②1g；③2g；④5g 注：1g=100万U链霉素
用法用量	肌内注射：①结核病，1次0.75g，qd，与其他抗结核药合用；如采用间歇疗法，即一周给药2～3次，一次1g；老年患者，一次0.5～0.75g，qd；②布鲁菌病，一日1～2g，分2次给药，与四环素合用，疗程3周或3周以上；根据其肌酐清除率调整剂量，>50～90ml/min者，每24小时给予正常剂量的50%；10～50ml/min者，每24～72小时给正常剂量的50%；<10ml/min者，每72～96小时给予正常剂量的50%
儿童剂量	肌内注射：①其他感染，一日15～25mg/kg，分2次给药；②结核病，与其他抗结核药联用，按20mg/kg，qd；一日最大量不超0.75g

续 表

注意事项	ADR：①肾毒性：肾毒性症状，少数可产生血尿素氮及肌酐增高；②神经毒性：影响前庭功能和听神经，部分患者可出现周围神经炎症状，偶可发生视神经炎及神经肌肉阻滞症状；③偶可出现皮疹、瘙痒、红肿。少数患者停药后仍可发生听力减退、耳鸣、耳部饱满感等耳毒性症状，应引起注意 CI：对链霉素或其他氨基糖苷类过敏的患者禁用 DI：与其他氨基糖苷类、卷曲霉素、顺铂、依他尼酸、呋塞米或万古霉素（或去甲万古霉素）、头孢噻吩或头孢唑林、多黏菌素类、其他肾毒性药物及耳毒性药物合用或先后连续局部或全身应用，可增加其产生耳毒性、肾毒性、加重神经肌肉阻滞作用 PI：出现血尿、排尿次数减少或尿量减少、食欲减退、口渴等；步履不稳、眩晕等症状；听力减退、耳鸣、耳部饱满感；面部或四肢麻木、针刺感；视力减退；嗜睡、软弱无力、呼吸困难等不适症状时，及时就诊告知医师，予对症处理，必要时停药
药典与处方集	USP、Ph. Eur.、Int. P.、Jpn P.、Pol. P.、Viet. P.、Chin. P.；CNF
目录类别	【基（基），保（甲）】
备注	

■ 药品名称	阿米卡星（Amikacin）
抗菌谱与适应证	适用于铜绿假单胞菌及敏感革兰阴性杆菌与葡萄球菌属（甲氧西林敏感株）所致严重感染。尤其适用于治疗革兰阴性杆菌对卡那霉素、庆大霉素或妥布霉素耐药菌株所致的严重感染
制剂与规格	阿米卡星注射液：2ml：200mg
用法用量	（1）WHO 推荐用于未获得（或缺乏）药敏试验结果，但临床考虑 MDR. TB 时在强化期作为联合使用的药物 （2）肌内注射：0.4g，qd （3）肾功能减退患者：根据肌酐清除率调整剂量
儿童剂量	首剂 10mg/kg，继以每 12 小时 7.5mg/kg，或每 24 小时 15mg/kg
注意事项	ADR：同链霉素，有耳毒性、肾毒性，但神经肌肉阻滞作用少见 CI：对阿米卡星或其他氨基糖苷类过敏的患者禁用 DI：同链霉素 PI：用药期间注意饮水；观察耳毒性和肾毒性，有异常表现及时就诊，定期常规检查，如尿常规、肾功能、听力检查等；注意高频听力损害，尤其是老年患者
药典与处方集	USP、Ph. Eur.、Int. P.、Pol. P.、Chin. P.；CNF
目录类别	【基（基），保（甲）】
备注	

四、氟喹诺酮类

■ 药品名称	氟氧沙星（Ofloxacin）
抗菌谱与适应证	敏感 G⁺菌（包括甲氧西林耐药金黄色葡萄球菌在内）和 G⁻菌（包括绿脓杆菌）所致的感染，对肺炎支原体、奈瑟菌、厌氧菌和结核杆菌也有一定活性，可用于肺部结核分枝杆菌引起的感染（需要与两种以上抗结核药联合使用）
制剂与规格	（1）氟氧沙星片剂、胶囊剂：0.1g （2）氟氧沙星注射剂：①10ml：200mg；②200ml：200mg
用法用量	口服：抗结核治疗，成人，体重<50kg，每日 0.4g；体重>50kg，每日 0.6g，每日 1 次或分 2～3 次服用
儿童剂量	对婴幼儿及 18 岁以下青少年的安全性尚未确立。但用于数种幼龄动物时，可致关节病变。18 岁以下的小儿及青少年禁用
注意事项	ADR：常见肝肾毒性、胃肠反应、过敏反应、光敏反应、中枢神经系统反应、肌腱反应 CI：禁用于对喹诺酮类药物有过敏史的患者、孕妇、哺乳期妇女、婴幼儿及 18 岁以下青少年 DI：不要与尿碱化剂、茶碱类、丙磺舒、咖啡因、含铝或镁的制酸药合用；慎与环孢菌素、华法林合用 PI：①用药期间多饮水，保持 24 小时尿量在 1200ml 以上；②用药期间避免过度暴露于阳光，一旦发生，立即停药，对症处理；③原有中枢神经系统疾患者，如癫痫及癫痫病史者均应避免应用
药典与处方集	USP、Ph. Eur.、Jpn P.、Chin. P.；CNF
目录类别	
备注	巩固期使用丙硫异烟胺与氧氟沙星联合

■ 药品名称	环丙沙星（Ciprofloxacin）
抗菌谱与适应证	同氧氟沙星
制剂与规格	（1）环丙沙星注射剂：100ml：200mg （2）环丙沙星片剂：①250mg；②500mg
用法用量	口服：抗结核，成人每日 0.75g，顿服
儿童剂量	18 岁以下患者禁用

续 表

注意事项	ADR：胃肠道反应，皮疹。少见乏力，静脉炎，肝功能异常，胆红素、嗜酸性粒细胞、肌酐、尿素氮升高，关节痛、头痛、头晕、失眠、兴奋、意识错乱，味觉异常 CI：同氧氟沙星。但对吸入性炭疽，可用于儿童和青少年 DI：避免与茶碱合用。与华法林、格列苯脲合用可加强这两种药物的作用。与丙磺舒合用可升高本药的血浓度。与甲氨蝶呤合用可使其血浓度升高 PI：①治疗期间或治疗后出现严重和持续性的腹泻，需及时就诊，不要自行服用止泻药；②出现腱炎的任何症状（如胀痛），均需停服，避免体育活动；③用药期间避免过度暴露于阳光，一旦发生光敏反应，立即停药，对症处理；④原有中枢神经系统疾患者，如癫痫及癫痫病史者均应避免应用
药典与处方集	USP、Ph. Eur.、Int. P.、Chin. P.；CNF
目录类别	【基（基），保（甲/乙）】
备注	

■ 药品名称	左氧氟沙星（Levofloxacin）
抗菌谱与适应证	同氧氟沙星
制剂与规格	（1）左氧氟沙星注射剂：①100ml：500mg；②250ml：500mg（甲磺酸盐）；③2ml：0.1g（盐酸盐） （2）左氧氟沙星片剂：①500mg；②100mg（甲磺酸盐、盐酸盐、乳酸盐）
用法用量	口服：抗结核，成人，每日0.3g，顿服
儿童剂量	18岁以下儿童禁用
注意事项	同氧氟沙星
药典与处方集	USP、Ph. Eur.、Jpn P.、Chin. P.；CNF
目录类别	【基（基），保（甲/乙）】
备注	本品为氧氟沙星的左旋体

五、抗麻风病药

■ 药品名称	氨苯砜（Dapsone）
抗菌谱与适应证	联合治疗由麻风分枝杆菌引起的各种类型麻风和疱疹样皮炎脓疱性皮肤病、类天疱疮、坏死性脓皮病、复发性多软骨炎、环形肉芽肿、系统性红斑狼疮的某些皮肤病变、放线菌性足分枝菌病、聚会性痤疮、银屑病、带状疱疹与甲氧苄啶联合治疗肺孢子菌感染与乙胺嘧啶联合预防氯喹耐药性疟疾；与乙胺嘧啶和氯喹三者联合预防间日疟
制剂与规格	氨苯砜片：①50mg；②100mg
用法用量	(1) 用于麻风病时多与其他抗麻风药合用，因氨苯砜有蓄积作用，故每服药 6 日停药 1 日，每服药 10 周停药 2 周 (2) 口服：成人，一次 50～100mg，qd；或按体重一次 0.9～1.4mg/kg，qd，最高剂量一日 200mg。开始可一日口服给药 12.5～25mg，以后逐渐加到一日 100mg
儿童剂量	口服：①抑制麻风：多与其他抗麻风药合用，一次 0.9～1.4mg/kg，qd；②治疗疱疹样皮炎：开始一次 2mg/kg，qd，如症状未完全控制，可逐渐增加剂量，待病情控制后减至最小有效量。因本品有蓄积作用，故每服药 6 日停药 1 日，每服药 10 周停药 2 周
注意事项	ADR：常见背痛、腿痛、胃痛、食欲减退；皮肤苍白、发热、溶血性贫血、皮疹、异常乏力、软弱、变性血红蛋白血症。少见皮肤瘙痒、剥脱性皮炎、精神紊乱、周围神经炎、咽痛、粒细胞减低或缺乏、砜类综合征或肝损害等 CI：禁用于对氨苯砜及磺胺类药过敏者、严重肝功能损害和精神障碍者 DI：对磺胺类、呋塞米、噻嗪类利尿剂、磺酰脲类以及碳酸酐酶抑制药过敏的患者亦可能对氨苯砜发生过敏 PI：①眩晕、头痛、恶心、呕吐症状如持续存在需引起注意，及时就诊；②严重贫血、葡萄糖-6-磷酸脱氢酶（G-6-PD）缺乏、变性血红蛋白还原酶缺乏症、肝肾功能减退、胃与十二指肠溃疡及有精神病史者慎用；③按要求随访检查；④瘤型麻风需终身服药；⑤用药过程中如出现新的或中毒性皮肤反应，应迅速停用
药典与处方集	USP、Ph. Eur.、Int. P.、Viet. P.、Chin. P.；CNF
目录类别	【基（基），保（甲）】
备注	大量或中毒可致高铁血红蛋白血症

■ 药品名称	醋氨苯砜（Acedapsone）
抗菌谱与适应证	用于麻风病的预防以及不能口服给药砜类药物者
制剂与规格	醋氨苯砜注射液：①1.5ml：0.225g；②3ml：0.45g；③6ml：0.9g
用法用量	肌内注射：一次0.225g，隔60～75日注射1次，疗程长达数年
儿童剂量	肌内注射：一次0.225g，儿童缺乏循证资料，用量酌减，隔60～75日注射1次，疗程长达数年
注意事项	ADR：同氨苯砜。另外，注射局部有疼痛感，久用还可发生局部硬块 CI：同氨苯砜 DI：同氨苯砜 PI：初次注射局部有较强的疼痛感，连续应用可望减轻。肌内注射后应予热敷，促使药物吸收
药典与处方集	CNF
目录类别	【保（甲）】
备注	用前振摇均匀，用粗针头吸出，注入臀肌

■ 药品名称	苯丙砜（Solasulfone）
抗菌谱与适应证	参见氨苯砜。为氨苯砜复合二氨基取代衍生物。在体内逐渐水解成氨苯砜发挥抗麻风作用。适用于年老体弱和儿童患者。但由于疗效差，已渐渐被替代
制剂与规格	（1）苯丙砜注射液：①5ml：2g；②5ml：2.5g；③10ml：4g；④10ml：5g （2）苯丙砜片：0.5g （3）苯丙砜溶液或软膏剂：10%
用法用量	（1）肌内注射：每周2次，第1～2周每次100～200mg，以后每2周递增100毫克/次，至第14～16周每次量为800mg，继续维持，每用药10周后停药2周。宜临用前配制 （2）口服：300mg/d，逐渐增量至3g
儿童剂量	小儿开始一次2mg/kg，qd，如症状未完全抑制，可逐渐增加剂量，待病情控制后减至最小有效量
注意事项	ADR：参见氨苯砜 CI：参见氨苯砜 DI：参见氨苯砜 PI：口服给药期间应保持排便通畅，以免蓄积中毒
药典与处方集	

续 表

目录类别	
备注	

■ 药品名称	氯法齐明（Clofazimine）
抗菌谱与适应证	对麻风杆菌有缓慢杀菌作用，与其他抗分枝杆菌药合用对结核分枝杆菌、溃疡分枝杆菌亦有效。与氨苯砜联合使用治疗瘤型麻风；与利福平或乙硫异烟胺联合用于治疗耐砜类药物的菌株所致的感染；也可用于红斑结节性麻风反应和其他药物引起的急性麻风反应
制剂与规格	氯法齐明胶丸：50mg
用法用量	口服：每日最大量不超过300mg。①耐氨苯砜的各型麻风，一次50～100mg，qd；②伴红斑结节麻风反应的各型麻风有神经损害或皮肤溃疡凶兆者，每日100～300mg，待反应控制后，逐渐递减至每日100mg；③治疗氨苯砜敏感的各型麻风可与其他两种抗麻风药合用。如可能三药合用至少2年以上，直至皮肤涂片查菌转阴。此后，继续采用一种合适的药物
儿童剂量	口服：剂量尚未确认。病情确需使用时参照成人用量酌减
注意事项	ADR：皮肤黏膜着色，尿液、汗液、乳汁、精液和唾液呈淡红色，且可通过胎盘使胎儿着色；70%～80%患者皮肤有鱼鳞病样改变；食欲减退、恶心、呕吐、腹痛、腹泻等胃肠道反应；眩晕、嗜睡、肝炎、上消化道出血、皮肤瘙痒等；皮肤色素减退；阿斯综合征；可致血沉加快、血糖、白蛋白、血清氨基转移酶及胆红素升高，血钾降低；脾梗死、肠梗阻或消化道出血，因此，应高度注意服药期间出现急腹症状者 CI：对本品过敏者、严重肝、肾功能障碍及胃肠道疾患者禁用。孕妇避免应用，哺乳期妇女不宜应用 DI：与利福平合用时，可能减少利福平的吸收率并延迟其达峰时间 PI：①应与食物或牛奶同时服用；②用药期间，出现腹部绞痛、恶心、呕吐、腹泻，应及时就诊；③服药2周后可出现皮肤和黏膜红染，呈粉红色、棕色、甚至黑色，停药2月后色素会逐渐减退，1～2年才能褪完；④服药期间尿液、汗液、乳汁、精液和唾液可呈淡红色
药典与处方集	USP、Ph. Eur.、Int. P.、Chin. P.；CNF
目录类别	【保（乙）】
备注	多种杆菌性（界线型、界线-瘤型和瘤型麻风）麻风疗程应持续2年以上，甚至终生给药

■ 药品名称	硫安布新（Thiambutosine）
抗菌谱与适应证	用于不能耐受氨苯砜类药物治疗的麻风病患者。需联合用药
制剂与规格	硫安布新片剂：0.25g
用法用量	口服：开始每次 0.5g，以后每 4 周增加 0.5g，直至每日 2g，分 2～3 次，1 疗程<2 年
儿童剂量	口服：开始每日 10mg/kg，以后每 4 周每日剂量增加 10mg/kg，直至每日 40mg/kg，分 2～3 次，再以后每周用 6 天，停 1 天，每 3 个月停药 1～2 周
注意事项	ADR：参见氨苯砜，但相对较少见 CI：参见氨苯砜 DI：不宜与对氨基苯甲酸（PABA）合用治疗麻风 PI：参见氨苯砜
药典与处方集	
目录类别	
备注	

■ 药品名称	氨硫脲（Thioacetazone）
抗菌谱与适应证	与其他抗结核药合用于淋巴结结核、黏膜结核（如喉结核、肠结核）及浸润性肺结核
制剂与规格	氨硫脲片：25mg
用法用量	WHO 已不推荐用于麻风 口服：治疗结核，一日最初 25～50mg，以后渐增至一日 100～150mg，顿服
儿童剂量	口服：①体重<10kg 者，一日剂量为 25mg；②体重 10～20kg 者，一日剂量为 50mg；③体重 20～40kg 者，一日剂量为 100mg。可分 2～3 次服用或顿服
注意事项	ADR：不良反应与剂量相关。恶心、呕吐及腹泻等胃肠道反应最多见。其他有肝毒性、血液系统毒性、耳毒性、肾毒性及过敏反应 CI：对本品过敏、肝肾功能不全、糖尿病及贫血患者禁用 DI：不宜与链霉素、氨基比林、氯霉素等合用；与乙硫异烟胺或丙硫异烟胺有单向交叉耐药性；与异烟肼合用，可防止耐异烟肼菌的发生 PI：①使用者一旦出现无其他原因可究的皮肤瘙痒，应立即停药；②结核病合并 HIV/AIDS 患者避免使用，以免发生致死性剥脱性皮炎
药典与处方集	Int. P.

目录类别	
备注	

■ 药品名称	利福平（Rifampicin）
抗菌谱与适应证	参见抗结核药类的利福平。利福平对麻风杆菌有快速杀菌作用，与其他药物联合用于麻风、非结核分枝杆菌感染的治疗
制剂与规格	(1) 利福平胶囊：①75mg；②150mg；③225mg； (2) 利福平片：150mg (3) 利福平注射液：5ml：0.3g (4) 利福平粉针剂：①0.15g；②0.45g；③0.6g (5) 利福平滴眼液：10ml：5mg
用法用量	口服：清晨空腹一次口服给药。WHO 推荐剂量： (1) 多杆菌型麻风，一次 600mg，每月一次；联合氯法齐明和氨苯砜，疗程 12 个月，高菌量者可能需要 2 年以上 (2) 寡杆菌型麻风，一次 600mg，每月一次；联合氨苯砜，一般疗程 6 个月
儿童剂量	根据 BNFC（2010~2011）推荐：口服 (1) 抗结核药治疗：1 个月以上者，一日 10~20mg/kg，空腹顿服，一日量不超过 0.6g (2) 预防性治疗：脑膜炎奈瑟球菌感染密切接触者的预防用药，口服。新生儿，一次 5mg/kg，每 12 小时 1 次，连服 2 日；1 个月~1 岁，一次 5mg/kg，每 12 小时 1 次，连服 2 日；1~12 岁，一次 10mg/kg，每 12 小时 1 次，连服 2 日；12~18 岁，一次 600mg，每日 1 次，连服 2 日 (3) 布氏杆菌病、军团菌病、严重的葡萄球菌感染，需联合其他抗菌药物：口服或静脉滴注。1 岁以内，一次 5~10mg/kg，bid；1~18 岁，一次 10mg/kg（最大量 600mg），bid
注意事项	参见抗结核药项下的利福平
药典与处方集	USP、Ph. Eur.、Int. P.、Jpn P.、Pol. P.、Viet. P.、Chin. P.；CNF
目录类别	【基（基），保（甲/乙）】
备注	说明书无明确的治疗麻风病剂量。利福平耐药或不耐受者，WHO 推荐氧氟沙星和米诺环素

■ 药品名称	丙硫异烟胺（Protionamide）
抗菌谱与适应证	与其他抗结核药联合用于结核病经一线药（如链霉素、异烟肼、利福平和乙胺丁醇）治疗无效者
制剂与规格	丙硫异烟胺肠溶片：0.1g
用法用量	口服：成人常用量一次250mg，一日2~3次
儿童剂量	口服：小儿常用量一次口服4~5mg/kg，tid
注意事项	（1）交叉过敏，患者对异烟肼、吡嗪酰胺、烟酸或其他化学结构相近的药物过敏者可能对丙硫异烟胺过敏 （2）糖尿病、严重肝功能减退患者慎用 （3）治疗期间须进行：①用药前和疗程中每2~4周测定丙氨酸氨基转移酶、天冬氨酸氨基转移酶，但上述试验值增高不一定预示发生临床肝炎，并也可能在继续治疗过程中恢复；②眼部检查，如治疗过程中出现视力减退或其他视神经炎症状应立即进行眼部检查，并定期复查 （4）12岁以下儿童不宜服用
药典与处方集	Chin. P.；CNF
目录类别	【保（乙）】
备注	

■ 药品名称	沙利度胺（Thalidomide）
抗菌谱与适应证	用于控制瘤型麻风反应症，如淋巴结增大、结节性红斑、发热、关节痛及神经痛等
制剂与规格	沙利度胺片：①25mg；②50mg
用法用量	口服：成人，一次25~50mg，qid，视病情可渐增至一次50~100mg，症状控制后减量，维持量为一日25~50mg，可较长期服药
儿童剂量	美国《儿童风湿病学》（2010年版）推荐，治疗儿童SLE及JIA（全身型）：口服一日剂量为2.5~4mg/kg，最大量一日100mg
注意事项	ADR：口鼻黏膜干燥、头晕、倦怠、嗜睡、恶心、腹痛、便秘、面部水肿、面部红斑、过敏反应及多发性神经炎等；严重的致畸作用；周围神经炎为剂量限制性的毒性 CI：禁用于儿童、孕妇及哺乳期妇女、对沙利度胺过敏者、驾驶员及机器操纵者 DI：沙利度胺片能增强其他中枢抑制剂，尤其是巴比妥类药的作用 PI：①出现感觉异常：包括感觉减退、感觉过敏及迟钝、肌肉痛和触痛、麻木、针刺感、灼痛、绷紧、手足发冷、苍白、腿部瘙痒和红掌等，即刻停药；②育龄期妇女服药期间注意避孕；③在服用沙利度胺片期间不可以献血

续　表

药典与处方集	USP、Ph. Eur. 、Int. P. 、Chin. P. ；CNF
目录类别	【保（乙）】
备注	

■ 药品名称	环丝氨酸（Cycloserine）
适应证	主要用于耐药结核杆菌的感染
制剂与规格	环丝氨酸胶囊：0.25g
用法用量	口服：①成人首剂量常用250mg，每12小时1次，服用2周，以后每日0.5~1g，分次服用，每日剂量不能超过1g；②小儿建议每日10mg/kg，分2次服用；③肾功能中、重度受损的患者，剂量应减少
注意事项	(1) 主要对神经系统毒性较大；有胃肠道不适及发热反应 (2) 不良反应大，应监控血药水平下调节剂量 (3) 可通过胎盘和乳汁 (4) 用药时不要饮酒，可能会增加抽搐的风险 (5) 与乙硫异烟肼、异烟肼合用可能增加中枢毒性，如眩晕、嗜睡
药典与处方集	USP、BP
目录类别	
备注	不易产生耐药性为其特点，但抗结核杆菌作用比链霉素弱 二线抗结核药

第四节　抗真菌药

一、抗真菌抗生素

■ 药品名称	两性霉素 B　Amphotericin B
□ 其他名称	欧泊
抗菌谱与适应证	用于敏感真菌所致的深部真菌感染且病情呈进行性发展者，如败血症、心内膜炎、脑膜炎（隐球菌及其他真菌）、腹腔感染（包括与透析相关者）、肺部感染、尿路感染和眼内炎等
制剂与规格	注射用两性霉素B：①5mg（5000U）；②25mg（2.5万U）；③50mg（5万U）

续　表

用法用量	静脉滴注液的配制方法：先以灭菌注射用水 10ml 配制本品 50mg（或以 5ml 配制 25mg）然后用 5% 葡萄糖注射液稀释（不可用 0.9% 氯化钠注射液，因可产生沉淀），滴注液的药物浓度不超过 10mg/100ml，避光缓慢静滴，一次滴注时间需 6 小时以上，稀释用葡萄糖注射液的 pH 值>4.2
儿童剂量	（1）静脉滴注：静脉滴注液的配制方法为先以灭菌注射用水 10ml 配制本品 50mg（或以 5ml 配制 25mg）然后用 5% 葡萄糖注射液稀释（不可用 0.9% 氯化钠注射液，因可产生沉淀），滴注液的药物浓度不超过 10mg/100ml，避光缓慢静脉滴注，一次滴注时间需 6 小时以上，稀释用葡萄糖注射液的 pH 应>4.2。根据 BNFC（2010～2011）推荐：新生儿，1mg/kg，每日 1 次（初始剂量为一日 0.1mg/kg），7 天后可减至 1mg/kg，qod。1 月龄～18 岁，开始时按一日 0.1mg/kg 给药，以后逐渐增至一日 0.25mg/kg（周期应超过 2～4 天），如果可耐受则继续加量至一日 1mg/kg。严重感染，可增加剂量至 1.5mg/（kg·d）或 1.5mg/kg，god。需要长期治疗时，剂量应不低于一日 0.25mg/kg，并逐渐增加 （2）鞘内给药：根据 BNFC（2010～2011）推荐：首次 0.05～0.1mg，以后渐增至一次 0.5mg，最大量一次不超过 1mg，一周给药 2～3 次，总量 15mg 左右。鞘内给药时宜同给予小剂量地塞米松或琥珀酸氢化可的松。并需用脑脊液反复稀释药液，边稀释边缓慢注入以减少不良反应。鞘内注射的配制方法：先以灭菌注射用水 10ml 配制本品 50mg（或 5ml 配制 25mg）然后取 5mg/ml 浓度的药液 1ml，加 5% 葡萄糖注射液 19ml 稀释，使最终浓度成 250μg/ml。注射时取所需药液量以脑脊液 5～30ml 反复稀释，并缓慢注入。鞘内注射液的药物浓度不可>25mg/100ml，pH 应>4.2 （3）局部用药：超声雾化吸入时浓度为 0.01%～0.02%，一日吸入 2～3 次，一次吸入 5～10ml；持续膀胱冲洗时一日以两性霉素 B5mg 加入 1000ml 灭菌注射用水中，按每小时注入 40ml 速度进行冲洗，共用 5～10 日
注意事项	ADR：发热、低血压、恶心或心动过速。头痛、颈项强直、严重尿潴留、正常红细胞性贫血 CI：对两性霉素 B 过敏及严重肝病患者禁用 DI：①肾上腺皮质激素加重两性霉素 B 诱发的低钾血症；②由其诱发的低钾血症可加强洋地黄毒性及神经肌肉阻断药的作用；③可增强氟胞嘧啶的毒性；④具肾毒性药物可增强本药肾毒性；⑤骨髓抑制剂、放射治疗等可加重患者贫血 PI：定期监测血钾浓度、心脏功能、肝肾功能、血清电解质、全血细胞计数及凝血酶原反应时间等
药典与处方集	Jpn P.、USP、Ph. Eur.、Int. P；CNF
目录类别	【保（乙）】
备注	

■ 药品名称	两性霉素 B 脂质体（Amphotericin B liposome）
抗菌谱与适应证	适用于患有深部真菌感染的患者；因肾损伤或药物毒性而不能使用有效剂量的两性霉素 B 的患者或已经接受过两性霉素 B 治疗无效的患者均可使用
制剂与规格	注射用两性霉素脂质体：①2mg（2000U）；②10mg（1 万 U）；③50mg（5 万 U）；④100mg（10 万 U）
用法用量	本药应以 5%葡萄糖注射液溶解后于 6 小时内静脉滴注，且滴注速度宜缓慢（滴速不得超过每分钟 30 滴）；滴注浓度不宜>0.15mg/ml 起始剂量 0.1mg/（kg·d），滴速不得超过 30 滴/分，第二日开始增加 0.25~0.50mg/（kg·d），剂量逐日递增至维持剂量 [1~3 mg/（kg·d）] 中枢神经系统感染，最大剂量 1mg/kg，给药前可考虑合并用地塞米松，以减少局部反应，但应注意皮质激素有引起感染扩散的可能。疗程视病种病情而定
儿童剂量	国外资料 静脉滴注： （1）系统性真菌感染：①经验性治疗，对 1 个月～16 岁儿童，一日 3mg/kg；②确诊的系统性真菌感染，一日 3~5mg/kg。 （2）艾滋病患儿的隐球菌性脑膜炎：一日 6mg/kg （3）内脏利什曼原虫病：用法与用量同成人
注意事项	ADR：腹痛、腹泻、心血管功能紊乱、出血、直立性低血压、凝血障碍、眩晕、失眠、窒息、哮喘、皮疹 CI：对本品过敏及严重肝病的患者禁用 DI：①肾上腺皮质激素可加重两性霉素 B 诱发的低钾血症；②本品所致的低钾血症可增强洋地黄毒性及神经肌肉阻断药的作用；③本品可增强氟胞嘧啶的毒性反应；④本品与吡咯类抗菌药（如酮康唑、氟康唑、伊曲康唑等）同用，会诱导产生耐药性导致拮抗作用；⑤肾毒性药物可增强本品肾毒性；⑥骨髓抑制剂加重患者贫血 PI：静脉输液瓶应加黑布遮光，定期监测肝肾功能、血钾、血象等
药典与处方集	
目录类别	
备注	本品应静脉给药，避免快速输注。应对肝、肾功能、血清电解质、全血细胞计数及凝血酶原反应时间等进行监测

■ 药品名称	制霉菌素（Nysfungin）
抗菌谱与适应证	用于念珠菌性外阴阴道炎。具有广谱抗真菌作用，对念珠菌最敏感，对隐球菌、曲菌、毛霉菌、小孢子菌和滴虫也有抑制作用
制剂与规格	(1) 制霉菌素阴道片：10 万 U (2) 制霉菌素阴道栓：20 万 U
用法用量	外用 (1) 片剂：一次 1 片，一日 1~2 次，疗程一般为 2 周。患者洗净手及外阴部，采取平卧体位，戴上所附指套，将药片送入阴道深处，月经期治疗不受影响 (2) 栓剂：每晚 1 枚，患者洗净手及外阴部，采取平卧体位，戴上配套的医用手套，将栓剂放入阴道深部。7 天为 1 疗程，慢性病例可延长使用 1~3 个疗程
儿童剂量	(1) 口服，治疗口腔念珠菌、肠道和食管念珠菌病，根据国家处方集推荐：小儿按一日 5 万~10 万 U/kg，分 3~4 次服用，疗程一般 7 天或病变消退后 2 天，建议餐后服用 (2) 外用：用于阴道念珠菌感染或真菌性外阴道炎，应用阴道片或栓剂一次 1 枚，一日 1~2 次。用于皮肤念珠菌感染，应用软膏剂，一次 1~2g 或适量涂敷，一日 1~2 次 (3) 用于口腔科念珠菌感染，取适量糊剂涂布，2~3 小时 1 次，涂布后可咽下。口含片一次 1~2 片，tid
注意事项	ADR：偶有过敏反应，灼烧感及发痒 CI：对本品过敏、妊娠早期妇女禁用 DI：如与其他药物同时使用可能会发生药物相互作用，详情请咨询医师或药师 PI：①治疗全身真菌感染无效；②仅供阴道给药，切忌口服；③用药前后应洗手，用药时应戴指套或手套；④应遮光，密封，在 30℃ 以下保存
药典与处方集	CNF
目录类别	【基（基），保（甲）】
备注	用药期间注意个人卫生，防止重复和交叉感染，使用避孕套或避免房事

■ 药品名称	制霉菌素（Nysfungin）
抗菌谱与适应证	口服用于治疗消化道念珠菌病
制剂与规格	制霉菌素片：50 万 U
用法用量	口服，成人一次 50 万~100 万 U（1~2 片），tid
儿童剂量	每日按体重（5~10）万 U/kg，分 3~4 次服。5 岁以下儿童不推荐使用

续 表

注意事项	ADR：口服较大剂量时可发生腹泻、恶心、呕吐和上腹疼痛等 CI：对本品过敏的患者禁用 DI：未进行该项实验且无可靠参考资料 PI：①治疗全身真菌感染无效；②应密闭，遮光，干燥处保存
药典与处方集	
目录类别	【基（基），保（甲）】
备注	

■ 药品名称	醋酸卡泊芬净（Caspofungin acetate）
抗菌谱与适应证	用于：①对其他药物治疗无效或不能耐受的侵袭性曲菌病；②念珠菌所致的食管炎、菌血症、腹腔内脓肿、腹膜炎及胸膜腔感染
制剂与规格	醋酸卡泊芬净注射液：①50mg；②70mg
用法用量	静脉滴注： （1）首日一次70mg负荷剂量，之后给予维持剂量一日50mg。疗效欠佳且对本品耐受较好的患者，可将维持剂量加至一日70mg。输注液须用大约1小时经静脉缓慢输注。确诊真菌感染的患者需要至少14天的疗程；在中性粒细胞恢复正常和临床症状消除后治疗还需持续至少7天 （2）中度肝功能不全患者，将维持剂量减至一日35mg （3）与具有代谢诱导作用的药物依非韦伦、奈韦拉平、利福平、地塞米松、苯妥英钠或卡马西平同时使用应考虑给予一日70mg
儿童剂量	未批准用于儿科患者，但是一项回顾性研究表明，儿科患者使用卡泊芬净是安全的，且耐受性较好
注意事项	ADR：恶心、呕吐、腹泻、贫血、皮疹、皮肤潮红、发热、低钾、低钠、低钙血症、血栓性静脉炎等 CI：对本品中任何成分过敏者、哺乳期及妊娠妇女禁用 DI：与环孢菌素合用可造成本品AUC增加，患者肝酶升高；依非韦伦、奈韦拉平、利福平、地塞米松、苯妥英、卡马西平使本品血药浓度下降 PI：①本品须在约1小时内经静脉缓慢输注；②应于2~8℃保存
药典与处方集	
目录类别	
备注	与环孢菌素合用可造成本品ACU增加，患者肝酶升高

■ 药品名称	米卡芬净钠（Micafungin）
抗菌谱与适应证	由曲菌和念珠菌引起的：真菌血症、呼吸道真菌病、胃肠道真菌病
制剂与规格	米卡芬净钠注射液：50mg
用法用量	（1）静脉注射：①曲菌病：成人 50～150mg，qd；②念珠菌：成人 50mg，qd （2）剂量为 75mg 或以下时输注时间>30 分钟，剂量为 75mg 以上时输注时间>1 小时。切勿使用注射用水溶解本品（该溶液为非等渗性）。体重为 50kg 或以下的患者，每天剂量<6mg/kg
儿童剂量	儿童使用本品的安全性尚未确立
注意事项	ADR：中性粒细胞减少症、血小板减少或溶血性贫血、休克、过敏样反应、肝肾功能异常或黄疸 CI：禁用于对本品任何成分有过敏史者 DI：①万古霉素、庆大霉素、妥布霉素、米诺环素、环丙沙星、西咪替丁、多巴酚丁胺、喷他佐辛、维生素 B$_1$、维生素 B$_6$、人免疫球蛋白、阿霉素与本药混合产生沉淀；②氨苄青霉素、磺胺甲基异噁唑、甲氧苄啶、阿昔洛韦、更昔洛韦、乙酰唑胺降低本品的效价 PI：用药期间一定期监测肝、肾功能。室温、密闭、避光保存
药典与处方集	CNF
目录类别	【保（乙）】
备注	有药物过敏史的患者、肝功能不全患者应慎用。溶解本品时切勿用力摇晃输液袋，避免阳光直射。如果从配制到输液结束>6 小时，应将输液袋遮光。本品在碱性溶液中不稳定，效价会降低

二、合成抗真菌药

■ 药品名称	硝酸咪康唑（Miconazole nitrate）
抗菌谱与适应证	①由皮真菌、酵母菌及其他真菌引起的皮肤、指（趾）甲感染，如体股癣、手足癣、花斑癣、头癣、须癣、甲癣；皮肤、指（趾）甲念珠菌病；口角炎、外耳炎；②由酵母菌（如念珠菌等）和革兰阳性细菌引起的阴道感染和继发感染（因本品对革兰阳性菌有抗菌作用，可用于此类细菌引起的继发性感染） 局部治疗念珠菌性外阴阴道病和革兰阳性菌引起的双重感染
制剂与规格	硝酸咪康唑乳膏：0.02g 硝酸咪康唑阴道软胶囊：0.4g

续　表

用法用量	外用：①涂搽于洗净的患处，早晚各 1 次，症状消失后（通常需 2~5 周）应继续用药 10 天；②指（趾）甲感染尽量剪尽患甲，将本品涂擦于患处，qd，患甲松动后（需 2~3 周）应继续用药至新甲开始生长。确见疗效一般需 7 个月左右；③念珠菌阴道炎每日就寝前用涂药器将药膏（约 5g）挤入阴道深处，必须连续用 2 周
	阴道给药，洗净后将软胶囊置于阴道深处。每晚 1 次，一次 1 粒，连用 3 日为 1 疗程。即使症状迅速消失，也要完成治疗疗程，在月经期应持续使用
儿童剂量	硝酸咪康唑乳膏：儿童必须在成人监护下使用 硝酸咪康唑阴道软胶囊：无资料
注意事项	硝酸咪康唑乳膏： ADR：偶见过敏、烧灼感、充血、瘙痒或其他皮肤刺激症状、阴道刺激、给药部位不适等 CI：已知对硝酸咪康唑或本品其他成分过敏者禁用 DI：①与香豆素类药合用时，可导致凝血酶原时间延长；②可使环孢菌素的血药浓度增高，使肾毒性发生的危险性增加；③利福平可增强本品的代谢，增加肝毒性；④与苯妥英钠合用可引起两种药物代谢的改变，并使本品的达峰时间延迟；⑤与降糖药合用时，可由于抑制后者的代谢而致严重低血糖症；⑥与西沙必利合用可导致心律失常。与阿司咪唑或特非那定合用也有发生心律失常的危险 PI：①因本品的成分可使乳胶制品破损，故应避免接触；②应避免接触眼，且不能口服；③治疗念珠菌病，应避免密封包扎，否则可促使致病菌生长，股癣和体癣应治疗 2 周，足癣应治疗 1 个月，以防止复发
	硝酸咪康唑阴道软胶囊： ADR：局部刺激、瘙痒和灼热感、盆腔痉挛、荨麻疹、皮肤丘疹、血管神经性水肿、湿疹、阴道刺激、阴道分泌物和给药部位不适 CI：已知对硝酸咪康唑或本品其他成分过敏者禁用 DI：①与香豆素类药合用可导致凝血酶原时间延长；②可使环孢菌素的血药浓度增高，使肾毒性发生的危险性增加；③利福平可增强本品的代谢，增加肝毒性；④与苯妥英钠合用可引起两种药物代谢的改变，并使本品的达峰时间延迟；⑤与降糖药合用时，可由于抑制后者的代谢而致严重低血糖症；⑥与西沙必利合用可导致心律失常。与阿司咪唑或特非那定合用也有发生心律失常的危险 PI：①应避免与某些乳胶产品接触，如阴道避孕隔膜或避孕套；②应避免接触眼，且不能口服
药典与处方集	USP、BP、Jpn P.、Chin. P.、Ph. Eur.；CNF
目录类别	

续　表

备注	硝酸咪康唑乳膏：避免接触眼和其他黏膜（如口、鼻等）。孕妇及哺乳期妇女慎用。治疗念珠菌病，需避免密封包扎，否则可促使致病菌生长。用药期间注意个人卫生，防止重复感染
	硝酸咪康唑阴道软胶囊：孕妇及哺乳期妇女慎用。避免接触眼，切忌口服。用药期间注意个人卫生，防止重复感染，避免房事。给药时应洗净双手或戴指套或手套

■ 药品名称	克霉唑（Clotrimazole）
抗菌谱与适应证	广谱抗真菌药物，作用于皮肤真菌，也作用于滴虫、革兰染色阳性微生物（链球菌/葡萄球菌）以及革兰染色阴性的微生物（类杆菌/加德纳菌）。可用于治疗念珠菌性阴道炎。尤其适用于阴道较为干燥的妇女和更年期妇女
	克霉唑在体内和体外都具有广谱的抗真菌活性，其中包括皮肤真菌、酵母菌以及真菌等。可用于由真菌通常是念珠菌引起的阴道炎症、由酵母菌引起的感染性白带以及由克霉唑敏感菌引起的二重感染
制剂与规格	（1）克霉唑乳膏：5g（10%） （2）克霉唑阴道片：0.5g
用法用量	（1）单剂量治疗，1支即为1疗程 （2）阴道给药：睡前1片，1片即为1疗程。将药片置于阴道深处。一般用药1次即可，必要时可在4天后进行第二次治疗
儿童剂量	外用：一日2~3次。体癣、股癣疗程一般需2~4周，手癣、足癣需要4~6周
注意事项	克霉唑乳膏：ADR：①偶见过敏反应；②偶可引起一过性刺激症状，如瘙痒、刺痛、红斑、水肿等 CI：对本品过敏者、妊娠早期妇女禁用 DI：不得与其他抗真菌药，如制霉菌素、两性霉素B、氟胞嘧啶等同用，其可增加西罗莫司、他克莫司血药浓度 PI：克霉唑不可用于全身性真菌感染。因其口服吸收差，不良反应多见，现多采用局部外用或经阴道给药。仅供外用，切忌口服。用药时清洁双手并戴手套。应于30℃以下密闭保存
	克霉唑阴道片：ADR：偶见局部刺激，如瘙痒或烧灼感 CI：对本品过敏者、妊娠早期妇女禁用 DI：不得与其他抗真菌药，如制霉菌素、两性霉素B、氟胞嘧啶等同用，其可增加西罗莫司、他克莫司血药浓度 PI：①切忌口服，不可用于全身性真菌感染；②在月经期间禁止采用阴道治疗方案；③本品辅料可损伤乳胶制品，故使用避孕套或阴道隔膜时需注意；④应遮光、密封、在阴凉处（不超过20℃）干燥处保存

续　表

药典与处方集	Ph. Chin、Jpn P.、BP、USP、Ph. Eur.
目录类别	【基（基），保（甲）】
备注	如果可能妊娠，请在使用本药前告知医师。本品会降低乳胶产品的有效安全性，如避孕套和避孕子宫帽，用于计划生育的阴道杀精子剂的有效性也会被降低。如果在进行哺乳，请在用药前向医师咨询
	在下述情况下，使用本品应特别小心，并在医师指导下应用：第一次患有阴道真菌感染；在过去的 12 个月中，这种真菌感染发作>4 次投药器放在包装盒内，需要时再取出。一旦将片剂放入投药器，应立即使用

■ 药品名称	氟康唑（Fluconazole）
抗菌谱与适应证	（1）系统性念珠菌病包括念珠菌血症、播散性念珠菌病和其他类型的侵入性念珠菌感染，可用于恶性肿瘤、接受细胞毒或免疫抑制治疗患者 （2）隐球菌病包括隐球菌脑膜炎，肺部、皮肤的隐球菌感染。可用于免疫功能正常及缺陷患者 （3）黏膜念珠菌病包括口咽部、皮肤黏膜和口腔慢性萎缩性念珠菌病。可用于免疫功能正常及缺陷患者 （4）恶性肿瘤易感者的真菌感染的预防 （5）可用于地方性深部真菌病、球孢子菌病、类球孢子菌，孢子丝菌病等
制剂与规格	（1）氟康唑胶囊：50mg/150mg （2）氟康唑注射液：①50ml：100mg；②100ml：200mg
用法用量	氟康唑胶囊：①念珠菌血症、播散性念珠菌病及其他侵入性念珠菌感染：第一日 400mg，以后每日 200mg；②隐球菌脑膜炎及其他部位隐球菌感染，第一日 400mg，以后每日 200～400mg；③口咽部念珠菌病：50～100mg，qd；④阴道念珠菌病：150mg，qd；⑤为预防恶性肿瘤患者发生真菌感染，患者接受化疗或放疗时，50mg，qd；⑥皮肤真菌病：150mg，qw 或 50mg，qd；⑦指趾甲癣：150mg，qw；⑧着色真菌病：400～600mg，qd，疗程 4～6 个月
	氟康唑注射液：①念珠菌血症、播散性念珠菌病和其他侵入性念珠菌感染：第一天 400mg，随后每天 200mg；②隐球菌脑膜炎和其他部位隐球菌感染：第一天 400mg，随后每日一次 200～400mg，疗程 6～8 周；③口咽部念珠菌病：50～100 毫克，qd，7～14 天；④预防念珠菌病：50～400mg，qd；⑤地方性深部真菌病，200～400mg，qd。球孢子菌病 11～24 个月；类球孢子菌病 2～17 个月；孢子丝菌病 1～16 个月；组织胞浆菌病 3～17 个月；⑥肾功能受损患者可口服给药

续　表

儿童剂量	16 岁以下儿童使用本品的资料有限，因此，除非必须使用者，不推荐将用于儿童。儿童一日最高剂量不应超过成人一日最高剂量。黏膜念珠菌病：4 周以上的婴儿或儿童。氟康唑一日推荐剂量为 3mg/kg。为能更迅速地达到稳态浓度，第一天可给予 6mg/kg 饱和剂量，疗程 7 ~ 14 天。其他黏膜感染，如食管炎、念珠菌尿以及非侵袭性念珠菌感染 14 ~ 30 天疗程。新生儿氟康唑自体内排出缓慢，<2 周的患儿剂量同上，但应每 72 小时给药 1 次。出生后 3 ~ 4 周的患儿，给予相同剂量，每 48 小时给药 1 次。系统性念珠菌病和隐球菌感染：根据疾病的严重程度，一日推荐剂量为 6 ~ 12mg/kg，最大量一日 600mg。<2 周的新生儿剂量一次 6mg/kg，但应每 72 小时给药 1 次。出生后 3 ~ 4 周的患儿，给予相同剂量，每 48 小时给药 1 次。对接受多剂量氟康唑治疗的肾功能受损患者（包括儿童），首剂可给予饱和剂量 50 ~ 400mg。此后，应按照下表给予一日剂量（根据适应证）。氟康唑可口服给药，也可以静脉滴注，给药途径应根据患者的临床状态确定。从静脉给药改为口服给药时，不需要改变每日用药剂量。氟康唑注射液由氯化钠注射液配制而成，每 200mg（每瓶 200mg/100ml）中分别含 15mmol 钠离子和氯离子。由于氟康唑注射液为盐水稀释液，对需要限制钠盐或液体摄入量的患者，应考虑液体输注的速率 肾功能受损患者氟康唑用药计量表 表格如下：

肾功能受损患者氟康唑用药计量表

肌酐清除率（ml/min）	推荐剂量的（%）
>50	100
≤50（未透析）	50
定期透析患者	每次透析后应用 100% 的推荐剂量

注意事项	ADR：恶心、呕吐、腹泻、头痛、皮疹、肝毒性症状、肾功能异常（尤其是艾滋病、癌症等患者）等 CI：对氟康唑或其他唑类药物过敏的患者禁用。禁止同服特非那定、西沙必利、阿司咪唑、匹莫齐特等，可致 Q-T 间期延长或尖端扭转型室性心动过速 DI：本品可升高苯妥英、卡马西平、香豆素类、他克莫司、美沙酮、钙通道阻滞剂、磺脲类药物、HMG-CoA 还原酶抑制剂、氢氯噻嗪、环孢菌素、三唑仑、茶碱、齐多夫定、长春花碱类血药浓度 PI：定期检查肝、肾功能。应避光，密闭保存
药典与处方集	Ph. Chin、Jpn P.、BP、USP、Ph. Eur.；CNF
目录类别	【基（基）、保（乙）】

备注	偶有患者在使用氟康唑后出现严重肝毒性，包括致死性肝毒性，主要发生在有严重基础疾病或情况者。氟康唑使用过程中肝功能异常的患者，应密切观察患者有无更严重肝损害发生。氟康唑治疗过程中，偶有患者出现剥脱性皮肤反应，如 Stevens-Johnson 综合征及中毒性表皮坏死溶解等。服用氟康唑（每日剂量<400mg）的患者同时应用特非那定时应予以严密观察。某些唑类抗真菌药包括氟康唑，与心电图中 Q-T 间期延长有关。已有潜在引起心律失常病情的患者，应慎用氟康唑。氟康唑为 CYP2C9 的强效抑制剂和 CYP3A4 的中效抑制剂。使用氟康唑治疗的患者，如同时使用经 CYP2C9 及 CYP3A4 代谢且治疗窗较窄的药物时需密切监测

■ 药品名称	**联苯苄唑**（Bifonazole）
抗菌谱与适应证	乳膏：适用于皮肤真菌、酵母菌、真菌和其他皮肤真菌，如糠秕孢子菌引起的皮肤真菌病，以及微小棒状杆菌引起的感染，如足癣、手癣、体癣、股癣，花斑癣、表皮念珠菌病
	软膏：用于真菌感染的指甲和趾甲的非创伤性剥离，同时具有抗真菌作用。具有广泛的抗真菌谱，对皮肤真菌、酵母菌、真菌和其他真菌，如糠秕马拉色真菌都有杀菌作用，对棒状杆菌感染也有治疗效果
制剂与规格	联苯苄唑乳膏：10g：0.1g 联苯苄唑软膏：10g（联苯苄唑 0.1g，尿素 4g）
用法用量	（1）每日使用 1 次，最好是在晚上休息前使用。疗程 2~4 周，涂布患处并搓揉几分钟 （2）联苯苄唑软膏涂布于感染的指（趾）甲，qd，用量应足以覆盖整个指（趾）甲表面一薄层为宜
儿童剂量	涂于患处：一日 1 次，并轻轻揉搓几分钟，2~4 周为 1 个疗程
注意事项	ADR：偶见过敏反应。个别患者局部发生疼痛、接触性皮炎、湿疹、瘙痒、皮疹、皮肤干燥等反应 CI：对本品及咪唑类药物过敏者、妊娠早期妇女及哺乳期妇女禁用 DI：如正在使用其他药品，使用本品前请咨询医师或药师 PI：切忌口服，并避免接触眼。使用本品治疗应在临床症状消失，且真菌检查转阴后才可结束。宜在晚间睡眠时使用、月经期间不宜使用
药典与处方集	Ph. Chin、CNF、Jpn P.、BP、Ph. Eur.
目录类别	【保（乙）】

续 表

备注	(1) 避免接触眼和其他黏膜（如口、鼻等）。儿童必须在成人监护下使用。在妊娠前 3 个月，未经咨询医师，请勿使用本品。在哺乳期间，本品不得涂于胸部。对其他咪唑类抗菌药，如益康唑、克霉唑、咪康唑等有过敏史的患者慎用 (2) 本药持久的功效很大程度上取决于仔细去除患病的指（趾）甲后用联苯苄唑乳膏或其他联苯苄唑制剂继续治疗甲床。尽管十分罕见，仍有可能会对橡皮膏发生过敏反应，患者应向医师询问是否更换另一种橡皮膏或使用橡胶指套

■ 药品名称	伊曲康唑（Itraconazole）
抗菌谱与适应证	用于疑为真菌感染的中性粒细胞减少伴发热患者的经验性治疗。也可用于治疗以下系统性真菌感染疾病：曲菌病、念珠菌病、隐球菌病（包括隐球菌性脑膜炎）；对于免疫受损的隐球菌病患者及所有中枢神经系统隐球菌病患者，只有在一线药物不适用或无效时，方可使用本品治疗；组织胞浆菌病
制剂与规格	伊曲康唑注射液：25ml：0.25g
用法用量	刚开始两天 200mg，bid；第三天开始 200mg，qd
儿童剂量	口服液用于轻度深部真菌病的治疗或其他抗真菌药物的序贯治疗，或免疫缺陷患儿的长期预防治疗。根据 BNFC（2010～2011）和国内临床报道，必须应用时，推荐剂量为一日 5mg/kg，6 个月以上、2 岁以下的患儿，可增加 2 倍剂量。静脉制剂第 1、第 2 天，2.5mg/kg，bid，以后改为 qd，静脉用药不超过 14 天。最大剂量均不超过一日 200mg
注意事项	ADR：恶心、呕吐、消化不良、腹痛、腹泻、便秘、水肿、充血性心力衰竭、肝功能异常等 CI：禁用于对本品及辅料过敏、室性心功能不全、肌酐清除率<30ml/min 的患者。禁与西沙必利、匹莫齐特、奎尼丁、多非利特、左醋美沙朵（左美沙酮）、麦角生物碱联用，可导致 Q-T 间期延长或尖端扭转性室性心动过速 DI：抗惊厥药会降低本品血药浓度，本品可抑制 HMG-CoA 还原酶抑制剂、白消安、多烯紫杉醇、长春花碱的代谢，可增加钙通道阻滞剂的负性肌力作用，增加环孢菌素、降糖药、蛋白酶抑制剂、奈韦拉平、香豆素类的血药浓度；可降低两性霉素 B 的血药浓度 PI：静脉滴注时间应>60 分钟，不宜静脉推注，应监测肝功能
药典与处方集	Ph. Chin、Jpn P.、BP、USP、Ph. Eur.；CNF
目录类别	【保（乙）】

备注	避免与西沙必利、匹莫齐特、左醋美沙朵（左美沙酮）、奎尼丁合用。不能用于心室功能不良的患者。接受本品治疗的患者可酌情考虑进行肝功能监测。重度肾损害的患者（肌酐清除率<30ml/min）禁用本品 当发生可能由本品导致的神经系统症状时应终止治疗。本品只能用随包装提供的50ml 0.9%注射用生理盐水稀释

■ **药品名称**	伏立康唑（Voriconazole）
抗菌谱与适应证	主要用于治疗可能威胁免疫缺陷患者生命的进行性感染，包括侵袭性曲菌病；对氟康唑耐药的念珠菌（包括克柔念珠菌）引起的严重侵袭性感染；由足放线病菌属和镰刀菌属引起的严重感染 其他伏立康唑治疗有效的真菌感染包括链格孢属、皮炎芽生菌、头分裂芽生菌、支孢霉属、粗球孢子菌、冠状耳霉、新型隐球菌、喙状明脐菌、青霉菌属，包括马尼弗青霉菌、烂木瓶霉和毛孢子菌属（白色毛孢子菌）感染
制剂与规格	伏立康唑片：①50mg；②200mg 伏立康唑注射液：200mg
用法用量	第一天均应给予首次负荷剂量，静脉给药：负荷剂量6mg/kg，每12小时1次；维持剂量4mg/kg，每12小时1次 口服：应饭前1小时或者饭后1小时后服用 体重≥40kg，负荷剂量400mg，每12小时1次；维持剂量200mg，每12小时1次 体重<40kg，负荷剂量200mg，每12小时1次；维持剂量100mg，每12小时1次
儿童剂量	因为安全性和有效性数据尚不充分，不推荐2岁以下儿童使用。根据国家处方集和国内儿科临床实践2～12岁的儿童中推荐的维持用药方案见下表。尚未对肝功能或肾功能不全的2～12岁的儿童患者应用本品进行研究。如果儿童患者不能耐受7mg/kg，bid的静脉用药，根据群体药代动力学分析和以往的临床经验，可以考虑从7 mg/kg减量到4mg/kg，bid。这个剂量相当于成人3mg/kg，bid的暴露量。本品在青少年（12～16岁）中的用药剂量同成人

伏立康唑的儿童维持用药方案

	静脉	口服
负荷剂量	口服和静脉用药都不推荐用负荷剂量	
维持治疗	7mg/kg，bid	200mg，bid

续 表

注意事项	ADR：视觉障碍、发热、恶心、皮疹、呕吐、寒战、头痛、肝功能异常、心动过速 CI：禁用于对其活性成分或赋形剂过敏者。禁与特非那定、阿司咪唑、西沙必利、匹莫齐特或奎尼丁合用，可导致 Q-T 间期延长或尖端扭转性室性心动过速。禁与西罗莫司、利福平、卡马西平、苯巴比妥、利托那韦、麦角生物碱类、圣约翰草合用，可增加上述药物的浓度，增加不良反应 DI：可增加香豆素类、他汀类、磺脲类、短效苯二氮䓬类、长春花生物碱类等药物的血药浓度 PI：避免直接的阳光照射；监测肝肾功能、血电解质；如果连续用药＞28 日，需监测视觉功能
药典与处方集	Ph. Chin. 、BP；CNF
目录类别	【保（乙）】
备注	本品与 Q-T 间期延长有关。在使用伏立康唑治疗前或治疗期间应监测血电解质。需要监测肾功能，其中包括实验室检查，特别是血肌酐值。伏立康唑应用于孕妇时可导致胎儿损害。应尽量避免与苯妥因合用。与美沙酮合用时可增加美沙酮的血药浓度，可能需要降低美沙酮剂量。避免与利福布汀（CYP450 诱导剂）、低剂量利托那韦（100mg，bid）合用。伏立康唑与依法韦仑合用时，伏立康唑的维持剂量应当增加到 400mg，每 12 小时 1 次，依法韦仑的剂量应当减少到 300mg，每 24 小时 1 次。伏立康唑片剂中含有乳糖成分，吸收障碍者不宜应用本品。伏立康唑片剂应至少在餐后 1 小时或餐前 1 小时服用。伏立康唑可能会引起视觉改变，包括视物模糊和畏光，因此，使用伏立康唑期间不能在夜间驾驶。如果在用药过程中出现视觉改变，应避免从事有潜在危险性的工作，如驾驶或操纵机器

■ 药品名称	盐酸特比萘芬（Terbinafine hydrochloride）
抗菌谱与适应证	乳膏：用于足癣（俗称脚气）、手癣、体癣、股癣及花斑癣
	片剂：由皮肤癣菌，如毛癣菌（红色毛癣菌、须癣毛癣菌、疣状毛癣菌、断发毛癣菌、紫色毛癣菌）、犬小孢子菌和絮状表皮癣菌引起的皮肤、毛发真菌感染。仅用于治疗大面积、严重的皮肤真菌感染（体癣、股癣、足癣、头癣）和念珠菌（如白色假丝酵母）引起的皮肤酵母菌感染，皮肤癣菌（丝状真菌）感染引起的甲癣
制剂与规格	盐酸特比萘芬乳膏：①5g；②0.05g 盐酸特比萘芬片：0.25g

用法用量	（1）外用：一日 2 次，涂患处，并轻揉片刻。疗程 1～2 周 （2）成人：0.25g，qd。①足癣（趾间，跖/拖鞋型）：2～6 周；②体癣、股癣：2～4 周；③皮肤念珠菌病：2～4 周；④头癣：4 周；⑤甲真菌病：6～12 周；⑥趾甲真菌病：12 周
儿童剂量	体重 20～40kg（通常年龄 5～12 岁）：0.125g，qd。①足癣（趾间，跖/拖鞋型）：2～6 周；②体癣、股癣：2～4 周；③皮肤念珠菌病：2～4 周；④头癣：4 周；⑤甲真菌病：6～12 周；⑥趾甲真菌病：12 周
注意事项	乳膏： ADR：偶见过敏反应或局部刺激 CI：对本品或其他同类药（如萘替芬）过敏者、皮肤破溃处禁用 DI：咖啡因、两性霉素 B、三环类抗抑郁药、β 肾上腺素受体阻断药、唑类抗真菌药、口服避孕药、肝药酶抑制药（如西咪替丁）抑制本品的清除；肝药酶诱导药（如苯巴比妥、利福平）等加快本品清除 PI：①本品仅供外用，应避免接触眼和其他黏膜；②使用本品前，应先使患处保持清洁、干燥；③应密闭，室温保存
	片剂： ADR：恶心、消化不良、腹胀、轻微腹痛、腹泻、头痛、皮疹、肝功能障碍并发胆汁淤积、黄疸等 CI：对本品过敏者禁用 DI：咖啡因、两性霉素 B、三环类抗抑郁药、β 肾上腺素受体阻断药、唑类抗真菌药、口服避孕药、肝药酶抑制药（如西咪替丁）抑制本品的清除；肝药酶诱导药（如苯巴比妥、利福平）等加快本品清除 PI：①高脂食物同服，可使本品的生物利用度增加；②服用本品超过 4～6 周应进行肝酶值检查；③应遮光，密闭，30℃ 以下保存
药典与处方集	乳膏：Jpn P.、BP、USP、Ph. Eur. 片剂：Jpn P.、BP、USP、Ph. Eur.；CNF
目录类别	
备注	孕妇及哺乳期妇女慎用。避免接触眼和其他黏膜（如口、鼻等）。本品涂敷后不必包扎。不能用于皮肤破溃处 不推荐将本品应用于慢性或活动性肝病患者。对肾功能受损的患者（肌酐清除率不足 50ml/min 或血肌酐超过 300μmol/L），不推荐此类患者使用。本品抑制 CYP2D6 的代谢，因此，对同时服用主要由该酶代谢的药物，如果该药物的治疗窗较窄，应对患者进行随访。这些药物包括：三环类抗抑郁药（TCAs）、β 阻滞药、选择性 5-羟色胺再摄取抑制剂（SSRIs）、抗心律失常药物（包括 1A，1B 和 1C 类）和单胺氧化酶抑制剂（MAO-Is）B 型。口服对花斑癣无效

■ 药品名称	氟胞嘧啶（Flucytosine）
抗菌谱与适应证	用于念珠菌属心内膜炎、隐球菌属脑膜炎、念珠菌属或隐球菌属真菌败血症、肺部感染和尿路感染。对隐球菌属、念珠菌属和球拟酵母菌等具有较高抗菌活性。对着色真菌、少数曲菌属也有一定抗菌活性，对其他真菌的抗菌作用均差
制剂与规格	氟胞嘧啶片：0.25g 氟胞嘧啶注射液 250ml：氟胞嘧啶 2.5g，氯化钠 2.25g
用法与用量	口服：一次 1.0~1.5g（4~6 片），qid 静脉滴注：一日 0.1~0.15g/kg，分 2~3 次给药，静滴速度 4~10ml/min。或遵医嘱
儿童剂量	根据 BNFC（2010~2011）推荐： (1) 新生儿：50mg/kg，每 12 小时 1 次；婴儿或儿童：50mg/kg，每 6 小时 1 次。对于极其敏感真菌，25~37.5mg/kg，每 6 小时 1 次，治疗一般不超过 7 天，对于隐球菌脑膜炎，疗程至少 4 个月 (2) 肾功能不全：①轻度：常规剂量，每 12 小时 1 次。②中度：常规剂量，每 24 小时 1 次。③重度：常规剂量，每 24~28 小时 1 次 (3) 肝功能不全：不需减少剂量
注意事项	ADR：恶心、呕吐、畏食、腹痛、腹泻、皮疹、肾损害、肝功能改变、白细胞或血小板减少等 CI：严重肾功能不全及对本品过敏患者禁用 DI：①阿糖胞苷可通过竞争抑制灭活本品的抗真菌活性；②与两性霉素 B 具协同作用，两性霉素 B 亦可增强本品的毒性；③同时应用骨髓抑制药物可增加不良反应 PI：①期间应定期检查血象；②使用时应避免过度暴露于阳光或紫外线灯下
药典与处方集	片剂：Jpn P.、BP、USP、Ph. Eur.、Int. P.；CNF 注射液：Ph. Chin、Jpn P.、BP、USP、Ph. Eur.、Int. P.；CNF
目录类别	【保（乙）】
备注	血液病患者，肝功能减退者慎用 (1) 单用本品在短期内可产生真菌对本品的耐药菌株。治疗播散性真菌病时通常与两性霉素 B 联合应用 (2) 下列情况应慎用：①骨髓抑制、血液系统疾病、或同时接受骨髓抑制药物；②肝功能损害；③肾功能损害，尤其是与两性霉素 B 或其他肾毒性药物同用时 (3) 肾功能减退者需减量用药，并根据血药浓度测定结果调整剂量 (4) 用药期间应进行下列检查：①造血功能，需定期检查周围血象；②肝功能，定期检查血清氨基转移酶、碱性磷酸酶和血胆红素等；③肾功能，定期检查尿常规、血肌酐和尿素氮；④肾功能减退者需监测血药浓度，峰浓度（C_{max}）不宜超过 80mg/L，以 40~60mg/L 为宜 (5) 定期进行血液透析治疗的患者，每次透析后应补给 37.5mg/kg 的 1 次剂量。腹膜透析者每日补给 0.5~1.0g

第五节　抗病毒药

一、抗病毒性肝炎药

■ 药品名称	拉米夫定（Lamivudine）
抗菌谱与适应证	用于伴有血清 ALT 升高和病毒活动复制、肝功能代偿的慢性成人乙型肝炎
制剂与规格	拉米夫定片：0.1g
用法用量	口服：一次 0.1g，qd
儿童剂量	（1）慢性乙型肝炎治疗，口服：儿童 3mg/kg，qd，最大剂量为 100mg，qd。[张鸿飞·儿童慢性乙型肝炎抗病毒治疗的时机与方案选择·中国实用儿科杂志，2010，25（12）：903～905] （2）获得性免疫缺陷综合征治疗：口服。新生儿：一次 2mg/kg，bid。儿童：一次 4mg/kg，bid。最大量一次 150mg，bid。12 岁以上一次 300mg，qd；或一次 150mg，bid
注意事项	ADR：上呼吸道感染样症状、头痛、恶心、身体不适、腹痛和腹泻，症状一般较轻，可自行缓解 CI：对本品过敏者和妊娠期妇女禁用 DI：不宜与扎西他滨合用，可抑制后者磷酸化 PI：①治疗期间应定期检查临床及病毒学指标；②少数患者停止使用后，肝炎病情可能需加重；③肌酐清除率每分钟<50ml 者，不建议使用；④治疗中一旦有提示乳酸性酸中毒的临床表现和实验室检查结果应中止治疗
药典与处方集	Ph. Eur.、USP；CNF
目录类别	【保（乙）】
备注	治疗乙肝过程中如出现病情进展合并肝功能失代偿或肝硬化的患者，不宜轻易停药，并应加强对症保肝治疗

■ 药品名称	恩替卡韦（Entecavir）
抗菌谱与适应证	用于病毒复制活跃、血清 ALT 持续升高或肝脏组织学显示有活动性病变的慢性成人乙型肝炎
制剂与规格	恩替卡韦片：0.5mg；1mg
用法用量	口服：一次 0.5mg，qd；拉米夫定治疗时发生病毒血症或出现拉米夫定耐药突变的患者则一次 1mg，qd

续　表

儿童剂量	口服：应空腹服用（餐前或餐后至少 2 小时） （1）16 岁以上一次 0.5mg，qd。拉米夫定治疗时病毒血症或出现拉米夫定耐药突变的患者为一次 1mg，qd。 （2）肾功能不全：肌酐清除率每分钟 <50ml（包括接受血液透析或 CAPD 治疗的患者）应根据肌酐清除率调整用药剂量。①每分钟 30～50ml 者：一次 0.25mg，qd；拉米夫定治疗失效（1.0mg）者，一次 0.5mg，qd。②每分钟 10～30ml 者：一次 0.15mg，qd；拉米夫定治疗失效（1.0mg）者，一次 0.3mg，qd。血液透析或 CAPD 者一次 0.15mg，qd，拉米夫定治疗失效（1.0mg）者，一次 0.3mg，qd。血液透析后用药
注意事项	ADR：常见 ALT 升高、疲乏、眩晕、恶心、腹痛、腹部不适、肝区不适、肌痛、失眠和皮疹 CI：对本品过敏者禁用 DI：与其他经肾脏清除或对肾功能有影响的药物合用，可能影响后者血药浓度，应密切监测不良反应 PI：①用药期间，需定期检测肝功能；②肾功能不全的患者，恩替卡韦口服清除率随肌酐清除率的降低而降低，肌酐清除率每分钟 <50ml 的患者，包括血液透析或 CAPD 的患者，应调整用药剂量；③应空腹服用（餐前或餐后至少 2 小时）；④接受本品治疗中如有临床或实验室检查结果提示发生乳酸性酸中毒或明显的肝脏毒性，应暂停服用
药典与处方集	CNF
目录类别	【保（乙）】
备注	使用恩替卡韦者在治疗过程中发生 ALT 增高至 10 倍的正常值上限和基线值的 2 倍时，通常继续用药一段时间，ALT 可恢复正常 参考：CNF、药品说明书

■ 药品名称	替比夫定（Telbivudine）
抗菌谱与适应证	用于有乙型肝炎病毒活动复制证据、并伴有 ATL 或 AST 持续升高或肝脏组织学活动性病变的肝功能代偿的成年慢性乙型肝炎
制剂与规格	替比夫定片：600mg
用法用量	口服：一次 600mg，qd
儿童剂量	尚未在 16 岁以下儿童中进行本品的研究，仅见少数病例报道，未见特殊不良反应，有待进一步观察，故目前尚不推荐在儿童中广泛使用

注意事项	ADR：常见恶心、腹泻、腹胀、消化不良、头晕、头痛、皮疹、血淀粉酶升高、脂肪酶升高、ALT 升高、CK 升高等。偶见关节痛、肌痛、全身不适、AST 升高等 CI：对本品过敏者禁用 DI：与其他影响肾功能的药物合用可能会影响二者的血药浓度。与聚乙二醇干扰素合用增加周围神经病变的发生风险 PI：①肾功能障碍或潜在肾功能障碍风险的患者，使用时应调整给药间隔，并密切监测肾功能；②在治疗过程中可出现肌无力、触痛或疼痛，应及时报告医师；③治疗中出现头晕或疲乏时，不应驾车或操作机器；④接受本品治疗中如有临床或实验室检查结果提示发生乳酸性酸中毒或明显的肝脏毒性时需要停用
药典与处方集	CNF
目录类别	【保（乙）】
备注	应当定期监测生化指标、病毒学指标和血清标志物等

■ **药品名称**	阿德福韦酯（Adefovir dipivoxil）
抗菌谱与适应证	用于有乙型肝炎病毒活动复制证据，并伴有血清 ALT 或 AST 持续升高或肝脏组织学活动性病变的肝功能代偿的成年慢性乙型肝炎
制剂与规格	阿德福韦酯片：10mg
用法用量	口服：成人一次 10mg，qd
儿童剂量	18 岁以下儿童不宜应用
注意事项	ADR：虚弱、头痛、恶心、腹痛、腹胀、腹泻和消化不良等 CI：对本品过敏者禁用 DI：与布洛芬合用可增加本药生物利用度 PI：①在肾功能障碍或潜在肾功能障碍风险的患者，会导致肾毒性，应密切监测肾功能并适当调整给药间隔时间；②治疗中患者出现乳酸性酸中毒或明显的肝脏毒性时应暂停治疗；③妊娠妇女慎用。哺乳期妇女使用本品应避免授乳。育龄妇女用药时应采取有效的避孕措施
药典与处方集	CNF
目录类别	【保（乙）】
备注	停止治疗会发生急性加重，停止治疗应密切监测肝功能

临床路径抗感染治疗药物

二、广谱抗病毒药

■ 药品名称	利巴韦林（Ribavirin）
抗菌谱与适应证	用于呼吸道合胞病毒引起的病毒性肺炎与支气管炎，皮肤疱疹病毒感染，慢性丙型肝炎患者
制剂与规格	（1）利巴韦林片：①20mg；②50mg；③100mg （2）利巴韦林含片：①20mg；②100mg （3）利巴韦林胶囊：①100mg；②150mg （4）利巴韦林口服给药液：5ml：0.15g （5）利巴韦林颗粒剂：①50mg；②100mg；③150mg
用法用量	口服：①体重<65kg者，一次400mg，bid；②体重65～85kg者，早400mg，晚600mg；③体重>85kg者，一次600mg，bid
儿童剂量	根据BNFC（2010～2011）推荐： （1）慢性丙型肝炎（与干扰素α或聚乙二醇干扰素合用）：用于无肝脏损害的初治患者，口服。>3岁儿童，体重<47kg者，一天15mg/kg，分2次；47～50kg者，早200mg，晚400mg；50～65kg者，一次400mg，bid；65～86kg者，早400mg，晚600mg；86～105kg者，一次600mg，bid （2）免疫抑制患儿的致命性呼吸道合胞病毒、副流感病毒或腺病毒感染（遵循专家建议）：静脉给药，>15分钟。1个月～18岁儿童：33mg/kg一剂，然后16mg/kg，每6小时1次，连用4天；然后8mg/kg，每8小时1次，连用3天
注意事项	ADR：主要毒性反应是溶血性贫血，可见红细胞、白细胞及血红蛋白减少。大剂量应用（包括滴鼻）可致心脏损害。其他常见疲倦、乏力、头痛、失眠、食欲减退、恶心、呕吐、轻度腹泻、便秘等，并可致呼吸困难、情绪化、抑郁等精神系统症状 CI：对本品过敏者、孕妇禁用。禁用于治疗前6个月内不稳定和未控制的心脏病、血红蛋白异常、重度虚弱患者、重度肝功能异常或失代偿期肝硬化、自身免疫病（包括自身免疫性肝炎），不能控制的严重精神失常及儿童期严重精神病史者 DI：与核苷类似物、去羟肌苷合用，可引发致命或非致命的乳酸性酸中毒 PI：①长期或大剂量服用对肝功能、血象有不良反应。有严重贫血、肝功能异常者慎用；②不推荐老年人应用。哺乳期妇女在用药期间需暂停哺乳
药典与处方集	Ph. Chin.、Ph. Eur.、USP
目录类别	【基（基），保（甲/乙）】
备注	本品对诊断的干扰：口服给药后引起血胆红素增高者可高达25%。大剂量可引起血红蛋白含量下降

■ 药品名称	基因工程干扰素 α-2a（Recombinant interferon α-2a）
抗菌谱与适应证	用于治疗某些病毒性疾病，如慢性乙型肝炎、丙型肝炎及带状疱疹、尖锐湿疣等；治疗肿瘤性，如多毛细胞白血病、慢性粒细胞白血病、多发性骨髓瘤、非霍奇金淋巴瘤、T 细胞淋巴瘤、膀胱上皮癌等
制剂与规格	（1）基因工程干扰素 α-2a 注射剂：①100 万 U；②300 万 U；③450 万 U；④500 万 U；⑤600 万 U （2）聚乙二醇干扰素 α-2a：①180μg；②135μg （3）基因工程干扰素 α-2a 栓剂：50 万 U （4）基因工程干扰素 α-2a 凝胶剂：50 万 U：5g；200 万 U：10g
用法用量	（1）慢性活动性乙型肝炎：干扰素 α-2a 300 万～500 万 U，皮下或肌内注射，每周 3 次。聚乙二醇干扰素 α-2a 180μg，皮下注射，每周 1 次 （2）慢性丙型肝炎：干扰素 α-2a 300 万～500 万 U，皮下或肌内注射，每周 3 次，与利巴韦林联用或单独应用。聚乙二醇干扰素 α-2a 180μg，皮下注射，每周 1 次，与利巴韦林联用或单独应用 （3）毛细胞白血病：干扰素 α-2a 皮下或肌内注射，开始剂量每天 300 万 U16～24 周，然后每天 300 万 U，每周 3 次，疗程可延续到 20 个月 （4）慢性粒细胞白血病：干扰素 α-2a 皮下或肌内注射，应用逐步递增剂量方案，每天 300 万 U3 天，每天 600 万 U 3 天，然后每天 900 万 U。治疗 12 周表现有反应继续治疗，直至显示完全的血液学反应
儿童剂量	儿童患者使用本品的安全性和有效性尚未确定
注意事项	ADR：常见发热、疲劳等，多为一过性低热（38℃左右），随治疗时间延长而逐渐减轻。可有头痛、肌痛、关节痛、恶心、食欲缺乏等症状，可见粒细胞减少、血小板减少等，停药后可恢复。可见头晕、眩晕、视力障碍、记忆力下降、抑郁、嗜睡、焦虑、神经过敏以及失眠、外周神经感觉异常、麻木、神经病变、瘙痒以及震颤等。极少数有血糖升高、甲状腺功能异常、精神症状。注射部位局部反应 CI：对本品及所含赋形剂过敏者禁用。禁用于自身免疫性疾病史或器官移植后接受免疫抑制治疗者、进展很快的或将危及生命的 Kaposi 肉瘤、孕妇及哺乳期妇女、严重心脏病者、有癫痫等中枢神经系统疾病者、伴有晚期失代偿性肝病或肝硬化的肝炎患者、有严重的精神疾病或严重的精神疾病史患者、新生儿和 3 岁以下儿童 DI：使用本品应慎用安眠药和镇静剂 PI：①出现中性粒细胞绝对计数（ANC）<0.5×10^9/L 或血小板计数<25×10^9/L 时，应停药；②溶解本药时，溶液应沿瓶壁注入，以免产生气泡，溶解后限当日使用；③过敏体质，特别是对抗生素有过敏者应慎用。使用中发生过敏反应，应立即停止用药，并给予适当治疗。若出现持续严重的神经精神症状、自身免疫疾病、局部缺血或感染性疾病，应停药
药典与处方集	Ph. Chin.、Ph. Eur.

续 表

目录类别	【保（乙）】
备注	（1）本品所用赋形剂苯甲醇对婴幼儿毒性较大，可致永久性精神神经发育不良、多器官系统衰竭，甚至有导致死亡的报道 （2）据报道，慢性乙型肝炎儿童使用 1000 万 U/m^2 是安全的，但其治疗效果尚未定论

■ 药品名称	基因工程干扰素 α-1b （Recombinant interferon α-1b）
抗菌谱与适应证	用于病毒性疾病和某些恶性肿瘤，如慢性乙型肝炎、丙型肝炎、带状疱疹、尖锐湿疣、流行性出血热和小儿呼吸道合胞病毒肺炎等病毒性疾病以及毛细胞白血病、黑色素瘤、淋巴瘤等恶性肿瘤。滴眼制剂用于眼部病毒性疾病；软膏用于初发或复发颜面部单纯疱疹、皮肤带状疱疹
制剂与规格	基因工程干扰素 α-1b 注射剂：①10μg；②20μg；③30μg；④40μg；⑤50μg；⑥60μg 基因工程干扰素 α-1b 滴眼剂：20 万 U：2ml。基因工程干扰素 a-1b 软膏：5g：25 万 U
用法用量	（1）肌内或皮下注射：一次 30 ~ 50μg，qod，或 qd （2）经眼给药：一次 1 滴，滴于结膜囊内，滴后闭眼 1 ~ 2 分钟。一日 4 ~ 6 次，逐渐减为一日 2 ~ 3 次，基本痊愈后改为 qd，持续用药 1 周
儿童剂量	儿童患者使用本品的安全性和有效性尚未确定
注意事项	ADR：参见基因工程干扰素 α-2a CI：对本品过敏者禁用。禁用于：①对本药过敏者；②有心绞痛、心肌梗死病史及其他严重心血管疾病史者；③患有其他严重疾病且不能耐受本药者；④癫痫或其他中枢神经系统功能紊乱者；⑤自身免疫性疾病史或器官移植后接受免疫抑制治疗者 DI：使用本药时应慎用安眠药及镇静药 PI：①参见基因工程干扰素 α-2a；②使用滴眼剂后，黏涩感、眼部刺痛、偶见一过性轻度结膜充血、少量分泌物、痒感等症状；③本品宜晚间给药，可减少不良反应。注射剂溶解后不能分次使用。不能静脉注射
药典与处方集	CNF
目录类别	【保（乙）】
备注	用药过程中，如出现不能耐受的不良反应时应减少剂量，必要时停药。一般情况下经对症处理后仍可坚持治疗

■ 药品名称	基因工程干扰素 α-2b（Recombinant interferon α-2b）
抗菌谱与适应证	用于急慢性乙型、丙型、丁型肝炎、尖锐湿疣等病毒性疾病；肿瘤性疾病，如毛细胞白血病、肾细胞癌、艾滋病相关性卡波西肉瘤（Kaposi 肉瘤）、慢性粒细胞白血病等
制剂与规格	基因工程干扰素 α-2b 注射剂：①100 万 U；②300 万 U；③500 万 U；④600 万 U；⑤1 000 万 U 聚乙二醇干扰素 α-2b：①50μg；②80μg；③100μg 基因工程干扰素 α-2b 栓：10 万 U；50 万 U 基因工程干扰素 α-2b 乳膏：①5g：100 万 U。②10g：200 万 U 基因工程干扰素 α-2b 滴眼液：5ml：100 万 U；2.5ml：50 万 U
用法用量	慢性活动性乙型肝炎：干扰素 α-2b 皮下或肌内注射：一次 300 万 ~ 500 万 U，每日或隔日 1 次 慢性丙型肝炎：干扰素 α-2b 300 万 U，每周 3 次，与利巴韦林联用或单独应用。聚乙二醇干扰素 α-2b 1.5μg/kg，每周 1 次，与利巴韦林联用或单独应用 用于肿瘤，干扰素 α-2b 一次 300 万 ~ 500 万 U/m^2，一周 3 次（隔日 1 次）。可根据患者的耐受情况调整剂量
儿童剂量	儿童患者使用本品的安全性和有效性尚未确定
注意事项	ADR、CI、DI 参见基因工程干扰素 α-2a PI：①本注射剂可供皮下、病灶内或静脉注射。静脉给药时，用灭菌注射用水 1ml 溶解，取所需剂量加入生理盐水注射液 50ml 中，在静脉给药前先以 200ml/h 的速率滴注生理盐水约 10 分钟，然后缓慢滴注本药（滴注时间>30 分钟），当药液滴注结束后，再以 200ml/h 的速率滴注生理盐水约 10 分钟；②用药期间一旦出现过敏，应立即停药，并给予对症处理。在治疗期间或治疗后 2 日内可能发生低血压，需给予补液等支持治疗；③用药期间，当中性粒细胞<0.75×10^9/L 时，剂量应减半；血小板低于 50×10^9/L 时，剂量减半或采用皮下注射代替肌内注射；当二者分别<0.5×10^9/L、25×10^9/L 时，应停药
药典与处方集	Ph. Chin.、Ph. Eur.
目录类别	
备注	注射本品后出现流感样症状，加服解热镇痛药（扑热息痛等）可以减轻或消除，也可随继续用药或调整剂量而减缓；本药溶解于生理盐水后，浓度为 50 万 ~ 100 万 U/ml 时可保持稳定

三、抗 HIV 药

■ 药品名称	拉米夫定 （Lamivudine）
抗菌谱与适应证	与其他抗反转录病毒药物联合使用，用于治疗人类免疫缺陷病毒（HIV）感染的成人和儿童
制剂与规格	拉米夫定片：0.3g 拉米夫定口服液：240ml（10mg/ml）
用法用量	口服：成人和12岁以上青少年：每日 300 mg，可 150 mg，bid，或 300 mg，qd
儿童剂量	目前尚无 16 岁以下患者的疗效和安全性资料
注意事项	ADR：①常见：咳嗽、鼻部症状，胃肠道反应，上腹痛或腹痛，腹泻，关节痛、肌肉功能失调，皮疹，脱发，疲劳不适，发热等症状；②少见：肝酶一过性升高。罕见：血清淀粉酶升高，胰腺炎，横纹肌溶解等；③接受联合抗反转录药物治疗的 HIV 患者，有伴发机体脂肪重新分布（脂肪代谢障碍），代谢异常，如高甘油三酯血症、高胆固醇血症、胰岛素抵抗、高血糖和高乳酸血症 CI：对本品任何成分过敏者禁用 DI：不宜与扎西他滨合用，可抑制后者磷酸化 PI：①中、重度肾损害患者应调整用药剂量；②使用核苷类似物后有出现乳酸酸中毒的报道，通常与严重肝大和脂肪肝有关
药典与处方集	Ph. Eur.、USP；CNF
目录类别	【保（乙）】
备注	（1）建议不要单独使用本药治疗 （2）对于不适于服用片剂的患者可选择口服给药液；③本品可与食物同时服用，也可单独服用

■ 药品名称	奈韦拉平 （Nevirapine）
抗菌谱与适应证	常与其他药物联合应用于治疗 I 型 HIV 感染
制剂与规格	奈韦拉平片/胶囊：200mg 奈韦拉平混悬液：240ml（50mg/5ml）
用法用量	口服：200mg，qd，用药 14 日（以减少皮疹发生）；以后每次 200mg，bid

儿童剂量	（艾滋病防治指南，2006 年）口服。新生儿/婴幼儿，一次 5mg/kg，bid；≤8 岁儿童，一次 4mg/kg，bid；>8 岁儿童，一次 7mg/kg，bid。所有患者的用量一日不超过 400mg。注意：奈韦拉平有导入期，即在开始治疗的最初 14 天，需先从治疗量的一半开始（qd），如果无严重的不良反应才可以增加到足量（bid）
注意事项	ADR：可致严重皮肤反应，包括 Stevens-Johnson 综合征、中毒型表皮坏死，以皮疹为特点的过敏反应和器官衰竭，发生时应立即停药。本品尚可致肝坏死。胃肠道反应常见恶心、呕吐、腹痛、腹泻等症状。血液系统有嗜酸性粒细胞增多、粒细胞缺乏的报道。对中枢神经和肌肉骨骼系统也有影响，出现疲劳、头痛、抑郁及肌肉关节痛等症状 CI：对本品过敏者禁用 DI：可诱导 P4503A 代谢酶，使酮康唑、美沙酮等血药浓度降低。与西咪替丁、大环内酯类合用可使本药血药浓度升高 PI：①女性患者用药期间不能采用口服给药避孕药及其他激素类避孕药，应用其他方法避孕；②若患者在用药导入期 14 日内出现皮疹，用药剂量不能再增加，直至皮疹消失为止。治疗中如果停药>7 日，应按照给药原则重新开始用药
药典与处方集	Ph. Eur. 、USP
目录类别	
备注	本品主要在肝代谢，并由肾排泄，肝肾功能低下者慎用。用药期间应监测肝、肾功能

■ 药品名称	依非韦仑（Efavirenz）
抗菌谱与适应证	与其他抗反转录病毒药物联合应用治疗 HIV-1 感染的成人、青少年及儿童
制剂与规格	依非韦仑片：50mg；600mg
用法用量	口服：成人，600mg，qd
儿童剂量	根据《WHO 儿童示范处方集》推荐：口服。儿童：3 个月以上或体重 10kg 以上者，一次 15mg/kg，qd；体重 15～25kg 者，一次 200～300mg，qd；体重 16～40kg 者，一次 300～400mg，qd；40kg 以上者同成人剂量。睡前服用

续　表

注意事项	ADR：常见皮疹（11.6%）、头晕（8.5%）、恶心（8.0%）、头痛（5.7%）和乏力（5.5%）。少见过敏反应、协调异常、共济失调、精神错乱、昏迷、眩晕、呕吐、腹泻、肝炎、注意力不集中、失眠、焦虑、异梦、困倦、抑郁、思维异常、兴奋、健忘、精神错乱、情绪不稳定、欣快、幻觉和精神症状等。除皮疹发生率较高及程度较为严重外，儿童不良反应类型和发生率与成人相似 CI：对本品任何成分过敏、严重肝损伤患者、孕妇禁用 DI：本品不能与特非那丁、阿司咪唑、西沙必利、咪达唑仑、三唑仑、匹莫齐特、苄普地尔或麦角衍生物合用，因为依非韦伦竞争 CYP3A4 可能抑制这些药物的代谢，并可能造成严重的和（或）危及生命的不良事件（如心律失常、持续的镇静作用或呼吸抑制）。不应与伏立康唑合用，可以显著降低伏立康唑血浆浓度，同时伏立康唑也使依非韦伦的血浆浓度显著升高 PI：①依非韦伦与食物同时服用会增加依非韦伦的暴露，而且会增加不良反应发生。为改善对神经系统不良反应的耐受性，在治疗开始的 2~4 周以及持续出现这些症状的患者中，推荐临睡前服用本品；②服用本品的妇女应避免妊娠。应联合采用避孕套避孕和其他避孕方法
药典与处方集	CNF
目录类别	
备注	（1）本品必须与其他抗反转录病毒药联合使用，不能单独用于 HIV 治疗或者以单药加入无效的治疗方案 （2）尚未进行 3 岁以下儿童或体重<13kg 儿童的研究

■ 药品名称	去羟肌苷（Didanosine）
抗菌谱与适应证	与其他抗反转录酶药物联合应用治疗 I 型 HIV 感染
制剂与规格	去羟肌苷片：①25mg；②100mg 去羟肌苷肠溶胶囊：①0.1g；②0.25g；③0.4g 去羟肌苷颗粒：50mg
用法用量	（1）体重≥60kg者，一次 200mg，bid，或一日 400mg，一次顿服 （2）体重<60kg 者，一次 125mg，bid，或一日 250mg，一次顿服
儿童剂量	（艾滋病防治指南，2006 年）口服：新生儿/婴幼儿，一次 50mg/m²，bid；儿童，一次 120mg/m²，bid，或一次 250mg，qd。空腹服用

注意事项	ADR：推荐剂量或低于推荐剂量时，约9%发生胰腺炎，约34%的患者出现外周神经病变。约1/3有头痛、腹泻、恶心、呕吐、腹痛、失眠、药疹、瘙痒等。患者可有抑郁、疼痛、便秘、口炎、味觉障碍、肌痛、关节炎、肝酶异常以及乳酸性酸中毒、脂肪变性、视网膜病变、视神经炎等 CI：对本品过敏者禁用 DI：与利巴韦林合用可引起乳酸性酸中毒。许多药物与本品合用，可引起毒性作用增强，应注意 PI：①确诊或可疑胰腺炎、周围神经病变患者、肝肾功能损害者慎用；②应空腹（餐前半小时或餐后2小时）服用。避免饮用酒精类饮料；③片剂应充分咀嚼或溶于水（或饮料）中，搅拌混匀后服用；④散剂不宜用于一日1次给药方案，使用前，可与饮用水约120g混合（不宜与含酸饮料混合），搅拌至溶解后立即服用；⑤儿童使用散剂时，应先用饮用水将其稀释为20mg/ml的初始溶液，并立即将其与等份碳酸药混合，配成最终浓度为10mg/ml的口服给药溶液。用前应充分摇匀
药典与处方集	Ph. Eur.
目录类别	
备注	（1）本品在酸性环境不稳定，故制剂配方中加入碳酸钙、氢氧化镁等缓冲剂 （2）本药制剂含镁离子，长期使用会加重患者的镁负荷。苯丙酮尿症及限钠饮食者应慎用 （3）肝功能低下者用药时应加强监护

■ **药品名称**	阿巴卡韦（Abacavir）
抗菌谱与适应证	与其他抗艾滋病药物联合应用，治疗HIV感染的成年患者及3个月以上儿童患者
制剂与规格	硫酸阿巴卡韦片：300mg 硫酸阿巴卡韦口服溶液：240ml：4.8g（20mg/ml）
用法用量	口服：一次300 mg，bid。或600 mg，qd
儿童剂量	口服：3个月以上儿童：8mg/kg，bid，最大剂量每日600mg
注意事项	ADR：主要有恶心、呕吐、不适及疲劳，口服给药液有轻微的胃肠道反应，没有引起胰腺炎、骨髓抑制、肾异常的病例 CI：对本品过敏者禁用。禁用于严重肝功能受损患者 DI：本品与大多数抗艾滋病药物，如齐多夫定、奈韦拉平、拉米夫定等有协同作用 PI：可在进食或不进食时服用

续　表

药典与处方集	CNF；马丁代尔药物大典
目录类别	
备注	

■ 药品名称	替诺福韦（Tenofovir）
抗菌谱与适应证	与其他抗反转录病毒药物联合应用治疗 HIV 感染
制剂与规格	富马酸替诺福韦二吡呋酯片：300mg
用法用量	口服：每次 300mg，qd，可空腹或与食物同服
儿童剂量	儿童患者使用本品的安全性和有效性尚未确定
注意事项	ADR：最常见轻至中度的胃肠道反应，主要有腹泻、腹痛、胃肠胀气、消化不良及厌食。血清淀粉酶浓度上升，偶见胰腺炎。常见低磷血症。其他不良反应包括皮疹、周围神经病、头痛、头晕、视物模糊、失眠、抑郁、呼吸困难、出汗、肌痛等。也有报道肝酶上升、肝炎、肾损伤、急性肾衰竭肾性尿崩症、近端肾小管病变、Fanconi 综合征等。可能引起乳酸酸中毒、与脂肪变性相关的肝大等 CI：对本品过敏者禁用 DI：本品不应与肾毒性药物或其他由肾小管主动排泄的药物联用，如阿德福韦酯、阿昔洛韦、更昔洛韦等。与高脂餐同服时可增加生物利用度 PI：①肾损伤患者需应用本品时需监测肾功能和血清磷浓度，必要时调整用药间隔或停药；②对肝大或有肝病其他危险因素的患者需慎用；③对乙型肝炎共感染患者，停用本品后有严重急性肝炎恶化的危险，应密切监测肝功能；④对有骨折病史或具有骨质减少危险因素的患者，需监测骨密度；⑤孕妇慎用
药典与处方集	CNF
目录类别	
备注	

■ 药品名称	齐多夫定（Zidovndine）
抗菌谱与适应证	用于治疗获得性免疫缺陷综合征（AIDS）
制剂与规格	齐多夫定胶囊：①0.1g；②0.25g；③0.3g 齐多夫定糖浆：240ml（50mg/5ml）
用法用量	口服：1 次 200mg，每 4 小时 1 次。贫血患者可按 1 次 100mg 给药

儿童剂量	口服：新生儿/婴幼儿：一次 2mg/kg, qid；儿童一次 4mg/kg, tid。最大剂量不超过每 6 小时 200mg（艾滋病诊疗指南，2006）
注意事项	ADR：有骨髓抑制作用，可引起意外感染、疾病痊愈延缓和牙龈出血等。可改变味觉，引起唇、舌肿胀和口腔溃疡。遇有发生喉痛、发热、寒战、皮肤灰白色、不正常出血、异常疲倦和衰弱等情况。肝功能不全者易引起不良反应 CI：对本品过敏、中性粒细胞<0.75×10^9/L 或血红蛋白<7.5g/dl 者禁用 DI：进食高脂食物，可降低本品的生物利用度。对乙酰氨基酚、阿司匹林、苯二氮䓬类、吗啡、磺胺药等抑制本品的葡萄糖醛酸化，可减低药物消除，应避免联用。与阿昔洛韦合用可增加神经系统毒性 PI：①骨髓抑制患者、有肝病危险因素者、肌病及肌炎患者慎用；②不宜与高脂食物同时服；③嘱咐患者在使用牙刷、牙签时要防止出血
药典与处方集	Ph. Eur.、Ph. Pol.、USP
目录类别	
备注	用药期间定期进行血液检查。叶酸和维生素 B_{12} 缺乏者更易引起血象变化

■ 药品名称	司坦夫定（Stavudine）
抗菌谱与适应证	用于治疗 I 型 HIV 感染
制剂与规格	司坦夫定胶囊：①15mg；②20mg；③40mg 司他夫定散：0.1g
用法用量	口服：①体重≥60kg 者，一次 40mg, bid（相隔 12 小时）；②体重<60kg 者，一次 30mg, bid
儿童剂量	口服：服用间隔时间应为 12 小时。新生儿≤13 天者一次 0.5mg/kg, bid；儿童一次 1mg/kg, bid（体重>30kg 按 30kg 计算）。（CHINA Network Paediatric HIV Drug Dosing Chart 2009/10）（WHO、我国艾滋病防治指南均无新生儿剂量）剂量调整：如在疗程中发生了手足麻木刺痛，应立即停用司坦夫定。如症状已完全消退，可给予上述推荐剂量的半量继续治疗。若再发生神经病变，则应完全停用本药。神经功能损害的患者：肌酐清除率>50ml/min，不需调整剂量。肌酐清除率为每分钟 26～50ml，体重≥60kg 者，一次 20mg, bid；体重<60kg 者，一次 15mg, bid。肌酐清除率为每分钟 10～25ml，体重≥60kg 者，一次 20mg, qd；体重<60kg 者，一次 15mg, qd。血液透析的患者推荐剂量为：体重≥60kg 者，每 24 小时给予 20mg, bid；体重<60kg 者，每 24 小时给予 15mg。儿童肾功能损害者，可考虑减少剂量或延长用药间隔

续　表

注意事项	ADR：出现外周神经病变，表现为手足麻木、刺痛感。可能发生乳酸性酸中毒、脂肪变性中毒肝大（氨基转移酶可不升高）、胰腺炎，联合用药时更易发生。其他不良反应有头痛、失眠、神经炎、焦虑以及腹泻、恶心、呕吐等。可见贫血、白细胞缺乏和血小板减少、肌肉痛、运动无力等 CI：对本品过敏者禁用 DI：禁止与齐多夫定联用，因后者可竞争性抑制司坦夫定的细胞内磷酸化而导致失效 PI：①有外周神经病变危险因素的患者、肝肾功能不全者、胰腺炎病史者慎用；②用药期间监测血象、凝血酶原时间、肝肾功能；③服用本药可不考虑就餐时间。散剂服用前应加入适量凉开水，振摇后口服给药
药典与处方集	Ph. Eur. 、USP
目录类别	
备注	用药过程中如发生手足麻木、刺痛等外周神经病变，应立即停药。停药后手足麻木、刺痛等症状一般可消退，但有时可加重。待症状完全消退后，可将推荐剂量减半后给药。继续用药后如再次发生神经病变，需考虑完全停用本药

■ 药品名称	茚地那韦（Indinavir）
抗菌谱与适应证	用于治疗成人及儿童 HIV-1 感染
制剂与规格	硫酸茚地那韦胶囊/片：200mg
用法用量	成人：每 8 小时口服 800mg，以每天 2.4g 的推荐剂量开始
儿童剂量	3 岁及以上儿童，一次 500mg/m^2，tid，最大剂量不超过 800mg。餐前 1 小时或餐后 2 小时服用（要多饮水，每天排尿量 1.5L 以上）
注意事项	ADR：可见虚弱/疲劳、腹痛、返酸、腹泻、口干、消化不良、胃肠胀气、恶心、呕吐、淋巴结病、眩晕、头痛、感觉迟钝、失眠、皮肤干燥、瘙痒、药疹和味觉异常，服用本品的患者有报道肾结石，包括伴有或不伴有血尿（包括镜检血尿）的腰痛 CI：本品禁用于对其任何成分过敏的患者 DI：①本品不能与特非那定、西沙比利、阿司咪唑、三唑仑、咪达唑仑、匹莫齐特或麦角衍生物同时服用，因本品抑制 CYP3A4 而引起上述药物血浆浓度增高，可能会导致严重的甚至危及生命的不良反应；②本品不能与利福平合用，因利福平是强效的 P450 3A4 诱导剂，能明显地降低茚地那韦的血浆浓度；③本品不宜与辛伐他汀或洛伐他汀合用；④本品不宜与圣约翰草或含圣约翰草的制品合用；⑤与利福布汀、酮康唑、

	伊曲康唑、delavirdine、依非韦伦等分别同服时应调整剂量 PI：①服用本品后有发生过肾结石的报道，建议所有服用本品的患者摄取足够的水量；②由肝硬化引起的肝功能不全患者，由于本品代谢降低，应减少本品的使用剂量；③孕妇慎用，哺乳期妇女应用应中断哺乳；④本品不可与食物一起服用，可在餐前 1 小时或餐后 2 小时用水或其他饮料送服
药典与处方集	CNF
目录类别	
备注	

临床路径抗感染治疗药物

■ 药品名称	洛匹那韦利托那韦（Lopinavir and ritonavir）
抗菌谱与适应证	与其他抗反转录病毒药物联合用药治疗 HIV 感染
制剂与规格	洛匹那韦利托那韦片：每片含洛匹那韦 200mg，利托那韦 50mg 洛匹那韦利托那韦口服液体：160ml
用法用量	一次 2 片，bid。本品可以与食物同服或不与食物同服，应该整片咽下，不能咀嚼，掰开或压碎
儿童剂量	成人的推荐剂量（2 片，bid）可以用于体重≥40kg 的儿童或体表面积（BSA）>1.4m^{2}的儿童。体重<40kg 的儿童或体表面积（BSA）<1.4m^{2}的儿童推荐使用儿童剂量的洛匹那韦利托那韦口服液
注意事项	ADR：常见腹泻、恶心、呕吐、高甘油三酯血症、高胆固醇血症，有发生胰腺炎的报告 CI：已知对洛匹那韦、利托那韦或者任何辅料过敏者、重度肝功能不全者、孕妇禁用 DI：①本品不能与主要依赖 CYP3A 清除且其血药浓度升高会引起严重和（或）致命不良事件的药物同时用药；②本品不能与利福平合用，因其能够大幅降低洛匹那韦的血药浓度，从而显著降低其治疗效果；③不能与圣约翰草或含圣约翰草的制品同时使用，否则可能降低本品的血药浓度进而降低临床疗效；④不要与洛伐他汀或辛伐他汀合用，否则发生肌病（包括横纹肌溶解）严重不良反应的风险可能会增高；⑤与吸入性皮质激素联合使用时一定要谨慎 PI：①本品主要经肝脏代谢，有肝损害的患者应慎用；②应用本品治疗时可引起总胆固醇和甘油三酯浓度大幅上升。在开始治疗前以及治疗过程中应定期检测甘油三酯和胆固醇水平，对于甘油三酯和胆固醇基础水平较高以及有血脂异常病史的患者应慎用；③治疗过程中如果诊断为胰腺炎，应暂停治疗；④由于缺乏足够的安全性和有效性数据，不推荐 2 岁以下儿童服用

续　表

药典与处方集	
目录类别	
备注	参考：药品说明书

四、抗疱疹病毒药

■ 药品名称	阿昔洛韦（Aciclovir）
抗菌谱与适应证	用于单纯疱疹病毒感染、带状疱疹、免疫缺陷者水痘等
制剂与规格	（1）阿昔洛韦片/胶囊：①0.1g；②0.2g；③0.4g；④0.8g （2）注射用阿昔洛韦：①0.25g；②0.5g （3）阿昔洛韦0.9%氯化钠注射液：①100ml：阿昔洛韦0.1g与氯化钠0.9g；②250ml：阿昔洛韦0.25g与氯化钠2.25g （4）阿昔洛韦滴眼液：8ml：8mg （5）阿昔洛韦眼膏：2g：60mg
用法用量	（1）口服：一次200mg，一日5次；或一次400mg，tid （2）静脉滴注：一次滴注时间>1小时。一次5mg/kg，每8小时1次。一日最高剂量30mg/kg，或按体表面积1.5g/m^2
儿童剂量	根据BNFC（2010～2011）推荐，但国内缺乏实际经验： （1）口服：1个月～2岁儿童100mg，每天5次，一般疗程为5天（如果在治疗过程中出现新的病变，或者没有完全康复可延长疗程）；免疫缺陷者剂量可适量增加。2～18岁儿童200mg，每天5次，一般疗程为5天（如果在治疗过程出现新的病变，或者没有完全康复可延长疗程）；免疫缺陷者剂量可增倍 （2）静脉滴注：①新生儿20mg/kg，每8小时给药1次，疗程14天（如果累及中枢神经系统，疗程21天）；②1～3个月婴儿20mg/kg，每8小时给药1次，疗程14天（如果累及中枢神经系统，疗程21天）；③3个月～12岁儿童250mg/m^2，每8小时给药1次，疗程一般为5天，如果累及中枢神经系统（最多不超过21天）或者免疫受损，剂量加倍；④12～18岁儿童一次5mg/kg，每8小时给药1次，疗程一般为5天，如果累及中枢神经系统（最多不超过21天）或者免疫受损，剂量加倍 （3）眼科用药：①滴眼液：一次1滴，每2小时1次；②眼膏：对婴幼儿和儿童，涂入结膜囊内，一次适量，一日5次

续　表

注意事项	ADR：常见注射部位炎症或静脉炎、皮肤瘙痒或荨麻疹、皮疹、发热、轻度头痛、恶心、呕吐、腹泻、蛋白尿、血液尿素氮和血清肌酐升高、肝功能异常，如 AST、ALT、碱性磷酸酶、乳酸脱氢酶、总胆红素轻度升高等。少见急性肾功能不全，白细胞和红细胞减少，血红蛋白减少，胆固醇、甘油三酯升高，血尿、低血压、多汗、心悸、呼吸困难、胸闷等。罕见昏迷、意识模糊、幻觉、癫痫、下肢抽搐、舌及手足麻木感、震颤、全身倦怠感等中枢神经系统症状 CI：对本品过敏者禁用 DI：与齐多夫定联用可引起肾毒性。与肾毒性药物合用可加重肾毒性，特别是肾功能不全者更易发生 PI：①严重肝功能不全者、对阿昔洛韦不能耐受者、精神异常或以往对细胞毒性药物出现精神反应者慎用；②本品呈碱性，与其他药物混合容易引起 pH 值改变，应避免配伍；③新生儿不宜以含苯甲醇的稀释液配制滴注液；④静脉滴注后 2 小时，尿药浓度最高，应给患者充足的水，防止药物沉积于肾小管内；⑤宜缓慢静脉滴注，以避免本品在肾小管内沉积导致肾功能损害（据报告发生率可达 10%）；⑥应防止药液漏至血管外，以免引起疼痛及静脉炎
药典与处方集	Ph. Chin.、Ph. Eur.、USP
目录类别	【基（基），保（甲/乙）】
备注	药液的配制：取本品 0.5g 加入 10ml 注射用水中（浓度成为 50g/L），充分摇匀成溶液后，再用 0.9% 氯化钠注射液或 5% 葡萄糖注射液稀释至至少 100ml，使最后药物浓度<7g/L，否则易引起静脉炎。配好的药液宜于 12 小时内使用，不宜冷藏。如发现析出结晶，使用时可采用水浴加热，完全溶解后仍可使用

临床路径抗感染治疗药物

■ 药品名称	**更昔洛韦（Ganciclovir）**
抗菌谱与适应证	用于免疫损伤引起的巨细胞病毒感染的预防和治疗，也用于单纯疱疹病毒感染
制剂与规格	（1）更昔洛韦胶囊：0.25g。注射用更昔洛韦：①50mg；②0.15g；③0.25g；④0.5g （2）更昔洛韦注射液：①10ml：0.5g；②5ml：0.25g （3）更昔洛韦滴眼液：8ml：8mg （4）更昔洛韦眼膏：2g：20mg （5）更昔洛韦眼用凝胶：5g：7.5mg
用法用量	（1）口服：维持量一次 1g，tid，与食物同服。也可在非睡眠时一次服 0.5g，每 3 小时 1 次，一日 6 次 （2）静脉滴注：一次静脉滴注>1 小时。诱导期按体重一次 5mg/kg，每 12 小时 1 次。一次最大剂量6mg/kg

续　表

儿童剂量	儿童静脉用药治疗方案尚不统一，由于儿童 GCV 的药物动力学与成人相似，一般可参照成人方案给予二期疗法 （1）诱导治疗：静脉滴注（静脉滴注>1 小时），一次 5mg/kg，每 12 小时 1 次，共 14~21 日 （2）维持治疗：静脉滴注（静脉滴注>1 小时），5mg/kg，qd，连续 7 日，总疗程 3~4 周 （3）肾功能减退者，按肌酐清除率调整剂量：①诱导期：肌酐清除率每分钟 50~69ml 者，每 12 小时静脉滴注 2.5mg/kg；每分钟 25~49ml 者，每 24 小时静脉滴注 2.5mg/kg；每分钟 10~24ml 者，每 24 小时静脉滴注 1.25mg/kg；每分钟<10ml 者，一周给药 3 次，一次 1.25mg/kg，于血液透析后给予；②维持期：肌酐清除率每分钟 50~69ml 者，每 24 小时静脉滴注 2.5mg/kg；每分钟 25~49ml 者，每 24 小时静脉滴注 1.25mg/kg；每分钟 10~24ml 者，每 24 小时静脉滴注 0.625mg/kg；每分钟<10ml 者，一周给药 3 次，一次 0.625mg/kg，于血液透析后给予
注意事项	ADR：常见骨髓抑制、贫血。可见中枢神经系统症状，如精神异常、紧张、震颤等。偶有昏迷、抽搐等。可见皮疹、瘙痒、药物热、头痛、头晕、呼吸困难、恶心、呕吐、腹痛、食欲减退、肝功能异常、消化道出血、心律失常、血压升高或降低、血尿、血尿素氮增加、脱发、血糖降低、水肿、周身不适、血肌酐增加、嗜酸性粒细胞增多症、注射局部疼痛、静脉炎等；有巨细胞病毒感染性视网膜炎的艾滋病患者可出现视网膜剥离 CI：对本品和阿昔洛韦过敏者禁用。严重中性粒细胞和血小板减少者禁用 DI：不宜与亚胺培南/西司他汀联用，可增大本品毒性 PI：①孕妇及 12 岁以下儿童用药应权衡利弊，哺乳期妇女用药期间应暂停哺乳。育龄妇女应用时应注意采取有效避孕措施，育龄男性应采用避孕工具至停药后至少 3 个月；②用药期间应每 2 周进行血清肌酐或肌酐清除率的测定；③艾滋病合并巨细胞病毒视网膜炎患者，在治疗期间应每 6 周进行 1 次眼科检查。对正在接受齐多夫定治疗的上述患者，常不能耐受联合使用本品，合用时甚至可出现严重白细胞减少；④本品溶液呈强碱性（pH 为 11）。避免药液与皮肤或黏膜接触或吸入，如不慎溅及，立即用肥皂和清水冲洗，眼应用清水冲洗，避免药液渗漏到血管外组织；⑤口服给药制剂应于进餐后服用以增加吸收
药典与处方集	Ph. Chin.、USP；CNF
目录类别	【保（乙）】

备注	（1）本品不能治愈巨细胞病毒感染，用于艾滋病患者合并感染时往往需长期维持用药，防止复发 （2）静脉滴注液配制：将本品用适量注射用水或 0.9%氯化钠注射液溶解，使浓度达 50mg/ml，再注入 0.9%氯化钠注射液、5%葡萄糖注射液、复方 0.9%氯化钠注射液或复方乳酸钠注射液 100ml 中，滴注液浓度不能>10mg/ml （3）本品不可肌内注射，静脉滴注时间一次>1 小时，患者需给予充足水分，以免增加毒性

临床路径抗感染治疗药物

■ 药品名称	泛昔洛韦（Famciclovir）
抗菌谱与适应证	用于带状疱疹和原发性生殖器疱疹
制剂与规格	泛昔洛韦片/胶囊：0.125g；0.25g
用法用量	口服：一次 0.25g，每 8 小时 1 次
儿童剂量	青春期前儿童用药的安全性和有效性尚未建立，不推荐用于 18 岁以下儿童患者
注意事项	ADR：常见头痛、恶心；可见：①神经系统：头晕、失眠、嗜睡、感觉异常等；②消化系统：腹泻、腹痛、消化不良、厌食、呕吐、便秘、胀气等；③全身反应：疲劳、疼痛、发热、寒战等；④其他反应：皮疹、皮肤瘙痒、鼻窦炎、咽炎等 CI：对本品及喷昔洛韦过敏者、孕妇禁用 DI：与丙磺舒或其他由肾小管主动排泄的药物合用时可使血浆药物浓度升高 PI：①泛昔洛韦不能治愈生殖器疱疹，是否能够防止疾病传播尚不清楚；②哺乳期妇女使用时应停止哺乳；③老年人服药前需监测肾功能并及时调整剂量；④18 岁以下患者使用本品的安全性和有效性尚未确定
药典与处方集	Ph. Chin.；CNF
目录类别	【保（乙）】
备注	病毒胸腺嘧啶脱氧核苷激酶或 DNA 聚合酶的质变可导致对泛昔洛韦耐药突变株的产生；对阿昔洛韦耐药的突变株对泛昔洛韦也耐药

■ 药品名称	伐昔洛韦（Valaciclovir）
抗菌谱与适应证	用于治疗水痘带状疱疹及Ⅰ型、Ⅱ型单纯疱疹病毒感染，包括初发和复发的生殖器疱疹病毒感染

续　表

制剂与规格	盐酸伐昔洛韦片：0.15g；0.3g
用法用量	口服：一次 0.3g，bid，饭前空腹服用
儿童剂量	青春期前儿童用药的安全性和有效性尚未建立，不推荐用于儿童患者
注意事项	ADR：偶有头晕、头痛、关节痛、恶心、呕吐、腹泻、胃部不适、食欲减退、口渴、白细胞减少、蛋白尿及尿素氮轻度升高、皮肤瘙痒等，长程给药偶见痤疮、失眠、月经紊乱 CI：对本品和阿昔洛韦过敏者、孕妇禁用 DI：同阿昔洛韦 PI：①脱水或肝、肾功能不全者慎用；②服药期间应给予患者充分的水，防止在肾小管内沉淀；③哺乳期妇女慎用；④老年患者因生理性肾功能能衰退，服药剂量和用药间期需调整
药典与处方集	Ph. Chin.
目录类别	【保（乙）】
备注	严重免疫功能缺陷者长期或多次应用本品治疗后可能引起单纯疱疹病毒和带状疱疹病毒对本品耐药。如单纯疱疹患者应用本品后皮损不见改善应测试单纯疱疹病毒对本品的敏感性

■ 药品名称	喷昔洛韦（Penciclovir）
抗菌谱与适应证	用于治疗严重带状疱疹。外用治疗口唇、面部单纯疱疹及生殖器疱疹
制剂与规格	注射用喷昔洛韦：0.25g 喷昔洛韦乳膏：①2g：20mg；②5g：50mg；③10g：0.1g
用法用量	（1）静脉滴注：一次 5mg/kg，每 12 小时 1 次。 （2）外用：涂于患处，一日 4~5 次，应尽早开始治疗（如有先兆或损害出现时）
儿童剂量	外用：白天每隔 3 小时给药 1 次，共 7 日
注意事项	ADR：注射后可见头痛、头晕、肌酐清除率少量增加、血压轻度下降等。外用时偶用局部灼热感、疼痛、瘙痒等 CI：对本品及泛昔洛韦过敏者禁用 DI：与丙磺舒或其他由肾小管主动排泄的药物合用时可使血浆药物浓度升高 PI：①仅用于静脉滴注给药；且应缓慢（1 小时以上），防止局部浓度过高，引起疼痛及炎症；②溶液配制后应立即使用，不能冷藏，因冷藏时会析出结晶，用剩溶液应废弃，稀释药液时出现白色浑浊或结晶则不能使用；③本品呈碱性，与其他药物混合时易引起溶液 pH 值改变，应尽量避免配伍使用

药典与处方集	CNF
目录类别	【保（乙）】
备注	（1）有肾脏疾病、脱水或同时使用其他对肾脏有毒性药物的患者，应调整剂量 （2）软膏不用于黏膜，因刺激作用，勿用于眼内及眼周

■ 药品名称	阿糖腺苷（Vidarabine）
抗菌谱与适应证	用于疱疹病毒感染所致的口炎、皮炎、脑炎及巨细胞病毒感染
制剂与规格	注射用阿糖腺苷：0.2g 注射用单磷酸阿糖腺苷：①0.1g；②0.2g
用法用量	肌内注射或缓慢静脉注射：按体重一次 5～10mg/kg，qd
儿童剂量	儿童患者使用本品的安全性和有效性尚未确定
注意事项	ADR：不良反应程度与给药量和疗程呈正相关。可见注射部位疼痛。极少有神经肌肉疼痛及关节疼痛。偶见血小板减少、白细胞减少或骨髓巨细胞增多，停药后可恢复，必要时对症治疗 CI：对本品过敏者、妊娠期和哺乳期妇女禁用 DI：禁止与含钙制剂配伍。与干扰素合用可加重不良反应 PI：①注射部位疼痛，必要时可加盐酸利多卡因注射液解除疼痛症状；②本药溶解度低，吸收差，不宜口服给药、肌内注射或皮下注射给药。也不可静脉推注或快速滴注，仅可缓慢静脉滴注。用药浓度应<700mg/L，静脉滴注时间>12 小时；③静脉滴注时，大量液体伴随本药进入体内，应注意水、电解质平衡
药典与处方集	USP
目录类别	
备注	本品用前用 2ml 灭菌生理盐水注射液溶解。用药前应充分振摇，使其呈均匀的混悬液。配得的输液不可冷藏以免析出结晶。不能以生物制品或胶体溶剂溶解本药

■ 药品名称	碘苷（Idoxuridine）
抗菌谱与适应证	用于单纯疱疹性角膜炎、牛痘病毒性角膜炎和带状疱疹病毒感染
制剂与规格	碘苷滴眼液：①8ml：8mg；②10ml：10mg

续 表

用法用量	滴于结膜囊内：每 1~2 小时 1 次，一次 1~2 滴
儿童剂量	儿童用药尚缺乏资料，本品一般不用于婴幼儿
注意事项	ADR：有畏光、局部充血、水肿、痒或疼痛等不良反应；也可发生过敏反应眼睑水肿。长期滴用，可引起接触性皮炎、点状角膜病变、滤泡性结膜炎、泪点闭塞等 CI：对碘苷及碘制剂过敏者禁用 PI：①可与睫状肌麻痹药、抗生素及肾上腺皮质激素合用。激素能促使病毒感染扩散，故禁用于浅层角膜炎，但可用于基质性角膜炎、角膜水肿或虹膜炎；②碘苷可以阻止角膜组织 DNA 的合成，故长期使用能损伤角膜上皮，影响溃疡的修复，使用时一般不宜超过 3 周，痊愈后继续使用一般不宜超过 3~5 日。频繁滴眼可致角膜上皮点状剥脱，且不能避免复发
药典与处方集	Ph. Chin.、Ph. Eur.、USP、Jan P.
目录类别	
备注	(1) 碘苷对单纯疱疹病毒 II 型感染无效 (2) 孕妇及哺乳期不宜使用。儿童用药缺乏资料，一般不用于婴幼儿

五、抗流感病毒药

■ 药品名称	奥司他韦（Oseltamivir）
抗菌谱与适应证	用于：①成人和 ≥1 岁儿童的甲型和乙型流感治疗；②成人和 ≥13 岁甲型和乙型流感的预防
制剂与规格	磷酸奥司他韦胶囊（以奥司他韦计）：75mg
用法用量	(1) 口服：一次 75mg，bid，共 5 天 (2) 预防：在密切接触后 2 天内开始用药；或流感季节时预防流感；一次 75mg，qd，至少 7 天
儿童剂量	(1) 流感的治疗（口服）：在流感症状开始的第 1 日或第 2 日（36~48 小时）内开始服用。①13 岁以上青少年推荐口服剂量：一次 75mg，bid，共 5 日；②儿童（1 岁以上）推荐按照下列体重-剂量表服用，共服 5 日。体重 ≤15kg，一次 30mg，bid；体重 16~23kg，一次 45mg，bid；体重 24~40kg，一次 60mg，bid；体重>40kg，一次 75mg，bid。[中华人民共和国卫生部甲型 H1N1 流感治疗方案（2009 年试行第一版）；江载芳主编 . 2010 版《实用儿科呼吸病学》P257]；③肾功能不全患者剂量的调整：对肌酐清除率为每分钟 10~30ml 者，一次 75mg，qd，共 5 日 (2) 预防：在与流感患者密切接触后 2 日内开始用药；或流感季节时预防流感。一次 75mg，qd，至少 7 日。有数据表明，连用药物 6 周安全有效。服药期间一直具有预防作用。肾功能不全患者剂量的调整：对肌酐清除率为每分钟 10~30ml 者，一次 75mg，qod，或一日 30mg

续 表

注意事项	ADR：常见恶心、呕吐，为一过性的，常在第一次服药时发生，较常见腹泻、腹痛、支气管炎、失眠、头晕，极少见皮肤发红、皮疹、皮炎和大疱疹、肝炎和 AST 及 ALT 升高、胰腺炎、血管性水肿、喉部水肿、支气管痉挛、面部水肿、嗜酸性粒细胞增加、白细胞减少和血尿 CI：对本品过敏者禁用 DI：使用减毒活流感疫苗 2 周内不应服用本品。服用本药后 48 小时内不应使用减毒活流感疫苗 PI：①对肌酐清除率每分钟 10～30ml 者，用于治疗和预防的推荐剂量应做调整。不推荐用于肌酐清除率每分钟<10ml 的患者和严重肾衰竭需定期进行血液透析和持续腹膜透析的患者；②妊娠和哺乳期妇女慎用；③用药期间应对患者的自我伤害、谵妄等异常行为进行密切监测，特别是儿童和青少年；④本品不能取代流感疫苗
药典与处方集	CNF
目录类别	【保（乙）】
备注	有数据表明，连用药物 6 周安全有效。服药期间一直具有预防作用

■ **药品名称**	**金刚烷胺（Amantadine）**
抗菌谱与适应证	用于防治 A 型流感病毒所引起的呼吸道感染、帕金森综合征、药物诱发的锥体外系疾患
制剂与规格	盐酸金刚烷胺片/胶囊：0.1g
用法用量	口服：①抗病毒，一次 200mg，qd；或一次 100mg，每 12 小时 1 次；②帕金森综合征，一次 100mg，一日 1～2 次，一日最大剂量为 400mg
儿童剂量	口服：新生儿和 1 岁内婴儿不用，起病 48 小时内开始给药。1～9 岁，一日 5mg/kg，分 2 次，总量不超过一日 150mg；9～12 岁，每 12 小时口服 100mg；>12 岁，用量同成人，一次 200mg，qd；或 200mg，分 2 次，每 12 小时 1 次。[中华医学会呼吸病学分会《流行性感冒临床诊断和治疗指南》2004 年修订稿；《中华结核和呼吸杂志》2005，28（1）：5～9；江载芳主编. 2010 版，《实用儿科呼吸病学》P257]
注意事项	ADR：常见眩晕、失眠和神经质，恶心、呕吐、厌食、口干、便秘。少见白细胞减少、中性粒细胞减少。偶见抑郁、焦虑、幻觉、精神错乱、共济失调、头痛。罕见惊厥 CI：对本品过敏者、新生儿和 1 岁以下婴儿、哺乳期妇女禁用 DI：本品合用中枢神经兴奋药可增加不良反应。不宜与乙醇合用 PI：①孕妇和老年人慎用；②治疗帕金森病时不应突然停药；③每日最后一次服药时间应在下午 4 时前，以避免失眠；④用药期间不宜驾驶车辆，操纵机械和高空作业

续　表

药典与处方集	Ph. Chin. 、Ph. Eur. 、USP、Jpn P.
目录类别	【基（基），保（甲）】
备注	有癫痫史、精神错乱、幻觉、充血性心力衰竭、肾功能不全、外周血管性水肿或直立性低血压的患者应在严密监护下使用

■ 药品名称	金刚乙胺（Rimantadine）
抗菌谱与适应证	用于预防 A 型流感病毒株引起的感染，可补充接种的预防作用
制剂与规格	盐酸金刚乙胺片：0.1g 盐酸金刚乙胺颗粒：2g：50 mg（以盐酸金刚乙胺计）
用法用量	口服：①成人及 10 岁以上儿童，一日 0.2 g，可 1 次或分 2 次给药；②老年人一日 0.1g，1 次或分 2 次给药
儿童剂量	口服：1～9 岁，一日 6.6mg/kg（总量不超过 150mg），分 2 次服用。10 岁以上儿童：用量同成人，一日 200mg，分 2 次。［江载芳主编．2010 版，《实用儿科呼吸病学》P257；中华医学会呼吸病学分会《流行性感冒临床诊断和治疗指南》2004 年修订稿；《中华结核和呼吸杂志》2005，28（1）：5～9］密切接触的预防应在 48 小时内开始服药，并持续 8～10 日。无密切接触时进行季节性预防：应在流行病原体鉴定为甲型流感病毒后即开始给药，并持续 8～10 日
注意事项	ADR：可见：①胃肠道反应：恶心、呕吐、腹痛、食欲缺乏、腹泻；②神经系统障碍：神经过敏、失眠、集中力差、头晕、头痛、老年人步态失调；③其他：无力、口干 CI：对金刚烷类过敏者及严重肝功能不全者禁用 DI：本品合用中枢神经兴奋药可增加不良反应。不宜与乙醇合用 PI：①癫痫或肾衰竭患者、老年人、妊娠、哺乳期妇女慎用。1 岁以下不推荐使用；②用药过量时可出现急躁不安、幻觉、心律不齐和死亡等，应根据症状进行支持治疗。静脉给予毒扁豆碱（成人每次静注 1～2mg，儿童每次静注 0.5mg），有利于缓解金刚乙胺过量所致的中枢神经毒性；③金刚烷类药物可改变患者的注意力和反应性
药典与处方集	USP
目录类别	【保（乙）】
备注	本药仅作为抗病毒疫苗的辅助用药，不能用作流感疫苗的替代品

六、其他抗病毒药

■ 药品名称	膦甲酸钠（Foscarnet sodium）
抗菌谱与适应证	用于艾滋病患者巨细胞病毒性视网膜炎、免疫功能损害患者耐阿昔洛韦单纯疱疹病毒性皮肤黏膜感染
制剂与规格	（1）膦甲酸钠注射液：①100ml：2.4g；②250ml：3g；③250ml：6.0g；④500ml：6.0g （2）膦甲酸钠0.9%氯化钠注射液：100ml：2.4g；250ml：3.0g （3）膦甲酸钠乳膏：①5g：0.15g；②10g：0.3g
用法用量	（1）静脉滴注：中央静脉插管滴注，注射液（24mg/ml）可不需稀释，直接使用 （2）周围静脉滴注：须用5%葡萄糖或0.9%氯化钠注射液稀释至12mg/ml。AIDS患者巨细胞病毒性视网膜炎，推荐初始剂量为60mg/kg，每8小时1次，滴注时间>1小时，连用2~3周。维持治疗：为一日90~120mg/kg，滴注时间>2小时。免疫功能损害患者耐阿昔洛韦单纯疱疹病毒性皮肤黏膜感染，每次40mg/kg，每8或12小时1次，滴注时间>1小时，连用2~3周或直至治愈 （3）外用（乳膏）：适量涂于患处，一日3~4次，5日为1疗程
儿童剂量	儿童有应用指征时需仔细权衡利弊
注意事项	ADR：可见：①肾功能损害。停药1~10周内血清肌酐值能恢复至治疗前水平或正常；②电解质紊乱；③神经系统感觉异常、头痛、眩晕、非自主性肌肉收缩、震颤、共济失调、神经病和精神失调，如厌食、焦虑、神经质、精神紊乱、抑郁、精神病、激动、进攻性反应；④其他：胃肠反应；惊厥；贫血或血红蛋白减少；局部刺激，se注射部位静脉炎；生殖泌尿系刺激症状或溃疡；代谢及营养失调：低钠血症和下肢水肿，乳酸脱氢酶、碱性磷酸酶或淀粉酶升高；⑤尚有全身疲乏、不适、寒战、发热、脓毒症。ALT和AST异常。白细胞减少、粒细胞减少、血小板减少、皮疹、肌肉无力等 CI：对本品过敏者禁用 DI：不能与其他肾毒性药物，如氨基糖苷类、两性霉素B、万古霉素、环孢菌素等同时使用。不能与喷他脒联合静脉滴注，以免发生低钙血症 PI：①儿童及孕妇需权衡利弊。哺乳期应用时应停止哺乳；②用药期间密切监测肾功能，根据肾功能情况调整剂量；③不能采用快速或一次大剂量式静脉推注方式给药。静脉滴注速度<每分钟1mg/kg；不与其他药物混合滴注，仅能使用5%葡萄糖或生理盐水注射液稀释；④注射剂避免与皮肤、眼接触，若不慎接触，立即用清水洗净；⑤破损皮肤涂敷乳膏或涂敷面积较大时，应适当减少剂量。乳膏剂用药后如局部刺激症状严重，应立即停药
药典与处方集	Ph. Eur.；CNF

续　表

目录类别	【保（乙）】
备注	（1）本品能螯合二价金属离子（Ca^{2+}、Mg^{2+}、Fe^{2+}、Zn^{2+}），引起电解质紊乱，如低钙血症、低镁血症、低钾血症、低磷血症或高磷血症 （2）为减低其肾毒性，使用以前及使用期间患者应水化；静脉输液（5% 葡萄糖或生理盐水注射液），一日 2.5L，并可适当使用噻嗪类利尿药 （3）乳膏剂严格限用于免疫功能损害患者耐阿昔洛韦的单纯疱疹病毒性皮肤、黏膜感染

■ 药品名称	酞丁安（Ftibamzone）
抗菌谱与适应证	外用于治疗单纯疱疹、带状疱疹、尖锐湿疣、浅表真菌感染（如体癣、股癣、手足癣等）；滴眼液治疗各种沙眼、单纯疱疹病毒Ⅰ型与Ⅱ型及水痘-带状疱疹病毒引起的角膜炎
制剂与规格	（1）酞丁安软膏：①10g：0.1g；②10g：0.3g （2）酞丁安搽剂：5ml：25mg（0.5%（W/V） （3）酞丁安滴眼液：8ml：8mg
用法用量	（1）软膏剂、搽剂：外涂于患处，一日 2~3 次 （2）滴眼液：滴入眼睑内，一次 1 滴，一日 2~4 次
儿童剂量	儿童患者使用本品的安全性和有效性尚未确定，一般不用于婴幼儿
注意事项	ADR：少数有局部瘙痒刺激反应，如皮肤红斑、丘疹及刺痒感 CI：对本品任何成分过敏者和孕妇禁用 PI：软膏剂、搽剂使用时注意勿入口内和眼内。涂布部位如有灼烧感、瘙痒、红肿等，应停止用药，洗净。必要时向医师咨询
药典与处方集	CNF
目录类别	
备注	儿童用药尚缺乏资料，一般不用于婴幼儿。育龄妇女慎用。缺乏资料，哺乳期妇女不宜使用

第四章　抗感染药物临床处方须知

第一节　抗感染药物处方的管理规定

抗感染药物处方的管理规定应依照卫生部 2012 年 4 月 24 日颁布的第 84 号令即《抗菌药物临床应用管理办法》规定执行。

该办法指出，抗菌药物临床应用实行分级管理。根据安全性、疗效、细菌耐药性、价格等因素，将抗菌药物分为三级：非限制使用级、限制使用级与特殊使用级。具体划分标准如下：

1. 非限制使用级抗菌药物是指经长期临床应用证明安全、有效，对细菌耐药性影响较小，价格相对较低的抗菌药物。

2. 限制使用级抗菌药物是指经长期临床应用证明安全、有效，对细菌耐药性影响较大，或者价格相对较高的抗菌药物。

3. 特殊使用级抗菌药物是指具有以下情形之一的抗菌药物

（1）具有明显或者严重不良反应，不宜随意使用的抗菌药物。

（2）需要严格控制使用，避免细菌过快产生耐药的抗菌药物。

（3）疗效、安全性方面的临床资料较少的抗菌药物。

（4）价格昂贵的抗菌药物。

抗菌药物分级管理目录由各省级卫生行政部门制订，报卫生部备案。

在该办法第三章《抗菌药物临床应用管理》中指出：

医疗机构应当严格执行《处方管理办法》、《医疗机构药事管理规定》、《抗菌药物临床应用指导原则》、《国家处方集》等相关规定及技术规范，加强对抗菌药物遴选、采购、处方、调剂、临床应用和药物评价的管理。

医疗机构应当按照省级卫生行政部门制定的抗菌药物分级管理目录，制定本机构抗菌药物供应目录，并向核发其《医疗机构执业许可证》的卫生行政部门备案。医疗机构抗菌药物供应目录包括采购抗菌药物的品种、品规。未经备案的抗菌药物品种、品规，医疗机构不得采购。

医疗机构应当严格控制本机构抗菌药物供应目录的品种数量。同一通用名称抗菌药物品种、注射剂型和口服剂型各不得超过 2 种。具有相似或者相同药理学特征的抗菌药物不得重复列入供应目录。

医疗机构确因临床工作需要，抗菌药物品种和品规数量超过规定的，应当向核发其《医疗机构执业许可证》的卫生行政部门详细说明原因和理由；说明不充分或者理由不成立的，卫生行政部门不得接受其抗菌药物品种和品规数量的备案。

医疗机构应当定期调整抗菌药物供应目录品种结构，并于每次调整后 15 个工

抗感染药物临床处方须知

作日内向核发其《医疗机构执业许可证》的卫生行政部门备案。调整周期原则上为2年，最短不得少于1年。

医疗机构应当按照国家药品监督管理部门批准并公布的药品通用名称购进抗菌药物，优先选用《国家基本药物目录》、《国家处方集》和《国家基本医疗保险、工伤保险和生育保险药品目录》收录的抗菌药物品种。

基层医疗卫生机构只能选用基本药物（包括各省区市增补品种）中的抗菌药物品种。

医疗机构抗菌药物应当由药学部门统一采购供应，其他科室或者部门不得从事抗菌药物的采购、调剂活动。临床上不得使用非药学部门采购供应的抗菌药物。

因特殊治疗需要，医疗机构需使用本机构抗菌药物供应目录以外抗菌药物的，可以启动临时采购程序。临时采购应当由临床科室提出申请，说明申请购入抗菌药物名称、剂型、规格、数量、使用对象和使用理由，经本机构抗菌药物管理工作组审核同意后，由药学部门临时一次性购入使用。

医疗机构应当严格控制临时采购抗菌药物品种和数量，同一通用名抗菌药物品种启动临时采购程序原则上每年不得超过5例次。如果超过5例次，应当讨论是否列入本机构抗菌药物供应目录。调整后的抗菌药物供应目录总品种数不得增加。

医疗机构应当每半年将抗菌药物临时采购情况向核发其《医疗机构执业许可证》的卫生行政部门备案。

医疗机构应当建立抗菌药物遴选和定期评估制度。

医疗机构遴选和新引进抗菌药物品种，应当由临床科室提交申请报告，经药学部门提出意见后，由抗菌药物管理工作组审议。

抗菌药物管理工作组2/3以上成员审议同意，并经药事管理与药物治疗学委员会2/3以上委员审核同意后方可列入采购供应目录。

抗菌药物品种或者品规存在安全隐患、疗效不确定、耐药率高、性价比差或者违规使用等情况的，临床科室、药学部门、抗菌药物管理工作组可以提出清退或者更换意见。清退意见经抗菌药物管理工作组1/2以上成员同意后执行，并报药事管理与药物治疗学委员会备案；更换意见经药事管理与药物治疗学委员会讨论通过后执行。

清退或者更换的抗菌药物品种或者品规原则上12个月内不得重新进入本机构抗菌药物供应目录。

具有高级专业技术职务任职资格的医师，可授予特殊使用级抗菌药物处方权；具有中级以上专业技术职务任职资格的医师，可授予限制使用级抗菌药物处方权；具有初级专业技术职务任职资格的医师，在乡、民族乡、镇、村的医疗机构独立从事一般执业活动的执业助理医师以及乡村医生，可授予非限制使用级抗菌药物处方权。药师经培训并考核合格后，方可获得抗菌药物调剂资格。

二级以上医院应当定期对医师和药师进行抗菌药物临床应用知识和规范化管理的培训。

医师经本机构培训并考核合格后，方可获得相应的处方权。

其他医疗机构依法享有处方权的医师、乡村医生和从事处方调剂工作的药师，由县级以上地方卫生行政部门组织相关培训、考核。经考核合格的，授予相应的抗菌药物处方权或者抗菌药物调剂资格。

抗菌药物临床应用知识和规范化管理培训和考核内容应当包括：

1. 《药品管理法》、《执业医师法》、《抗菌药物临床应用管理办法》、《处方管理办法》、《医疗机构药事管理规定》、《抗菌药物临床应用指导原则》、《国家基本药物处方集》、《国家处方集》和《医院处方点评管理规范（试行）》等相关法律、法规、规章和规范性文件。

2. 抗菌药物临床应用及管理制度。

3. 常用抗菌药物的药理学特点与注意事项。

4. 常见细菌的耐药趋势与控制方法。

5. 抗菌药物不良反应的防治。

医疗机构和医务人员应当严格掌握使用抗菌药物预防感染的指征。预防感染、治疗轻度或者局部感染应当首选非限制使用级抗菌药物；严重感染、免疫功能低下合并感染或者病原菌只对限制使用级抗菌药物敏感时，方可选用限制使用级抗菌药物。

严格控制特殊使用级抗菌药物使用。特殊使用级抗菌药物不得在门诊使用。

临床应用特殊使用级抗菌药物应当严格掌握用药指征，经抗菌药物管理工作组指定的专业技术人员会诊同意后，由具有相应处方权医师开具处方。

特殊使用级抗菌药物会诊人员由具有抗菌药物临床应用经验的感染性疾病科、呼吸科、重症医学科、微生物检验科、药学部门等具有高级专业技术职务任职资格的医师、药师或具有高级专业技术职务任职资格的抗菌药物专业临床药师担任。

因抢救生命垂危的患者等紧急情况，医师可以越级使用抗菌药物。越级使用抗菌药物应当详细记录用药指征，并应当于24小时内补办越级使用抗菌药物的必要手续。

医疗机构应当制订并严格控制门诊患者静脉输注使用抗菌药物比例。

村卫生室、诊所和社区卫生服务站使用抗菌药物开展静脉输注活动，应当经县级卫生行政部门核准。

医疗机构应当开展抗菌药物临床应用监测工作，分析本机构及临床各专业科室抗菌药物使用情况，评估抗菌药物使用适宜性；对抗菌药物使用趋势进行分析，对抗菌药物不合理使用情况应当及时采取有效干预措施。

医疗机构应当根据临床微生物标本检测结果合理选用抗菌药物。临床微生物标本检测结果未出具前，医疗机构可以根据当地和本机构细菌耐药监测情况经验选用抗菌药物，临床微生物标本检测结果出具后根据检测结果进行相应调整。

医疗机构应当开展细菌耐药监测工作，建立细菌耐药预警机制，并采取下列相应措施：

1. 主要目标细菌耐药率超过30%的抗菌药物，应当及时将预警信息通报本机构医务人员。

2. 主要目标细菌耐药率超过40%的抗菌药物，应当慎重经验用药。

3. 主要目标细菌耐药率超过50%的抗菌药物，应当参照药敏试验结果选用。

4. 主要目标细菌耐药率超过75%的抗菌药物，应当暂停针对此目标细菌的临床应用，根据追踪细菌耐药监测结果，再决定是否恢复临床应用。

医疗机构应当建立本机构抗菌药物临床应用情况排名、内部公示和报告制度。

医疗机构应当对临床科室和医务人员抗菌药物使用量、使用率和使用强度等情况进行排名并予以内部公示；对排名后位或者发现严重问题的医师进行批评教育，情况严重的予以通报。

医疗机构应当按照要求对临床科室和医务人员抗菌药物临床应用情况进行汇总，并向核发其《医疗机构执业许可证》的卫生行政部门报告。非限制使用级抗菌药物临床应用情况，每年报告一次；限制使用级和特殊使用级抗菌药物临床应用情况，每半年报告一次。

医疗机构应当充分利用信息化手段促进抗菌药物合理应用。

医疗机构应当对以下抗菌药物临床应用异常情况开展调查，并根据不同情况作出处理：

1. 使用量异常增长的抗菌药物。

2. 半年内使用量始终居于前列的抗菌药物。

3. 经常超适应证、超剂量使用的抗菌药物。

4. 企业违规销售的抗菌药物。

5. 频繁发生严重不良事件的抗菌药物。

医疗机构应当加强对抗菌药物生产、经营企业在本机构销售行为的管理，对存在不正当销售行为的企业，应当及时采取暂停进药、清退等措施。

第二节　抗感染药物不良反应报告与监测

本文系依据《药品不良反应报告和监测管理办法》（中华人民共和国卫生部部务会议审议通过，于2011年5月4日以中华人民共和国卫生部令第81号发布）有关内容编写。

一、药品不良反应的基本概念

1. 药品不良反应（adverse drug reaction，ADR）　是指合格药品在正常用法用量下出现的与用药目的无关的有害反应。

药品不良反应主要包括副作用、毒性反应、后遗效应、变态反应、继发反应、特异质反应、药物依赖性、致癌、致突变、致畸作用等。

2. 药品不良事件（adverse drug event，ADE）　是指药物治疗期间所发生的任何不利的医疗事件，该事件并非一定与该药有因果关系。

在相关性未弄清之前，它只能作为一个不良事件，待进一步研讨后，再肯定或否定该事件为药物不良反应。

3. 新的药品不良反应　是指药品说明书中未载明的不良反应。说明书中已描述，但不良反应发生的性质、程度、后果或者频率与说明书描述不一致或者更严重的，按照新的药品不良反应处理。

4. **严重药品不良反应**　是指因使用药品引起以下损害情形之一的反应：①导致死亡；②危及生命；③致癌、致畸；④导致显著的或者永久的人体伤残或者器官功能损伤；⑤导致住院或者住院时间延长；⑥导致其他重要医学事件，如不进行治疗可能出现上述所列情况的。

5. **药品不良反应发生率**　根据国际医学科学组织委员会（CIOMS）推荐，不良反应按其发生率分为十分常见、常见、少见、偶见、罕见、十分罕见 6 级。它们的发生率分别如下：十分常见≥10%，常见为2% ~ <10%，少见为1% ~ <2%，偶见为0.1% ~ <1%，罕见为0.01% ~ <0.1%，十分罕见<0.01%。

6. **药品群体不良事件**　是指同一药品在使用过程中，在相对集中的时间、区域内，对一定数量人群的身体健康或者生命安全造成损害或者威胁，需要予以紧急处置的事件。同一药品：指同一生产企业生产的同一药品名称、同一剂型、同一规格应添加"同一批号"的药品。

7. **药品重点监测**　是指为进一步了解药品的临床使用和不良反应发生情况，研究不良反应的发生特征、严重程度、发生率等，开展的药品安全性监测活动。

8. **可疑不良反应**　是指怀疑而未确定的不良反应。

9. **信号**：是一种来源于报告的药品和不良事件可能存在因果关系的信息，这种关系是未知的或者以前文献中未提及的。通常形成信号需要 1 个以上的报告，并要依赖于事件的严重程度和信息的质量。

10. **药源性疾病**（drug induced diseases，DID）　是指在预防、诊断、治疗或调节生理功能过程中，与用药有关的人体功能异常或组织损伤所引起的临床症状。与 ADR 不同的是，引起药源性疾病并不限于正常用法和用量，还包括过量、误用药物所造成的损害。

11. **药品不良反应报告和监测**　指药品不良反应的发现、报告、评价和控制的过程。其目的主要是为了尽早发现各种类型的不良反应，研究药物与不良反应的因果关系和诱发因素，使药品监督管理部门及时了解有关不良反应的情况，并采取必要的预防措施，以保障人民用药安全，维护人民身体健康。

二、药品不良反应的分型

1. **常用的分型方法**　根据药品不良反应与药理作用的关系，药品不良反应一般分为 A、B、C 三型：

A 型不良反应：是药品的药理作用增强所致，其特点是可以预测，通常与剂量相关，停药或减量后症状减轻或消失，一般发生率高、死亡率低。副作用、毒性反应、继发反应、后遗效应、首剂效应和撤药反应等均属 A 型不良反应。

B 型不良反应：是指与药品本身药理作用无关的异常反应，其特点是与使用剂量无关，一般难以预测，发生率低，死亡率高，而且时间关系明确。过敏反应、特异质反应属于此类。

C 型不良反应：一般在长期用药后出现，其潜伏期较长，药品和不良反应之间没有明确的时间关系，其特点是背景发生率高，用药史复杂，难以用试验重复，其发生机制不清，有待于进一步研究和探讨。

2. 新的分型方法 药品不良反应新的分类方法，是根据不同反应的英文名称第一个字母进行了排序，有 A、B、C、D、E、F、G、H、U 九类。

A 类反应（augmented）：即扩大的反应，是药物对人体呈剂量相关的反应，它可根据药物或赋形剂的药理学和作用模式来预知。这些反应仅在人体接受该制剂时发生，停药或剂量减少时则可部分或完全改善。A 类反应是不良反应中最常见的类型，常与药动学和药效学因素有关。

B 类反应（bugs）：即药物导致某些微生物生长引起的不良反应。该类反应在药理学上是可预测的，但与 A 类反应不同，因为其直接的和主要的药理作用是针对微生物体而不是人体。如含糖药物引起的龋齿、抗生素引起的肠道内耐药菌群的过度生长，广谱抗生素引起的鹅口疮、过度使用某种可产生耐药菌的药物而使之再次使用时无效。应注意，药物致免疫抑制而产生的感染不属于 B 类反应。

C 类反应（chemical）：即化学的反应，许多不良反应取决于药物或赋形剂的化学性质而不是药理学性质。它们以化学刺激为基本形式，这就使得在使用某制剂时，大多数患者会出现相似的反应。C 类反应的严重程度主要与起因药物的浓度而不是剂量有关，此类典型的不良反应包括外渗物反应、静脉炎、药物或赋形剂刺激而致的注射部位疼痛、酸碱灼烧、接触性（"刺激物"）皮炎，以及局部刺激引起的胃肠黏膜损伤。这些反应不是药理学可预测的，但了解起因药物的生理化学特性还是可以预测的。

D 类反应（delivery）：即是给药反应，许多不良反应是因药物特定的给药方式而引起的。这些反应不依赖于制剂成分的化学或药理性质，而是因剂型的物理性质和（或）给药方式而发生。这些反应不是单一的，给药方式不同，不良反应的特性也必将不同，其共同的特点是，如果改变给药方式，不良反应即可停止发生。如植入药物周围的炎症或纤维化，注射液中微粒引起的血栓形成的血管栓塞，片剂停留在咽喉部或食管引起的局部炎症、糜烂等，用干粉吸入剂后的咳嗽等，与注射相关的感染属 D 类，不是 B 类。这些感染的发生与给药方式等有关，与所用药物无关，B 类反应则为药物与微生物之间的直接相互作用。

E 类反应（exit）：即撤药反应，通常所说的撤药反应是生理依赖的表现。它们只发生在停止给药或剂量突然减少后。与其他继续用药会加重反应的所有不良反应不同，该药再次使用时，可使症状得到改善。反应的可能性更多与给药时程而不是剂量有关。此外，虽然这些反应一定程度上是药理学可预知的，但撤药反应的发生也不是普遍的，许多患者虽然持续大剂量使用也不一定会发生此类反应。常见的可引起撤药反应的药物有阿片类、苯二氮䓬类、三环类抗抑郁药、β 受体拮抗剂、可乐定和尼古丁等。

F 类反应（familial）：即家庭性反应，某些不良反应仅发生在某些由遗传因子决定的代谢障碍的敏感个体中。一些较常见的家庭性障碍有苯丙酮酸尿、葡萄糖-6-磷酸脱氢酶、C1 酯酶抑制剂缺陷，卟啉病和镰状细胞性贫血。此类反应不可混淆于人体对某种药物代谢能力的正常差异而发生的反应。例如，西方人群 10% 以上缺乏细胞色素 P4502D6，与其他人群相比，他们更容易发生受 2D6 代谢的药物的已知的 A 类反应，因为他们对这些药物的消除能力较低。有上述代谢障碍的人群易发生的不良反应，在无此障碍的其他人群中，不管剂量多大也不会发生。例如，有 G-6-PD 缺陷的患者，使用奎宁时可能会出现溶血，而其他个体即使奎宁用量很大也不会发生。

G 类反应（genetotoxcity）：即基因毒性反应，许多药物能引起人类的基因损伤。值得注意的是，有些是潜在的致癌物或遗传毒物，有些（并非全部）致畸物在胎儿期即使遗传物质受损。

H 类反应（hypersensitivity）：即高敏反应，可能是继 A 类反应后最常见的不良反应，类别很多，均涉及免疫应答的活化。它们不是药理学上可预测的，也不是剂量相关的。因此，减少剂量通常不会改善症状，必须停药。如过敏反应、过敏性皮疹、重症多形性红斑型药疹、光敏性皮炎、急性血管性水肿。

U 类反应（unclassified）：即未分类反应，为机制不明的反应，如药源性味觉障碍、辛伐他汀的肌肉不良反应及气体全麻药物的恶心、呕吐。

可见，按照常见的分类法，抗感染药物的不良反应有时候难以归类，但根据新的分类法，抗感染药物的不良反应分类则相对容易，主要与 B 类反应（即药物导致某些微生物生长引起的不良反应）和 H 类反应（即高敏反应）有关，当然也可能与 A 类反应（即扩大的反应）和 C 类反应（即化学的反应）有关。

三、报告与监测

1. **自愿报告系统**（spontaneous reporting system　SRS）　自愿报告是医务人员将在临床实践过程中发现的可疑 ADR 报告给药品生产、经营企业、ADR 监测专业机构、药品监督管理部门。目前，WHO 国际药物监测合作中心的成员国大多采用这种方法。

自愿报告系统监测的范围广泛，包括上市后的所有药品（包括抗菌药物），且没有时间的限制；参与人员多，不受时间、空间的限制，是 ADR 的主要信息源；可以及早发现潜在的 ADR 信号，从而形成假说，使 ADR 得到早期警告。同时，目前公认该系统是药品上市后 ADR 监测的最简单、最常用的方式；是罕见 ADR 唯一的发现方式，也是最经济的方式；可见，自愿报告系统在 ADR 监测中起着极其重要的作用。

2. **处方事件监测**（prescription-event monitoring PEM）　处方事件监测是在选定一种研究药品（如某种抗菌药物）后，通过处方计价识别出开过此药的处方，由药物安全研究小组（DSRU）把这些处方资料贮存起来，如果在 ADR 报告方面发现某种药品问题值得深入调查时，就向开过该药处方的医师发出调查表（绿卡），询问暴露于该药后患者的结果。

3. **医院集中监测系统**　医院集中监测是指在一定的时间、一定范围内对某一医院或某一地区所发生的 ADR 及药品利用情况进行详细记录，来探讨 ADR 的发生规律。这种监测既可以针对患有某种疾病的患者，也可以针对某种抗菌药物来进行。

4. **药物流行病学研究**　自愿报告系统建立以后，虽然能够及时、广泛收集到较大量 ADR 信息，但是绝大多数病例的因果关系难以确定，同时由于缺乏同一时期用药人数的确切资料，因而难以计算相应 ADR 的发生率。因此，有的国家利用流行病学的原理和方法，对一些可疑的 ADR 进行深入的调查研究，从而明确了药品（特别是抗菌药物）与不良反应之间的因果关系，并可计算发生率，为政府管理部门的决策提供科学依据。

5. ADR 计算机监测　计算机监测通常指用计算机收集、贮存、处理与可疑 ADR 有关的患者的临床信息、实验室检查、用药情况，或提出一些警告性的信号，再由专业人员对计算机筛选的 ADE 进行分析、评价，最后确定是否为 ADR。计算机自动监测可以提高 ADR/ADE 报告率。

四、评价与控制

对抗菌药物 ADR 报告的分析评价是 ADR 监测工作中的重要一环，这项工作是一项专业性很强的技术工作，因此要求从事这项工作的专业人员必须认真严谨。通过对 ADR 情况进行科学的、客观的、实事求是的评价，提供监测信息，以确保抗菌药物的使用安全。工作实践已经证实可疑药品与所引发的不良反应的评价是一个相当复杂的问题，它需要评价人员既有较充实的药学知识，同时又具有较丰富的临床经验，目前所采取的具体评价程序是三级评价的方法。

一级评价：即报告人和（或）报告单位的评价意见。其中医疗单位为临床医师、药师、护师等填报人提出的自己的评价意见；报告单位是指医疗单位 ADR 小组、生产、经营企业的评价意见；需注意的是报告单位要有统一的负责人或联络员签名，以利工作联系和信息反馈。

二级评价：省级 ADR 监测中心的评价意见。

三级评价：国家 ADR 监测中心的评价意见。

严格地讲，每一级的评价意见仅仅是对报告表进行阶段性的关联性评价，对于药品安全性的因果评价应依赖于药物流行病学研究、大样本数据资料的分析，但个例评价是所有工作的基础，是非常重要的工作环节。

1. 省级 ADR 监测中心　省 ADR 监测中心评价工作包括三个环节，即对病例报告逐一进行评价、评价工作质量保障措施、评价意见信息向报告单位的反馈。

（1）对病例报告逐一进行评价　报表评价人员在对一个报告单位的病例报告进行评价工作之前，首先应对报表数量进行核对，确认无误后再开始评价工作。

首先对报表进行整体全面检查，检查一般项目填写是否齐全，是否客观准确，有无缺漏项，是否基本符合填表要求。有家族或既往 ADR 史者是否注明了何种抗菌药物出现过 ADR 及具体表现。检查报表上报时限是否符合相关法规要求（按照《办法》的相关规定执行）。

药品不良反应/事件表现及处理：检查该部分记录是否准确、完整。主要包括 ADR 的表现、体征、处理措施、有关临床检验结果、ADR 持续时间、ADR 结果及对原患疾病的影响等；要求全面客观的反映临床用药情况，相关实验室数据要完整，要有动态变化记录。检查 ADR 名称填写是否准确，要求使用规范的医学术语或 WHO 推荐的不良反应术语。对 ADR 名称填写不准确的应给予具体指导。

用药情况：检查各项填写是否完整、准确，特别应注意引起 ADR 可疑药品和并用药品填写是否正确，从原患疾病提示，检查填表人是否考虑到长期慢性病患者的合并用药因素，并结合既往 ADR 史和家族史进行分析。如发现报告人对怀疑药品和并用药品判断不准确时，应在报表中纠正并在反馈信中告知报告人，并注意详细注明判断依据。

ADR 分析：该项填写主要是体现报告人对该例不良反应/事件背景资料掌握程度及本人对事件的分析意见。评价人依据 ADR 临床资料和参考文献资料，对ADR 分析五条选择进行核查，特别应注意对原患疾病病情进展及其他治疗等影响因素的分析。

不良反应/事件分析：药品与不良反应之间的关联性评价是很复杂的，国际上有很多分析方法，我国使用的分析方法主要遵循以下五条原则：

1）用药与不良反应/事件的出现有无合理的时间关系？

2）反应是否符合该药已知的不良反应类型？

3）停药或减量后，反应是否消失或减轻？

4）再次使用可疑药品是否再次出现同样反应/事件？

5）反应/事件是否可用并用药的作用、患者病情的进展、其他治疗的影响来解释？

关联性评价：是在参考文献和分析报表相关资料的前提下，依据上述内容做出的综合性评价。ADR 的表现叙述过于简单、怀疑引起 ADR 药品及其他信息资料欠缺者，都将直接影响关联性评价的结果。依据"不良反应/事件分析"的五条标准将关联性评价分为肯定、很可能、可能、可能无关、待评价、无法评价 6 级，具体掌握要点如下：

1）肯定：用药及反应发生时间顺序合理；停药以后反应停止，或迅速减轻或好转（根据机体免疫状态某些 ADR 反应可出现在停药数天以后）；再次使用，反应再现，并可能明显加重（即激发试验阳性）；同时有文献资料佐证；并已排除原患疾病等其他混杂因素影响。

2）很可能：无重复用药史，余同"肯定"，或虽然有合并用药，但基本可排除合并用药导致反应发生的可能性。

3）可能：用药与反应发生时间关系密切，同时有文献资料佐证；但引发ADR 的药品不止一种，或原患疾病病情进展因素不能除外。

4）可能无关：ADR 与用药时间相关性不密切，反应表现与已知该药 ADR 不相吻合，原患疾病发展同样可能有类似的临床表现。

5）待评价：报表内容填写不齐全，等待补充后再评价，或因果关系难以定论，缺乏文献资料佐证。

6）无法评价：报表缺项太多，因果关系难以定论，资料又无法补充。

	1	2	3	4	5
肯定	+	+	+	+	-
很可能	+	+	+	?	
可能	+	±	±?	?	±?
可能无关			±?	?	±?
待评价	需要补充材料才能评价				
无法评价	评价的必须资料无法获得				

注：+：表示肯定；-：表示否定；±：表示难以肯定或否定；?：表示不明

对每个病例报告进行 ADR 严重程度分级，按轻、中、重度三级分类。

轻度：指轻微的反应，症状不发展，一般无需治疗。

中度：指 ADR 症状明显，重要器官或系统有中度损害。

重度：指重要器官或系统功能有严重损害，缩短或危及生命。

（2）评价工作质量保障措施

1）药品不良反应/事件报表评价，其中严重 ADR 的评价实际上是对药源性疾病进行诊断和鉴别诊断的过程，因此，应尽可能要求报告单位提供详细资料，尤其是死亡病例。

2）ADR 评价工作要求评价人有充实的临床医学与药学基础知识和丰富的临床经验，为避免报表评价中的主观因素干扰，可实施定期/不定期定量交叉复评，以弥补由于评价人员专业知识背景不同所导致的评价偏差，力争保证 ADR 评价结果客观、准确。

3）对疑难病例和死亡病例应定期组织集体讨论和提交专家委员会再次评价。

（3）评价意见信息的反馈　评价意见信息的反馈实际上是对报告单位一对一的技术业务指导，省 ADR 监测中心应按要求做好反馈工作。

在完成个例报表评价的基础上，及时向报告单位反馈报表评价意见，其内容包括收到病例报告数量确认，表格项目填写总体情况，关联性评价结果以及个别报表存在的问题或需要说明的问题。

反馈信须经中心业务负责人审核后签发，如对反馈信中某病例评价结果有疑问，要对此病例报告进行重新查阅评价，必要时组织集体讨论，以保证反馈信的质量。

反馈信一式二份（给报告单位、中心存档各一份）。

（4）总体工作进程要求　每季度的病例报告一般应在下一季度前二个月完成评价反馈工作，未完成时要向主管领导说明情况和原因。

2. 国家 ADR 监测中心

（1）进一步复核 ADR 报告内容，检查是否存在填写不详或填写不正确等情况，对 ADR 报告逐一进行关联性评价。

（2）符合新的、严重的 ADR 报告按紧急病例报告程序处理。

（3）对所有 ADR 报告进行规范分级（规范分级标准参见《药品不良反应报告和监测管理办法》附录六）。

（4）向各省、自治区、直辖市 ADR 监测中心反馈 ADR 报告规范分级情况。

第三节　特殊人群的抗菌药物使用

一、儿童的抗菌药物使用

1. 儿童的生理特点　儿童是生长发育中的机体，儿童的许多脏器（如心、肝、肾）及神经系统的功能发育尚不完善，免疫机制亦不健全，因而对药物也具有特殊的反应。儿童按年龄分期可分为新生儿期、婴儿期、幼儿期、学龄前期、学龄期、青春期，不同时期的发育特点不同，年龄越小，与成人的差别越大。

儿童由于生理方面的特点，使得药物在其体内的药动学过程与成人有一定的差异。

（1）吸收

口服给药：新生儿及婴幼儿胃酸水平较成人低，胃蠕动能力差，故胃肠吸收功能与成人相比存在差异，较大儿童胃肠道对药物的吸收与成人接近。

静脉注射：药物吸收速度快，药效可靠，是危重患儿可靠的给药途径。

肌内注射：由于局部血流量及肌肉容量少，肌内注射后药物吸收不佳，且药物刺激致瘢痕形成可影响小儿肢体运动，故避免使用。

皮下注射：因小儿皮下脂肪少，注射容量有限，且易发生感染，故皮下注射亦不适宜。

（2）分布：儿童的体液量、细胞外液、间质液均相对高于成人。因此，对于儿童来说，水溶性药物的分布容积增大，从而降低药物峰浓度而减低药物的最大效应，同时减慢药物消除，延长药物作用维持的时间。所以，若欲达到与成人相似的血浆药物浓度，儿童需要较大的初始药物剂量，而且首剂量之后给药间隔需延长。

婴儿、特别是新生儿脂肪与体重的比例低于成人。脂肪含量低导致脂溶性药物不能充分与之结合，血浆中游离药物浓度升高，易出现中毒。同时，新生儿、婴幼儿的大脑占身体比例较成人大，而脑组织富含脂质，血脑屏障发育又不完全，通透性较成人大，使得脂溶性药物易分布入脑，所以新生儿、婴幼儿容易出现中枢神经系统反应。

新生儿、婴幼儿血浆蛋白含量低，且与药物的亲和力低，结合能力弱，因此，血浆中游离药物浓度高，药物易进入组织细胞，药效增强并可能引起不良反应。

（3）代谢：新生儿、婴幼儿肝脏酶系统发育尚不成熟，各种酶活性低，影响药物代谢灭活，药物消除半衰期延长，易致药物在体内蓄积中毒，且个体差异较大。例如，新生儿使用氯霉素，引起的"灰婴综合征"，其原因在于早产儿和新生儿肝脏内葡萄糖醛酸基转移酶缺乏，使氯霉素在肝脏内代谢障碍，而早产儿和及新生儿的肾脏排泄功能也不完善，造成氯霉素在体内的蓄积。磺胺类药物可使葡萄糖醛酸转移酶缺乏的新生儿出现溶血。

（4）排泄：肾脏是药物排泄的主要器官。儿童年龄越小，肾功能越不完善，经肾排泄的抗菌药物清除减缓。如氯霉素在新生儿半衰期为 250 小时，而成人仅为 4 小时。故不同年龄的儿童需调整药物剂量及给药间隔。

2. 儿童抗菌药物使用的注意事项　儿童易患感染性疾病，且多为急性感染，病情变化快，故抗感染药物较常应用。通常宜选用安全有效的杀菌剂，如青霉素类、头孢菌素类，避免使用毒性明显或可能发生严重不良反应的抗菌药物，并根据年龄、体重调整给药方案。

滥用抗菌药物，可因各种不良反应给患儿造成不良后果。因此，儿童用抗菌药物必须慎重考虑适应证和不良反应。开始时根据患儿临床症状、体征及有关的实验室检查结果进行经验用药，待细菌培养和药敏试验结果出来后，有针对性地选用敏感药物。通常以应用一种抗菌药为宜，但如感染严重亦可联合用药。如临床已肯定诊断为病毒性感染（如麻疹、风疹，流感等），可选用抗病毒药物或某些中草药制剂，而不用抗菌药物。认为应用抗菌药物可以预防继发细菌感染的看法并无根据。

3. 儿童禁用或慎用的抗菌药物　由于儿童在成长发育的各阶段，有许多解剖和生理的特点，因而对药物的耐受性和反应性不仅与成人不尽相同，因此，成人能用的药物对于儿童可能是禁用或慎用。故临床医师给儿童用药时，必须依据药品说明书，决定该药品可用、慎用或禁用。

儿童禁用或慎用的抗菌药物

类别	药　名
禁用	氟喹诺酮类（出生~18岁）、四环素类（8岁以下）、磺胺类（新生儿）、硝基呋喃类（新生儿）、杆菌肽（新生儿）
慎用	氯霉素、氨基糖苷类、万古霉素、去甲万古霉素

（1）儿童禁用抗菌药物：

氟喹诺酮类：该类药物可抑制骨骼发育，所以 18 岁以下儿童禁用。

四环素类：此类药物可导致牙齿黄染及牙釉质发育不良，所以 8 岁以下儿童禁用。

磺胺类、呋喃类：该类药物可导致脑性核黄疸及溶血性贫血，故新生儿禁用。

（2）儿童慎用抗菌药物：有些抗菌药物虽不严格禁用，但使用中应特别注意，如有代替品最好不用。

氯霉素：该药除对骨髓有抑制作用外，新生儿使用后，由于缺乏葡萄糖醛酸转移酶而无法结合成无活性的衍生物，致使血中游离氯霉素增多，引起中毒，致新生儿"灰婴综合征"。

氨基苷类：该类药不仅对儿童、对成人同样有耳毒性，但对儿童的危害更大，因幼儿尚未掌握语言能力，可引起聋哑。另外，该类药尚可引起肾毒性和神经-肌肉阻滞不良反应。

万古霉素、去甲万古霉素：该类药主要经肾排泄，也有一定的肾、耳毒性，小儿患者仅在有明确指征时方可选用。治疗过程中应严密观察不良反应，并进行血药浓度监测，从而个体化给药。

二、老年人的抗菌药物使用

1. 老年人的生理特点　老年人的特点是生理和心理等方面均处于衰退状态。许多老年人同时患有多种疾病，需要长期使用多种药物治疗。为使老年患者合理用药，应充分了解老年人的生理改变，以及老年人药动学和药效学的特点，从而安全、有效的使用抗菌药物。

（1）老年人药动学特点

1）老年人胃酸分泌减少，一些酸性药物解离部分增多，吸收减少。老年人胃排空时间延迟，胃肠道血流量减少，有效吸收面积减少。

2）老年人体液减少，而体内脂肪随年龄增长而增加，非脂肪组织逐渐减少，故脂肪组织中药物浓度高。老年人血浆蛋白含量降低，直接影响药物与蛋白的结合，使游离药物浓度增加，作用增强，即老年人血药浓度偏高，易造成药物过量，易发生中毒反应。

3）老年人肝重量减轻，肝细胞和肝血流量下降，肝微粒体药酶合成减少，活性降低，从而导致药物代谢减慢，半衰期延长，在体内易积蓄，产生不良反应，故应适当减量。

4）老年人肾脏萎缩，血管硬化，血流量减少，肾小球随年龄增长而逐渐纤维化，肾脏功能仅为年轻人的 1/2，一般 35 岁以后每增加一岁其内生肌酐清除率约下降 1ml/min。当老年人使用经肾排泄的常规治疗量药物时，容易出现蓄积中毒。特别是使用四环素类、头孢菌素类、氨基苷类抗生素、磺胺类药物时，更应慎重，严格控制用药剂量。

（2）老年人的药效学特点：老年人的细胞免疫和体液免疫功能减弱，一般主张对无肝、肾功能障碍患者，抗菌药物的疗程可适当延长，以防感染复发，但需注意变态反应，因骨髓抑制、过敏性肝炎及间质性肾炎等发生率不比年轻人低。

2. 老年人抗菌药物使用的注意事项　老年患者宜选用毒性低并具杀菌作用的抗菌药物，常用青霉素类、头孢菌素类等 β 内酰胺类。有明确指征必须使用毒性较大的氨基糖苷类、万古霉素、去甲万古霉素等药物时，应严密观察，并进行血药浓度监测，制订个体化给药方案。

老年患者，尤其是高龄患者接受主要经肾排出的抗菌药物时，应按轻度肾功能减退情况减量给药，可用正常剂量的 2/3～1/2，如青霉素类、头孢菌素类和其他 β 内酰胺类。

老年人常合并多种疾病，需重视综合治疗，及时纠正水、电解质紊乱，密切关注心、肝、肾功能的变化。

大量长期应用广谱抗菌药物，容易出现肠道菌群失调或真菌感染等严重并发症。庆大霉素、卡那霉素等氨基糖苷类与利尿药合用，可加重耳、肾毒性反应。

老年人对药物产生的肾毒性比较敏感，使用四环素、万古霉素等应慎重，使用氨基糖苷类、头孢菌素类、多黏菌素，需减量或延长给药时间间隔。

三、妊娠期和哺乳期妇女的抗菌药物使用

1. 妊娠期妇女抗菌药物的使用 抗菌药物的使用需考虑药物对母体和胎儿两方面的影响。妇女的妊娠期分为四个时期，第 1 期为着床前期，从受精到着床约 12 日；第 2 期为器官形成期（妊娠早期），从 13 ~ 56 日；第 3 期占其余 70% 的妊娠期（妊娠中期），是生长发育期；第 4 期是分娩期（妊娠晚期），为 7 ~ 14 日。前 2、3 期最危险。

美国 FDA 把对妊娠有危险性的药物分成 5 个等级，即 A、B、C、D、X 级，D 类药应避免使用，X 类药禁用，可供药物选择时参考。

青霉素类、头孢菌素类等 β 内酰胺类、红霉素、阿奇霉素、克林霉素、磷霉素、甲硝唑、呋喃妥因、特比萘芬、两性霉素 B 等，药物毒性较低，妊娠期有指征时可以选用。

氨基糖苷类、万古霉素、去甲万古霉素等对母体和胎儿均有毒性作用，应避免使用，确有使用指征时应监测血药浓度，个体化给药，保证用药的安全有效。

四环素类、喹诺酮类对胎儿有致畸或明显毒性作用，妊娠期应避免应用。

2. 哺乳期妇女抗菌药物的使用 药物由母体血浆通过血浆-乳汁屏障进入乳汁中，其中的含量很少超过母亲摄入量的 1% ~ 2%，故一般不会给哺乳婴儿带来危害，然而少数药物在乳汁中的排泄量较大，母亲服用应考虑对哺乳婴儿的危害，避免滥用。

只有在母体血浆中处于游离状态的药物才能进入乳汁，弱碱性药物（如红霉素）易于在乳汁中排泄，而弱酸性药物（如青霉素）较难排泄。但无论乳汁中药物浓度如何，均可能对乳儿有潜在的影响，故哺乳期患者应避免选用氨基糖苷类、喹诺酮类、四环素类、氯霉素、磺胺类等药物。

哺乳期患者应用任何抗菌药物时，均宜暂停哺乳。因人乳是持续地分泌并在体内不潴留，故重新开始哺乳的时间应该在停药 5 个半衰期后。

四、肝肾功能不全患者的抗菌药物使用

1. 肝功能不全患者抗菌药物的使用 肝脏是人体内最大的实质性腺体，是人体各种物质代谢和加工的中枢，还有生物转化和解毒功能。肝脏是许多药物代谢的主要场所，当肝功能不全时，药物代谢也会受到影响，药物生物转化减慢，血浆中游离型药物增多，从而影响药物的效应并增加毒性。所以肝功能减退时抗菌药物的选用及剂量调整需考虑药物的代谢类型及其对肝脏的毒性。肝功能不全患者抗菌药物的选择参考如下：

（1）可按常量应用的药物为主要经肾排泄或在肝内代谢比例低的品种：青霉素、头孢唑啉、头孢他啶、氨基糖苷类、万古霉素类和多黏菌素类、氧氟沙星、环丙沙星等氟喹诺酮类。

（2）对严重肝病者需减量使用的药物（对一般肝病者可按常量应用）：哌拉

西林、美洛西林、阿洛西林、羧苄西林、头孢噻吩、头孢噻肟、头孢曲松、头孢哌酮、红霉素、克林霉素、甲硝唑、氟罗沙星、氟胞嘧啶、伊曲康唑等。

（3）肝病者减量用药：林可霉素、培氟沙星。

（4）肝病者避免使用的药物：红霉素酯化物、四环素类、氯霉素、利福平类、两性霉素B、酮康唑、咪康唑、特比萘芬、磺胺类。

2. 肾功能不全患者抗菌药物的使用　肾脏是药物排泄的主要器官，也是药物代谢的器官之一，极易受到某些药物的作用而出现毒性反应，可表现为轻度的肾小球、肾小管损伤，肾衰竭，临床可见蛋白尿、管型尿、血肌酐及尿素氮升高，严重时可引起少尿、无尿或肾衰竭。肾功能受损时，药物吸收、分布、代谢、排泄以及机体对药物的敏感性均可能发生改变。肾功能不全患者抗菌药物的选择参考如下：

（1）可按正常剂量略减剂量使用的抗菌药物：阿莫西林、氨苄西林、美洛西林、哌拉西林、头孢噻肟、头孢哌酮、头孢曲松、红霉素、阿奇霉素、螺旋霉素、吉他霉素、氯霉素、磷霉素、多西环素、克林霉素、莫西沙星、甲硝唑、酮康唑、两性霉素B、伊曲康唑口服液。

（2）可按正常剂量减半使用的抗菌药物：青霉素、阿洛西林、羧苄西林、头孢噻吩、头孢氨苄、头孢唑啉、头孢拉定、头孢孟多、头孢呋辛、头孢西丁、头孢他啶、头孢唑肟、头孢吡肟、拉氧头孢、氨曲南、亚胺培南、氧氟沙星、磺胺甲噁唑、甲氧苄啶。

（3）避免应用，确有指征应用时在血药浓度监测下或按内生肌酐清除率计算减量使用的药物：庆大霉素、卡那霉素、妥布霉素、阿米卡星、奈替米星、链霉素、万古霉素、替考拉宁、伊曲康唑静脉注射剂。

（4）禁用的药物：四环素类（多西环素除外）、土霉素、呋喃妥因、萘啶酸、特比萘芬等。四环素、土霉素的应用可加重氮质血症，硝基呋喃类和萘啶酸可在体内明显积聚，产生对神经系统的毒性反应，故均不宜应用。可选用其他抗菌活性相仿、毒性低的药物替代。

肌酐清除率估算方法如下：

理想体重（男）$= 50 + 2.3 \times$［实际身高（cm）2.54 − 50］

理想体重（女）$= 45 + 2.3 \times$［实际身高（cm）2.54 − 50］

肌酐清除率 ml/min（男）$=$（140 − 年龄）$\times$ 理想体重（kg）［72 × 血清肌酐值（mg/dl）］

肌酐清除率 ml/min（女）$=$ 肌酐清除率 ml/min（男）$\times 0.85$

当体重超过理想体重的20%或BMI>30时：

肌酐清除率 ml/min（肥胖男性）$=$（137 − 年龄）$\times$［0.285 × 体重（kg）$+$ 12.1 × 身高^2（m）51 × 血清肌酐值（mg/dl）］

肌酐清除率 ml/min（肥胖女性）$=$（146 − 年龄）$\times$［0.287 × 体重（kg）$+$ 9.74 × 身高^2（m）60 × 血清肌酐值 mg/dl）］

第五章 附 录

附录 1 抗感染药物相互作用

抗感染药物（A 药）	其他药物（B 药）	作用	严重性分级
阿巴卡韦 Abacavir	齐多夫定、奈韦拉平、拉米夫啶	协同作用	Ⅱ（谨慎）
	乙醇	使 A 药消除减少，AUC 增加，生物利用度增加	Ⅱ（谨慎）
	利巴韦林	致死性乳酸性酸中毒，不能合用	Ⅰ（严重）
	美沙酮	升高 B 药作用水平，加强药物作用，不宜合用	Ⅰ（严重）
阿德福韦酯 Adefovir Dipivoxil	布洛芬	增加 A 药血药浓度，增加生物利用度	Ⅱ（谨慎）
	环孢素、他可莫司、氨基苷类、万古霉素、非甾类抗炎药	可能引起肾功能损害，不宜合用	Ⅰ（严重）

续 表

抗感染药物（A药）	其他药物（B药）	作用	严重性分级
阿洛西林 Azlocillin	氯霉素、红霉素、四环素类、磺胺药等抑菌剂	干扰A药的杀菌活性，不宜合用	I（严重）
	丙磺舒、阿司匹林、吲哚美辛、保泰松、磺胺类药等	减少A药自肾小管的排泄，A血药浓度增高，毒性可能增加	I（严重）
	铜、锌和汞等重金属、头孢噻吩、林可霉素、四环素、万古霉素、琥乙红霉素、两性霉素B、去甲肾上腺素、间羟胺、苯妥英钠、盐酸羟嗪、丙氯拉嗪、异丙嗪、B族维生素、维生素C等	配伍禁忌，不能合用	I（严重）
	华法林	加强B药的作用	II（谨慎）
	伤寒活疫苗	降低B药的免疫效应	II（谨慎）
	头孢噻吩、环丙沙星	减慢B药自体内清除，应减小剂量	II（谨慎）
	呋塞米、依他尼酸等强效利尿药及其他具有耳毒性的药物	增加耳毒性	II（谨慎）
阿米卡星 Amikacin	神经肌肉阻断药	加重神经肌肉阻滞作用	II（谨慎）
	头孢菌素类、右旋糖酐	加强肾毒性	II（谨慎）
	碳酸氢钠、氨茶碱等碱性药	抗菌效能增强，毒性也相应增强	II（谨慎）
阿莫西林 Amoxicillin	丙磺舒	减少A药的肾小管分泌，从而延长血清半衰期，使A药血药浓度升高45%~68%	II（谨慎）

续 表

抗感染药物（A 药）	其他药物（B 药）	作用	严重性分级
阿莫西林/克拉维酸 Amoxicillin and Clavulanate Potassium	阿司匹林、吲哚美辛、保泰松、磺胺药	减少 A 药在肾小管的排泄，使其血药浓度升高，血消除半衰期（$t_{1/2}$）延长，毒性也可能增加	Ⅱ（谨慎）
	别嘌醇	皮疹发生率显著增高，应避免合用	Ⅲ（注意）
	双硫仑等乙醛脱氢酶抑制药	避免合用	Ⅲ（注意）
	口服避孕药	刺激雌激素代谢，或减少 B 药肠肝循环而降低效果	Ⅲ（注意）
	氯霉素、红霉素、四环素类、磺胺药等	干扰 A 药的杀菌活性，不宜合用	Ⅱ（谨慎）
	华法林	加强 B 药的作用	Ⅱ（谨慎）
	甲氨蝶呤	降低 B 药的肾脏清除率，增加毒性	Ⅱ（谨慎）
	伤寒活疫苗	降低 B 药的免疫效果	Ⅱ（谨慎）
阿莫西林/舒巴坦 Amoxicillin and Sulbactam	丙磺舒、阿司匹林、吲哚美辛、磺胺药	抑制 A 药的排泄	Ⅱ（谨慎）
	氯霉素、红霉素、四环素、磺胺类	不宜合用	Ⅰ（严重）
	铜、锌和汞等重金属	配伍禁忌，不宜合用	Ⅲ（注意）
	含铝或镁的抗酸药	降低 A 药的血药浓度，避免合用	Ⅲ（注意）
	茶碱、地高辛、环孢素、三唑仑、卡马西平、特非那丁	可提高血药浓度，应及时检测	Ⅰ（严重）
	华法林	可导致凝血酶原时间延长，增加出血危险	Ⅱ（谨慎）
阿奇霉素 Azithromycin	阿司咪唑	可能引起心律失常	Ⅱ（谨慎）
	麦角胺或二氢麦角胺	可能引起急性麦角毒性，即严重的末梢血管痉挛和感觉迟钝	Ⅰ（严重）
	利福布汀	增加 B 药的毒性	Ⅲ（注意）

抗感染药物（A药）	其他药物（B药）	作用	严重性分级
阿司咪唑 Astemizole	三唑类抗真菌药	忌同时口服或肠外应用	II（谨慎）
	大环内酯类抗生素及严重损害其它重要损害肝脏功能的药物	合用禁忌	I（严重）
阿糖腺苷 Vidarabine	别嘌呤醇	加重A药对神经系统的毒性，避免两药同时应用	II（谨慎）
	干扰素	加重不良反应	II（谨慎）
	含钙的输液、血液、血浆及蛋白质	配伍禁忌	I（严重）
阿昔洛韦 Aciclovir/ 伐昔洛韦 Valaciclovir	齐多夫定	合用可引起肾毒性，表现为深度昏睡和疲劳，避免合用	I（严重）
	丙磺舒	使A药排泄减慢，半衰期延长，体内药物蓄积	II（谨慎）
	干扰素或甲氨蝶呤（鞘内注射）	合用可能引起精神异常，应慎用	II（谨慎）
	肾毒性药物	合用可加重肾毒性	II（谨慎）
	丙磺舒	减少A药在肾小管的排泄，延长A药的半衰期	II（谨慎）
氨苄西林 Ampicillin	氨基苷类、磷酸克林霉素、盐酸林可霉素、多黏菌素类、琥珀氯霉素、红霉素、四环素、肾上腺素、阿托品、氯化钙、葡萄糖酸钙、B族维生素、维生素C，含有氨基酸的注射剂	配伍禁忌	III（注意）
	别嘌醇	使皮疹发生率增加，尤其多见于高尿酸血症	III（注意）
	华法林	加强B药的抗凝血作用	II（谨慎）
	阿司匹林、吲哚美辛和磺胺类药物	减少A药的排泄，使血药浓度升高	III（注意）
	口服避孕药	刺激雌激素代谢或减少肝肠循环，可降低B药的药效	II（谨慎）

附录

续 表

抗感染药物（A 药）	其他药物（B 药）	作用	严重性分级
	硫酸阿米卡星、硫酸阿贝卡星、链霉素、克林霉素磷酸酯、盐酸林可霉素、硫酸庆大霉素、硫酸奈替米星、黏菌素甲磺酸钠、多黏菌素 B、琥珀氯霉素、琥乙红霉素和乳糖酸红霉素盐、四环素类注射剂、新生霉素、肾上腺素、同羟胺、多巴胺、阿托品、水解蛋白、氯化钙、葡萄糖酸钙、B 族维生素、维生素 C	配伍禁忌	Ⅲ（注意）
氨苄西林-舒巴坦 Ampicillin and Sulbactam Sodium	氯霉素、林可霉素、红霉素、四环素、磺胺类	使 A 药杀菌作用减弱	Ⅲ（注意）
	氯唑	减少 A 的吸收	Ⅲ（注意）
	氨基苷类	增强 A 药抗菌作用	Ⅱ（谨慎）
	含有氨基酸的注射剂、多糖（如右旋糖酐 40）和氢化可的松琥珀酸钠	使 A 药活性降低	Ⅱ（谨慎）
	铜、锌和汞等重金属	配伍禁忌（可破坏 A 药氧化噻唑环）	Ⅱ（谨慎）
	华法林	可增强 B 药抗凝作用	Ⅱ（谨慎）
	别嘌醇	皮疹发生率显著增高，尤其多见于高尿酸血症，应避免合用	Ⅱ（谨慎）
	丙磺舒、阿司匹林、吲哚美辛、磺胺药	减少 A 药自肾脏排泄，合用时使 A 药血药浓度增高，排泄时间延长，毒性增加	Ⅱ（谨慎）
	双硫仑	不宜合用	Ⅱ（谨慎）
	口服避孕药	刺激雌激素代谢或减少肝肠循环，可降低 B 药药效	Ⅱ（谨慎）

续表

抗感染药物（A药）	其他药物（B药）	作用	严重性分级
氨曲南 Aztreonam	更昔洛韦（丙氧鸟苷）	合用可引起癫痫发作	Ⅰ（严重）
	头孢西丁	拮抗作用	Ⅱ（谨慎）
	氨基苷类抗生素、β₂肾上腺素受体激动药、茶碱等支气管扩张药	协同作用	Ⅱ（谨慎）
	氨基苷类、去甲肾上腺素、同羟胺、苯巴比妥、B族维生素、维生素C等	配伍禁忌，不宜同瓶滴注	Ⅱ（谨慎）
苯唑西林 Oxacillin	丙磺舒	减少A药的肾小管分泌，延长血清半衰期，使血药浓度升高，作用维持较久	Ⅱ（谨慎）
	阿司匹林、磺胺类药	提高A药的游离血药浓度	Ⅱ（谨慎）
	庆大霉素或氨苄西林钠	互增强对肠球菌的抗菌作用	Ⅲ（注意）
	二盐酸奎宁	体外减弱A药对金黄色葡萄球菌的抗菌活性	Ⅱ（谨慎）
	西索米星或奈替米星	增强A药对金黄色葡萄球菌的抗菌作用	Ⅲ（注意）
比阿培南 Biapenem	丙戊酸	使B药血药浓度降低，不宜合用	Ⅰ（严重）
吡哌酸 Pipemidic Acid	丙磺舒	抑制A药的肾小管分泌而使血药浓度升高	Ⅱ（谨慎）
	咖啡因	半衰期延长，避免合用	Ⅲ（注意）
	茶碱	使B药血药浓度升高，易发生毒性反应，不宜合用	Ⅱ（谨慎）
	庆大霉素、羧苄西林、青霉素	协同作用，可以合用	Ⅲ（注意）

续　表

抗感染药物（A 药）	其他药物（B 药）	作用	严重性分级
吡嗪酰胺 Pyrazinamide	别嘌呤醇、秋水仙碱、丙磺舒	增加血酸尿酸浓度而降低 B 药对痛风的疗效	Ⅲ（注意）
	乙硫异烟胺	增强不良反应	Ⅱ（谨慎）
	环孢素	减低 B 药的血药浓度，须监测 B 药浓度并调整剂量	Ⅱ（谨慎）
苄星青霉素 Benzathine Benzylpenicillin	丙磺舒、阿司匹林、吲哚美辛、保泰松和磺胺药	减少 A 药的肾小管分泌而延长 A 药的血清半衰期	Ⅱ（谨慎）
	氯霉素、红霉素、四环素类、磺胺药等	干扰 A 药的杀菌活性，不宜合用	Ⅱ（谨慎）
	华法林	增强 B 药的抗凝作用	Ⅱ（谨慎）
丙硫异烟胺 Protionamide	环丝氨酸	中枢神经系统反应发生率增加，尤其是全身抽搐症状，应适当调整 A 药剂量	Ⅲ（注意）
	其他抗结核药	可能加重 A 药的不良反应	Ⅳ（一般）
	维生素 B6	可增加 B 药肾排泄，B 药的需要量可能增加	Ⅳ（一般）
大观霉素 Spectinomycin	氟喹诺酮类药	可增强疗效，可以合用	Ⅳ（一般）
	碳酸锂	个别患者使用可使 B 药出现毒性作用	Ⅳ（一般）
地红霉素 Dirithromycin	抗酸药或 H2 受体拮抗剂	增加 A 药的吸收	Ⅲ（注意）
多黏菌素 B Polymyxin B /	磺胺嘧啶钠、碳酸氢钠、氯霉素	配伍禁忌	Ⅱ（谨慎）
	肌肉松弛药、麻醉药	增强 B 药的神经肌肉阻滞作用	Ⅱ（谨慎）
多粘菌素 E Polymyxin E	氨基苷类、万古霉素、甲氧西林	增加肾毒性	Ⅱ（谨慎）
	头孢噻吩以及其他肾毒性的药物	易发生肾毒性	Ⅲ（注意）

续 表

抗感染药物（A药）	其他药物（B药）	作用	严重性分级
多西环素 Doxycycline	抗凝药如华法林等	A药抑制血浆凝血酶原的活性，需要调整剂量	II（谨慎）
	地高辛	增加B的吸收，导致B中毒	II（谨慎）
	甲氨蝶呤	延长B药的半衰期，避免合用	IV（一般）
	巴比妥类、苯妥英钠或卡马西平	可致A血药浓度降低，须调整剂量	II（谨慎）
	其余同四环素		
厄他培南 Ertapenem	丙磺舒	可延长A药清半衰期，提高其血药浓度	II（谨慎）
恩替卡韦 Entecavir hydrate	降低肾功能或竞争性通过主动肾小球分泌的药物	可能增加B药的血药浓度	IV（一般）
法罗培南 Faropenem	亚胺培南—西司他丁钠	西司他丁钠抑制代谢酶，可导致A药血药浓度提高	II（谨慎）
	丙戊酸钠	B血药浓度降低，导致癫痫再发作，避免合用	I（严重）
	呋塞米	肾毒性增强	II（谨慎）
泛昔洛韦 Famciclovir	丙磺舒	血浆中A药的浓度升高	II（谨慎）
	其他由醛氧化酶催化代谢的药	可能发生相互作用	IV（一般）
放线菌素D Dactinomycin	维生素K	降低其效价	III（注意）
	放疗	放疗增敏	II（谨慎）
夫西地酸 Fusidic Acid	香豆素类药物	增强B药的抗凝血作用	II（谨慎）
	阿托伐他汀	二者血药浓度明显升高，引起肌酸激酶浓度上升	II（谨慎）
	利托那韦、沙奎那韦	二者血药浓度明显升高，导致肝毒性增加	II（谨慎）

续 表

抗感染药物（A药）	其他药物（B药）	作用	严重性分级
伏立康唑 Voriconazole	利福平、卡马西平和苯巴比妥	A药血药浓度显著降低	I（严重）
	苯妥英、依法韦仑、利托那韦	A药血药浓度显著降低，B药血药浓度则显著增高	I（严重）
	西罗莫司、麦角类药物、特非那定、阿司咪唑、西沙必利、匹莫齐特、奎尼丁	B药血药浓度增高	I（严重）
氟胞嘧啶 Flacytosine	左醋美沙多	心脏毒性反应风险增加，禁止合用	I（严重）
	阿糖胞苷	可通过竞争抑制灭活A药的抗真菌活性	II（谨慎）
	两性霉素B	协同作用	II（谨慎）
	骨髓抑制药物	可增加毒性反应，尤其是造血系统的不良反应	II（谨慎）
氟康唑 Fluconazole	阿司咪唑、匹莫齐特、苯妥地尔、左醋美沙多、甲砜达嗪、甲硫达嗪、特非那定或西沙必利	心脏毒性反应风险增加，禁止合用	I（严重）
	二氢麦角胺、麦角新碱、甲基麦角新碱、麦角胺	使B药血药浓度大幅升高，禁止合用	I（严重）
	甲苯磺丁脲、格列本脲等磺酰脲类降糖药	B药血药浓度升高而致低血糖，须监测血糖	III（注意）
	阿托伐他汀、洛伐他汀等HMG-CoA还原酶抑制药	发生肌病或横纹肌溶解的风险增大	II（谨慎）
	西酞普兰	发生5-羟色胺综合征的风险增加	II（谨慎）
	异烟肼、利福平、利福喷丁	使A药浓度降低	II（谨慎）
	氢氯噻嗪	使B药浓度升高	II（谨慎）
	华法林等双香豆素类抗凝药	增强抗凝作用	II（谨慎）
	环孢素、苯妥英钠、他可莫司	使B药浓度升高，需监测B药血药浓度	II（谨慎）

续 表

抗感染药物（A 药）	其他药物（B 药）	作用	严重性分级
氟罗沙星 Fleroxacin	含有的铝及镁的去羟肌苷（DDI）制剂	可与 A 药螯合，不宜合用	Ⅲ（注意）
	尿碱化剂	减低 A 药在尿中的溶解度，导致结晶尿和肾毒性	Ⅲ（注意）
	丙磺舒	使 A 药血药浓度增高而产生毒性	Ⅱ（谨慎）
	碱化剂	减低 A 药在尿中的溶解度，导致结晶尿和肾毒性	Ⅲ（注意）
	咖啡因	使 B 药消除减少，血清除半衰期延长，可能产生中枢神经系统毒性	Ⅱ（谨慎）
氟氧沙星 Ofloxacin/ 左氧氟沙星 Levofloxacin	丙磺舒	使 A 药血药浓度增高而产生毒性	Ⅱ（谨慎）
	环孢素、茶碱	B 药血药浓度升高，须监测 B 药血药浓度，并调整剂量	Ⅱ（谨慎）
	华法林	可增强 B 药的抗凝作用，合用时应严密监测患者的凝血酶原时间	Ⅱ（谨慎）
	含铝或镁的制酸药	减少 A 药口服吸收，不宜合用	Ⅲ（注意）

续　表

抗感染药物（A药）	其他药物（B药）	作用	严重性分级
	口服抗凝药、口服降糖药、甲氨蝶呤、苯妥英钠和硫喷妥钠	B药的作用时间延长或发生毒性反应	Ⅲ（注意）
	骨髓抑制药	增强B药对造血系统的不良反应	Ⅱ（谨慎）
	溶栓药物	可能增大潜在的毒性作用	Ⅱ（谨慎）
	青霉素类	避免合用，可能干扰杀菌作用	Ⅲ（注意）
复方磺胺甲噁唑 Sulfamethoxazole	氨苯砜	不宜合用，两者血药浓度均可升高，使不良反应增多且加重	Ⅱ（谨慎）
	利福平	血消除半衰期缩短，A药中的TMP清除增加	Ⅲ（注意）
	碘吡酮	A药血药浓度升高，产生毒性	Ⅱ（谨慎）
	环孢素	可能使B药血药浓度下降，导致移植排斥反应增强，另可能使肾毒性增强	Ⅱ（谨慎）
	保泰松	可增强B药的作用	Ⅱ（谨慎）
	乌洛托品	不宜合用，发生结晶尿的危险性增加	Ⅲ（注意）
	肝毒性药物	增高肝毒性发生率	Ⅲ（注意）

续　表

抗感染药物（A 药）	其他药物（B 药）	作用	严重性分级
更昔洛韦 Ganciclovir	影响造血系统的药物、骨髓抑制剂或放射治疗	增强对骨髓的抑制作用	Ⅲ（注意）
	两性霉素 B、环孢素等肾毒性药物	A 药经肾排出减少而引起毒性反应，增肾损害	Ⅱ（谨慎）
	齐多夫定	增强对造血系统的毒性	Ⅱ（谨慎）
	去羟肌苷	B 药的药时曲线下面积显著增加，生物利用度增加	Ⅲ（注意）
	亚胺培南—西司他丁	可能发生全身抽搐	Ⅱ（谨慎）
	丙磺舒或抑制肾小管分泌的药物	易产生毒性反应	Ⅱ（谨慎）
	氨苯砜、喷他脒、氟胞嘧啶、长春碱、多柔比星、甲氧苄啶、磺胺类及核苷类药物	避免合用	
	溴隐亭、他可莫司	抑制 B 药的血药浓度增高	Ⅱ（谨慎）
	氯霉素、林可霉素	拮抗作用，谨慎合用	Ⅱ（谨慎）
	西咪替丁	B 药抑制肝药酶，减少 A 药的代谢；还可能通过抑制胃酸分泌、促进 A 药素的胃肠道吸收	Ⅲ（注意）
红霉素 Erythromycin	青霉素等快速杀菌剂	可干扰杀菌效能，不宜合用	Ⅱ（谨慎）
	华法林	凝血酶原时间延长，出血的危险性增加	Ⅰ（严重）
	地高辛、茶碱类、丙戊酸、芬太尼、环孢素等	使 B 药的血药浓度升高，毒性反应增加	Ⅰ（严重）
	耳毒性、肝毒性药物	增加耳毒性、肝毒性	Ⅱ（谨慎）
	咪达唑仑或三唑仑	减少 B 药的清除而增强 B 药的作用	Ⅱ（谨慎）
	洛伐他汀、辛伐他汀、阿托伐他汀等	抑制 B 药代谢而使血药浓度上升，可能引起横纹肌溶解	Ⅰ（严重）
	特非那丁、胺碘酮、阿司咪唑、西沙比利	可出现 QT 同期延长，发生室性心律失常	Ⅰ（严重）
	酒石酸麦角碱	可致急性麦角中毒	Ⅱ（谨慎）
	口服避孕药	阻扰 B 药的肝肠循环，使 B 药效降低	Ⅱ（谨慎）

续 表

抗感染药物（A 药）	其他药物（B 药）	作用	严重性分级
	卡马西平和丙戊酸等抗癫痫药物	B 药血药浓度增高而发生毒性反应	I（严重）
	芬太尼	抑制 B 药的代谢，延长其作用时间	II（谨慎）
	阿司咪唑或特非那定等抗组胺药	可增加心脏毒性	II（谨慎）
	环孢素	使 B 药血药浓度增加而产生肾毒性，避免合用	II（谨慎）
琥乙红霉素 Erythromycin, Ethylsuccinate	氯霉素和林可酰胺类	拮抗作用	III（注意）
	华法林	增加出血的危险性，严密观察凝血酶原时间	II（谨慎）
	青霉素	干扰杀菌效能	III（注意）
	黄嘌呤类药物（二羟丙茶碱）	可使 B 药血药浓度升高，毒性反应增加	II（谨慎）
	耳毒性药物、肝毒性药物	增加耳毒性、肝毒性	III（注意）
	咪达唑仑或三唑仑	增强 B 药的作用	III（注意）
	洛伐他汀	可能引起横纹肌溶解，谨慎合用	II（谨慎）

续　表

抗感染药物（A药）	其他药物（B药）	作用	严重性分级
	尿碱化药	增加A药在碱性尿中的溶解度，使排泄增多	IV（一般）
	含对氨苯甲酰基的对氨基苯甲酸、普鲁卡因、苯佐卡因、丁卡因等	拮抗作用，不宜合用	III（注意）
	口服抗凝药、口服降血糖药、甲氨蝶呤、苯妥英钠、硫喷妥钠	B药作用时间延长或发生毒性反应	II（谨慎）
	骨髓抑制药	增强B药对造血系统的不良反应	II（谨慎）
	避孕药（口服雌激素者）	避孕的可靠性减小，并增加经期外出血的机会	II（谨慎）
磺胺嘧啶 Sulfadiazine/磺胺嘧啶银 Sulfadiazine Silver	溶栓药	增大潜在的毒性作用	II（谨慎）
	肝毒性药物	肝毒性发生率增高	II（谨慎）
	光敏感药物	光敏作用相加	III（注意）
	维生素K	对B药的需要量增加	III（注意）
	乌洛托品	B药在酸性尿中可分解产生甲醛，与磺胺形成不溶性沉淀物，发生结晶尿的危险性增加	I（严重）
	青霉素类	干扰药物的杀菌作用，避免同时应用	II（谨慎）
	磺吡酮	减少A药自肾小管的分泌，使A药血药浓度升高而易产生毒性反应	II（谨慎）
	甲氧苄啶	协同作用	III（注意）

续 表

抗感染药物（A 药）	其他药物（B 药）	作用	严重性分级
舒苄西林钠 Sulbenicillin Sodium	氨基苷类	抗菌活性明显减弱	Ⅱ（谨慎）
	丙磺舒	延缓 A 药的排泄，A 药的血药浓度升高	Ⅱ（谨慎）
	庆大霉素	相互增强对肠球菌的抗菌作用	Ⅲ（注意）
吉米沙星 Gemifloxacinmesylate	丙磺舒	延缓 A 药的排泄，A 药的血药浓度升高	Ⅱ（谨慎）
	含镁及或含铝的制酸剂、含硫酸铁（铁）的制剂、含锌或其他金属阳离子的多种维生素制剂、去羟肌苷、硫糖铝	减少 A 药的吸收，应在服用 A 药前 3 小时或服用后 2 小时服用 B 药	Ⅲ（注意）
加替沙星 Gatifloxacin	丙磺舒	缓解 A 药经肾排除	Ⅱ（谨慎）
	硫酸亚铁、含铝或含镁制酸剂和去羟基苷（地丹诺辛、惠妥兹）	A 药的生物利用度降低	Ⅲ（注意）
	硫酸亚铁、含锌、镁、铁等饮食补充剂（如多种维生素），或含铝/镁制酸剂和或去羟基苷（地丹诺辛、惠妥兹）	服用前 4 小时服用 A 药，不影响 A 药的药代动力学过程	Ⅲ（注意）
	地高辛	测定 B 的血药浓度，并适当调整剂量	Ⅱ（谨慎）
	土霉素	干扰 B 药清除阴道滴虫的作用	Ⅲ（注意）
甲硝唑 Metronidazole	苯巴比妥	由于对肝药酶的诱导作用，B 药可能会增加 A 药的代谢，降低其血药浓度	Ⅱ（谨慎）
	西咪替丁	B 药可能抑制 A 药的代谢	Ⅲ（注意）
	氯喹、羟氯喹、伯氨喹	二者联用可能导致神经元减少对钙离子的摄取和利用，降低脑内多巴胺的浓度，导致急性肌张力异常反应	Ⅱ（谨慎）
	糖皮质激素	A 血药浓度下降	Ⅲ（注意）
	其余同替硝唑		

抗感染药物（A 药）	其他药物（B 药）	作用	严重性分级
甲氧苄啶 Trimethoprim	骨髓抑制剂	发生白细胞、血小板减少的机会增多	II（谨慎）
	氨苯砜	两者血药浓度均升高，易产生高铁血红蛋白血症等不良反应	II（谨慎）
	抗肿瘤药、2,4-二氨基嘧啶类药物，其他叶酸拮抗药	可能产生骨髓再生不良或巨幼红细胞贫血	III（注意）
	利福平	增加 A 药清除，血清半衰期缩短	III（注意）
	环孢素	增加肾毒性	II（谨慎）
	苯妥英钠	增加 B 药的 $t_{1/2}$ 达 50%，并使其清除率降低 30%	II（谨慎）
	普鲁卡因胺	B 药血药浓度增高	II（谨慎）
	华法林	增强抗凝作用	II（谨慎）
交沙霉素 Josamycin	苯二氮䓬类药物、卡马西平、环孢素	影响 B 药的代谢	III（注意）
	青霉素类	干扰杀菌活性	III（注意）
金刚烷胺 Amantadine	抗胆碱药、抗组胺药、三环类抗抑郁药等	可出现阿托品样反应（口干、视物不清等、便秘、尿潴留等）	II（谨慎）
	苯丙胺、哌醋甲酯	可出现中枢神经兴奋不良反应，严重时可引起惊厥、心律失常等	II（谨慎）
	地高辛	B 药血药浓度增加	II（谨慎）
	安坦、卡马特灵、左旋多巴	协同作用	III（注意）
	复方磺胺甲噁唑、奎宁/奎尼丁、氢氯噻嗪、氨苯蝶啶等	减少 A 药经肾清除，血药浓度升高	II（谨慎）
	乙醇	中枢神经系统作用加剧，不良反应增加	II（谨慎）
卡泊芬净 Caspofungin	环孢素	使 A 药 AUC 增加大约 35%，而血药浓度不升高	II（谨慎）
	他克莫司	B 药的 12 小时血药浓度下降 26%	III（注意）
	依非韦伦、奈韦拉平、苯妥英钠、利福平、地塞米松或卡马西平等药物清除诱导剂	使 A 药的浓度产生有临床意义的下降	III（注意）

附录

续 表

抗感染药物（A药）	其他药物（B药）	作用	严重性分级
	卡马西平、氨茶碱/茶碱	轻度升高B药的血药浓度，应对后者进行血药浓度监测	II（谨慎）
	阿司咪唑、华法林、麦角生物碱、三唑仑、咪达唑仑、环孢素、奥美拉唑、雷尼替丁、苯妥英、溴隐亭、阿芬他尼、海索比妥、丙吡胺、他克莫司	升高B药（需要经CYP3A4代谢的药物）的血清浓度	II（谨慎）
克拉霉素 Clarithromycin	洛伐他汀、辛伐他汀等他汀类药物	可致横纹肌溶解综合征，谨慎合用	II（谨慎）
	西沙必利、特非那定、匹莫齐特	升高B药血药浓度，导致QT间期延长、心律失常	II（谨慎）
	地高辛	引起B药血药浓度升高，应进行血药浓度监测	III（注意）
	氟康唑	增加A药血药浓度	III（注意）
	齐多夫定	A药会干扰B药的吸收，使其稳态血药浓度下降	III（注意）
	利托那韦	A药代谢会明显被抑制，不应合用	III（注意）
克霉唑 Clotrimazol	制霉菌素、两性霉素B及氟胞嘧啶	对白色念珠菌无协同作用	IV（一般）
	肝素、华法林等抗凝血药物、阿司匹林、二氟尼柳抗血小板聚集药	可增加出血倾向	II（谨慎）
拉氧头孢 Latamoxef	氨基苷类	抗菌协同作用，同时可增加肾毒性	IV（一般）
	乙醇	出现嗜睡、幻觉等双硫仑样反应	II（谨慎）
	强效利尿剂	增加肾毒性，不宜同时应用	II（谨慎）
利巴韦林 Ribavirin	齐多夫定	拮抗作用，抑制B药转化成活性型产物	II（谨慎）

续 表

抗感染药物（A 药）	其他药物（B 药）	作用	严重性分级
	对氨基水杨酸、苯巴比妥类	可影响 A 药的吸收，减低其血药浓度，如必须联合应用时，两者服用间隔至少 6 小时	IV（一般）
	乙醇	A 药肝毒性增加	II（谨慎）
	口服抗凝药	降低 B 药的抗凝效果	II（谨慎）
	异烟肼、吡嗪酰胺	可增加肝毒性发生危险，在联合治疗时要加强对前作用的监测。偶有异常反应及时停止联合用药	II（谨慎）
	环孢素	由于对肝药酶的诱导作用，A 药可以导致 B 药的血药浓度降低。两药联用时，严密监测 B 药的血药浓度	II（谨慎）
	乙硫异烟胺	加重 A 药的不良反应	III（注意）
	制酸药	降低 A 药的生物利用度	III（注意）
	肾上腺皮质激素（糖皮质激素、盐皮质激素）、氨苯砜、苯妥英钠、氯霉素、环孢素、维拉帕米（异搏定）、安卡尼、普罗帕酮、甲氧苄啶或磺胺衍生物、口服降血糖药、促皮质素、氨茶碱、洋地黄苷类、丙吡胺、奎尼丁	使 B 药的效减弱，加速其清除。需调整剂量	II（谨慎）
利福喷丁 Rifapentine/ 利福平 Rifampicin	氯贝丁酯	两药同时使用可以造成 B 药的血药浓度下降	III（注意）
	达卡巴嗪、环磷酰胺	增加 B 药的代谢，形成烷化代谢物，促使白细胞减低，需调整剂量	II（谨慎）
	美沙酮、美西律、左旋甲状腺素、苯妥英、地西泮	引起 B 药血药浓度减低	III（注意）
	香豆素或茚满二酮类	应每日或定期测定凝血酶原时间，据以调整剂量	I（严重）
	丙磺舒	使 A 药的血药浓度增高并产生毒性反应	IV（一般）
	氯苯酚嗪	可减少 A 药的吸收，达峰时间延迟且半衰期延长	II（谨慎）
	胺碘酮	由于对肝药酶的诱导作用，A 药导致 B 药血药浓度和临床效降低。尽量避免同时使用	II（谨慎）
	咪康唑、酮康唑	使 B 药血药浓度减低，不宜合用	II（谨慎）

续　表

抗感染药物（A药）	其他药物（B药）	作用	严重性分级
利福定 Rifandin	乙胺丁醇、氨硫脲、异烟肼、链霉素、对氨基水杨酸等以及四环素类磺胺类	协同作用而无交叉耐药	III（注意）
	利福平	交叉耐药	III（注意）
利奈唑胺 Linezolid	酪胺含量高的食物或饮料	避免合用	II（谨慎）
	多巴胺、肾上腺素等拟肾上腺素能样药物	增强B的升压反应	II（谨慎）
	苯丙醇胺、伪麻黄碱	引起血压正常患者的血压升高	II（谨慎）
	选择性5-羟色胺再摄取抑制剂	引起中枢神经系统毒性或嗜血清素综合征，应当严密监测5-羟色胺综合征的症状和体征（如认知功能障碍、高热、反射亢进和共济失调）	II（谨慎）
	其他氨基苷类	可增加耳毒性、肾毒性及神经肌肉阻滞作用	II（谨慎）
	神经肌肉阻断药	加重神经肌肉阻滞作用	II（谨慎）
	肌松药	神经肌肉阻滞作用加强，可诱发呼吸抑制，禁止合用	I（严重）
	氯化铵等尿酸化药物	B药可使尿液酸化，增加氨基苷类药物的尿排泄	III（注意）
链霉素 Streptomycin	卷曲霉素、顺铂、依他尼酸、呋塞米、万古霉素、万古霉素去甲	可能增加耳毒性、肾毒性	II（谨慎）
庆大霉素 Gentamycin Sulfate	头孢噻吩或头孢唑林	可增加肾毒性和神经肌肉接头阻滞	II（谨慎）
	地高辛	可显著增加B药水平	II（谨慎）
	羧苄西林	两药联用会产生协同抗菌效应。但两药混合在一起时A药会迅速分解为无活性的氨基化合物，疗效大大降低	I（严重）
	多粘菌素B	可增加肾毒性和神经肌肉阻滞作用	I（严重）
	其他肾毒性药物及耳毒性药物	不宜合用或先后应用，以免加重肾毒性或耳毒性	II（谨慎）

续 表

抗感染药物（A 药）	其他药物（B 药）	作用	严重性分级
	肾上腺皮质激素	加重 A 药诱发的低钾血症，需监测患者的血钾浓度和心脏功能	Ⅰ（严重）
两性霉素 B Amphotericin B	洋地黄苷两性霉素 B 有排钾作用，间接加强强心苷类的毒性，应监测血钾和心电状况，防止意外	A 药具有排钾作用，间接增强潜在的洋地黄毒性，应严密监测钾浓度和心脏功能，防止意外	Ⅱ（谨慎）
	氟胞嘧啶	协同作用	Ⅱ（谨慎）
	酮康唑、氟康唑、伊曲康唑等抗真菌药	在体外具拮抗作用	Ⅳ（一般）
	氨基苷类、卷曲霉素、多黏菌素类、万古霉素、环孢素、膦甲酸钠、喷他脒、顺铂等抗肿瘤药物	增强其肾毒性	Ⅱ（谨慎）
	骨髓抑制剂、放射治疗	加重使用者贫血，合用时宜减少 A 药剂量	Ⅱ（谨慎）
	神经肌肉阻断药	同用时需监测血钾浓度	Ⅱ（谨慎）
	吸入性麻醉药	可增强 B 药的神经肌肉阻滞作用，导致骨骼肌软弱和呼吸抑制或瘫痪（呼吸暂停）	Ⅱ（谨慎）
林可霉素 Lincomycin/ 克林霉素 Clindamycin	抗蠕动止泻药，含白陶土止泻药	有引起伴严重水样腹泻的假膜性肠炎可能	Ⅱ（谨慎）
	氯霉素或红霉素	可竞争靶点而降效，拮抗作用，不宜合用	Ⅲ（注意）
	抗肌无力药	B 药对骨骼肌的效果减弱	Ⅱ（谨慎）
	阿片类镇痛药	中枢呼吸抑制作用可因累加，故必须对病人进行密切观察或监护	Ⅱ（谨慎）
	神经肌肉阻滞药	增强 B 药的作用，避免合用	Ⅱ（谨慎）
	新生霉素、卡那霉素	配伍禁忌	Ⅱ（谨慎）

续 表

抗感染药物（A药）	其他药物（B药）	作用	严重性分级
磷霉素 Fosfomycin	β-内酰胺类、氨基苷类、大环内酯类、氟喹诺酮类	相加或协同作用，并可减少耐药菌株的产生	IV（一般）
	抗癫痫药（乙内酰脲类）	导致B药的代谢降低，作用增强，须调整剂量	II（谨慎）
	格列吡嗪和格列本脲	所受影响较其他降糖药为小，合用时仍须谨慎	IV（一般）
	甲苯磺丁脲等降血糖药	增强B药的降糖作用，需调整剂量	II（谨慎）
	含雌激素的避孕药	使避孕药的可靠性降低，经期外出血增加	II（谨慎）
	维生素 B₆	拮抗剂作用，可发生贫血或周神经炎	II（谨慎）
氯霉素 Chloramphenicol	维生素 B₁₂	拮抗B药的造血作用，二者不宜同用	III（注意）
	抗肿瘤药物、秋水仙碱和青霉胺等某些骨髓抑制药	可增强骨髓抑制作用	II（谨慎）
	阿芬他尼	延长B药的作用时间	III（注意）
	环孢素	可导致B药血浓度的增高	II（谨慎）
	苯巴比妥、利福平等肝药酶诱导剂	可增强A药代谢，致使血药浓度降低	II（谨慎）
	林可霉素或红霉素类大环内酯类抗生素	拮抗作用，不宜联合应用	III（注意）
氯唑西林 Cloxacillin	氨基苷类、去甲肾上腺素、同羟胺、苯巴比妥、B族维生素、维生素C等	配伍禁忌，不宜同瓶滴注	II（谨慎）
	丙磺舒	减少A药的肾小管分泌，延长A药的血清半衰期	II（谨慎）
	阿司匹林、磺胺药	抑制A药与血清蛋白结合，提高A药的血药浓度	II（谨慎）

续　表

抗感染药物（A 药）	其他药物（B 药）	作用	严重性分级
罗红霉素 Roxithromycin	麦角胺/二氢麦角胺、特非那定、酮康唑、西沙必利	不可配伍	Ⅲ（注意）
	硫糖铝和制酸药	可使 A 药吸收速率减慢，AUC 降低，生物利用度下降	Ⅲ（注意）
	丙磺舒	可使 A 药血药浓度增高而产生毒性	Ⅱ（谨慎）
	华法林	可加强 B 药的作用，应监测凝血酶原时间	Ⅱ（谨慎）
洛美沙星 Lomefloxacin	尿碱化剂	可减低 A 药在尿中的溶解度，导致结晶尿和肾毒性	Ⅳ（一般）
	去羟肌苷	B 药中含铝和镁可与 A 药螯合，不宜合用	Ⅱ（谨慎）
	环孢素	致 B 药血药浓度升高，须监测 B 药血药浓度，并调整剂量	Ⅳ（一般）
	含金属离子的营养剂和维生素	服用 A 药前后 2 小时内不宜服用 B 药	
麦迪霉素 Midecamycin	茶碱	可致 B 药的血药浓度异常升高而致中毒，甚至死亡，故两药合用时应监测 B 药的血药浓度	Ⅰ（严重）
美罗培南 Meropenem	丙磺舒	可减少 A 药自肾小管的排泄，使血药浓度增大	Ⅱ（谨慎）
	氨基糖苷类	对铜绿假单胞菌有协同抗菌作用	Ⅲ（注意）
	丙戊酸钠	B 血药浓度降低，导致癫痫再发作	Ⅰ（严重）

续　表

抗感染药物（A药）	其他药物（B药）	作用	严重性分级
	氯霉素、红霉素、四环素类和磺胺药	不宜合用，尤其在治疗脑膜炎或急需杀菌剂的严重感染时	II（谨慎）
	丙磺舒、阿司匹林、吲哚美辛、保泰松、磺胺药	可减少A药自肾小管的排泄，合用时使A药血药浓度增大，排泄时间延长，毒性也可能增加	II（谨慎）
	铜、锌和汞等重金属	配位禁忌	III（注意）
	头孢噻吩、林可霉素、四环素、万古霉素、琥乙红霉素、两性霉素B、去甲肾上腺素、间羟胺、苯妥英钠、盐酸羟嗪、丙氯拉嗪、异丙嗪、B族维生素、维生素C等	避免配伍，出现混浊	II（谨慎）
美洛西林 Mezlocillin	甲氨蝶呤	干扰B药的肾小管排泄，降低B药肾脏清除率，可能出现毒性反应	II（谨慎）
	酸碱性较强的药物	避免配伍，有沉淀发生或者效价下降	III（注意）
	华法林	可加强B药的作用	II（谨慎）
	氨基苷糖类	有协同作用，但两药不能置于同一容器内给药	III（注意）
	维库溴铵类肌松药	可延长B药神经肌肉阻滞作用	II（谨慎）
	伤寒活疫苗	降低B药的免疫反应	II（谨慎）

续表

抗感染药物（A 药）	其他药物（B 药）	作用	严重性分级
	丙磺舒、阿司匹林、吲哚美辛、保泰松、磺胺	可使 A 药经肾脏的排泄时间延长，血药浓度增高	II（谨慎）
	庆大霉素、卡那霉素等氨基苷类药	对铜绿假单胞菌、沙雷杆菌、克雷伯杆菌等有协同抗菌作用	III（注意）
	头孢他啶	对铜绿假单胞菌和大肠埃希杆菌可产生协同或累加抗菌作用	III（注意）
美洛西林/舒巴坦 Mezlocillin and Sulbactam	维库溴铵类肌松药	可延长 B 药神经肌肉阻滞作用	II（谨慎）
	头孢磺啶	可使 B 药的总清除率降低	III（注意）
	甲氨蝶呤	干扰 B 药的肾小管排泄，降低 B 药肾脏清除率，出现毒性反应	II（谨慎）
	华法林、肝素、香荚兰醛、茚满二酮	可能增加凝血障碍和出血的危险	II（谨慎）
	伤寒活疫苗	降低 B 药的免疫效应	II（谨慎）
	香豆素或茚满二酮衍生物等抗凝药	可导致凝血酶原时间延长，应严密监测	II（谨慎）
	环孢素	使 B 药的血药浓度增高，并可能使肾毒性增加	II（谨慎）
	利福平、异烟肼	合用时可降低 A 药的血药浓度	II（谨慎）
咪康唑 Miconazole	苯妥英钠	可引起两种药物代谢的改变，并使 A 药的达峰时间延迟，应严密观察其反应	II（谨慎）
	降糖药	抑制 B 药的代谢而致严重低血糖症	II（谨慎）
	西沙必利、阿司咪唑或特非那定	避免合用	II（谨慎）
	肝素性药物、组胺 H_2 受体拮抗剂等	不能合用	II（谨慎）

续 表

抗感染药物（A 药）	其他药物（B 药）	作用	严重性分级
米卡芬净 Micafungin	西罗莫司	可使 B 药的 AUC 增加，合用时剂量减小	Ⅲ（注意）
	硝苯地平或咪康唑	可使 B 药的 AUC，Cmax 增加	Ⅲ（注意）
米诺环素 Minocycline	地高辛	增加 B 药的吸收，导致 B 中毒	Ⅱ（谨慎）
	其余同四环素		
	Ⅰ a 类或Ⅲ类抗心律失常药、红霉素、抗精神病药物 和三环类抗抑郁药	谨慎合用	Ⅱ（谨慎）
莫西沙星 Maxioffoxacin	抗酸药、抗反转录病毒制剂和其他含有镁、铝等的制 剂	需要在口服 A 药 4 小时前或 2 小时后服用	Ⅲ（注意）
	口服抗凝药	谨慎合用	Ⅱ（谨慎）
奈替米星 Netilmicin	其他氨基苷类抗生素、万古霉素、多黏菌素、强利尿 药和神经肌肉阻断药等肾毒性和神经毒性药物	避免合用	Ⅱ（谨慎）
	β 内酰胺类（头孢菌素类或青霉素类）	混合可导致相互失活，需联合应用时必须分瓶滴注	Ⅲ（注意）
奈韦拉平 Nevirapine	酮康唑和红霉素	可明显抑制 A 药的羟化代谢产物的形成	Ⅳ（一般）
	口服避孕药	可能使避孕失败	Ⅱ（谨慎）
	美沙酮	可能降低 B 药的血浆浓度，出现戒断综合征	Ⅲ（注意）

续 表

抗感染药物（A 药）	其他药物（B 药）	作用	严重性分级
	尿碱化剂	减少 A 在尿中的溶解度，可导致结晶尿和肾毒性	Ⅲ（注意）
	茶碱类、巧泡素	可使 B 药血药浓度升高，必须监测 B 药血药浓度	Ⅱ（谨慎）
	华法林	可增强 B 药的抗凝作用，应严密监测血凝原时间	Ⅱ（谨慎）
	丙磺舒	可减少 A 药自肾小管分泌约 50%，合用时可因 A 药血药浓度增高而产生毒性	Ⅱ（谨慎）
诺氟沙星 Norfloxacin	硫糖铝	B 药可以使 A 药的生物利用度降低。两药不宜联用。	Ⅱ（谨慎）
	去羟肌苷、多种维生素、或其他含铁、锌离子的制剂及含铝或镁的制酸药	可减少 A 药的吸收，建议避免合用，或者间隔 2～6 小时服用	Ⅱ（谨慎）
	呋喃妥因	拮抗作用，不推荐联合应用	Ⅱ（谨慎）
	咖啡因	干扰 B 药代谢，从而导致 B 药清除减少、血清除半衰期延长，并可能产生中枢神经系统毒性	Ⅱ（谨慎）
帕尼培南/倍他米隆 Panipenem and Betamipron	丙戊酸钠	可致血中 B 药浓度降低，导致癫痫再发作	Ⅰ（严重）
哌拉西林 Piperacillin/	丙磺舒	阻滞 A 药排泄，血药浓度升高，使作用维持较长	Ⅱ（谨慎）
	氨基苷类	对铜绿假单胞菌、沙雷菌、克雷白菌、其他肠杆菌属和葡萄球菌的敏感菌株有协同抗菌作用，但不可同瓶输注	Ⅳ（一般）
哌拉西林/舒巴坦 Piperacillin and sulbactam	肝素、香豆素、茚满二酮等抗凝药	增加出血风险	Ⅱ（谨慎）
	溶栓药	可发生严重出血，严禁合用	Ⅰ（严重）
	庆大霉素、阿米卡星	协同抗菌作用	Ⅳ（一般）

续表

抗感染药物（A药）	其他药物（B药）	作用	严重性分级
哌拉西林钠—他唑巴坦 Piperaoillin Sodium and Tazobatam	丙磺舒	可延长A药的半衰期，他唑巴坦半衰期延长71%	Ⅱ（谨慎）
	非极化肌松剂	可使神经肌肉阻滞作用延长	Ⅱ（谨慎）
	可能影响血凝系统的药物	应经常检测凝血指标	Ⅳ（一般）
	甲氨蝶呤	必须监测B药的血药浓度	Ⅱ（谨慎）
培氟沙星 Pefloxacin	茶碱、含镁或氢氧化铝抗酸剂	避免同时服用	Ⅱ（谨慎）
	氯化钠溶液或其他含氯离子的溶液	不能用B药作为稀释液	Ⅲ（注意）
	影响造血系统的药物、骨髓抑制剂及放射治疗	可增强对造血的抑制作用	Ⅱ（谨慎）
	肾毒性药物（如两性霉素B、环孢素）	可使肾功能损害，使A药经肾排出量减少而引起毒性反应	Ⅲ（注意）
喷昔洛韦 Penciclovir	齐多夫定	可增强对造血系统的毒性，必须慎用	Ⅱ（谨慎）
	去羟肌苷	可使B药的时曲线下面积显著增加，两者经肾清除量不变	Ⅱ（谨慎）
	亚胺培南—西司他丁	可发生全身抽搐，谨慎合用	Ⅱ（谨慎）
	丙磺舒或抑制肾小管分泌的药物	合用可使A药的肾清除量减少，其药时曲线下面积增加，易产生毒性反应	Ⅱ（谨慎）
	氨苯砜、喷他咪、氟胞嘧啶、长春碱、多柔比星、甲氧苄啶、磺胺类及核苷类药物	应避免合用	Ⅱ（谨慎）

续 表

抗感染药物（A 药）	其他药物（B 药）	作用	严重性分级
齐多夫定 Zidovudine	丙磺舒、阿司匹林、吲哚美辛、保泰松和磺胺类药	延长 A 药的血清半衰期	Ⅱ（谨慎）
	华法林	抗凝作用增强	Ⅱ（谨慎）
	对醋氨酚、乙酰水杨酸、苯二氮䓬类、西咪替丁、保泰松、吗啡、磺胺药	抑制 A 药的葡萄糖醛酸化，而降低清除率，应避免合用	Ⅱ（谨慎）
	阿昔洛韦（无环鸟苷）	可引起神经系统毒性，如昏睡、疲劳等	Ⅱ（谨慎）
	丙磺舒	抑制 A 药的葡萄糖醛酸化，减少肾排泄，可引起中毒危险	Ⅱ（谨慎）
	头孢噻肟、林可霉素、四环素、万古霉素、琥乙红霉素、两性霉素 B、去甲肾上腺素、间羟胺、苯妥英钠、盐酸羟嗪、异丙嗪、维生素 B 族、维生素 C、氨基苷类	配伍禁忌，两液混合可出现浑浊	Ⅱ（谨慎）
青霉素 Benzylpenicillin/普鲁卡因青霉素 Procaine Benzylpenicillin	华法林	可增强 B 药的抗凝作用	Ⅱ（谨慎）
	甲氨蝶呤	降低 B 药的肾脏清除率，增加毒性	Ⅱ（谨慎）
	铜、锌、汞等重金属	B 药可破坏 A 药的氧化噻唑环，属配伍禁忌	Ⅱ（谨慎）
	红霉素、氯霉素	B 药的抑菌作用可能拮抗 A 药的杀菌作用	Ⅲ（注意）
	考来烯胺、考来替泊	降低 A 药的血药浓度	Ⅱ（谨慎）
	伤寒活疫苗	降低 B 药的免疫效应	Ⅱ（谨慎）
	口服避孕药	可能影响避孕效果，降低 B 药的效果	Ⅱ（谨慎）

续 表

抗感染药物（A 药）	其他药物（B 药）	作用	严重性分级
青霉素Ⅴ钾 Phenoxymethypenicillin	别嘌醇	皮疹发生率显著增加	Ⅲ（注意）
	其余同青霉素		
去羟肌苷 Didanosine	对胰腺有毒性的药物	增加胰腺毒性	Ⅱ（谨慎）
	别嘌醇	肾功能减退，A 药的 AUC 增加	Ⅲ（注意）
	含镁和铝的抗酸药物	两者的抗酸成分会加重不良反应	Ⅲ（注意）
	酮康唑和伊曲康唑	至少在服用 A 药前两小时服用	Ⅲ（注意）
柔红霉素 Daunorubicin	酸性、碱性药物	不宜配伍，以防失效	Ⅲ（注意）
舒巴坦 Sulbactam	丙磺舒、阿司匹林、吲哚美辛、保泰松、磺胺药	可减少 A 药自肾脏排泄，合用时使 A 药血药浓度增高，排泄时间延长，毒性也可能增加	Ⅱ（谨慎）
	双硫仑（乙醛脱氢酶抑制药）	不宜合用	Ⅲ（注意）
司坦夫定 Stavudine	齐多夫定	能竞争性抑制 A 药在细胞内的磷酸化过程，不建议两药合用	Ⅲ（注意）
四环素 Tetracycline/ **土霉素** Oxytetracycline	制酸药如碳酸氢钠、氢氧化铝	可使 A 药吸收减少、活性减低	Ⅲ（注意）
	含钙、镁、铁等金属离子的药物	可与 A 药形成不溶性络合物，使 A 药吸收减少	Ⅰ（严重）
	甲氧氟烷、强利尿药	可增强肾毒性	Ⅱ（谨慎）
	其他肝毒性药物（如抗肿瘤化疗药物）	可加重肝损害	Ⅱ（谨慎）
	考来烯胺、考来替泊	可影响 A 药的吸收，必须同隔数小时分开服用	Ⅱ（谨慎）
	口服避孕药	可降低 B 药效果，增加经期外出血的可能	Ⅱ（谨慎）
	抗凝药	可抑制血浆凝血酶原的活性	Ⅲ（注意）

续 表

抗感染药物（A 药）	其他药物（B 药）	作用	严重性分级
特比萘芬 Terbinafine	苯巴比妥、利福平等药酶诱导剂	可加速 A 药的血浆清除	Ⅱ（谨慎）
	咖啡因	延长 B 药的半衰期	Ⅲ（注意）
	口服避孕药	可能发生月经不调	Ⅱ（谨慎）
	西咪替丁等肝药酶抑制剂	可抑制 A 药的清除	Ⅳ（一般）
替比夫定 SebivoTM	其他经肾小管分泌的药物或改变肾小管分泌功能的药物	可能增加二者的血清浓度	Ⅳ（一般）
替加环素 Tigecycline	口服避孕药	可导致口服避孕药作用降低	Ⅱ（谨慎）
	华法林	应监测凝血酶原时间	Ⅱ（谨慎）
	丙磺舒	能延缓替卡西林在肾脏的排泄，但不影响克拉维酸的肾排泄	Ⅱ（谨慎）
替卡西林-克拉维酸钾 Ticarcillin-Clavulanate Potassium	伤寒活疫苗	降低 B 药的免疫效应	Ⅱ（谨慎）
	氨基苷类、喹诺酮类	对铜绿假单胞菌有协同抗菌作用	Ⅲ（注意）
替考拉宁 Teicoplanin	环丙沙星	增加发生惊厥的危险	Ⅱ（谨慎）
	氨基苷类、两性霉素 B、利尿药、环孢素	增加肾毒性或耳毒性	Ⅱ（谨慎）

续表

抗感染药物（A药）	其他药物（B药）	作用	严重性分级
替硝唑 Tinidazole	华法林利其他口服抗凝药	抑制A药的代谢，加强它们的作用，使凝血酶原时间延长	II（谨慎）
	苯妥英钠、苯巴比妥等诱导肝微粒体酶的药物	可加强A药的代谢，使其血药浓度下降	III（注意）
	西咪替丁等抑制肝微粒体酶活性的药物	可减慢A药的代谢及排泄，延长A药的血浆消除半衰期，应根据血药浓度测定的结果调整剂量	III（注意）
	双硫仑	可干扰B药代谢，两者合用时，患者饮酒后可出现精神症状，故2日内应用双硫仑者不宜再用A药	II（谨慎）
	抑制胃液分泌的药物（如抗胆碱能药、抗酸药、H_2受体拮抗药等）	由于胃内pH的升高，使A药的吸收减少。应避免同时服用，或先服A药，至少间隔2小时以上再服用B药	II（谨慎）
	利福平、异烟肼	可使A药的血药浓度降低	II（谨慎）
	抗凝剂、甲泼尼龙和马利兰等	可能抑制B药的代谢而使其血药浓度增高，不良反应增加	II（谨慎）
酮康唑 Ketoconazole	特非那定	A药是肝药酶抑制剂，会使B药血药浓度升高，从而导致严重的尖端扭转型室速和猝死的危险。B药或阿司咪唑与A药或伊曲康唑合用是禁忌的。氯雷他定或西替利嗪可替代B药或阿司咪唑	I（严重）
	环孢素	由于对肝药酶的抑制作用，A药可能会导致B药血药浓度提高而增强肾毒性。建议避免两药同时使用	I（严重）
	硫糖铝	同时应用会导致A药生物利用度降低，服药间隔应尽量延长	III（注意）
	奥美拉唑	可使A药吸收、生物利用度和血药峰浓度大大降低	II（谨慎）
	灰黄霉素	开始用A药前最好停B药一个月	III（注意）

抗感染药物（A 药）	其他药物（B 药）	作用	严重性分级
头孢氨苄 Cefolexin	考来烯胺（消胆胺）	可使 A 药的血药浓度降低	Ⅲ（注意）
	伤寒活疫苗	降低 B 药的免疫效应	Ⅱ（谨慎）
	强利尿药，氨基苷类及卡莫司汀、链佐星等抗肿瘤药	可增加肾毒性	Ⅱ（谨慎）
	丙磺舒	可延迟 A 药的肾排泄	Ⅱ（谨慎）
头孢吡肟 Cefepime	甲硝唑、万古霉素、庆大霉素、妥布霉素或奈替米星	两者不宜混用	Ⅲ（注意）
	氨基苷类	对某些菌株有协同抗菌作用，但肾毒性增加	Ⅲ（注意）
	强利尿剂	增加肾毒性	Ⅱ（谨慎）
头孢丙烯 Cefprozil	氨基苷类	可能增加肾毒性	Ⅱ（谨慎）
	伤寒活疫苗	降低 B 药的免疫效应	Ⅱ（谨慎）
	强利尿药，氨基苷类抗生素及卡氮芥、链佐星等抗肿瘤药	可增加肾毒性	Ⅱ（谨慎）
	丙磺舒	可使 A 药 AUC 增加 1 倍，血药浓度升高	Ⅱ（谨慎）
头孢泊肟 Cefpodoxime	抗酸剂（含铝和镁）或 H₂受体拮抗剂	可减少 A 药吸收并降低其血药浓度峰值	Ⅲ（注意）
	抗胆碱药	降低 A 峰浓度，但吸收程度不受影响	Ⅲ（注意）
	丙磺舒	可升高 A 药血浆浓度	Ⅱ（谨慎）
头孢地尼 Cefdinir	丙磺舒	延迟 A 药排泄	Ⅱ（谨慎）
	抗酸药（含铝和镁）、铁剂	A 药吸收降低，至少间隔 2 小时后使用	Ⅲ（注意）

续 表

抗感染药物（A 药）	其他药物（B 药）	作用	严重性分级
头孢呋辛 Cefuroxime/头孢他啶 Ceftazidime/头孢唑林 Cefazolin	硫酸阿米卡星、庆大霉素、卡那霉素、妥布霉素、新霉素、盐酸金霉素、盐酸四环素、黏菌素甲磺酸钠、硫酸多黏菌素 B、葡萄糖酸红霉素、乳糖酸红霉素、林可霉素、磺胺异噁唑、氨茶碱、可溶性巴比妥类、氯化钙、葡萄糖酸钙、盐酸苯海拉明和其他抗组胺药、利多卡因、去甲肾上腺素、间羟胺、哌甲酯、琥珀胆碱等	配伍禁忌	Ⅱ（谨慎）
	青霉素、甲氧西林、琥珀氢化可的松、苯妥英钠、丙氯拉嗪、B 族维生素和维生素 C、水解蛋白	偶有配伍禁忌	Ⅳ（一般）
	碳酸氢钠	不可用 B 药作为溶媒	Ⅳ（一般）
	强利尿药、氨基苷类	可增加肾毒性	Ⅱ（谨慎）
	丙磺舒	A 药血药浓度提高	Ⅱ（谨慎）
	华法林	出血危险增加	Ⅱ（谨慎）
	伤寒活疫苗	降低 B 药的免疫效应	Ⅱ（谨慎）
头孢克洛 Cefaclor	呋塞米、依他尼酸、布美他尼等强利尿药，卡莫司汀、链佐星等抗肿瘤药及氨基苷类抗生素	增加肾毒性	Ⅱ（谨慎）
	丙磺舒	可延迟 A 药的排泄	Ⅱ（谨慎）
	克拉维酸	可增强 A 药对某些因产生 β 内酰胺酶而对 A 药耐药的革兰阴性杆菌的抗菌活性	Ⅱ（谨慎）
	含镁及氢氧化铝的抗酸剂	间隔 1 小时服用	Ⅲ（注意）

续 表

抗感染药物（A药）	其他药物（B药）	作用	严重性分级
头孢克肟 Cedixime	氨基苷类抗生素、万古霉素、多黏菌素、强利尿药	可加强肾毒性，避免合用	II（谨慎）
	神经肌肉阻断药	加强神经毒性，不宜合用	II（谨慎）
	苯丙酮香豆素、华法林	使B药作用增强	II（谨慎）
	卡马西平	B药血药浓度升高	II（谨慎）
	丙磺舒、阿司匹林	A药血药浓度升高	II（谨慎）
	氯霉素	相互拮抗	II（谨慎）
	β内酰胺类（头孢菌素类或青霉素类）	混合可导致相互失活，需联用时必须分瓶滴注	II（谨慎）
	硫酸阿米卡星、盐酸卡那霉素、盐酸金霉素、盐酸土霉素、盐酸四环素、葡萄糖酸红霉素、硫酸多黏菌素B、新菌素甲磺酸钠、皮巴比妥、葡萄糖酸钙	配伍禁忌	II（谨慎）
头孢拉定 Cefradine	呋塞米、依他尼酸、布美他尼等强利尿药、氨基糖苷抗生素及卡莫司汀、链佐星等抗肿瘤药	可增加肾毒性	II（谨慎）
	丙磺舒、苯妥英钠	可使A药血药浓度提高，血半衰期延长	II（谨慎）
	棒酸	B药可增强A药对某些因前β-内酰胺酶的革兰阳性杆菌的抗菌活性	III（注意）
头孢硫脒 Cephathiamidine	丙磺舒	可延迟A药的排泄	II（谨慎）

附 药

续 表

抗感染药物（A 药）	其他药物（B 药）	作用	严重性分级
头孢美唑 Cefmetazole	利尿剂如呋塞米	可能加重肾功能损害	II（谨慎）
	乙醇	可能出现双硫仑样反应	III（注意）
头孢米诺 Cefminox	强利尿剂	可能增加 A 药肾毒性	II（谨慎）
	乙醇	出现嗜睡，幻觉等双硫仑样反应	III（注意）
	氨茶碱、磷酸吡多醛、维生素 B₆	配伍禁忌	II（谨慎）
	肝素、香豆素、等抗凝药、非甾类抗炎镇痛药等	可能引起出血	I（严重）
	氨基苷类（庆大霉素利妥布霉素）	不能同瓶滴注，同时可增加肾毒性	II（谨慎）
	华法林	头孢菌素抑制肠道正常菌群，减少维生素 K 的产生。带有硫甲四氮唑侧链的头孢菌素与维生素 K 的正常代谢，与抗凝血药联用可加强出血倾向，引起意外出血的危险	I（严重）
头孢哌酮 Cefoperazone/ 头孢哌酮/舒巴坦 Cefoperazone and sulbactam	乙醇	A 药可以影响乙醛脱氢酶的活性，抑制乙醇毒性代谢物乙醛的生物转化。因此，在接受 A 药治疗后服用含有乙醇的饮料，甚至外用都可能会引起二硫仑样反应，症状包括面部潮红、大汗、恶心呕吐、支气管痉挛、心动过速等	I（严重）
	强利尿药	可能增加肾毒性	II（谨慎）

续　表

抗感染药物（A 药）	其他药物（B 药）	作用	严重性分级
头孢匹罗 Cefpirome	丙磺舒	可影响肾小管对 A 药的转运，从而延缓其排泄，增加血浆浓度	Ⅱ（谨慎）
	强利尿药	可能增加肾毒性	Ⅱ（谨慎）
头孢羟氨苄 Cefadroxil	丙磺舒	可提高 A 药血药浓度，延缓肾排泄	Ⅱ（谨慎）
	利尿剂、氨基苷类、多黏菌素、万古霉素等	增加肾毒性	Ⅱ（谨慎）
	氯霉素	拮抗作用	Ⅱ（谨慎）
头孢曲松 Ceftriaxone	氨基苷类	有抗菌协同作用，但同时可增加肾毒性	Ⅲ（注意）
	含钙注射液	不能同瓶滴注	Ⅲ（注意）
头孢噻肟 Cefotaxime	丙磺舒	可提高 A 药血药浓度，延缓肾排泄	Ⅱ（谨慎）
	强效利尿药、氨基苷类	增加肾毒性	Ⅱ（谨慎）
头孢替安 Cefotiam	氨基苷类、强利尿剂	可增强肾毒性	Ⅲ（注意）
	伤寒活菌疫苗	降低 B 的免疫效应	Ⅱ（谨慎）
头孢妥仑 Cefditoren	抗酸剂	会使 A 药吸收率降低	Ⅳ（一般）
	丙磺舒	使 A 药尿中排泄率降低	Ⅱ（谨慎）
头孢西丁 Cefoxitin	氨基苷类	可增加肾毒性，应注意对肾功能的影响	Ⅱ（谨慎）
	丙磺舒	可减少 A 药排泄	Ⅱ（谨慎）

续　表

抗感染药物（A 药）	其他药物（B 药）	作用	严重性分级
头孢唑肟 Ceftizoxime	强利尿剂	增加肾毒性	Ⅱ（谨慎）
	丙磺舒	可减少 A 药排泄	Ⅱ（谨慎）
	氨基苷类	有抗菌协同作用，但同时可增加肾毒性	Ⅲ（注意）
	其他氨基苷类	可增加耳毒性，肾毒性	Ⅱ（谨慎）
	神经肌肉阻滞药	可加重神经肌肉阻滞作用，导致肌肉软弱，呼吸抑制或呼吸麻痹（呼吸暂停），禁止合用	Ⅰ（严重）
	右旋糖酐、海藻酸钠、强效利尿药及卷曲霉素、顺铂、万古霉素	可增加耳毒性与肾毒性，且停药后仍可能发展至耳聋，听力损害可能恢复或呈永久性	Ⅲ（注意）
妥布霉素 Tobramycin	代血浆类药物如右旋糖酐、强效利尿药、卷曲霉素、顺铂、万古霉素、去甲万古霉素	增加肾毒性及耳毒性，可发生听力损害，且停药后也可能发展至耳聋	Ⅲ（注意）
	头孢菌素	可增加肾毒性	Ⅱ（谨慎）
	多黏菌素	可增加肾毒性和神经肌肉阻滞作用	Ⅱ（谨慎）
	其他肾毒性或耳毒性药物	加重肾毒性或耳毒性，不宜合用或先后应用	Ⅲ（注意）
	β 内酰胺类（头孢菌素类或青霉素类）	对某些菌株具有协同抗菌作用，但混合应用可导致相互失活，需联合应用时必须分瓶滴注	Ⅲ（注意）

续 表

抗感染药物（A药）	其他药物（B药）	作用	严重性分级
妥拉唑林 Tolazoline	多巴胺	拮抗作用	Ⅱ（谨慎）
	麻黄碱	可降低B药的升压作用	Ⅲ（注意）
	肾上腺素或去甲肾上腺素	可导致反常性的血压下降随后发生反跳性的升高	Ⅲ（注意）
	间羟胺	降低A药的升压作用	Ⅲ（注意）
	应用A药后，再应用甲肾或去甲肾上腺素	将阻滞B药的升压作用，可出现严重的低血压	Ⅰ（严重）
万古霉素 Vancomycin/ 去甲万古霉素 Norvancomycin	氨基苷类、两性霉素B、阿司匹林、其他水杨酸盐、杆菌肽、布美他尼注射液、卷曲霉素、卡莫司汀、顺铂、环孢素、依他尼酸注射液、呋塞米注射液、曲美米注射液等	合用或先后应用，可增加耳毒性或肾毒性	Ⅱ（谨慎）
	抗组胺药、布克利嗪、赛克利嗪、曲美苄胺等	可能掩盖耳鸣、头晕、眩晕等耳毒性症状	Ⅱ（谨慎）
	重金属	可发生沉淀，不宜合用	Ⅱ（谨慎）
	碱性溶液	配伍禁忌	Ⅱ（谨慎）
新霉素 Neomycin	口服避孕药	可能导致避孕失败，并增加出血发生率	Ⅱ（谨慎）
	洋地黄苷类、氟尿嘧啶、甲氨蝶呤、青霉素V、铁剂、葡萄糖液、维生素A或维生素B12	可影响B药的吸收，使疗效降低	Ⅱ（谨慎）
	秋水仙碱及维生素A	维生素B12的需要量可能增加	Ⅲ（注意）
	其他肾毒性药物及耳毒性药物	不宜合用	Ⅲ（注意）
	神经肌肉阻滞药	可能增加神经肌肉阻滞作用，导致骨骼肌软弱等	Ⅱ（谨慎）

续 表

抗感染药物（A药）	其他药物（B药）	作用	严重性分级
亚胺培南/西司他丁钠 Imipenem and Cilastatin Sodium	丙氧鸟苷，更昔洛韦	合用时可能引起癫痫发作	II（谨慎）
	氨基苷类	对铜绿假单胞菌有协同抗菌作用	III（注意）
	丙磺舒	可减少A药自肾小管分泌，使血药浓度增高而产生毒性	II（谨慎）
	茶碱	可发生B药中毒	II（谨慎）
	环孢素	增加神经毒性，导致精神失常及B药浓度改变	II（谨慎）
氧氟沙星/ Ofloxacin/ 左氧氟沙星 Levofloxacin	碱化剂	减低A药在尿中的溶解度，导致结晶尿和肾毒性	III（注意）
	茶碱	B药的血消除半衰期延长，血药浓度升高	II（谨慎）
	环孢素	可使B药的血药浓度升高，必须监测B药血药浓度，并调整剂量	II（谨慎）
	丙磺舒	可减少A药自肾小管分泌，使血药浓度增高而产生毒性	II（谨慎）
	华法林	增强B药的抗凝作用	II（谨慎）
	含铝、镁的制酸药	减少A药口服吸收，不宜合用	III（注意）
	咖啡因	A药可干扰B药的代谢，从而导致B药消除减少，血消除半衰期延长，并可能产生中枢神经系统毒性	III（注意）

续表

抗感染药物（A药）	其他药物（B药）	作用	严重性分级
	利福平、苯巴比妥、苯妥英钠	A血药浓度降低	II（谨慎）
	环孢素	A血药浓度升高	II（谨慎）
	去羟肌苷	B药可影响胃液的pH，从而使A药的吸收减少和治疗效果降低。建议两药同时应用时，服药间隔大于2h	II（谨慎）
伊曲康唑 Itraconazole	特非那丁、阿司咪唑、西沙比利、口服咪达唑仑、三唑仑	抑制B药的代谢，不宜联合使用	III（注意）
	丁螺环酮	B药胃肠道给药有首过效应，而由于对肝药酶的抑制作用，A药可提高B药血药浓度最高达13倍，并使不良反应增多	II（谨慎）
	二氢吡啶类钙离子通道阻滞剂西尼丁	需监测不良反应，如水肿和耳鸣，听力下降等	III（注意）
	口服抗凝剂、地高辛、甲硝唑、长春生物碱，他克莫司	B药血药浓度升高	II（谨慎）
依替米星 Etimicin Sulfate	多黏菌素、其他氨基苷类等抗生素、依他尼酸及呋塞米等	增加肾毒性和耳毒性，避免联合应用	III（注意）
	乙硫异烟胺	合用可增加不良反应	III（注意）
乙胺丁醇 Ethambutol	神经毒性药物	增加神经毒性，如视神经炎或周围神经炎	II（谨慎）
	氢氧化铝	能减少A药的吸收	III（注意）
	异烟肼、链霉素、利福平	宜与B药合用	IV（一般）
乙酰螺旋霉素 Acetylspiramycin	氨茶碱	不影响体内代谢	IV（一般）
	麦角衍生物类药物	可出现麦角中毒，不宜同时服用	II（谨慎）

续 表

抗感染药物（A 药）	其他药物（B 药）	作用	严重性分级
	乙醇	加速 A 药代谢，易引起 A 药诱发的肝脏毒性反应	Ⅱ（谨慎）
	含铝酸盐药	可延缓胃肠道排空时间并减少 A 药口服吸收，降低血药浓度。建议两药联用时，A 药至少在 B 药服前 1h 服用	Ⅲ（注意）
	香豆素或茚满双酮衍生物等抗凝血药	使抗凝作用增强	Ⅱ（谨慎）
	泼尼松龙等糖皮质激素	B 药可降低 A 药的血药浓度	Ⅲ（注意）
	环丝氨酸、麻黄碱、颠茄片	发生或增加不良反应	Ⅳ（一般）
	维生素 B₆	A 药可增加 B 药经脊排出量，导致周围神经炎的发生，大剂量的 B 药可降低 A 药的抗结核疗效。防止周围神经炎，只需用小剂量的 B 药即可有效	Ⅲ（注意）
	安氟醚	可增加具有肾毒性的无机氟代谢物的形成	Ⅱ（谨慎）
	肾上腺皮质激素（尤其是泼尼松龙）	可增加 A 药在肝内的代谢和排泄	Ⅲ（注意）
	双硫仑	可增加 A 药对中枢神经系统作用，产生眩晕、动作不协调，易激惹、失眠等	Ⅱ（谨慎）
	阿芬太尼	可延长 B 药的作用	Ⅲ（注意）
	哌替啶	两药合用会造成低血压和高血压，建议若出现类似症状，立即停药。目前，吗啡没有显示有此相互作用，可以替换使用	Ⅲ（注意）
	乙硫异烟胺、吡嗪酰胺、利福平	加重肝毒性	Ⅱ（谨慎）
	酮康唑或咪康唑	可使 B 药的血药浓度降低	Ⅲ（注意）
	氯琥珀胆碱	异烟肼可能影响细胞色素 P4502E1 酶系，抑制 B 药的代谢，增加其血药曲线下面积（AUC），延长消除半衰期	Ⅲ（注意）
	苯妥英钠或氨茶碱	B 药血药浓度增高，应适当调整剂量	Ⅱ（谨慎）
	对乙酰氨基酚	可增加肝毒性及肾毒性	Ⅲ（注意）
	卡马西平	抑制 B 药代谢而引起毒性反应	Ⅲ（谨慎）
	普萘洛尔	可能抑制 A 药的肝内乙酰化清除。两药联用需要监测，必要时调整 A 药的剂量	Ⅲ（注意）
	其他神经毒药物	增加神经毒性	Ⅱ（谨慎）

抗感染药物（A 药）栏目中：**异烟肼 Isoniazid**

续 表

抗感染药物（A 药）	其他药物（B 药）	作用	严重性分级
抑肽酶 Aprotinin	血管紧张素转换酶抑制剂（如卡托普利）	可抑制 B 药的降压作用	Ⅲ（注意）
	阿替普酶、阿尼普酶、链激酶、尿激酶等纤维蛋白溶酶	拮抗作用	Ⅲ（注意）
	β-内酰胺类抗生素	避免合用	
益康唑 Econazole	多非利特	可抑制 A 药代谢，升高其血药浓度	Ⅱ（谨慎）
	两性霉素 B	有拮抗作用	Ⅱ（谨慎）
左奥硝唑/奥硝唑 Levornidazole/Omidazole	华法林等口服抗凝药	增加抗凝作用，应注意凝血酶原时间并调整剂量	Ⅱ（谨慎）
	维库溴铵	可延长 B 药的肌肉松弛作用，降低 B 药的疗效，影响凝血	Ⅱ（谨慎）
	巴比妥类药物、雷尼替丁、西咪替丁	加快 A 药的消除，应避免合用	Ⅲ（注意）
	苯妥英钠	合用可能使 A 血药浓度下降，B 排泄减慢	Ⅱ（谨慎）
	呋布西林钠、萘夫西林钠、奥美拉唑、注射用炎琥宁、阿洛西林钠	配伍禁忌	Ⅱ（谨慎）

严重性分级：共分四级，分别说明如下：

Ⅰ（严重）：①有发生严重反应，甚至危及生命的潜在可能；②关键性治疗药物的疗效消失或明显降低，对治疗有重要的不良影响。

Ⅱ（谨慎）：①有发生中度（偶也可为重度）反应的潜在可能；②疗效降低，影响治疗。

Ⅲ（注意）：①有发生不良反应的潜在可能，但一般为较轻反应；②可能影响疗效改变，但程度较轻，或经技术处理后仍可保证疗效者。

Ⅳ（一般）：对机体和临床一般情况下不良影响，或仅有轻微影响者。

附录2 抗感染药物的皮肤敏感试验

汪复等编写的《实用抗感染治疗学》指出，变态反应是应用抗菌药物后的常见不良反应之一，几乎每种抗菌药物均可引起轻重不一的变态反应，最多见者为皮疹，其他尚有过敏性休克、血清病型反应、药物热、血管神经性水肿、嗜酸性粒细胞增多症、溶血性贫血、再生障碍性贫血、接触性皮炎等。

为防止过敏性休克的发生，应用抗菌药物前，特别是青霉素、链霉素等必须详细询问既往史，其内容包括：①既往用药史，是否用过青霉素类、氨基糖苷类等药物；②应用后有无荨麻疹、瘙痒、胸闷、发热等反应；③对其他药物，如磺胺、解热镇痛类、噻嗪类利尿剂等药物有无过敏；④个人有无变态反应性疾病，如支气管哮喘、过敏性鼻炎、湿疹等；⑤家属中有无上述类似病史。使用各类青霉素类制剂前必须先做皮试，已停用7天以上（小儿3天以上）而需再次使用时应重做皮试；换用另一种批号以再做皮试为妥。有对照的青霉素皮试结果对预测包括过敏性休克在内的变态反应有一定价值，对皮试阴性者仍宜提高警惕。90%的过敏性休克于给药后30分钟内发生，故给药后应观察至少30分钟，患者方可离开。过敏性休克必须分秒必争，就地抢救，切忌远道运送。肾上腺素为首选药物，成人患者可立即肌内注射0.1%肾上腺素0.5～1.0ml，病情严重者可静脉给药，必要时重复给药，剂量同上。

除青霉素类和氨基糖苷类（链霉素、庆大霉素等）外，磺胺类、四环素类、林可霉素类、大环内酯类、氯霉素、利福平等也偶可发生过敏性休克。青霉素类与头孢菌素类之间可发生交叉变态反应，虽发生率不高，仍应密切注意。

北京药学会抗生素专业委员会发表的《头孢类抗菌药物皮肤过敏试验高端论坛专家共识》指出：

1. 使用青霉素类抗菌药物必须进行皮肤过敏试验。原因是引起过敏反应的抗原——主要决定簇（青霉噻唑决定簇）与次要决定簇（青霉烯酸决定簇）已非常明确。皮试符合率可达70%；皮试液的浓度与皮试方法均已规范。

2. 头孢类抗菌药物使用前是否需要进行皮肤过敏试验尚存在争议。原因在于引发头孢类抗菌药物过敏反应的半抗原-主要决定簇与次要决定簇尚不明确，可能有Cephalosporoyl、Cephalosporanyl和产品中的杂质等；皮试符合率<30%；皮试浓度与皮试方法未统一（国内皮试液和国外皮试液的种类、浓度和皮试液用量相差很大）。目前美国和大部分欧洲国家不进行皮肤过敏试验，而日本和北欧的一些国家仍规定进行皮肤过敏试验。

头孢类抗菌药物是否需要做皮肤过敏试验，在我国药品说明书和参考书中现有多种描述，但中华人民共和国药典委员会编写的《临床用药须知》（2005年版；2010年版与之相同）和卫生部2004年发布的《抗菌药物临床应用指导原则》均未要求头孢类抗菌药物做皮肤过敏试验。

本次论坛达成的共识是：如果药品说明书明文规定使用前需做皮肤过敏试验则必须做；如果药品说明书上未明确规定，则需根据患者是否为过敏体质、既往药物过敏史、患者的患病严重程度等综合考虑是否进行皮肤过敏试验。

3. 如果进行头孢类抗菌药物的皮肤过敏试验，必须使用原药配制皮试液，不能用青霉素皮试液代替，也不能用某一种头孢菌素配制成皮试液做所有头孢类抗菌药物的皮肤过敏试验。皮试液的浓度，国、内外的差距较大，国内目前推荐的浓度为 $300\sim500\mu g/ml$，注射量为 $0.1ml$。

4. 如果患者对青霉素类严重过敏，应禁用头孢类抗菌药物；如果患者对青霉素类一般过敏，可根据病情慎重地选用头孢类抗菌药物。现有的研究表明，青霉素类与一代头孢的交叉过敏反应发生率明显高于二代、三代和四代，因此，宜选用二、三、四代头孢，特别三、四代头孢更为安全。

5. 头孢类抗菌药物的产品质量与过敏反应的发生率密切相关。现已从头孢噻肟等头孢类抗菌药物中分离、确认到了能引发动物过敏反应且基本无抗菌活性的高分子聚合物。说明控制产品中高聚物的含量是质量控制的关键之一。

6. 临床使用头孢类抗菌药物，必须仔细询问病人药物过敏史，不管是否进行皮肤过敏试验，或皮肤过敏试验阴性，在首次使用后的 $0.5\sim1$ 小时内应严密观察，一旦出现过敏反应征兆，应迅速处理。过敏反应是难以预测的，过敏反应的发生不是医务人员的责任，但发生后处理不当或没有相应的救治措施，医院则要面临一定的法律风险。

表1为一些抗生素的皮肤敏感试验的药液浓度、给药方法与剂量；表2为部分提示应做皮肤敏感试验药物的药液浓度、给药方法与剂量。

表1　一些抗生素的皮肤敏感试验的药液浓度、给药方法与剂量

药物名称	皮试药液浓度（ml）	给药方法与剂量
青霉素钾注射剂	500U	皮内注射 0.1ml
青霉素钠注射剂	500U	皮内注射 0.1ml；划痕 1 滴
青霉素 V 钾片	500U	皮内注射 0.1ml
普鲁卡因青霉素注射剂–青霉素	500U	皮内注射 0.1 ml
普鲁卡因青霉素注射剂–普鲁卡因	2.5mg	皮内注射 0.1 ml
苄星青霉素注射剂	500U	皮内注射 0.1 ml

苯唑西林钠、氯唑西林钠、氨苄西林钠、阿莫西林、羧苄西林钠、哌拉西林钠、磺苄西林钠注射剂和青霉胺片剂等皮试药液浓度和给药剂量同青霉素

表2　部分提示应做皮肤敏感试验药物的药液浓度、给药方法与剂量

药物名称	皮试药液浓度（ml）	给药方法与剂量
链霉素注射剂	1mg	皮内注射 0.1ml
头孢菌素类注射剂	300μg 或 500μg	皮内注射 0.1ml
庆大霉素注射剂	400U	皮内注射 20～40U；儿童 5～10U
甲氧西林钠注射剂	250μg	皮内注射 0.1ml
氯唑西林钠注射剂	250μg	皮内注射 0.1ml
苯唑西林钠注射剂	500μg	皮内注射 0.1ml
萘夫西林钠注射剂	250μg	皮内注射 0.1ml
氨氯西林钠注射剂	250μg	皮内注射 0.1ml
氟氯西林钠注射剂	500μg	皮内注射 0.1ml

①头孢菌素规格（每瓶）为 0.5、0.75、1g 的先依次应用 0.9% 氯化钠注射液 10、15、20ml 稀释原药后，抽取 0.1ml，再用 0.9% 氯化钠注射液稀释至 10ml，摇匀后抽取 0.1ml 做皮试。规格为 1.5g、2g 的依次用 0.9% 氯化钠注射液 15ml、20ml 稀释原药，摇匀后抽取 0.05ml，再用 0.9% 氯化钠注射液稀释至 10ml，摇匀后抽取 0.05ml 做皮试；②若皮试为阳性反应，可采取脱敏治疗给药

附录3　抗感染药物静脉给药注意事项

1. 静脉输注药品的一般原则

（1）静脉注射给药起效迅速、作用强并且难以逆转，可能会给患者带来较大的风险，因此，应该遵循能够口服给药就不要注射给药的原则。

（2）只有当患者的疾病状况不宜口服药品，或者疾病的治疗需要持续、恒定的血药浓度时，才可以采用静脉输注的方式给药。

（3）一般而言，静脉输液中只能加入一种药品，溶液必须稳定，无物理和化学的配伍禁忌。如果需要加入两种药品，应先加浓度较高者到输液中，充分混匀后，检查有无可见的配伍禁忌，再加入浓度较低的药品。

（4）不应该将药品加入到血液制品、甘露醇或者碳酸氢钠溶液中。只有特殊组分的药品（如脂溶性维生素注射液）方可加入脂肪乳或氨基酸溶液中使用。

（5）应用输液前应充分振摇混匀，并且检查有无不溶性颗粒。

（6）给药期间应严格保证药液无菌，配制好的药液通常应在 24 小时内使用。

（7）输液瓶上应注明患者的姓名、药品名称与剂量、给药日期与给药时间以及停药日期与停药时间。以上内容不应影响患者阅读输液瓶上的标签内容。尽可能将使用过的输液器材保存一段时间备查。

（8）在给药过程中应经常检查药液的状态，当出现浑浊、结晶、颜色改变或

观测到其他发生相互作用或污染的迹象时，应及时停药。

2. 静脉输液容易产生的问题

（1）病原微生物污染：静脉输液有可能被偶然进入或后期滋生的微生物污染，尤其是念珠菌属、肠杆菌属及克雷伯杆菌属等而引起发热、寒战等全身性反应，严重者可发生昏迷、血压下降、休克和呼吸衰竭等症状而致死亡。静脉输液应该严格执行配制过程的无菌操作。

（2）物理和化学配伍禁忌：物理配伍禁忌是指药物混合后，由于溶解度的变化，溶液 pH 的改变等；或者药物与容器间发生反应等原因引起的沉淀、浑浊、黏度变化、液体分层等现象，又称为外观配伍禁忌。化学配伍禁忌是指药物之间水解、光解、氧化还原等化学反应导致药物分子结构发生了变化。因而导致药物有可能发生药物相互作用，并且当含有一种以上药物时发生配伍禁忌的可能性增大。物理或化学的配伍禁忌会使药效降低、毒性增加或由于微粒的形成产生严重不良事件，因而必须避免。

（3）微粒污染：微粒污染是输液中普遍存在的问题。静脉输液的配制过程中，多次加药和穿刺会带入微粒，输液环境中的细小微粒也可能进入药液。当微粒进入肺微血管，可引起巨噬细胞增生而导致肉芽肿、肺栓塞，也可引起热原样反应。微粒较大者，可直接导致血管闭塞，局部组织缺血和水肿，红细胞聚集在异物上可形成血栓；某些微粒还可引起变态反应。生物制品，尤其是血液制品，即使是正常配制操作也可能不完全溶解；输液配制过程稍有不慎，如振摇、消毒、温度等均可导致药物不能完全溶解，产生肉眼可见或难以观察的不溶性物质。因此，从配制到输液必须严格遵守，操作规程。

3. 静脉输液相关的不良反应

（1）静脉炎：某些晶体溶液，可致血栓性静脉炎。另外，静脉滴注红霉素乳糖酸盐、万古霉素、依替米星等药物，如果输液配制浓度或输液速度不当也可刺激血管而导致静脉炎。

（2）胃肠道反应：静脉滴注某些抗感染药物，如氟喹诺酮类、青霉素、红霉素等会不同程度地引起恶心、呕吐等胃肠道反应。

（3）神经系统反应：青霉素类药物静滴给药时，由于剂量过大和（或）滴速过快时，可对大脑皮质产生直接刺激作用，出现"青霉素脑病"，主要表现为肌阵挛、惊厥、癫痫、昏迷等严重反应。氨基糖苷类、多黏菌素类静脉滴注速度过快对神经肌肉接头可产生阻滞作用。亚胺培南滴注速度过快使脑内血药浓度过高可出现的惊厥、癫痫发作等。氟喹诺酮类药物脂溶性高，易透过血脑屏障进入脑组织，诱发惊厥、抽搐和癫痫样发作。

（4）心血管系统反应：青霉素大剂量快速静滴偶可引起一过性心电图变化。咪唑注射过快可发生心律失常，严重者心跳、呼吸停止。万古霉素静脉滴注速度过快也可引起心血管系统反应，曾有报道，静滴万古霉素过快，引起心脏骤停、呼吸衰竭死亡。氨基糖苷类抗生素也可引起心肌抑制、外周血管扩张、血压下降和呼吸衰竭等。两性霉素 B 滴速过快有引起心室颤动或心脏骤停的可能。林可霉素滴速过快可引起血压下降和心电图变化，甚至可导致神经肌肉接头传导阻滞而引起呼吸、心搏停止。

(5) 肾功能损害：低分子和小分子量右旋糖酐有导致急性肾衰竭的危险。氨基糖苷类抗生素和万古霉素等药物，如果静脉输注过快，使单位时间内经肾脏排泄的药物浓度过高，可致药物性肾损害。大多数头孢菌素类药物主要通过肾脏排泄，可抑制、干扰肾小管细胞酶活性，引起急性肾小管坏死。而这类现象在小儿、老年人及肾功能不全的患者身上尤易发生。抗病毒药物阿昔洛韦、更昔洛韦、利巴韦林、阿糖腺苷、膦甲酸钠等静脉滴注也宜缓慢。阿昔洛韦静脉滴注过快可发生肾小管内药物结晶沉积，引起肾功能的损害。在使用两性霉素 B 疗程中几乎所有患者均可出现不同程度的肾功能损害，故应注意选择适当剂量，缓慢静滴，必要时监测肾功能和血药浓度。

(6) 其他不良反应及对策：所有药物静脉输液滴注过快均可引起血容量过高，致心脏负荷过重，发生肺水肿。静脉滴注含钾、钙、镁等离子的抗菌药物时，滴速过快可引起患者不适或病情变化。右旋糖酐、明胶制剂和羟乙基淀粉等胶体溶液的常见不良反应有凝血功能障碍、肾功能障碍、过敏和类过敏反应等。

1) 局部封闭：化疗药物外渗，应用局部封闭，可阻止化疗药物扩散并起到镇痛、消炎的作用。临床上多用普鲁卡因、地塞米松局部封闭，因普鲁卡因有麻醉镇痛、减少炎症渗出和促进组织修复的作用；地塞米松具有稳定生物膜，减少炎性物质释放，提高组织耐受性和特异性抗炎作用。

2) 局部使用血管扩张药物：当输入刺激性大、浓度高的药物时，使用 2% 的山莨菪碱外敷局部静脉，扩张局部浅表血管后再给药，减轻药物对血管的刺激。

3) 静脉渗漏性损伤及其处理：静脉渗漏性损伤的诸多因素中主要的是药物本身的理化性质。有效的预防措施可积极消除引起渗漏的危险因素，如提高静脉穿刺技术、避免机械性损伤、根据不同药物掌握好其浓度和静脉输注速度、加强护理观察，尽量避免药物外漏。对已发生渗漏损伤者，应及时根据药物理化性质、渗漏损伤程度及个体差异，适当选择热敷、冷敷、药敷或拮抗药注射等处理，若能早期治疗完全可以避免严重并发症的发生。

静脉注射液外渗的处理：①一旦发生静脉注射液外渗，应立即停止注射或更换注射部位，并且采取治疗措施，消除组织水肿，消除药物对细胞的毒性作用；②热敷：主要用于血管收缩药、阳离子溶液、高渗及化疗药物外渗的治疗，如肾上腺素、间羟胺、葡萄糖酸钙、甘露醇等溶液的外渗治疗。但是部分高渗溶液，如 20% 甘露醇、10% 葡萄糖酸钙外渗超过 24 小时，此时局部皮肤由白转为暗红，产生局部充血，若局部进行热敷使温度增高、代谢加快、耗氧增加，会加速组织坏死。因此，必须根据具体情况采取相应措施，不应该不加思考地只要是药物外渗就给患者热敷；③冷敷：冷敷可使局部血管收缩，减少药物的吸收，减轻局部水肿和药物的扩散，从而减轻局部组织的损害，如化疗药物外渗用 20% ~ 40% 碳酸氢钠冷敷治疗，取得较好的效果；④药物湿敷：采用 50% 的硫酸镁溶液湿敷，一日 2 次，一次 20 分钟；⑤中药湿敷：主要用于长期静脉注射的药物，如氯化钾、红霉素、10% 葡萄糖酸钙等致注射部位的静脉壁炎性渗出而引起的炎症症状，可以采取活血通络、舒筋利脉、温经散寒、清热利湿的中药进行湿敷。

第一代头孢菌素

■ 药品名称	注射用头孢拉定 Cefradine for injection
给药途径	静脉滴注、静脉注射或深部肌内注射
制备用溶媒	肌内注射：0.5g 溶于 2ml 注射用水，须作深部肌内注射 静脉注射：0.5g 溶于>10ml 注射用水或 5% 葡萄糖注射液，于 5 分钟内注射完毕 静脉滴注：0.5g 溶于>10ml 稀释液，再以氯化钠注射液或 5% 葡萄糖液作进一步稀释
■ 药品名称	注射用头孢唑林钠 Cefazolin sodium for injection
给药途径	静脉缓慢推注、静脉滴注或肌内注射
制备用溶媒	肌内注射：临用前加灭菌注射用水或氯化钠注射液溶解后使用。也可用适量 5% 盐酸利多卡因注射液 2 ~ 3ml 溶解 静脉注射：临用前加适量注射用水完全溶解后于 3 ~ 5 分钟静脉缓慢推注 静脉滴注：加适量注射用水溶解后，再用氯化钠或葡萄糖注射液 100ml 稀释后静脉滴注
■ 药品名称	注射用头孢噻吩钠 Cefalotin sodium for injection
给药途径	肌内或静脉注射
制备用溶媒	肌内注射：1g 溶于 4ml 灭菌注射用水 静脉注射：1g 溶于 10ml 灭菌注射用水、5% 葡萄糖注射液或氯化钠注射液，配制成的溶液于 3 ~ 5 分钟内徐缓注入 静脉滴注：先将 4g 本品溶于 20ml 灭菌注射用水中，然后再适量稀释 腹腔内给药：一般每 1000ml 透析液中含头孢噻吩钠 60mg。治疗腹膜炎或腹腔污染后应用头孢噻吩钠的浓度可达 0.1% ~ 4% 肾功能减退患者应用本品须适当减量。肌苷清除率<10ml/min、25ml/min、50ml/min 和 80ml/min 时，每 6 小时给予的剂量分别为 0.5g、1g、1.5g 和 2g 无尿患者每天的维持剂量为 1.5g，分 3 次给药 血液透析和腹膜透析能有效地清除本品，透析期间为维持有效血药浓度，应每 6 ~ 12 小时给予 1g
■ 药品名称	注射用头孢硫脒 Cefathiamidine for injection
给药途径	肌内注射或静脉给药
制备用溶媒	临用前加灭菌注射用水或氯化钠注射液适量溶解

续 表

■ 药品名称	注射用头孢替唑钠 Ceftezole sodium for injection
给药途径	静脉给药或肌内注射
制备用溶媒	静脉注射：溶于灭菌注射用水、0.9%氯化钠注射液或5%葡萄糖注射液，缓慢注射 静脉点滴：溶于0.9%氯化钠注射液或5%葡萄糖注射液 肌内注射：溶于0.5%盐酸利多卡因注射液 注射液溶解时如因温度原因出现混浊，可置室温使其澄清后使用。溶解后最好立即使用
■ 药品名称	注射用头孢西酮钠 Cefazedone sodium for injection
给药途径	静脉注射或静脉滴注
制备用溶媒	静脉注射：将1g本品溶解于5ml注射用水中，在2~3分钟内缓慢注射 静脉滴注：用适量注射用水、生理盐水或5%葡萄糖溶液溶解本品后静脉滴注，滴注时间最少持续30分钟 肾功能异常者，根据肾功能程度适当调整药量及用药间隔。如同时伴有肝功能损伤者更应加以注意，适当调整剂量 本品对光不稳定，溶解后的药液宜立即使用，并注意在使用前观察溶液外观

第二代头孢菌素

■ 药品名称	注射用头孢呋辛钠 Cefuroxime sodium for injection
给药途径	肌内注射或静脉注射
制备用溶媒	7ml注射用水，或所需要体积的注射液，配成清澈透明的淡黄色溶液
■ 药品名称	注射用头孢孟多酯钠 Cefamandole nafate for injection
给药途径	静脉注射或深度肌内注射（如臀肌或股侧肌）可以减少疼痛
制备用溶媒	注射用无菌水，注射用0.9%氯化钠注射液，5%葡萄糖注射液 肾功能损害患者：应减少剂量且密切监控血药浓度 静脉推注给药：每1g头孢孟多溶于注射用灭菌水、5%葡萄糖溶液或0.9%的氯化钠溶液内。在3~5分钟之内缓慢静脉推注 连续静脉给药：每1g头孢孟多应稀释至10ml的灭菌水溶液中。将头孢孟多溶于以下溶液中的一种：0.9%氯化钠注射液、5%葡萄糖注射液、10%葡萄糖注射液、5%葡萄糖和0.9%氯化钠混合注射液、5%葡萄糖和0.45%氯化钠混合注射液、5%葡萄糖和0.2%氯化钠注射液或乳酸钠注射液（M/6）

■ 药品名称	注射用头孢西丁钠　Cefoxitin sodium for injection
给药途径	肌内注射、静脉注射或静脉滴注
制备用溶媒	肌内注射：每克溶于 0.5% 盐酸利多卡因 2ml 静注：每克溶于 10ml 灭菌注射用水 静滴：1~2g 溶于 50ml 或 100ml 0.9% 氯化钠注射液或 5% 或 10% 葡萄糖注射液中
■ 药品名称	注射用头孢尼西钠　Injection for sodium cefonicid
给药途径	肌内注射、静脉注射和静脉滴注用
制备用溶媒	肌内注射：为防止疼痛，可将本品充分溶解于 1% 盐酸利多卡因溶液中 静脉推注时间应>5 分钟 静脉滴注：将头孢尼西钠充分溶解于 50~100ml 0.9% 氯化钠注射液或 5% 葡萄糖注射液后静脉滴注 头孢尼西在溶液中不稳定，配制后应立即使用，并在使用前检查其澄明度，如果配制后溶液颗粒物比较明显，应弃去勿用。肾功能损害患者使用本品必须严格依据患者的肾功能损害程度调整剂量。初始剂量为 7.5mg/kg，维持剂量应根据肌酐清除率进行调整
■ 药品名称	注射用头孢美唑钠　Cefmetazole sodium forInjection
给药途径	静脉注射和静脉滴注用
制备用溶媒	静脉注射：1g（效价，2 支）溶于注射用蒸馏水、生理盐水或葡萄糖注射液 10ml 中，缓慢注入 静脉滴注：可加入补液中，但不得用注射用蒸馏水溶解，因溶液渗透压不等张 严重肾功能损害患者，应适当调节给药剂量及给药间隔等，慎重用药 使用本品时，原则上应做药敏试验
■ 药品名称	注射用盐酸头孢替安　Cefotiam hydrochloride for injection
给药途径	静脉注射和静脉滴注用
制备用溶媒	静脉注射：可用生理盐水或葡萄糖注射溶液溶解 静脉滴注：可将一次用量 0.25~2g 添加到糖液、电解质液或氨基酸等输液中于 0.5~2 小时内静滴；对小儿则可添加到补液中于 0.5~1 小时内静脉滴注

第三代头孢菌素

■ 药品名称	注射用头孢哌酮钠 Medocef（cefoperazone sodium for injection）
给药途径	肌内注射、静脉注射或静脉滴注
制备用溶媒	静脉滴注：1~2g 溶于 5% 葡萄糖注射液，0.9% 氯化钠注射液及其他适当稀释液中，最后药物浓度 5~25mg/ml； 静脉缓慢注射时，每 1g 溶于 40ml 葡萄糖或氯化钠稀释至最终浓度 25mg/ml，且注射时间不得<3~5 分钟，用稀释液静脉注射时绝对不能加入利多卡因 肌内注射：每 1g 溶于 2.8ml 灭菌注射用水，浓度>250mg/ml 时，应同时加 2% 盐酸利多卡因注射液，采用深部肌内注射 头孢哌酮钠的主要经胆管而非肾脏排泄，<4g 时，肾衰竭患者亦无需调整剂量 头孢哌酮和氨基糖苷类抗生素不宜混合使用，必须分开静脉输注，并建议先给予头孢哌酮钠
■ 药品名称	注射用头孢哌酮钠他唑巴坦钠 Cefoperazone sodium and tazobactam sodium for injection
给药途径	静脉滴注
制备用溶媒	静脉滴注时，先溶于 5~10ml 氯化钠注射液或灭菌注射用水，再加 5% 葡萄糖注射液或氯化钠注射液 150~250ml 稀释，滴注时间为 30~60 分钟。疗程一般 7~10 天（重症感染可以适当延长）。 严重肾功能不全的患者（肌酐清除率<30ml/min，每 12 小时他唑巴坦的剂量应不超过 0.5g
■ 药品名称	注射用头孢曲松钠 Rocephin（ceftriaxone sodium for injection）
给药途径	肌内注射、静脉注射、静脉滴注
制备用溶媒	肌内注射：0.25g 或 0.5g 溶于 1% 盐酸利多卡因 2ml 中；或 1g 溶于 3.5ml 中用于肌内注射，以注射于相对大些的肌肉为好，不主张在一处的肌肉内注射 1g 以上剂量 静脉注射：0.25g 或 0.5g 溶于 5ml 灭菌注射用水中；或 1g 溶于 10ml 中注射；时间不能<2 分钟 静脉滴注时，2g 溶于 40ml 以下其中一种无钙静脉注射液中，如氯化钠溶液、0.45% 氯化钠+2.5% 葡萄糖注射液、5% 葡萄糖、10% 葡萄糖、5% 葡萄糖中加 6% 葡聚糖、6%~10% 羟乙基淀粉静脉注射液、灭菌注射用水等；静脉滴注时间至少要 30 分钟。因可能会产生药物间的不相容性，故不能将其混合或加入含有其他抗菌药物溶液中；亦不能将其稀释于以上列出的溶液之外的其他液体中 肝、肾功能不全：肾功能不全患者，如其肝功能无受损则无须减少头孢曲松钠用量，仅对末期前肾功能衰竭患者（肌酐清除率<10ml/min），每日用量不能超过 2g。肝功能受损患者，如肾功能完好亦无须减少剂量。

严重的肝、肾功能障碍者，应定期检测其血药浓度。正在接受透析治疗的患者，应进行血药浓度监测，以决定是否需要调整剂量

新配制的溶液能在室温下保持其物理及化学稳定性达 6 小时或在 5℃环境下保持 24 小时，但按一般原则，配制后的溶液应立刻使用。依其浓度及保存时间的不同，溶液呈现为淡黄色到琥珀色。但这些有效成分的特性对药效及耐受性方面并无意义

■ 药品名称	注射用头孢曲松钠他唑巴坦钠 Ceftriaxone sodium and tazobactam sodium for injection
给药途径	静脉滴注
制备用溶媒	静脉滴注时，灭菌注射用水或 0.9% 氯化钠注射液溶解后，再加入到 5% 葡萄糖注射液、0.9% 氯化钠注射液或 5% 葡萄糖氯化钠注射液 250ml 中。滴注时间为 >1 小时 肝、肾功能不全：肝肾功能不全患者一般不需调整剂量，但严重的肝、肾功能障碍者（如透析患者），应进行血药浓度监测，以决定是否需要调整剂量
■ 药品名称	注射用头孢他啶 Ceftazidime for injection
给药途径	静脉注射、肌内注射
制备用溶媒	静脉注射或深部肌内注射时，用 0.9% 的氯化钠注射液、5% 葡萄糖注射液或其他批准使用的稀释液（因为注射用水在此浓度产生低渗溶液）溶解，250mg 肌内或静脉注射，500mg 肌内或静脉注射，1g 肌内或静脉注射，2g 或 3g 静脉推注。2~8℃冰箱中保存 24 小时可保持药效 因头孢他啶几乎全部通过肾小球滤过而从肾脏排泄。故患有肾功能损害的患者，应降低剂量以代偿其减慢的排泄功能，肾功能轻度损害［即肾小球滤过率（GFR）>50ml/min］的患者除外。对于怀疑为肾功能不全的患者，可给予 1g 的首次负荷剂量，然后，应根据肾小球滤过率来决定合适的维持剂量。肾功能损害的剂量：正在监护室接受连续动静脉或高流量血透的肾衰竭患者，推荐剂量为每天 1g，分次给药。对于低流量血透法的患者，应参照肾功能不全的推荐剂量。对于严重感染的患者，特别是中性粒细胞减少症的患者，一般每天接受 6g 的头孢他啶的剂量，但不能用于肾功能不全的患者
■ 药品名称	注射用头孢噻肟钠 Cefotaxime sodium for injection
给药途径	静脉注射、静脉滴注
制备用溶媒	配制肌内注射液时，0.5g、1.0g 或 2.0g 的头孢噻肟分别加入 2ml、3ml 或 5ml 灭菌注射用水 供静脉注射的溶液，加至少 10~20ml 灭菌注射用水于上述不同量的头孢噻肟内，于 5~10 分钟内徐缓注入 静脉滴注时，将静脉注射液再用适当溶剂稀释至 100~500ml。严重肾功能减退，血清肌酐值 >424μmol/L（4.8mg）或肌酐清除率 <20ml/min 时，维持量应减半；血清肌酐 751μmol/L（8.5mg）时，维持量为正常量的 1/4。需血液透析者一日 0.5~2g。但在透析后应加用 1 次剂量

续　表

■ 药品名称	注射用头孢噻肟钠舒巴坦钠　Cefotaxime sodium and sulbactam sodium for injection
给药途径	静脉滴注
制备用溶媒	可用灭菌注射用水、5%葡萄糖注射液、注射用生理盐水，含0.225%氯化钠的5%葡萄糖和含0.9%氯化钠的5%葡萄糖溶液溶解。 配制后头孢噻肟和舒巴坦浓度分别为10mg/ml和5mg/ml，且二者浓度可各增至0.25g/ml和0.125g/ml。应避免开始就使用乳酸林格溶液或2%盐酸利多卡因溶液注射液。可采用二步稀释法，即先用注射用水溶解，然后再用乳酸林格溶液稀释，可制备成最终舒巴坦浓度为5mg/ml的可配伍注射液。本品也可先用注射用水溶解，再用2%盐酸利多卡因注射液 不可与氨基糖苷类同瓶滴注。联合治疗时，可采用序贯间歇静脉注射法。本品和氨基糖苷类的白天用药间隔时间应尽可能延长。各剂量输注间采用足量的适宜稀释液灌洗静脉输注管，也可采用另一根单独的静脉输注管 严重肾功能减退患者应用本品时须适当减量，血清肌酐>4.8mg或肾小球滤过率<20ml/min时，本品的维持量应减半，肌酐量>8.5mg时，维持量为正常量的1/4
■ 药品名称	注射用头孢米诺钠　Cefminox sodium for injection
给药途径	静脉注射、静脉滴注
制备用溶媒	静脉注射：每1g（效价）溶于20ml注射用蒸馏水、葡萄糖液或电解质溶液并缓慢注射 静脉滴注：每1g（效价）溶于100~500ml葡萄糖液或电解质溶液，滴注时间为1~2小时
■ 药品名称	注射用头孢地秦钠　Cefodizime sodium for injection
给药途径	静脉注射、静脉滴注、肌内注射
制备用溶媒	静脉注射：1.0g（0.25g：4支；1.0g：1支；2.0g：0.5支）溶于4ml注射用水，或2.0g（0.25g：8支；1.0g：2支；2.0g：1支）10ml注射用水中，于3~5分钟内注射 静脉滴注：1.0g（0.25g：4支；1.0g：1支；2.0g：0.5支）或2.0g（0.25g：8支；1.0g：2支；2.0g：1支）40ml注射用水、生理盐水或林格液中，20~30分钟内输注 肌内注射：1.0g（0.25g：4支；1.0g：1支；2.0g：0.5支）溶于4ml注射用水，或2.0g（0.25g：8支；1.0g：2支；2.0g：1支）溶于10ml注射用水中，臀肌深部注射；为防止疼痛，可将本品溶于1%利多卡因溶液中注射（此时须避免注入血管内）

续 表

■ 药品名称	注射用盐酸头孢甲肟 Cefmenoxime hydrochloride for injection
给药途径	静脉滴注
制备用溶媒	静注时，用注射用水、生理盐水或葡萄糖注射液溶解后使用。此外，对成年人也可将本品的 1 次用量 0.5 ~ 2g（效价）加于糖液、电解质液或氨基酸制剂等的补液中，在 0.5 ~ 2 小时内进行静脉滴注

■ 药品名称	注射用头孢唑肟钠 Ceftizoxime sodium for injection
给药途径	静脉注射、静脉滴注
制备用溶媒	静脉注射：可用注射用水、氯化钠注射液、5% 葡萄糖注射液溶解 静脉滴注：可加在 10% 葡萄糖注射液、电解质注射液或氨基酸注射液中，滴注 0.5 ~ 2 小时 肾功能损害者：肾功能损害的患者需根据其损害程度调整剂量。在给予 0.5 ~ 1g 的首次负荷剂量后，肾功能轻度损害的患者（内生肌酐清除率 Ccr 为 50 ~ 79ml/min）常用剂量为一次 0.5g，每 8 小时 1 次，严重感染时一次 0.75 ~ 1.5g，每 8 小时 1 次；肾功能中度损害的患者（Ccr 为 5 ~ 49ml/min）常用剂量为一次 0.25 ~ 0.5g，每 12 小时 1 次，严重感染时一次 0.5 ~ 1g，每 12 小时 1 次；肾功能重度损害需透析的患者（Ccr 为 0 ~ 4ml/min）常用剂量为一次 0.5g，每 48 小时 1 次或一次 0.25g，每 24 小时 1 次，严重感染时一次 0.5 ~ 1g，每 48 小时 1 次或一次 0.5g，每 24 小时 1 次。血液透析患者透析后可不追加剂量，但需按上述给药剂量和时间，在透析结束时给药

■ 药品名称	注射用头孢匹胺钠 Cefpiramide sodium for injection
给药途径	静脉注射、静脉滴注
制备用溶媒	静脉注射：用注射用水、生理盐水或葡萄糖注射液溶解后，缓慢推注 静脉滴注：加入葡萄糖液、电解质液、氨基酸液等输液中，经 30 ~ 60 分钟滴注完毕；溶解后须迅速使用，需要保存时，务必于 24 小时内使用。头孢匹胺不应与其他药物在同一容器中混合点滴使用

■ 药品名称	注射用拉氧头孢钠 SHIOMARIN（latamoxef sodium for injection）
给药途径	静脉滴注、肌内注射
制备用溶媒	静注时，0.5g 溶于 4ml 以上的灭菌注射用水，5% 葡萄糖注射液或 0.9% 氯化钠注射液充分摇匀，使之完全溶解 肌注时，溶于 0.5% 利多卡因注射液 2 ~ 3ml 充分摇匀，使完全溶解。溶解后，尽快使用，需保存时，冰箱内保存于 72 小时以内，室温保存于 24 小时以内使用

第四代头孢菌素

■ 药品名称	注射用盐酸头孢吡肟 Cefepime hydrochloride for injection
给药途径	静脉滴注、肌内注射
制备用溶媒	静脉滴注时，将 1~2g 溶于 50~100ml 0.9% 氯化钠注射液、5% 或 10% 葡萄糖注射液、M/6 乳酸钠注射液、5% 葡萄糖和 0.9% 氯化钠混合注射液，乳酸林格和 5% 葡萄糖混合注射液中，药物浓度不应超过每毫升 40mg。经约 30 分钟滴注完毕。肌内注射时，0.5g 应加 1.5ml 注射用溶液，或 1g 加 3.0ml 溶解后，经深部肌群（如臀肌群或外侧股四头肌）注射 对肝功能不全患者，无需调节本品剂量。在肾脏的排除通常都通过肾小球的滤过，对于有肾功能改变的患者（肌酐清除率<30ml/min）应相应的调整药物剂量以抵消肾脏清除率的降低。头孢吡肟治疗同时需进行血液透析的患者，在透析开始 3 小时，约 68% 药物可被清除。在透析结束后，患者应给予一次初始剂量。接受持续性腹膜透析患者应每隔 48 小时给予常规剂量

■ 药品名称	注射用硫酸头孢噻利 Cefoselis sulfate for injection
给药途径	静脉注射
制备用溶媒	静脉注射时，用生理盐水、葡萄糖注射液以及补液溶解使用。不得使用注射用水溶解（溶液不等渗），0.5~1 小时内静脉注射

■ 药品名称	注射用硫酸头孢匹罗 Cefpirome sulfate for injection
给药途径	静脉注射、静脉滴注
制备用溶媒	静脉注射时，将 1.0g 或 2.0g 溶于 10ml 或 20ml 灭菌注射用水，然后在 3~5 分钟内将药液直接注入静脉内或夹闭的输液管道的远端部分。 静脉输注：将 1.0g 或 2.0g 溶于 100ml 输注溶液（0.9% 氯化钠溶液，林格液，标准电解质输注液，5% 及 10% 葡萄糖溶液，5% 果糖溶液，6% 葡萄糖+0.9% 氯化钠溶液）中，配制成等渗溶液，在 20~30 分钟内输完 肾功能损害患者的剂量：头孢匹罗主要经肾脏排泄，因此对肾功能损害患者必须减少剂量以与其较慢的排出保持平衡。对于肾功能损害患者，则可将 0.25g 或 0.5g 本品分别溶解于 2ml 或 5ml 灭菌注射用水中

■ 药品名称	注射用氟氧头孢钠 FLUMARIN (flomoxef sodium for injection)
给药途径	静脉注射、静脉滴注
制备用溶媒	静脉注射时，在 0.5g 或 1.0g 加入 4ml 注射用水和 5% 葡萄糖注射液或生理盐水，充分振荡溶解

青霉素

■ 药品名称	**注射用阿莫西林钠** Amoxicillin sodium for injection
给药途径	静脉滴注、肌内注射
制备用溶媒	无

■ 药品名称	**注射用萘夫西林钠** Nafcillin sodium for injection
给药途径	静脉滴注、肌内注射
制备用溶媒	无

■ 药品名称	**注射用呋布西林钠** Furbucillin sodium for injection
给药途径	静脉滴注
制备用溶媒	无

■ 药品名称	**注射用舒巴坦钠** Sulbactam sodium for injection
给药途径	静脉滴注、肌内注射
制备用溶媒	无

■ 药品名称	**青霉素皮试剂** Penicillin for skin test
给药途径	皮内注射
制备用溶媒	皮内注射时,0.9%氯化钠注射液 5ml 移入青霉素皮试剂瓶内使其溶解稀释(供分次使用),皮内注射 0.1ml。通常注入前臂屈侧皮内,如 20 分钟后局部出现红肿并有伪足出现,皮丘直径超过 1cm 者,或出现头晕、胸闷及全身发痒等症状,均为阳性 本品稀释后供 24 小时内使用

青霉素加酶抑制剂

■ 药品名称	**注射用氨苄西林钠舒巴坦钠** Ampicillin sodium and sulbactam sodium for injection
给药途径	静脉滴注、肌内注射
制备用溶媒	静脉注射:应使用灭菌注射用水或其他相容溶液配制。推注时间应超过 3 分钟,或增加稀释液的容量,静脉滴注给药,滴注时间应超过 15~30 分钟 深部肌内注射时,如注射部位出现疼痛,药粉可用 0.5% 无水盐酸利多卡因灭菌注射用水进行配制 严重肾功能受损的患者(肌酐清除率≤30ml/min),其舒巴坦和氨苄西林的药物清除动力学参数均受到相似影响,因此二者的血浆浓度比值保持恒定。与氨苄西林的常规用法一样,用舒巴坦钠/氨苄西林钠治疗这类患者时应减少给药次数

续 表

■ 药品名称	**注射用氨苄西林钠氯唑西林钠** Ampicillin sodium and cloxacillin sodium for injection
给药途径	静脉滴注、肌内注射
制备用溶媒	肌内注射或静脉滴注时,临用前加灭菌注射用水适量溶解。静脉滴注本品可与各种输液配伍,但如与含葡萄糖输液配伍,宜于较快速度下滴注,半小时滴完,以免药效降低
■ 药品名称	**注射用美洛西林钠舒巴坦钠** Mezlocillin, sodium and sulbactam sodium for injection
给药途径	静脉滴注
制备用溶媒	静脉滴注,用前用适量注射用水或氯化钠注射液溶解后,再加入0.9%氯化钠注射液或5%葡萄糖氯化钠注射液或5%～10%葡萄糖注射液100ml中静脉滴注,滴注时间为30～50分钟
■ 药品名称	**注射用哌拉西林钠他唑巴坦钠** Tazocin(piperacillin sodium and tazobactam sodium for injection)
给药途径	静脉滴注
制备用溶媒	静脉滴注时,先将本品2.25g和4.5g分别用10ml和20ml相容的复溶稀释液(0.9%氯化钠注射液、灭菌注射用水、5%葡萄糖注射液/抑菌盐水/对羟基苯甲酸酯、抑菌水/对羟基苯甲酸酯、抑菌盐水/苯甲醇、抑菌水/苯甲醇)来复溶。复溶好的本品应当采用下列相容的静脉用药的稀释液(0.9%氯化钠注射液、灭菌注射用水、5%葡萄糖注射液、6%右旋糖酐氯化钠注射液、乳酸林格液、哈特曼液、醋酸林格液、醋酸/苹果酸林格液)进一步稀释(推荐每次给药的体积为50～150ml)。常规疗程为7～10天,但是治疗医院获得性肺炎的推荐疗程为7～14天。室温条件下,便携式静脉输液泵中的本品在12小时内保持稳定;冷藏保存(2～8℃)可保存48小时 肾功能不全患者使用本品的每日推荐剂量如下:①肌酐清除率>40ml/min者,无需调整剂量;②肌酐清除率为20～40ml/min者,一次4.5g,每8小时1次,一日总量13.5g;③肌酐清除率<20ml/min者,一次4.5g,每12小时1次,一日总量9g 血液透析的患者,除医院获得性肺炎外,其他所有适应证的最大剂量为2.25g q12h。医院获得性肺炎的最大剂量为2.25g q8h。因为血液透析可以清除给药剂量的30%～40%,所以血液透析当天,每次透析操作以后,需要另外加用本品0.75g。连续非卧床腹膜透析(CAPD)患者不需要另外加用本品

续 表

■ 药品名称	注射用哌拉西林钠舒巴坦钠 Piperacillin sodium and sulbactam sodium for injection
给药途径	静脉滴注
制备用溶媒	静脉滴注时，先将本品溶于适量5%葡萄糖液、0.9%氯化钠注射液；然后再用同一溶媒稀释至50～100ml供静脉滴注，滴注时间为30～60分钟。疗程一般为7～14天 肾功能不全者酌情调整剂量
■ 药品名称	注射用阿莫西林钠克拉维酸钾 Amoxicillin sodium and clavulanate potassium for injection（AMOKSIKLAV）
给药途径	静脉注射、静脉滴注
制备用溶媒	静脉注射：注射用阿莫西林钠克拉维酸钾0.6g小瓶，用10ml注射用水调制成注射液；1.2g小瓶，用20ml注射用水调制成注射液。在调制过程中可能会出现短暂的粉红色，调制成的注射液通常为类白色或淡黄色。 静脉滴注：本品可用注射用水（BP）或生理盐水（0.9% w/v）配制。然后，不要拖延，将600mg的本品稀释到50ml的滴注液中（如：用小袋或刻度试管）。或将1.2g的本品（即1.2g小瓶加入注射用水20毫升）稀释到100毫升的滴注液中。配制好的输注液应在4小时以内，用30～40分钟的时间完成点滴。 其在含有葡萄糖、葡聚糖或碳酸氢盐的点滴液中较不稳定。 肝功能不全患者用量：谨慎用药，定期监测肝功能
■ 药品名称	注射用阿莫西林钠舒巴坦钠 Trifamox IBL（amoxicillin sodium and sulbactam sodium for injection）
给药途径	静脉注射、静脉滴注、肌内注射
制备用溶媒	深部肌内注射和静脉直接推注时，推荐用至少3.5ml灭菌注射用水稀释根据肾功能损害情况，调整剂量和用药间隔。肾功能不全轻度时，肌酐清除率>50ml/min，用药间隔为8小时；中度（肌酐清除率在10～50ml/min）用药间隔为12小时；重度（肌酐清除率<10ml/min）用药间隔为24小时
■ 药品名称	注射用阿莫西林钠氟氯西林钠 Amoxicillin sodium and flucloxacillin sodium for injection
给药途径	静脉滴注
制备用溶媒	静脉滴注时，0.9%氯化钠注射液稀释，并在4小时内用完

续 表

■ 药品名称	注射用替卡西林钠/克拉维酸钾 Timentin (ticarcillin sodium and potassium clavulanate for injection)
给药途径	静脉滴注
制备用溶媒	静脉点滴时，用注射用水（BP）或葡萄糖静脉输注液（≤5%）配制成溶液后使用。先用注射用溶剂 5ml/10ml（1.6g 或 3.2g 安瓿装）将瓶内干粉溶解，然后再转移至输注容器中，稀释成相应容积溶液后使用 静脉输注用溶剂稳定时间（25℃）： 注射用水 BP 24 小时 葡萄糖静脉输注液 BP（5% W/V）12 小时 氯化钠（0.18% W/V）及葡萄糖（4% W/V）静脉输注液 BP 24 小时 氯化钠静脉输注液 BP（0.9%）24 小时 葡聚糖 40 静脉输注液 BP（10% W/V）与葡萄糖静脉注液（5% W/V）混合液 6 小时 葡聚糖 40 静脉输注液 BP（10% W/V）与氯化钠静脉输注液（0.9%）混合液 24 小时 葡萄糖静脉输注液 BP（10% W/V）6 小时 山梨醇静脉输注液 BP（30% W/V）6 小时 乳酸钠静脉输注液 BP（M/6）12 小时 复合乳酸钠静脉输注液 BP 12 小时 ①其在碳酸氢钠溶液中欠稳定；②不可与血制品或蛋白质水溶液（如水解蛋白或静注脂质乳剂）混合使用；③如果替卡西林钠-克拉维酸钾与氨基糖苷类抗生素合用，不可将二者同时混合于注射容器或静脉输注液中，以防氨基糖苷类抗生素作用降低

其他 β 内酰胺类

■ 药品名称	注射用厄他培南 Ertapenem for injection
给药途径	静脉滴注、肌内注射
制备用溶媒	静脉滴注：用溶剂（注射用水、0.9% 氯化钠注射液或注射用抑菌水）10ml 溶解。然后充分振摇至溶解，并立即将小瓶中的溶液移至 50ml 0.9% 氯化钠注射液中。输注应 6 小时内完成。静脉输注液的配制：不得将本品与其他药物混合或与其他药物一同输注。不得使用含有葡萄糖（α-D-葡萄糖）的稀释液 肌内注射：用 2ml 1.0% 盐酸利多卡因注射液（不得含有肾上腺素）溶解装在小药瓶中的 1g 本品。肌内注射液须在药物溶解后 1 小时内使用 肾功能不全的患者：对于肌酐清除率每分钟 >30ml/1.73m² 的患者无需调整剂量。对于患有重度肾功能不全（肌酐清除率每分钟 ≤30ml/1.73m²）以及终末期肾功能不全（肌酐清除率每分钟 <10ml/1.73m²）的成年患者，需将剂量调整为 500mg/d

■ 药品名称	注射用亚胺培南西司他丁钠 Tienam（imipenem and cilastatin sodium for injection）
给药途径	静脉滴注
制备用溶媒	静脉滴注时，20ml 玻璃瓶（非输液瓶）无菌粉末应按以下方法进行配制，瓶中的内容物必须先配制成混悬液，再转移至 100ml 合适的输注液中 当患者的肌酐清除率为每分钟 6~20ml/1.73m^2 时，使用 500mg 剂量，引起癫痫的危险性可能增加。若患者的肌酐清除率每分钟 ≤5ml/1.73m^2 时，除非患者在 48 小时内进行血液透析，否则不应给予本品静脉滴注 对治疗肌酐清除率每分钟 ≤5ml/1.73m^2 且正在进行血液透析的患者，可使用对肌酐清除率为每分钟 6~20ml/1.73m^2 患者的推荐剂量。为预防成人的手术后感染，可在诱导麻醉时给予本品静脉滴注 1000mg，3 小时后再给予 1000mg。对预防高危性（如结肠直肠）外科手术的感染，可在手术后 8 小时和 16 小时分别再给予 500mg 静脉滴注 对肌酐清除率每分钟 ≤70ml/1.73m^2 的患者的推荐预防剂量尚无足够的资料
■ 药品名称	注射用美罗培南 Meropenem for injection
给药途径	静脉滴注
制备用溶媒	静脉滴注时，以 100ml 以上的液体（0.9% 氯化钠注射液、5% 或 10% 葡萄糖注射液、5% 葡萄糖加 0.02% 碳酸氢钠注射液、5% 葡萄糖生理盐水注射液、5% 葡萄糖加 0.225% 氯化钠注射液、5% 葡萄糖加 0.15% 氯化钾注射液、2.5% 或 10% 甘露醇注射液。）溶解 0.25~0.5g 美罗培南，配制成静脉点滴注射液，可以经 15~30 分钟静脉点滴给药。室温下应于 6 小时以内使用，5℃ 保存时应于 24 小时以内使用。溶液呈无色或微黄色透明状液体，颜色的浓淡不影响本药的效果 对于肌酐清除率 <50ml/min 的严重肾功能障碍患者，应采取减少给药剂量或延长给药间隔等措施，随时观察患者的情况 对肝功能不全的患者无需调整剂量 对于肾功能正常或肌酐清除率 ≥50ml/min 的老年患者无需调整剂量
■ 药品名称	注射用比阿培南 Biapenem for injection
给药途径	静脉滴注
制备用溶媒	每 0.3g 比阿培南溶解于 100ml 生理盐水或葡萄糖注射液中静脉滴注

续 表

■ 药品名称	注射用氨曲南 Aztreonam for injection
给药途径	静脉滴注、静脉推注、肌内注射
制备用溶媒	静脉滴注：1g 氨曲南至少用注射用水 3ml 溶解，再用适当输液（0.9% 氯化钠注射液、5% 或 10% 葡萄糖注射液或林格注射液）稀释，氨曲南浓度不得超过 2%，滴注时间 20~60 分钟 静脉推注：每瓶注射用水 6~10ml 溶解，于 3~5 分钟内缓慢注入静脉 肌内注射：1g 氨曲南至少用注射用水或 0.9% 氯化钠注射液 3ml 溶解，深部肌内注射。患者有短暂或持续肾功能减退时：宜根据肾功能情况，酌情减量。对肌酐清除率每分钟<10~30ml/1.73m^2 的肾功能损害者，首次用量 1g 或 2g，以后用量减半；对肌酐清除率每分钟<10ml/1.73m^2，如依靠血液透析的肾功能严重衰竭者，首次用量 0.5g、1g 或 2g，维持量为首次剂量的 1/4，间隔时间为 6、8 或 12 小时；对严重或危及生命的感染者，每次血液透析后，在原有的维持量上增加首次用量的 1/8

■ 药品名称	注射用帕尼培南倍他米隆 Panipenem and betamipron for injection
给药途径	静脉滴注
制备用溶媒	无

其他类

■ 药品名称	利奈唑胺注射液 Zyvox（linezolid injection）
给药途径	静脉滴注
制备用溶媒	静脉滴注时，利奈唑胺静脉注射剂应在 30 至 120 分钟内静脉输注完毕。尤其应注意，利奈唑胺静脉注射剂与下列药物通过 Y 型接口联合给药时，可导致物理性质不配伍。这些药物包括：两性霉素 B、盐酸氯丙嗪、安定、喷他脒异硫代硫酸盐、红霉素乳糖酸酯、苯妥英钠和甲氯苄啶——磺胺甲基异噁唑。此外，利奈唑胺静脉注射液与头孢曲松钠合用可致二者的化学性质不配伍

■ 药品名称	注射用替考拉宁 Teicoplanin for injection
给药途径	静脉注射、肌内注射
制备用溶媒	静脉注射或肌内注射时，含替考拉宁的小瓶注入注射用水；替考拉宁注射液浓度应 100mg/1.5ml，为 pH7.5 的等渗液，配置好的溶液可直接注射，也可用 0.9% 氯化钠注射液、复方乳酸钠溶液（林格乳酸溶液，哈特曼溶液）、5% 葡萄糖溶液、0.18% 氯化钠和 4% 葡萄糖注射液、含 1.36% 或 3.86% 葡萄糖的腹膜透析液。制备好的本品溶液在 4℃ 条件下保存。贮存时间如果超过 24 小时，建议不要再使用。可以快速静脉注射，注射时间为 3~5 分钟之间，或缓慢静脉滴注，滴注时间不少于 30 分钟

续表

	肾功能不全的成人和老年人：肾功能受损患者，前三天仍然按常规剂量，第四天开始根据血药浓度的测定结果调节治疗用量 疗程第 4 天的用量 轻度肾功能不全者：肌酐清除率在 40~60ml/min 之间，本品剂量减半，方法是或按常规剂量，qod；或剂量减半，qd 严重肾功能不全：肌酐清除率<40ml/min，或血液透析者，本品剂量应为常规剂量的 1/3，或按常规剂量给药，每 3 天 1 次；或按常规剂量 1/3 给药，qd。本品不能被血透清除 持续不卧床腹膜透析引起的腹膜炎：400mg 第一次负荷剂量静脉给药，然后推荐在第 1 周内每袋透析液内按 20mg/l 的剂量加入本品，在第 2 周中于交替的透析液袋中按 20mg/l 的剂量给药，在第 3 周中仅在夜间的透析液袋内按 20mg/L 的剂量给药
■ **药品名称**	**注射用盐酸万古霉素** Vancorin（vancomycin hydrochloride for injection）
给药途径	静脉滴注
制备用溶媒	静脉滴注时，0.5g 的小瓶中加入 10ml 注射用水溶解，在以至少 100ml 的生理盐水或 5% 葡萄糖注射液稀释，静滴时间在 60 分钟以上
■ **药品名称**	**注射用盐酸去甲万古霉素** Norvancomycin hydrochloride for injection
给药途径	静脉滴注
制备用溶媒	静脉缓慢滴注，临用前加注射用水适量使溶解
■ **药品名称**	**注射用替加环素** Tygacil（tigecyclinc for injection）
给药途径	静脉滴注
制备用溶媒	静脉滴注，以 5.3ml 0.9% 氯化钠注射液（USP）、5% 葡萄糖注射液（USP）或者乳酸林格注射液（USP）进行配制，配制的替加环素溶液浓度为 10mg/ml。每次 30~60min 轻至中度肝功能损害（Child Pugh 分级 A 和 B 级）患者无需调整剂量。根据重度肝功能损害患者（Child Pugh 分级 C 级）的药代动力学特征，替加环素的剂量应调整为 100mg，然后每 12 小时 25mg。重度肝功能损害患者（Child Pugh 分级 C 级）应谨慎用药并监测治疗反应。肾功能损害或接受血液透析患者无需对替加环素进行剂量调整
■ **药品名称**	**注射用硫酸抗敌素** Colistin sulfate for injection
给药途径	肌内注射，静脉滴注或局部应用
制备用溶媒	静脉滴注：每日每公斤 1 万~2 万 U。以注射用水 2ml 溶解后加入 500~1000ml 葡萄糖输液中作缓缓滴注 皮肤创面感染局部用药时，其浓度为每毫升含 1 万~5 万 U。应用于眼、耳等器官感染的溶液浓度为每毫升含 1000~5000U

续 表

■ 药品名称	注射用夫西地酸钠 Sodium fusidate for injection
给药途径	静脉滴注
制备用溶媒	静脉滴注时，0.5g 溶于 10ml 所附的无菌缓冲溶液中，然后用氯化钠注射液或 5% 葡萄糖注射液稀释至 250～500ml 静脉输注，输注时间不应少于 2～4 小时 肾功能不全及血液透析患者使用本品无需调整剂量，而本品的透析消除量也不高
■ 药品名称	注射用磷霉素钠 Fosfomycin sodium for injection
给药途径	静脉滴注
制备用溶媒	静脉滴注时，先用灭菌注射用水适量溶解，再加至 250～500ml 的 5% 葡萄糖注射液或氯化钠注射液中稀释后静脉滴注
■ 药品名称	克林霉素磷酸酯氯化钠注射液 Clindamycin phosphate and sodium chloride injection
给药途径	静脉滴注
制备用溶媒	无 静滴速度：每瓶不少于 30 分钟
■ 药品名称	盐酸林可霉素注射液 Lincomycin hydrochloride injection
给药途径	肌内注射、静脉滴注
制备用溶媒	静脉滴注：需注意静脉滴注时每 0.6 溶于不少于 100ml 的溶液中，滴注时间不少于 1 小时。婴儿小于 4 周者不用
■ 药品名称	注射用盐酸甲砜霉素甘氨酸酯 Thiamphenicol glycinate hydrochloride for injection
给药途径	肌内、静脉注射或静脉滴注
制备用溶媒	肌内注射时，每次 500mg，用 0.9% 氯化钠注射液 3～5ml 溶解后使用；静脉注射时每次 1g，用 0.9% 氯化钠注射液 20ml 溶解后使用；静脉滴注时每次 1g，用 0.9% 氯化钠注射液或 5% 葡萄糖注射液 50～100ml 溶解后使用
■ 药品名称	复方磺胺甲噁唑注射液 SMZco（compound sulfamethoxazole injection）
给药途径	肌内注射
制备用溶媒	无

续 表

■ 药品名称	磺胺嘧啶钠注射液 Sulfadiazine sodium injection
给药途径	静脉滴注、静脉注射
制备用溶媒	缓慢静脉注射时，用无菌注射用水或生理盐水稀释成5%的溶液；静脉滴注浓度≤1%

■ 药品名称	甲硝唑注射液 Metronidazole injection
给药途径	静脉滴注
制备用溶媒	无

■ 药品名称	替硝唑氯化钠注射液 Tinidazole and sodium chloride injection
给药途径	静脉滴注
制备用溶媒	无

■ 药品名称	奥硝唑氯化钠注射液 Ornidazole and sodium chloride injection
给药途径	静脉滴注
制备用溶媒	静脉滴注，每瓶（100ml，浓度为5mg/ml）滴注时间>30分钟

■ 药品名称	注射用青蒿琥酯 Artesunate for injection
给药途径	静脉注射
制备用溶媒	静脉注射。临用前，加入所附的5%碳酸氢钠注射液0.6ml，振摇2分钟，待完全溶解后，加5%葡萄糖注射液或葡萄糖氯化钠注射液5.4ml稀释，使每1ml溶液含青蒿琥酯10mg，缓慢静注

喹诺酮类

■ 药品名称	甲磺酸帕珠沙星注射液 Pazufloxacin mesilate injection
给药途径	静脉滴注
制备用溶媒	静脉滴注时，用0.9%生理盐水或葡萄糖注射液稀释。静脉滴注时间为30~60分钟 严重肾功能不全者慎用或调整用药剂量或用药疗程

■ 药品名称	盐酸洛美沙星注射液 Lomefloxacin hydrochloride injection
给药途径	静脉滴注
制备用溶媒	无 静脉滴注，每瓶滴注时间60分钟左右

续 表

■ 药品名称	氟罗沙星注射液
给药途径	静脉滴注
制备用溶媒	避光缓慢静脉滴注，0.2~0.4g 稀释于 5% 葡萄糖 250~500ml 注射液中

■ 药品名称	乳酸环丙沙星氯化钠注射液 Ciprobay（ciprofloxacin and sodium chloride injection）
给药途径	静脉滴注
制备用溶媒	静脉滴注时，注射液既可以直接滴注也可以和其他相容的溶液混合后滴注。环丙沙星可以和生理盐水、林格液和乳酸林格液，5% 和 10% 葡萄糖溶液，10% 果糖溶液，和含 0.225% 或 0.45% NaCl 的 5% 葡萄糖溶液相容。当环丙沙星溶液与相容的溶液混合时，由于微生物学及光敏性的原因，溶液应在混合后立即使用。静脉滴注时间应至少 60 分钟 肾功能损伤，血药水平的监测才能为调整剂量提供最可靠的依据

■ 药品名称	注射用葡萄糖酸依诺沙星 Enoxacin glyconate for injection
给药途径	静脉滴注
制备用溶媒	静脉滴注时，5~10ml 5% 葡萄糖注射液溶解后，再加入到 100ml 5% 葡萄糖注射液中，避光静脉滴注

■ 药品名称	诺氟沙星葡萄糖注射液 Norfloxacin and glucose injection
给药途径	静脉滴注
制备用溶媒	无

■ 药品名称	甲磺酸培氟沙星注射液 Pefloxacin mesylate injection
给药途径	静脉滴注
制备用溶媒	静脉滴注时，0.4g，加入 5% 葡萄糖溶液 250ml 中缓慢静脉滴入

■ 药品名称	盐酸左氧氟沙星注射液 Levofloxacin hydrochloride injection
给药途径	静脉滴注
制备用溶媒	静脉滴注时，成人每日 0.4g，分 2 次静滴。稀释于 5% 葡萄糖或 0.9% 氯化钠注射液 250~500ml 中静脉滴注，滴注时间为每 250ml>2 小时；500ml>3 小时。滴速过快易引起静脉刺激症状或中枢神经系统反应

■ 药品名称	氧氟沙星氯化钠注射液 Ofloxacin and sodium chloride injection
给药途径	静脉滴注
制备用溶媒	无

■ 药品名称	甲磺酸加替沙星氯化钠注射液 Gatifloxacin mesylate and sodium chloride injection
给药途径	静脉滴注
制备用溶媒	无 加替沙星主要经肾脏排出。肌酐清除率<40ml/min 患者，包括血液透析和长期腹膜透析患者，应调整本品的剂量。血液透析患者应在每次血透结束后用药 肾功能不全患者采用单剂 400mg 治疗单纯性尿路感染或淋病，每日200mg，使用 3 天治疗单纯性尿路感染时，无须调整本品剂量。 肌酐清除率≥40ml/min，初始剂量400mg，维持剂量400mg/d 肌酐清除率<40ml/min，初始剂量400mg，维持剂量200mg/d 血液透析：初始剂量400mg，维持剂量200mg/d 腹膜透析：初始剂量400mg，维持剂量200mg/d，维持剂量从用药第二天开始
■ 药品名称	盐酸莫西沙星氯化钠注射液 Avelox（moxifloxacin hydrochloride and sodium chloride injection）
给药途径	静脉滴注
制备用溶媒	静脉滴注时，既可以单独给药也可以与一些相容的溶液一同滴注 下列注射液与莫西沙星注射液的混合液在室温条件下可保持稳定 24 小时以上，相容的溶液：注射用水、0.9% 氯化钠注射液、1mol 氯化钠注射液、5%葡萄糖注射液、10% 葡萄糖注射液、40% 葡萄糖注射液、20% 木糖醇注射液、林格液、乳酸林格液 肾功能受损的患者（包括肌酐清除率每分钟≤30ml/1.73m^2）和慢性透析，如血液透析和持续性不卧床腹膜透析的患者无需调整剂量

氨基糖苷类

■ 药品名称	硫酸阿米卡星注射液 Amikacin sulfate injection
给药途径	静脉滴注、肌内注射
制备用溶媒	无 肾功能减退患者 肌酐清除率>50～90ml/min 者每 12 小时给予正常剂量（7.5mg/kg）的 60%～90%；肌酐清除率 10～50ml/min 者每 24～48 小时用 7.5mg/kg 的 20%～30%

续 表

■ 药品名称	硫酸依替米星注射液 Etimicin sulfate injection
给药途径	静脉滴注
制备用溶媒	静脉滴注，0.2~0.3g 稀释于 0.9% 氯化钠注射液或 5% 葡萄糖注射液 100ml 或 250ml 中静脉滴注，每次滴注 1 小时

■ 药品名称	硫酸庆大霉素注射液 Gentamycin sulfate injection
给药途径	静脉滴注、肌内注射
制备用溶媒	成人静滴时，将一次剂量加入 50~200ml 的 0.9% 氯化钠注射液或 5% 葡萄糖注射液中，qd 静滴时加入的液体量应>300ml。使药液浓度不超过 0.1%。该溶液应在 30~60 分钟内缓慢滴入，以免发生神经肌肉阻滞作用 肾功能减退患者的用量：按肾功能正常者每 8 小时 1 次，一次的正常剂量为 1~1.7mg/kg，肌酐清除率为 10~50ml/min 时，每 12 小时 1 次，一次为正常剂量的 30%~70%；肌酐清除率<10ml/min 时，每 24~48 小时给予正常剂量的 20%~30% 血液透析后可按感染严重程度，成人按体重一次补给剂量 1~1.7mg/kg，小儿（3 个月以上）一次补给 2~2.5mg/kg

■ 药品名称	注射用硫酸链霉素 Streptomycin sulfate for injection
给药途径	肌内注射
制备用溶媒	无 肾功能减退患者 按肾功能正常者链霉素的正常剂量为每日 1 次，15mg/kg 肌内注射。肌酐清除率>50~90ml/min，每 24 小时给予正常剂量的 50%；肌酐清除率为 10~50ml/min，每 24~72 小时给正常剂量的 50%；肌酐清除率<10ml/min，每 72~96 小时给予正常剂量的 50%

■ 药品名称	硫酸奈替米星氯化钠注射液 Netilmicin sulfate and sodium chloride injection
给药途径	无
制备用溶媒	对于肾功能损伤者，其剂量必须个体化，根据血药浓度进行调整

■ 药品名称	注射用盐酸大观霉素 Spectinomycin hydrochloride for injection
给药途径	肌内注射
制备用溶媒	肌内注射时，每2g（1 支）本品加入 0.9% 苯甲醇注射液 3.2ml（1 支），振摇，使呈混悬液

■ 药品名称	硫酸异帕米星注射液　Isepamicin sulfate injection
给药途径	静脉滴注、肌内注射
制备用溶媒	无 肾功能不全患者应根据肾功能受损程度调整给药剂量和给药间隔
■ 药品名称	注射用硫酸西索米星　Sisomicin sulfate for injection
给药途径	静脉滴注
制备用溶媒	无 肾功能减退患者应用本品时，应根据肾功能调整剂量。有条件者应同时监测血药浓度，以调整剂量
■ 药品名称	硫酸妥布霉素注射液　Tobramycin sulfate injection
给药途径	静脉滴注、肌内注射
制备用溶媒	无
■ 药品名称	氯霉素注射液　Chloramphenicol injection
给药途径	静脉滴注
制备用溶媒	无
■ 药品名称	硫酸小诺霉素注射液　Micronomicin sulfate injection
给药途径	静脉滴注、肌内注射
制备用溶媒	静脉滴注时 60mg 加入氯化钠注射液 100ml 中恒速滴注，于 1 小时滴完
■ 药品名称	硫酸核糖霉素注射液　Ribostamycin sulfate injection
给药途径	肌内注射
制备用溶媒	无

大环内酯类

■ 药品名称	注射用阿奇霉素　azithromycin for injection
给药途径	静脉滴注
制备用溶媒	静脉滴注时，向 500mg 希舒美（注射用阿奇霉素）瓶中加 4.8ml 灭菌注射用水，振荡直至药物完全溶解。再将药液进一步稀释，溶液的量应适当，制备成 1.0～2.0mg/ml 的阿奇霉素溶液 稀释液：生理盐水（0.9% 氯化钠）、1/2 生理盐水（0.45% 氯化钠）、5% 葡萄糖溶液、乳酸钠林格液、5% 葡萄糖+1/2 生理盐水（0.45% 氯化钠）含 20mmol/L 的氯化钾、5% 葡萄糖乳酸钠林格液、5% 葡萄糖+1/3 生理盐水（0.3% 氯化钠）、5% 葡萄糖+1/2 生理盐水（0.45% 氯化钠）、Normosol-M5% 葡萄糖溶液、Normosol-R5% 葡萄糖溶液。该溶液在 30℃（或 86℉）以下可保存 24 小时。建议 500mg 本品按以上方法稀释后的滴注时间>60 分钟。不能静脉推注或肌内注射 其他静脉内输注物、添加剂、药物不能加入本品中，也不能同时在同一条静脉通路中滴注
■ 药品名称	注射用乳糖酸红霉素　erythromycin lactobionate for injection
给药途径	静脉滴注
制备用溶媒	静脉滴注，先加灭菌注射用水 10ml 至 0.5g 乳糖酸红霉素粉针瓶中或加 20ml 至 1g 乳糖酸红霉素粉针瓶中，用力振摇至溶解。然后加入生理盐水或其他电解质溶液中稀释，缓慢静脉滴注，注意红霉素浓度在 1%～5% 以内。溶解后也可加入含葡萄糖的溶液稀释，但因葡萄糖溶液偏酸性，必须每 100ml 溶液中加入 4% 碳酸氢钠 1ml
■ 药品名称	注射用酒石酸吉他霉素　Kitasamycin tartrate for injection
给药途径	静脉滴注、静脉注射
制备用溶媒	静脉注射或静脉滴注。先用少量氯化钠注射液或葡萄糖注射液溶解，然后再稀释到需要浓度

抗真菌类

■ 药品名称	**氟康唑注射液 Fluconazole injection**
给药途径	静脉滴注
制备用溶媒	氟康唑注射液由 0.9% 氯化钠溶液配制而成，每 200mg（每瓶 200mg/100ml）中分别含 15mmol 钠离子和氯离子。由于氟康唑注射液为盐水稀释液，对需要限制钠盐或液体摄入量的患者，应考虑液体输注的速率 肾功能受损患者用药：氟康唑主要以药物原形在尿排出。单剂量给药治疗时不需调整剂量。对接受多剂量氟康唑治疗的肾功能受损患者（包括儿童）首剂可给予饱和剂量 50～400mg。此后，如肌酐清除率>50ml/min，给予 100% 推荐剂量；肌酐清除率≤50（未透析），给予 50% 推荐剂量；定期透析患者，每次透析后应用 100% 的推荐剂量

■ 药品名称	**注射用伏立康唑 Voriconazole for injection**
给药途径	静脉滴注
制备用溶媒	静脉滴注前先溶解成 10mg/ml，再稀释至<5mg/ml 的浓度。静脉滴注速度最快不超过每小时 3mg/kg，每瓶滴注时间须 1～2 小时。伏立康唑可以采用 0.9% 的氯化钠注射液、复方乳酸钠注射液、5% 葡萄糖和复方乳酸钠注射液、5% 葡萄糖和 0.45% 氯化钠注射液、5% 葡萄糖注射液、含有 20mEq 氯化钾的 5% 葡萄糖注射液、0.45% 氯化钠注射液、5% 葡萄糖和 0.9% 氯化钠注射液稀释 肾功能障碍对本品口服给药的药代动力学没有影响。因此，肾功能轻度减退至重度减退的患者应用本品均无需调整剂量。中度到严重肾功能减退（肌酐清除率<50ml/min）的患者应用本品时，可发生赋形糊精磺丁倍他环糊精钠（SBECD）蓄积 有报道本品与肝功能化验异常增高和肝损害的体征（如黄疸）有关，因此严重肝功能损害的患者应用本品时必须权衡利弊

■ 药品名称	**伊曲康唑注射液 Ltraconazole injection**
给药途径	静脉滴注
制备用溶媒	无

■ 药品名称	**注射用醋酸卡泊芬净 Cancidas（caspofungin acetate for injection）**
给药途径	静脉注射
制备用溶媒	静脉滴注时，在无菌条件下加入 10.5ml 的无菌注射用水、或含有对羟基苯甲酸甲酯和对羟基苯甲酸丙酯的无菌注射用水、或含有 0.9% 苯甲醇的无菌注射用水。溶解后瓶中药液的浓度将分别为 7.2mg/ml（每瓶 70mg 装）或 5.2mg/ml（每瓶 50mg 装）。 无需根据性别、种族或肾脏受损情况调整剂量 对肝脏功能轻度不全的成人患者无需调整剂量；中度不全的患者，首次 70mg 负荷剂量，维持剂量 35mg；严重不全的患者和任何程度的肝脏功能不全儿童患者，目前尚无用药的临床经验

续　表

■ 药品名称	注射用两性霉素 B 脂质体　Amphotericin B liposome for injection
给药途径	静脉注射、静脉滴注
制备用溶媒	将溶解的本品用 5% 葡萄糖注射液稀释，以 1mg/（kg·h）的速度作静脉注射。进一步稀释上述溶解好的液体至终浓度约为 0.6mg/ml（0.16 ~ 0.83mg/ml），稀释液为 5% 葡萄糖注射液输注
■ 药品名称	注射用两性霉素 B　Amphotericin B for injection
给药途径	静脉滴注、鞘内给药
制备用溶媒	静脉滴注或鞘内给药时，均先以灭菌注射用水 10ml 配制本品 50mg，或 5ml 配制 25mg，然后用 5% 葡萄糖注射液稀释（不可用氯化钠注射液，因可产生沉淀）。滴注液的药物浓度不超过 10mg/100ml，避光缓慢静滴，每次滴注时间需 6 小时以上，稀释用葡萄糖注射液的 pH 值应>4.2 鞘内注射时可取 5mg/ml 浓度的药液 1ml，加 5% 葡萄糖注射液 19ml 稀释，使最终浓度成 250μg/ml。注射时取所需药液量以脑脊液 5 ~ 30ml 反复稀释，并缓慢注入。鞘内注射液的药物浓度不可>25mg/100ml，pH 值应>4.2

抗结核药

■ 药品名称	利福霉素钠注射液　Rifamycin sodium injection
给药途径	静脉滴注、静脉注射
制备用溶媒	静脉滴注时，0.5g 配于 5% 葡萄糖注射液 250ml 中，滴速不宜过快。静脉推注，一次 0.5g，缓慢推注
■ 药品名称	异烟肼注射液　Isoniazid injection
给药途径	肌内注射、静脉滴注或气管内滴注
制备用溶媒	无
■ 药品名称	注射用利福平　Rifampicin for injection
给药途径	静脉滴注
制备用溶媒	静脉滴注将 10ml 注射用水加入利福平注射剂瓶中，振摇待利福平完全溶解之后，加入 500ml 5% 葡萄糖溶液或生理盐水中，输液应在 2 ~ 3 小时内完成

■ 药品名称	注射用对氨基水杨酸钠　Sodium aminosalicylate for injection
给药途径	静脉滴注
制备用溶媒	静脉滴注，一日 4～12g，临用前加灭菌注射用水适量使溶解后再用 5% 葡萄糖注射液 500ml 稀释，2～3 小时滴完
■ 药品名称	注射用硫酸卷曲霉素　Capreomycin sulfate for injection
给药途径	静脉滴注、肌内注射
制备用溶媒	肌内注射：0.75～1g，临用前加灭菌注射用水适量使溶解，深部肌内注射。 静脉滴注：1g（体重<55kg，每日 0.75g），临用前用氯化钠注射液 250ml 稀释后滴注，60 滴/分钟。每日总剂量不得超过 20mg/kg

疾病名称索引

A

B

微生物名称索引

Z

药品名称索引

A

B

O

参考文献

第一章　感染性疾病临床路径

［1］中华医学会感染病学分会艾滋病诊疗指南. 北京：人民卫生出版社，2011.

［2］中华医学会儿科学分会心血管学组病毒性心肌炎诊断标准（修订草案）. 中华儿科杂志编辑委员会，1999.

［3］中华医学会肾脏病学分会腹膜透析标准操作规程. 北京：人民军医出版社. 2010.

［4］吴孟超，吴在德.《黄家驷外科学》. 第七版. 北京：人民卫生出版社，2008.

［5］抗菌药物临床应用指导原则. 卫医发（2004）285 号.

［6］陈谦明.《口腔黏膜病学》第三版. 北京：人民卫生出版社，2009.

［7］中华医学会临床技术操作规范——耳鼻咽喉-头颈外科分册. 北京：人民军医出版社，2009.

［8］中华医学会临床技术操作规范——口腔医学分册. 北京：人民卫生出版社，2004.

［9］中华医学会临床技术操作规范——皮肤病与性病分册. 北京：人民卫生出版社，2006.

［10］中华医学会临床技术操作规范——肾脏病学分册. 北京：人民卫生出版社，2009.

［11］中华医学会临床技术操作规范——小儿外科分册. 北京：人民卫生出版社，2005.

［12］中华医学会临床诊疗指南——结核病分册. 北京：人民卫生出版社，2005.

［13］中华医学会临床诊疗指南——耳鼻喉科头颈外科分册. 北京：人民卫生出版社，2009.

［14］中华医学会临床诊疗指南——妇产科学分册. 北京：人民卫生出版社，2007.

［15］中华医学会临床诊疗指南——呼吸病学分册. 北京：人民卫生出版社，2009.

［16］中华医学会临床诊疗指南——皮肤病与性病分册. 北京：人民卫生出版社，2006.

［17］中华医学会临床诊疗指南——普通外科分册. 北京：人民卫生出版社，2006.

［18］中华医学会临床诊疗指南——神经病学分册. 北京：人民卫生出版社，2006.

[19] 中华医学会临床诊疗指南——肾脏病学分册. 北京：人民卫生出版社，2011.

[20] 中华医学会临床诊疗指南——外科学分册. 北京：人民卫生出版社，2006.

[21] 中华医学会临床诊疗指南——小儿内科分册. 北京：人民卫生出版社，2005.

[22] 中华医学会临床诊疗指南——小儿外科分册. 北京：人民卫生出版社，2005.

[23] 中华医学会临床诊疗指南——胸外科分册. 北京：人民卫生出版社，2009.

[24] 慢性鼻—鼻窦炎诊断和治疗指南. 中华耳鼻咽喉头颈外科杂志，2009.

[25] 美国疾病预防控制中心艾滋病合并机会性感染诊疗指南（2009）. 北京：北京大学医学出版社，2011.

[26] 肖和平. 耐药结核病化学治疗指南（2010年版）. 北京：人民卫生出版社，2011.

[27] 吴在德，吴肇汉. 外科学. 第七版. 北京：人民卫生出版社，2008.

[28] 社区获得性肺炎诊断和治疗指南. 中华医学会呼吸病学分会，2006.

[29] 陈灏珠，林果为. 实用内科学. 第十三版. 北京：人民卫生出版社，2009.

[30] 施诚仁，等. 小儿外科学. 第四版. 北京：人民卫生出版社，2009.

[31] 陈香美. 血液净化标准操作规程. 北京：人民军医出版社，2010.

[32] 医院获得性肺炎诊断和治疗指南. 中华结核和呼吸杂志，1999.

[33] 中耳炎的分类和分型. 中华医学会耳鼻咽喉科学分会，2004.

[34] 中国结核病防治规划实施工作指南. 2008.

[35] 中华人民共和国卫生行业标准肺结核诊断标准（WS288-2008）.

[36] 重症患者侵袭性真菌感染诊断与治疗指南. 中华医学会重症医学分会. 2007.

[37] 胡亚美，等. 诸福棠实用儿科学. 第七版. 北京：人民卫生出版社，2005.

第二章　常见微生物抗感染治疗

[1] 朱德妹，汪复，胡付品，等. 2010年中国CHINET细菌耐药性监测. 中国感染与化疗杂志，2011，11（5）321-329.

[2] 金法祥，王红华，黄志刚. 32株马红球菌的耐药性分析［J］；中国预防医学杂志，2006，7（1）55-56.

[3] 李艳，彭少华，樊秀华；23株马红球菌的生物学性状及药敏分析. 中华医院感染学杂志，2000，10（3）232.

[4] 王长娴，王蓓，等. 江苏省淋病奈瑟菌对抗菌药物的敏感率分析. 中华检验医学杂志，2005，28（10）1025-1026.

[5] 朱邦勇，赵秀梅，覃善列，等. 南宁地区五年淋病奈瑟菌耐药研究. 中华检验医学杂志，2006，29（10）：882-882.

[6] 贾文祥. 医学微生物学. 第二版. 人民卫生出版社.

[7] 张铁钢，和京果，陈丽娟，等. 北京地区脑膜炎奈瑟菌耐药性监测. 北京

中华医学检验杂志，2007，30（4）：403-405.

[8] 陈东科，孙长贵. 实用临床微生物学检验和图谱. 北京：人民卫生出版社，2011.

[9] 张秀珍，朱德妹. 临床微生物检验问与答. 北京：人民卫生出版社.

[10] 中国感染与化疗杂志，2012，12（5）：321-329.

[11] 中华人民共和国卫生部医政司编. 临床微生物检验问与答.

[12] 全国临床检验操作规程. 南京：东南大学出版社，2006.

[13] ［美］P. R. 默里，［美］E. J. 巴伦，［美］M. A. 法勒，［美］F. C. 特诺维，［美］R. H. 约克 著；徐建国，梁国栋，邢来君，范昕建，冯正，陈建平译.

[14] 临床微生物学手册. 北京：科学出版社，2005.

[15] 汪复，等. 实用抗感染治疗学. 北京：人民卫生出版社，2005.

[16] 全国临床检验操作规程.

[17] 临床微生物学手册.

[18] 实用抗感染治疗学.

[19] Shih-Yi Lin 1，Mao-Wang Ho et al. Abscess Caused by Citrobacter koseri Infection：Three Case Reports and a Literature Review. ［J］. Intern Med，2011，50：1333-1337.

[20] CLSI. Reference Method for Broth Dilution Antifungal Susceptibility Testing of Yeasts；Fourth Informational Supplement. CLSI document M27-S4. Wayne，PA：Clinical and Laboratory Standards Institute；2012.

[21] 朱德妹，杨洋，蒋晓飞，等. 2011 年上海地区细菌耐药性监测. 中国感染与化疗杂志，2012，12（6）401-411.

[22] 胡付品，朱德妹，汪复，等. 2011 年中国 CHINET 细菌耐药性监测 中国感染与化疗杂志，2012，12（5）321-329.

[23] 朱德妹，杨洋，蒋晓飞等，2011 年上海地区细菌耐药性监测，中国感染与化疗杂志，2012（12）6：401-411.

[24] Clinical and Laboratory Standards Institute. Performance standards for antimicrobial susceptibility testing；21st informational supplement. CLSI document M100~S22. Wayne，PA. Clinical and Laboratory Standards Institute. 2012.

[25] 蒋冬香，陈刚，王玉春，等. 产 ESBLs 大肠埃希菌与肺炎克雷伯菌的临床分布与耐药性. 中华医院感染学杂志，2011，21（2）：371-373.

[26] Clinical and Laboratory Standards Institude. Methods for Antimicrobial Dilution and Disk Susceptibilitey Testing of Infrequently Isolated or Fastidious Bocteria；Approved Guideline. CLSI document M45-A.

[27] 徐丽英，丁卉，陈丽燕，等. 30 株耐碳青霉烯类肠杆菌科细菌的调查分析. 中华医院感染学杂志，2012，22（12）：2678-2680.

[28] 程彦国，张赵吴. 嗜麦芽窄食单胞菌简易鉴定方法探讨. 中华医学检验杂志，1998，21（2）：1-2.

[29] 汪复，胡云健，卓超. 2008 年中国 CHINET 细菌耐药性监测. 中国感染与化疗杂志，2009，9（5）：321-329.

[30] 陈民钧，杨启文，王辉，等. 3 种常见非发酵革兰阴性杆菌的体外药物敏感性. 中国感染与化疗杂志，2007，7（3）：198-201.

[31] 张正银，唐瑛，徐伟红. 89 株临床分离嗜麦芽窄食单胞菌的耐药性分析. 中国抗感染化疗杂志，2004，4（1）：38-39.

[32] David N., Ed. Gilbert, Robert C, et al. The Sanford Guide to Antimicrobial Threapy：Antimicrobial Therapy，2011-2012.

[33] 倪语星，尚红. 临床微生物学检验.（第五版）. 北京：人民卫生出版社，2012.

[34] 范洪伟，等译. 热病—桑福德抗微生物治疗指南（新译第四十一版）. 北京：中国协和医科大学出版社，2011.

[35] 邵长庚，李奇. 软下疳. 中华皮肤科杂志，2009，42（8）：588.

[36] 抗菌药物敏感性试验执行标准. 第二十二版. 中华检验医学杂志，2012，32（3）.

[37] European Committee on Antimicrobial Susceptibility Testing Breakpoint：2012 Version 2. 0.

[38] Qiwen Yang, Yingchun Xu, etc. In vitro activity of cefditoren and other comparators against Streptococcus pneumoniae, Haemophilus influenzae, and Moraxella catarrhalis causing community-acquired respiratory tract infections in China. Diagnostic Microbiology and Infectious Disease, 73 (2012) 2012, 73 (2)：187-191.

[39] 曾瑞霞，苏玉虹. 布鲁杆菌各类检测方法的比较. 现代畜牧兽医，2006，5：66.

[40] Klaus Nielsen. Diagnosis of brucellosis by serology [J]. Veterinary Microbiology，2002，90：447-459.

[41] 钟佑宏，王鹏，宋志忠. 布鲁杆菌病检测研究进展. 中国地方病防治杂志，2012，27（2）：90-92.

[42] 张彦婷，刘艳琴，赵林立，等. 布鲁菌检测技术的研究进展. 畜牧与饲料科学，2008，29（6）：43-46.

[43] 朱明东，杨蓉，洪林娣，等. 快速诊断布鲁氏菌病胶体金免疫层析法的建立. 中国卫生检验杂志，2008，18（7）：1344-1345.

[44] 布鲁菌病诊疗指南（试行）. 卫生部，2012.

[45] 张秀珍. 当代细菌检验与临床. 北京：人民卫生出版社，1999.

[46] 孙胜涛，徐益群，颜晓菊. 与猫接触致多杀巴斯德菌败血症 1 例. 实用儿科临床杂志，2007，22（4）：306.

[47] 陈东科，孙长贵. 实用临床微生物学检验与图谱. 北京：人民卫生出版社，2011.

[48] 陈懿，徐景野，李平. 腹泻病人中类志贺邻单胞菌的检测及药敏分析. 中国卫生检验杂志，2011，21（4）：905-909.

[49] 娄美萍. 33 例类志贺邻单胞菌肠炎的临床与其菌株的耐药性分析. 中国热带医学, 2008, 8（5）: 788-789.

[50] CLSI2012, P44, 表 2 肠杆菌科细菌抑菌圈直径和最低抑菌浓度（MIC）解释标准.

[51] 陈中举, 徐英春, 杨青, 等. 2010 年中国 CHINET 肠杆菌属细菌耐药性监测. 中国感染与化疗杂志, 2012, 12（3）: 171.

[52] Daniel E, 等. 儿童的胎儿弯曲细菌感染. Pediatrics, 64（6）: 898.

[53] 杨小敏, 陈海. 新亚型胎儿弯曲菌引起败血症 1 例报告. 中国病源微生物学杂志, 2008, 13（1）: 79.

[54] Cone, L. A., P. B. Dreisbach, J. Hirschberg, C. Shekar, L. P. Dreisbach, and W. Salatich. 2003. Cellulitis and septic arthritis caused by Campylobacter fetus and Campylobacter jejuni: report of 2 cases and review of the literature. J Clin Rheumatol 9: 362-9.

[55] Report of 2 cases and review of the literature [J]. J Clin Rheuma-tol, 2003, 9（6）: 362-369.

[56] Thomas K, 等. 一例新生儿的胎儿弯曲细菌空肠/结肠亚种所致的脑膜炎. Br Med J, 1: 1301.

[57] 司马蕙兰, 叶自儁. 胎儿弯曲菌空肠亚种的实验诊断. 国外医学（微生物学分册）, 1983, 1: 8-11.

[58] John G. Bartlett.《ABX 指南-感染性疾病的诊断与治疗》. 第二版. 北京: 科学技术文献出版社, 2012, 287-288.

[59] Qin SS, Wu CM, Wang Y, et al. Antimicrobial resistance in Campylobacter coli isolated from pigs in two provinces of Chinap [J]. Int J Food Microbiol. 2011, 146（1）: 94-98.

[60] 《抗菌药物临床应用指导原则》（卫医发【2004】285 号）.

[61] 《抗菌药物临床应用指导原则》宣贯手册, 北京: 中国中医药出版社, 2004.

[62] 黄宏思, 黄衍强, 黄赞松, 等. 胃溃疡及胃炎患者幽门螺杆菌耐药性分析, 中国公共卫生, 2010, 26（1）: 59-60.

[63] Johns Hospikins, Hospikins. ABX 指南. 感染性疾病的诊断与治疗. 第二版.

[64] 韩斌, 刘占民, 等. 单核细胞增生李斯特菌的检测技术. 中国工程生物技术杂志. 2008, 28（6）: 125-128.

[65] 杨洋, 付萍, 等. 2005 年中国食源性单核细胞增生李斯特菌耐药性趋势分析 [J]. 卫生研究, 2008, 37（2）: 183-186.

[66] 王全娟, 刘晶, 等. 感染产单核李斯特菌的孕妇临床特点及药敏分析. 现代检验医学杂志, 2010, 25（6）: 131-132.

[67] 赵悦, 付萍, 等. 中国食源性单核细胞增生李斯特菌耐药特征分析. 中国食品卫生杂志, 2012, 24（1）: 11-14.

[68] 闫鹤, 王彬, 等. 单核细胞增生李斯特菌血清型、耐药性研究 [J]. 中国

抗生素杂志, 2010, 35 (10): 774-778.

[69] 万莉, 韩国全, 郭万柱, 等. 猪丹毒疫苗的研究进展. 猪业科学, 2010, 6: 32-35.

[70] Fidalgo SG, Longbottom CJ, Rjley TV. Susceptibility of Erysipelothrix rhusiopathiae to antimicrobial agents and home disinfectants. Pathology, 2002, 34 (5): 462-465.

[71] 邓勋, 王黎青, 等. 罕见红斑丹毒丝菌致脑脓肿及临床药师干预治疗. 中国临床药理学杂志, 2012, 28 (9): 685-689.

[72] 张虎, 焦力群, 等. 从尿中分离出一株不产硫化氢的猪丹毒丝菌. 空军总医院学报, 2007, 23 (2): 104.

[73] 朱凤琼, 陈达燕, 等. 猪丹毒杆菌的分离及鉴定. 现代农业科技, 2012, 4: 316-317.

[74] 王振东, 景滢滢, 王静. 土拉弗朗西斯菌研究进展. 现代生物医学进展, 2009, 9 (4): 2763-2764.

[75] 贾文祥. 医学微生物. 第二版. 北京: 人民卫生出版社, 2010, 185-186.

[76] Performance Standards for Antimicrobial Susceptibility Testing; Twenty-Second Informational Supplement 2012 (CLSI), M100-S22.

[77] 桑德福 (Jay P. Sanford) 著. 范洪伟 (等) 译. 热病—桑德福抗微生物治疗指南. 新译第 41 版. 北京: 中国协和医科大学出版社, 2011, 24, 64.

[78] 苏明权, 于文彬, 陈必良, 等. 阴道加德纳菌四种临床检测方法的比较. 中华检验医学杂志, 2000, 23 (5): 295.

[79] 黄妙婵, 钟开位, 温燕云. 2008 至 2010 年某地区细菌性阴道病的病原菌及其耐药性研究 [J]. 中国医药指南, 2011, 9 (30): 232-233.

[80] 李琴, 等. 前列腺炎患者阴道加德纳菌及其他病原微生物感染状况. 中华男科学杂志, 2006, 12 (8): 743-744.

[81] 肖永红, 等, Mohnarin 2008 年度报告: 淋病奈瑟菌、阴道加德纳菌、气单胞菌与副溶血弧菌耐药性分析. 中国抗生素杂志, 2010, 35 (7): s5-s8.

[82] 谢明水, 刘杨, 李玲. 随州地区阴道加德纳菌生物型分布及药敏结果分析. 中华医院感染学杂志, 2011, 21 (1): 186-187.

[83] 陈建江, 等. 女性尿液中阴道加德纳菌的实验室研究. 中华医院感染学杂志, 2012, 22 (15): 3424-3426.

[84] 约翰霍普金斯. ABX 指南—感染性疾病的诊断与治疗. 北京: 科学技术文献出版社, 2012.

[85] 中国国家处方集—化学药品和生物制品卷. 北京: 人民军医出版社, 北京. 2010.

[86] 汪海波, 罗会明, 温宁, 等. 我国 2006-2010 年百日咳流行病学分析. 中国疫苗和免疫, 2012, 18 (3): 207-210.

[87] 欧金玲, 袁林, 姚开虎, 等. 百日咳杆菌抗生素敏感性检测结果分析. 临床儿科杂志, 2008, 26 (6): 483-485.

［88］ Gerald L. Mandell, John E. Bennett, Raphael Dolin. Mandell, Douglas, and Bennett's Principles and Practice of Infectious Diseases. Seventh edition. USA: Churchill Livingstone, 2009, 2700.

［89］ Carlson, P., J. Korpela, et al. Antimicrobial susceptibilities and biotypes of Arcanobacterium haemolyticum blood isolates. Eur J Clin Microbiol Infect Dis, 1999, 18 (12): 915–917.

［90］ Carlson, P. Comparison of the E test and agar dilution methods for susceptibility testing of Arcanobacterium haemolyticum. Eur J Clin Microbiol Infect Dis, 2000, 19 (11): 891–893.

［91］ 李静译. 梅奥抗生素用药手册. 北京：人民军医出版社，2010，125.

［92］ Cohen S. H., et al. Clinical practice guidelines for Clostridium difficile infection in adults: 2010 update by the Society for Healthcare Epidemiology of America (SHEA) and the Infectious Diseases Society of America (IDSA). Infect. Control Hosp. Epidemiol. 2010, 31: 431–455.

［93］ 刘晶晶，袁耀宗. 难辨梭状芽胞杆菌与炎症性肠病. 国际消化病杂志 ［J］，2010，30：11–13.

［94］ 邱敏霞，刘诗. 难辨梭状芽胞杆菌相关性腹泻研究进展 ［J］，2008，13：309–311.

［95］ 胡云建，胡继红，陶凤蓉，等. 难辨梭状芽胞杆菌检测与临床应用. 中华检验医学杂志，2004，27：167–169.

［96］ 朱应红. 2004 年院内细菌耐药监测及临床意义. 四川医学，2005，26 （1）：1242–1243.

［97］ 周翠，吕美艳，徐琦煜，等. 屎肠球菌耐药特性及其对万古霉素 MIC 值的变迁. 中华医院感染学杂志，2012.

［98］ 徐建国，梁国栋，邢来君，等译. 临床微生物学手册. 北京：科学出版社，2005.

［99］ 童明庆. 临床检验病原生物学. 北京：高等教育出版社，2006.

［100］ 丛玉隆. 实用检验医学. 北京：人民卫生出版社，2009.

［101］ 约翰霍普金斯. ABX 指南——感染性疾病的诊断与治疗. 第一版. 北京：科学技术文献出版社，2012.

［102］ Actinomycetes; Approved standard—Second Edition . CLSI document M24–A2.

［103］ CLSI. Susceptibility Testing of mycobacteria , Nocardiae , and Other Aerobic Actinomycetes; Approved standard – Second Edition . CLSI document M24–A2.

［104］ 汪复，吴永佩等. 抗菌药物临床应用指导原则.

［105］ 约翰霍普金斯. ABX 指南-感染性疾病的诊断与治疗. 北京：科学技术文献出版社，2012.

［106］ AASLD 丙型肝炎诊治指南，2009.

［107］ Atmar RL, Lindstrom SE. Influenza virus. In: Versalovic A, Carroll KC,

Funke G, eds. Manual of Clinical Microbiology. 11thed. ASM Press: Washington DC, 2011, 1333-1346.

[108] Bellini WJ, Icenogle JP. Measles and Rubella Virus. In: Versalovic A, Carroll KC, Funke G, eds. Manual of Clinical Microbiology. 11thed. ASM Press: Washington DC, 2011, 1378-1387.

[109] Berns K, Parrish CR. Parvoviridae. In: Fields Virology 5th edition. Edited by Knipe, David M.; Howley, Peter M. Lippincott Willians & Wilkins. 2007, 2437-2477.

[110] Chou S, Marousek G, Bowlin TL. Cyclopropavir susceptibility of cytomegalovirus DNA polymerase mutants selected after antiviral drug exposure. Antimicrob Agents Chemother, 2012, 56: 197-201. PMID: 21968367.

[111] Choudhary ML, Anand SP, Heydari M, et al. Development of a multiplex one step RT-PCR that detects eighteen respiratory viruses in clinical specimens and comparison with real time RT-PCR. J Virol Methods, 2013, 189: 15-19. PMID: 23313883.

[112] De Clercq E. Antivirals: Past, present and future. Biochem Pharmacol, 2013, 85: 727-744. PMID: 23270991.

[113] De Filette M, Ulbert S, Diamond M, ttal Recent progress in West Nile virus diagnosis and vaccination. Vet Res. 2012, 43 (1): 16.

[114] EASL 乙肝诊疗指南, 2012.

[115] Estes, M. K., and A. Z. Kapikian. 2007. Rotaviruses and their replication, p. 1917-1974. In B. N. Fields, D. M. Knipe, P. M. Howley, D. E. Griffin, R. A. Lamb, M. A. Martin, B. Roizman, and S. E. Straus (ed.), Fields virology, 5th ed. Lippincott, Williams and Wilkins, Philadelphia, PA.

[116] Feuillet F, Lina B, Rosa-Calatrava M, et al. Ten years of human metapneumovirus research. J Clin Virol. 2012, 53 (2): 97-105.

[117] Gartner BC. Epstein-Bar Virus. In: Versalovic A, Carroll KC, Funke G, eds. Manual of Clinical Microbiology. 11thed. ASM Press: Washington DC, 2011, 1575-1584.

[118] Green KY, Chanock RM, Kapikan AZ. Human calicivirus. Knipe DM, Howley PM. Fields virology. 4th ed. Philadelphia Pa.: Lippincott Williams & Wilkins, 2001, 841-874.

[119] Gu L, Liu Z, Li X, Qu J, Guan W, Liu Y, Song S, Yu X, Cao B. Severe community-acquired pneumonia caused by adenovirus type 11 in immunocompetent adults in Beijing. J Clin Virol. 2012, 54 (4): 295-301.

[120] Harrach B, Benkö M, Both GW, et al. Wadell G (2011) Family Adenoviridae. King AMQ, Adams MJ, Carstens EB. Lefkowitz EJ (eds) Virus Taxonomy: Classification and Nomenclature of Viruses. Ninth Report of the International

Committee on Taxonomy of Viruses.

[121] Heinz FX, Stiasny K. Flaviviruses and flavivirus vaccines. Vaccine. 2012, 30 (29): 4301-4306.

[122] Hodinka RL. Human Cytomegalovirus. In: Versalovic A, Carroll KC, Funke G, eds. Manual of Clinical Microbiology. 11thed. ASM Press: Washington DC, 2011, 1558-1574.

[123] Ikematsu H, Kawai N, Kashiwagi S. In vitro neuraminidase inhibitory activities of four neuraminidase inhibitors against influenza viruses isolated in the 2010 - 2011 season in Japan. J Infect Chemother, 2012, 18: 529 - 33. PMID: 22370919.

[124] Jerome ER, Morrow RA. Herpes Simlpex Virus and Hepes B Virus. In: Versalovic A, Carroll KC, Funke G, eds. Manual of Clinical Microbiology. 11thed. ASM Press: Washington DC, 2011, 1530-1544.

[125] Kaufman HE. Adenovirus advances: new diagnostic and therapeutic options. Curr Opin Ophthalmol. 2011, 22 (4): 290-293.

[126] Kinchington PR, Leger AJ, Guedon JM, et al. Herpes simplex virus and varicella zoster virus, the house guests who never leave. Herpesviridae, 2012, 3: 5.

[127] Lan DL, Wang CS, Deng B, et al. Serological investigations on West Nile virus in birds and horses in Shanghai, China. Epidemiol Infect. 2012, 1: 1-5.

[128] Landry ML. Rhinoviruses. In: Versalovic A, Carroll KC, Funke G, eds. Manual of Clinical Microbiology. 11thed. ASM Press: Washington DC, 2011, 1400-1409.

[129] Li XL, Fu SH, Liu WB, et al. West nile virus infection in Xinjiang, China. Vector Borne Zoonotic Dis. 2013, 13 (2): 131-133.

[130] López Roa P, Catalán P, Giannella M, et al. Comparison of real-time RT-PCR, shell vial culture, and conventional cell culture for the detection of the pandemic influenza A (H1N1) in hospitalized patients. Diagn Microbiol Infect Dis, 2011, 69: 428-431. PMID: 21396540.

[131] Manual for the Laboratory Diagnosis of Japanese Encephalitis Virus Infection: For evaluation purposes. World Health Organization, 2007.

[132] Meng Q, Hagemeier SR, Fingeroth JD, et al. The Epstein-Barr virus (EBV) - encoded protein kinase, EBV-PK, but not the thymidine kinase (EBV-TK), is required for ganciclovir and acyclovir inhibition of lytic viral production. 慢性乙肝防治指南, 2011.

[133] Murrell S, Wu SC, Butler M. Review of dengue virus and the development of a vaccine. Biotechnol Adv., 2011, 29 (2): 239-247.

[134] Ooi MH, Wong SC, Lewthwaite P, et al. Clinical features, diagnosis, and management of enterovirus 71. Lancet Neurol. 2010, 9 (11): 1097-1105.

[135] Puchhammer-Stockl E, Aberle S. Varicella-Zoster Virus. In: Versalovic A, Carroll KC, Funke G, eds. Manual of Clinical Microbiology. 11thed. ASM Press: Washington DC, 2011, 1545-1557.

[136] Skendzel LP. Rubella immunity. Defining the level of protective antibody. Am J Clin Pathol, 1996, 106: 170-174. Review. PMID: 8712168.

[137] Tang YW, Crowe JE JR. Respiratory Syncytial Virus and Human Metapenumovirus. In: Versalovic A, Carroll KC, Funke G, eds. Manual of Clinical Microbiology. 11thed. ASM Press: Washington DC, 2011, 1400-1409.

[138] Tebruegge M. Curtis N. Adenovirus: an overview for pediatric infectious diseases specialists. Pediatr Infect Dis J. 2012, 31 (6): 626-627.

[139] Terhes G. Jenei M. Bereg E. Túri S. Deák J. Neurologic consequence of a parvovirus B19 infection. J Clin Virol. 2013, 56 (2): 156-158.

[140] Tipples G. Hiebert J. Detection of measles, mumps, and rubella viruses. Methods Mol Biol, 2011, 665: 183-193.

[141] Warrener L. Slibinskas R. Chua KB. Nigatu W. Brown KE. Sasnauskas K. Samuel D. Brown D. A point-of-care test for measles diagnosis: detection of measles-specific IgM antibodies and viral nucleic acid. Bull World Health Organ., 2011, 89 (9): 675-682.

[142] Weigl JA. RSV-a substantial slice of the airway disease burden and the way to a vaccine. Paediatr Int Child Health. 2012, 2: 9-15.

[143] Wu D, Ke CW, Mo YL, et al. Multiple outbreaks of acute hemorrhagic conjunctivitis due to a variant of coxsackievirus A24: Guangdong, China, 2007. J Med Virol. 2008, 80 (10): 1762-1768.

[144] Yan D, Zhu S, Zhang Y, et al. Outbreak of acute hemorrhagic conjunctivitis in Yunnan, People's Republic of China, 2007, Virol J. 2010, 7: 138.

[145] 丙型肝炎防治指南中华医学会肝病学分会, 中华医学会传染病学与寄生虫病学分会, 丙型肝炎防治指南.

[146] 陈冬梅, 贾立平, 张又, 等. 医院内诺如病毒感染的三种病原学检测方法应用比较. 中华流行病学杂志, 2007, 28 (3): 218-221.

[147] 陈菊梅. 现代传染病学. 北京: 人民军医出版社, 2000.

[148] 程光清, 刘敏. 消旋卡多曲治疗婴幼儿轮状病毒肠炎疗效观察. 中国误诊学杂志, 2010, 10 (9).

[149] 仇岩, 朱海峰, 等. 人疱疹病毒 8 型感染的间接 ELISA 检测方法的建立. 山东大学学报 (医学版), 46 (8): 748-750.

[150] 龚成, 罗明, 陈萌, 等. Ⅰ型脊髓灰质炎野病毒实时荧光 RT-PCR 快速检测方法的评价. 中华流行病学杂志, 2012, 33 (7): 726-729.

[151] 贾辅忠, 李兰娟. 感染病学. 南京: 江苏科学技术出版社, 2010.

[152] 简少文, 宋立兵. HHV-6 感染在鼻咽癌发病中的意义. 中国肿瘤临床, 2003, 30 (2): 109-111.

[153] 金奇. 医学分子病毒学·腺病毒〔M〕. 北京：科学出版社，2001，691-710.

[154] 李敬云. HIV 耐药检测的临床应用. 传染病信息，2012，25 (6).

[155] 李双会，普雄明等. 人类疱疹病毒 8 型 K1 和 K15 基因致病机制的研究进展. 现代生物医学进展，2010，10 (14)：2776-2778.

[156] 李太生，弓孟春. 2012 年 HIV/AIDS 临床研究进展. 医学研究杂志，2012，41 (6).

[157] 李永康，邹赛英，等. 新疆地区非霍奇金淋巴瘤与 HHV-8 感染的关系. 农垦医学，2011，33 (2)：101-104.

[158] 刘洁. HBV 肝外感染的研究进展. 疑难病杂志，2007，6 (9)：569-571.

[159] 吕睿，王志毅. 慢性乙型病毒性肝炎抗病毒治疗进展. 现代医药卫生，2013，29 (2).

[160] 裴耀文，林艺，张晓丽，等. 2010 年青岛市和临沂市急性出血性结膜炎疫情病原学鉴定与基因特征分析. 中华预防医学杂志，2012，46 (2).

[161] 钱渊. 轮状病毒的病毒学及实验室诊断. 中国计划免疫，2005，11 (增刊)：37-40.

[162] 斯崇文，贾辅忠，李家泰. 感染病学. 北京：人民卫生出版社，2004.

[163] 孙晓杰，刘文力. 玫瑰糠疹与人类疱疹病毒 6 型的关系. 中华皮肤科杂志，2004，37 (10)：607-609.

[164] 王启华，陈树民. HHV-6、HHV-7 和 HHV-8 与某些皮肤病的关系研究进展. 国外医学皮肤性病学分册，2005，31 (6)：381-383.

[165] 吴守丽. HIV 耐药性及耐药检测研究进展. 中国病毒病杂志，2012，2 (2).

[166] 吴玉清，于琦. 疱疹病毒 6、7、8 型感染的研究进展. 中国输血杂志，2005，18 (1)：70 72.

[167] 严福明. 丙型肝炎病毒肝外组织感染的研究现状. 国际流行病学传染病学杂志，1996，6：249-251.

[168] 严菊英，李榛，王臻，等. 浙江省 2007-2008 年急性出血性结膜炎暴发疫情病原学研究. 中华流行病学杂志，2010，31 (8).

[169] 杨明，饶慧瑛. 美国肝病学会丙型肝炎诊治指南要点. 临床肝胆病杂志，2013，29：4-8.

[170] 杨磊，谭晓华，等. 新疆经典型 Kaposi 肉瘤 29 例血清 HHV-8 DNA 的套式 PCR 检测. 中国皮肤性学杂志，2005，19 (6)：329-330.

[171] 张梦寒，诸葛洪祥. 汉坦病毒与肾综合征出血热. 国外医学 (病毒学分册)，2005，12 (2).

[172] 张轶俊，张继明. 最新丙型病毒性肝炎诊治指南推荐方案. 世界临床药物，2012，3：145-149.

[173] 张英，倪安平，崔京涛，等. 蚀斑减数试验建立及在抗流感病毒药物敏感性试验中的应用. 中华检验医学杂志，2010，33：20-24.

［174］张梓荆. 11 型腺病毒肺炎症候学. 中国医学科学院学报，1983，2.

［175］赵钟娥，宋玉杰，郭慧君. 11 型腺病毒感染的临床分析. 白求恩医科大学学报，1980，3.

［176］艾滋病诊疗指南（2011 版）. 中华医学会感染病学分会艾滋病学组.

［177］周晓斐，杨磊. 人类 8 型疱疹病毒的研究进展. 中国生物工程杂志，2007，27（3）：110-114.

［178］朱汝南，钱渊，邓洁，等. 北京地区 6 岁以下儿童急性呼吸道偏肺病毒感染. 中华儿科杂志，2003，41（6）：441-444.

［179］祝双利，张勇，东艳，等. 酶联免疫吸附试验在脊髓灰质炎病毒型内鉴别中的应用. 中国计划免疫，2004，10（2）：65-69.

第三章 临床路径抗感染治疗药物

［1］中国国家处方集. 人民军医出版社，2010.

［2］马丁代尔大药典. 第三十五版. Milliam Martindale，药典出版社，第 37 版.

［3］国家药典委员会编中国药典. 北京：中国医药科技出版社，2010.

［4］《欧洲药典》中文版. 欧洲药品质. 北京：中国医药科技出版社，2010.

［5］美国药典委员美国药典/国家处方集. 第三十一版.

［6］日本公定书协会日本药典. 第三版. 广川书店.

［7］世界卫生组织专家委员会国际药典.

［8］津岛雄二. 韩国抗生物质医药品基准（韩抗基）. 厚生大臣，厚生省，1990.

［9］日本抗生物质学术协议会. 日本抗生物质医药品基准（日抗基）. 药业时报社，1998.

［10］许桓忠，张健. 抗菌药合理临床应用指南. 北京：化学工业出版社，2008.

第四章 抗感染药物临床处方须知

［1］抗菌药物临床应用管理办法. 2012 年 4 月 24 日卫生部令第 84 号.

第五章 附录

［1］贡联兵，赵志刚，赵秀丽，等. 北京市基本医疗保险和工商保险用药信息参考. 北京：中国医药科技出版社，2006.

［2］中华人民共和国药典. 临床用药须知. 2005 版.

［3］新编药物学. 第十七版. 北京：人民卫生出版社，2011.

［4］桑德福抗微生物治疗指南. 新译第四十二版. 北京：中国协和医科大学出版社.

［5］汤光. 药物相互作用速查手册. 北京：化学工业出版社，2005.

［6］刘志军，韩红蕾. 药物相互作用. 基础与临床. 北京：人民卫生出版社，2009.

［7］汪复，张婴元. 实用抗感染治疗学第 2 版［M］. 北京：人民卫生出版社，2012：120.

［8］北京药学会抗生素专业委员会. 头孢类抗菌药物皮肤过敏试验高端论坛专家共识［J］.

［9］临床药物治疗杂志，2008，6（4）：1-2.

［10］金有豫，高润霖. 中国国家处方集 2010 年版. 北京：人民军医出版社，2010.

致 读 者

　　本系列图书中介绍的药物剂量和用法是编委专家根据当前医疗观点和临床经验并参考本书附录中的相关文献资料慎重制订的，并与通用标准保持一致，编校人员也尽了最大努力来保证书中所推荐药物剂量的准确性。但是，必须强调的是，临床医师开出的每一个医嘱都必须以自己的理论知识、临床实践为基础，以高度的责任心对患者负责。本书列举的药物用法和用量主要供临床医师作参考，并且主要是针对诊断明确的疾病的典型患者。读者在选用药物时，还应该认真研读药品说明书中所列出的该药品的适应证、禁忌证、用法、用量、不良反应等，并参考《中华人民共和国药典》、《中国国家处方集》等权威著作为据。此书仅为参考，我们不对使用此书所造成的医疗后果负责。

编 者

2013 年 12 月